Abrechnung erfolgreich und optimal

Gute Leistung muss gut bezahlt werden
Je besser Ihre Kenntnis im komplexen Feld der Abrechnung medizinischer Leistungen ist, desto besser ist das Ergebnis für Ihre Praxis bzw. Klinik.
Abrechenbarkeit, Steigerungssätze, analoge Bewertungen, mögliche Ausschlüsse, aktuelle Gerichtsurteile …
Praktische Abrechnungstipps, Auslegungshinweise, Beschlüsse, Richtlinien von KBV und regionalen KVen, G-BA, SGB, BÄK und des Zentralen Konsultationsausschusses für Gebührenordnungsfragen,
Berufsverbänden, PVS …
Kassenpatient, Privatpatient, Selbstzahler:
Alle Informationen für die erfolgreich optimierte Abrechnung korrekt, vollständig, verlässlich

Weitere Bände in der Reihe ▶ http://www.springer.com/series/16362

Peter M. Hermanns
(Hrsg.)

EBM 2020
Kommentar
Allgemeinmedizin

Kompakt: Mit Punktangaben, Eurobeträgen, Ausschlüssen,
GOÄ Hinweisen

Unter Mitarbeit von Jürgen Büttner

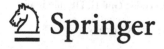

Hrsg.
Peter M. Hermanns
medical text Dr. Hermanns
München, Deutschland

Dieses Werk basiert auf Inhalten der Datenbank https://www.springermedizin.
de/goae-ebm/15083006, Springer Medizin Verlag GmbH, Berlin (ursprünglich:
http://arztundabrechnung.de)

ISSN 2628-3190   ISSN 2628-3204   (electronic)
Abrechnung erfolgreich und optimal
ISBN 978-3-662-61501-0   ISBN 978-3-662-61502-7   (eBook)
https://doi.org/10.1007/978-3-662-61502-7

Die Deutsche Nationalbibliothek verzeichnet diese Publikation in der Deutschen National-
bibliografie; detaillierte bibliografische Daten sind im Internet über http://dnb.d-nb.de abrufbar.

Fotonachweis Umschlag: © stockphoto-graf/stock.adobe.com, ID: 144594370
Umschlaggestaltung: deblik, Berlin

Planung/Lektorat: Hinrich Küster
Springer ist ein Imprint der eingetragenen Gesellschaft Springer-Verlag GmbH, DE und ist ein
Teil von Springer Nature.
Die Anschrift der Gesellschaft ist: Heidelberger Platz 3, 14197 Berlin, Germany

Inhalt

Inhalt

Herausgeber und Autoren

Dr. med. Peter M. Hermanns [Hrsg.]

Geboren 1945 in Neumünster. Studium der Medizin in Hamburg. 1981 Niederlassung als Allgemeinmediziner in Hamburg. 1986/87 Lehrauftrag für Allgemeinmedizin an der Medizinischen Fakultät der Universität Marburg. Langjährige Tätigkeit als Medizinjournalist für Printmedien mit zahlreichen Buchveröffentlichungen zum Gesundheitswesen und psychologischen Angeboten und Methoden. Mitarbeit bei Rundfunk- und Fernsehanstalten.

Seit 1985 Geschäftsführer der Agentur medical text Dr. Hermanns in München und des medizinischen Online-Dienstes www.medical-text.de, der sich mit speziellen Inhalten an Ärzte in Praxis und Klinik wendet. Der Arzt findet im Internet u.a. neben Kurzkommentaren zu den Gebührenordnungen zahlreiche Informationen zu den Bereichen Marketing, Praxisorganisation, Recht und Finanzen.

In den 90er Jahren gewählt in die Hamburger Gesundheitsdeputation für die SPD und im Ausschuß für die Besetzung von Chefstellen in Hamburger Kliniken und gewählt als Mitglied der Psychiatrie-Kommission der Hansestadt.

Die Agentur medical text hat zahlreiche Bücher im Bereich Abrechnung, Praxis-Organisation, Diagnostik/Therapie, Praxis- und Klinik-Marketing für Verlage und Pharmafirmen konzipiert und herausgegeben.

Zu einigen medizinischen Themen wurden Kurzfilme gedreht. Technisch und inhaltlich setzt die Agentur Internetauftritte für einzelne Ärzte, Kliniken und Pharmakonzerne um.

Dr. Jürgen Büttner

Geboren 1955 in Nürnberg, Abitur am Gymnasium Hersbruck 1975,
seit 1977 verheiratet, die Ehefrau arbeitet als Diplom-Betriebswirtin, MFA, NäPa, Verah in der Hausarztpraxis von Anfang an mit. Zwei erwachsene Kinder mit abgeschlossener Berufsausbildung.

Eintritt in die Bundeswehr 1975, Übernahme zum Sanitätsoffizier. Studium an der Friedrich-Alexander-Universität Erlangen-Nürnberg von 1976 bis 1982, dort Erlangung der Promotion zum Dr. med. 1983;

Beginn der Weiterbildung zum Allgemeinarzt bzw. Vorbereitung auf die Tätigkeit als Fliegerarzt der Bundeswehr im Bundeswehrkrankenhaus Amberg;
Fliegerarzt und Leiter Sanitätsbereich vom 01.04.1984 bis 30.06.1989

Ab 1989 Abschluss der Weiterbildung zum Facharzt für Allgemeinmedizin am Bundeswehrkrankenhaus Bad Wildbad sowie in einer Allgemeinarztpraxis,
Prüfung durch die Bayer. Landesärztekammer im September 1990.

Durch regelmäßige Lehrgänge, Seminare und Fortbildungsmaßnahmen Erwerb der Zusatzbezeichnungen Chirotherapie, Sportmedizin und Betriebsmedizin.

Eröffnung einer Hausarztpraxis am 01.10.1990, erste Weiterbildungs-Ermächtigung 1996, Erweiterung zur Gemeinschaftspraxis zum 01.04.2002.

Ausbildungsstätte für Medizinische Fachangestellte seit 1992, als Betriebsmediziner tätig in vielen Firmen der Region seit 1989

Seit 1996 Mitgliedschaft im Bayerischen Hausärzteverband, dabei von 2000 bis 2018 als Schatzmeister, ab 2018 als erster stv. Landesvorsitzender Mitglied des Geschäftsführenden Vorstands des Hausärzteverbands.

Ebenfalls seit 1996 berufspolitisch aktiv in der KVB in verschiedensten Positionen wie z.B. Vorsitzender Bereitschaftsdienstausschuss, Vorsitzender Finanzausschuss

Constanze Barufke
Für die Durchsicht juristischer Fragen danken wir Frau Barufke, Fachanwältin für Medizinrecht, D+B Rechtsanwälte Partnerschaft mbB.

Abkürzungsverzeichnis

Abs.	Absatz
Ärzte-ZV	Zulassungsverordnung für Vertragsärzte
AEV	Verband der Arbeiter-Ersatzkassen
AG	Amtsgericht
Allg. Best.	Allgemeine Bestimmungen des EBM
AOK	Allgemeine Ortskrankenkasse
Art.	Artikel
ASV	ambulanten spezialfachärztlichen Versorgung
Az.	Aktenzeichen
BÄK	Bundesärztekammer
BAnz.	Bundesanzeiger
BASFI	Bath Ankylosing Spondylitis Functional Index
BEG	Bundesentschädigungsgesetz
BG	Berufsgenossenschaften
BGBl.	Bundesgesetzblatt
BGH	Bundesgerichtshof
BKK	Betriebskrankenkassen
BMÄ	Bewertungsmaßstab – Ärzte
BMA	Bundesministerium für Arbeit und Sozialordnung (jetzt BMGS)
BMG	Bundesministerium für Gesundheit
BMV, BMV-Ä	Bundesmantelvertrag-Ärzte, vereinbart zwischen KBV und Bundesverbänden der Primärkassen
BSG	Bundessozialgericht bzw. Entscheidungssammlung des BSG mit Angabe des Bandes und der Seite
Buku	Bundesknappschaft
BVerfG	Bundesverfassungsgericht
DÄ	Deutsches Ärzteblatt, erscheint im Deutschen Ärzteverlag, Köln
DGUV	Deutsche Gesetzliche Unfallversicherung
EBM	Einheitlicher Bewertungsmaßstab gem. § 87 SGB V
ECLAM	Funktions-Fragebogen
E-GO	Ersatzkassen-Gebührenordnung
EK	Ersatzkassen
EKV	Arzt-/Ersatzkassenvertrag
G-BA	Gemeinsamer Bundesausschuss
GKV	Gesetzliche Krankenversicherung
GOP	in der Regel auch: Gebührenordnungsposition
HSET	Heidelberger Sprachentwicklungstest
HVM	Honorarverteilungsmaßstab
i.d.R.	in der Regel
ICD	Internationale Klassifikation der Krankheiten
ICF	Internationale Klassifikation der Funktionsfähigkeit, Behinderung und Gesundheit
IGeL	Individuelle Gesundheitsleistungen

IKK	Innungskrankenkassen
IVF	In-vitro-Fertilisation
JAS	Jugendarbeitsschutz
JVEG	Justizvergütungs- und entschädigungsgesetz
KA	für diese Leistung hat der Bewertungsausschuss keine Kalkulationszeitvorgaben
KBV	Kassenärztliche Bundesvereinigung, Berlin
KK	Krankenkasse
KV	Kassenärztliche Vereinigung
LG	Landgericht
LK	Landwirtschaftliche Krankenkasse, jetzt SVLFG
LSG	Landessozialgericht
MDK	Medizinischer Dienst der Krankenversicherung
MMST	Mini-Mental-Status-Test
Nr.	Nummer
Nrn.	Nummern
NUB	Richtlinien über neue Untersuchungs- und Behandlungsmethoden (inzwischen durch BUB-Richtlinien ersetzt)
OLG	Oberlandesgericht
OPS	Operationen- und Prozedurenschlüssel
OVG	Oberverwaltungsgericht
PET	Psycholinguistischer Entwicklungstest
PGBA	Pflegegesetzadaptiertes Geriatrisches Basisassessment
PK	Primärkassen, dazu zählen Betriebs-KK, BundeskappschaftInnungs-kk, Landwirtschaftliche KK, Primärkassen, Orts-KK und See-KK
PKV	Private Krankenversicherung
Primärkassen	Orts-, Betriebs-, Innungskrankenkassen, landwirtschaftliche Krankenkassen, Seekasse, Bundesknappschaft
PsychThG	Psychotherapeutengesetz
RVL	Regelleistungsvolumen
SGB I	Sozialgesetzbuch – Erstes Buch (I), Allgemeiner Teil
SGB IV	Sozialgesetzbuch – Viertes Buch (V), enthält die Vorschriften zur Sozialversicherung
SGB V	Sozialgesetzbuch – Fünftes Buch (V), enthält das Krankenversicherungs- und auch das Kassenarztrecht
SGB X	Sozialgesetzbuch – Zehntes Buch (X), Verwaltungsverfahren und Sozialdatenschutz
SG	Sozialgericht
SKT	Syndrom-Kurztest, Demenztest
StGB	Strafgesetzbuch
STIKO	Ständige Impfkommission am Robert-Koch-Institut
TFDD	Test zur Früherkennung von Demenzen mit Depressionsabgrenzung
VdAK	Verband der Angestellten-Krankenkassen
ZPO	Zivilprozessordnung
z.T.	zum Teil

Vorwort

Wir haben unseren umfangreichen bisherigen Gesamt-EBM der letzten Jahre mit seinen über 900 Seiten nach den Änderungen zum 1.4.2020 für die Praxis der Hausärzte komprimiert und auf die relevanten Leistungen dieser Fachgruppe reduziert.
Grundlage dieser Arbeit war u. a. auch die Übernahme von Leistungspositionen, die
die KBV im Internet auf ihrer Seite unter ARZTGRUPPEN EBM für die Fachgruppe
Hausärzte auflistet: https://www.kbv.de/media/sp/EBM_Hausarzt_20200101_V1.pdf.
Die „dünnere" EBM Ausgabe dürfte das Suchen und Finden im Praxisalltag deutlich
vereinfachen und damit beschleunigen. Ein komprimierter und gekürzter EBM ist
auch für Pädiater und Internisten in Vorbereitung.

Die Mitarbeiter an diesem Buch Herr Dr. Jürgen Büttner und die erfahrene medizinische Fachangestellte Frau Claudia Wiesner sind, wie Sie im Autorenverzeichnis lesen können, ausgewiesene Experten der Abrechnung der Allgemeinmedizin.

Anhebung des Orientierungspunktwertes
In dieser Auflage des EBM 2020 ist natürlich die Anhebung des Orientierungswerts
zum 1. Januar 2020 auf 10,9871 Cent (bisher 10,8226 Cent) bereits berücksichtigt.

EBM Weiterentwicklung
Kassenärztliche Bundesvereinigung und GKV-Spitzenverband haben zum 1.4.2020
diese sogenannte „kleine" EBM-Reform vereinbart. Auftrag und Forderung des Ge-
setzgebers war es, die Bewertung von Leistungen mit einem hohen Technikanteil ab-
zusenken und dafür die sprechende Medizin zu fördern.
Die Reform zielte des Weiteren darauf ab, Ungereimtheiten bei den Prüfzeiten der
ärztlichen Leistungen zu verändern. In Zukunft werden die Prüfzeiten im Durchschnitt
um 25 bis 30% gesenkt. Ärzte kamen immer wieder unverschuldet in Plausibilitätsprüfungen, weil die Zeiten für bestimmte Leistungen zu hoch bemessen waren.

Die Krankenkassen konnten zum Beginn der Verhandlungen im Jahr 2012 eine
„punktsummenneutrale" Gestaltung durchsetzen – es kommt deshalb lediglich zu
Umschichtungen innerhalb des jeweiligen Fachgruppen-EBM, ohne dass ein Cent
mehr Geld ins System fließt.

Die Überarbeitung des EBM zum 1. April 2020 teilt sich in 3 Bereiche.
- Ausgewählte strukturelle Änderungen, die auf das Nötigste reduziert wurden.
- Die betriebswirtschaftliche Kalkulationsgrundlage, die die Praxiskosten und Zeit-
  ansätze für die einzelnen Leistungen betrifft, wurde angepasst. Hier stand die Bewertung aller EBM-Leistungen auf dem Prüfstand.
- Gemäß des gesetzlichen Auftrages aus dem Terminservice- und Versorgungsge-
  setz (TSVG), die Angemessenheit der Bewertung von Leistungen zu aktualisieren,
  die einen hohen technischen Leistungsanteil aufweisen, das heißt: Absenkung der
  technischen Leistungen bei gleichzeitiger Förderung der sprechenden Medizin.

Hinweise
- Die KBV informiert zur Weiterentwicklung des EBM unter
https://www.kbv.de/html/weiterentwicklung-ebm.php

- Und stets aktuell die **Bekanntmachung der Beschlüsse des Bewertungsausschusses nach § 87 Absatz 3 SGB V** zu Änderungen oder Ergänzungen/Streichungen zu neuen Quartalen unter https://www.kbv.de/html/beschluesse_des_ba.php

Die Bekanntgabe der Veränderungen seit mehreren Monaten zum 1.4.2020 in kleinen Ergebnistexten der Beschlüsse des Bewertungsausschusses verlief nicht optimal. Hier fehlte eine generelle Linie der Kommunikation, die für kommende Änderungen sehr wünschenswert ist und dem Arzt die Arbeit erheblich erleichtern könnte.

Weitere Abrechnungskommentare im Springer-Verlag

EBM für Pädiater
Hermanns, Peter M. (Hrsg.) unter Mitarbeit von Landendörfer,W. – Bartezky, R. – Mizich, S.
1. Auflage 2020 -mit den aktuellen Änderungen, Ergänzungen zum 1.4.2020 und mit Kommentaren und Gerichtsurteilen.

GOÄ+IGeL,
Hermanns, Peter M. – (Hrsg.) unter Mitarbeit von. – Mattig, W.: GOÄ. IGeL Abrechnung – 2020 – 14. Auflage mit den aktuellen Erhöhungen der Honorare zur Todesfeststellung – Kommentaren – Gerichtsurteilen – Analoge Bewertungen –- über 250 Abrechnungstipps und Hinweise zur korrekten IGeL-Abrechnung

UV-GOÄ
Hermanns, Peter M. – Schwartz, Enrico (Hrsg) unter Mitarbeit von Hoffmann, K.H. – T.Tiling – A. Eisenkolb und dem Juristen J.Heberer
UV-GOÄ. 2020 Kommentar – 19. Auflage mit allen erhöhten Preisen seit 1.10.2019, Kommentaren, ausgewählten Arbeitshinweisen der DGUV – Gerichtsurteilen – Hinweise zu Berufskrankheiten
Die komprimierten EBM Kommentare für die weiteren Fachgruppen der Pädiater und Internisten erscheinen Mai/Juni 2020.

Springer Abrechnungs-Datenbank: Abrechnung jederzeit schnell und aktuell
Die Abrechnung von ärztlichen Leistungen nach den unterschiedlichen Gebührenordnungen ist in den letzten Jahren für Ärzte und Helferinnen immer schwieriger geworden. Sehr hilfreich ist hier für Praxis und Klinik die umfangreiche kostenpflichtige Kommentardatenbank zu EBM, GOÄ, GOP, UV-GOÄ, IGeL und Alternativer Medizin und mit vielen Abrechnungsbeispielen für nur **108,- Euro pro Jahr** (9.- Euro pro Monat) unter https://www.springermedizin.de/abrechnungsdatenbank-abonnieren/15080178
Zu Ihrer Information können Sie die Datenbank vor einem kostenpflichtigen Abonnement 7 Tage kostenlos nutzen.

München, im Mai 2020
Dr. Peter M. Hermanns (Hrsg.) – Dr. Jürgen Büttner –

Immer wieder die Frage:
Was dürfen die Fachgruppen abrechnen?

Die Gliederung des EBMs in Fachärztliche Kapitel beschreibt die erlaubten Leistungen (teilweise genehmigungspflichtig durch die KV). Trotzdem ist vielen Vertragsärzten nicht ganz klar, welche Leistungen sie – über die in dem Kapitel ihrer Fachgruppe aufgeführten Leistungen hinaus – abrechnen dürfen aus den Kapiteln
- II Arztübergreifende allgemeine Gebührenpositionen
- IV Fachübergreifende spezielle Gebührenpositionen.

Einige Verwirrung hat der „Anhang 1 Verzeichnis der nicht gesondert berechnungsfähigen Leistungen" gebracht, weil hier Leistungen ohne und mit EBM-Nrn. aufgeführt sind. Aber die Erläuterungen im Tabellenkopf zum Anhang 1, zu den Leistungen mit und ohne EBM-Leistungsposition
- Leistung ist in der Versichertenpauschale Kapitel 3 bzw. 4 enthalten (VP =Versichertenpauschale),
- Leistung ist möglicher Bestandteil der Grundpauschale(n) (GP = Grund-/Konsiliarpauschale),
- Leistung ist in sonstigen GOP enthalten (SG = sonstige Gebührenordnungspositionen)

helfen zu erkennen, ob die gesuchte Leistung einzeln abrechenbar ist oder nicht, da sie Bestandteil einer Versicherten- oder Grundpauschale ist.

Die Frage, darf eine Leistung abgerechnet werden, obwohl sie im Anhang 1 aufgelistet ist, lässt sich mit einem Blick in die fachgruppenbezogene Präambel und dann auf die Anmerkungen zur jeweiligen EBM-Leistung klären.

Beispiel: Einige Leistungen, z.B. die Nrn. 01600 (Ärztlicher Bericht), 01601 (Ärztlicher Brief) oder Nrn. 01430 (z.B. Wiederholungsrezept) oder 01435 (Tel. Kontaktaufnahme durch Patient) sind nach der Präambel einiger Arztgruppen abrechenbar, obwohl sie im Anhang 1 aufgelistet sind.

In nur 3 Schritten können Sie prüfen und eindeutig erkennen, ob eine Leistung für Ihre Fachgruppe abrechnungsfähig ist.

1. Abrechnung der Leistungen Ihres Fachgebietes ohne Qualifikationsnachweis oder KV-Genehmigung:
Sie dürfen alle Leistungen Ihres Fachgebietes abrechnen, bei denen keine zusätzlichen Qualifikationsvoraussetzungen und/oder KV-Genehmigung in der Präambel oder in der Anmerkung zu den EBM-Leistung gefordert sind.

2. Abrechnung von Leistungen Ihres Fachgebietes mit Qualifikationsnachweis oder KV-Genehmigung:
Sind für Leistungen Qualifikationsnachweise und/oder die Genehmigung Ihrer KV erforderlich und besitzen Sie diese, können Sie diese Leistungen erbringen und abrechnen.

3. Lesen Sie die Präambel zu Ihrer Fachgruppe:
Die Präambel listet die Leistungen auf, die Sie zusätzlich zu den Leistungen Ihres Fachgebietes erbringen dürfen.

Wichtig ist, dass auch für die nach der obigen Regelung zusätzlich abrechnungsfähigen Leistungen immer auch die Abrechnungsvoraussetzungen und -ausschlüsse beachtet werden müssen, die im EBM für die Abrechnung der jeweiligen Einzel-Leistung genannt sind. Genauso ist auf die vollständige Leistungserbringung zu achten.

Unterschiedliche Fachgruppen haben unterschiedliche Präambeln, d.h. eine Fachgruppe kann z.B. eine Leistung aus Kapitel II abrechnen, da die Leistung in der Präambel aufgeführt ist und eine andere Fachgruppe wiederum darf dies nicht, da diese Leistung in ihrer Präambel nicht aufgeführt ist.

I Allgemeine Bestimmungen

1 Berechnungsfähige Leistungen, Gliederung und Struktur

Der Einheitliche Bewertungsmaßstab bestimmt den Inhalt der berechnungsfähigen Leistungen und ihr wertmäßiges, in Punkten ausgedrücktes Verhältnis zueinander. Die Begriffe Einzelleistung, Leistungskomplex, Versichertenpauschale, Grund-, Konsiliar- oder Zusatzpauschale, Strukturpauschale sowie Qualitätszuschlag beziehen sich auf berechnungsfähige Gebührenordnungspositionen. Mit Bezug auf diese Abrechnungsbestimmungen werden die Begriffe Pauschale, Versichertenpauschale, Grund-, Konsiliar- oder Zusatzpauschale mit dem Begriff Pauschale zusammengefasst. Der Katalog der berechnungsfähigen Gebührenordnungspositionen ist abschließend und einer analogen Berechnung nicht zugänglich. In Gebührenordnungspositionen enthaltene – aus der Leistungsbeschreibung ggf. nicht erkennbare – Teilleistungen sind im Verzeichnis nicht gesondert berechnungsfähiger Leistungen in Anhang 1 aufgeführt. Leistungen, die durch den Bewertungsausschuss als nicht berechnungsfähig bestimmt werden, sind im Anhang 4 zum EBM aufgeführt.

Kommentar: Diese Einleitung stellt klar, dass nur die im EBM verzeichneten Leistungen zu Lasten der gesetzlichen Krankenkassen abgerechnet werden können. Analoge Heranziehung einzelner Leistungen, wie sie nach der GOÄ möglich sind, sind im System der vertragsärztlichen/psychotherapeutischen Abrechnung nicht zulässig. Wird eine Leistung erbracht, die im EBM nicht beschrieben ist, sollte im Zweifel die zuständige Kassenärztliche Vereinigung über eine Abrechnungsfähigkeit befragt werden.

Teilleistungen, die – wenn auch nicht immer aus der Beschreibung erkennbar – in Gebührenordnungspositionen enthalten sind, werden mit der Vergütung für diese Positionen abgegolten und sind nicht gesondert abrechnungsfähig. Eine Auflistung dieser nicht gesondert abrechnungsfähigen Teilleistungen findet sich in Anhang 1. Diese Teilleistungen dürfen, da sie Inhalt einzelner Gebührenordnungspositionen sind, dem Patienten auch nicht privat – z.B. als Individuelle **Ges**undheitsleistung (IGeL-Leistungen) – in Rechnung gestellt werden. In der Anlage 4 sind diejenigen Leistungen aufgelistet, die vom Bewertungsausschuss als nicht berechnungsfähig bestimmt wurden.

1.1 Bezug der Allgemeinen Bestimmungen

Die Inhalte dieser Allgemeinen Bestimmungen nehmen ebenso wie die Beschreibungen der Leistungsinhalte von Gebührenordnungspositionen aus Vereinfachungsgründen nur Bezug auf den Vertragsarzt. Sie gelten gleichermaßen für Vertragsärztinnen, Psychologische Psychotherapeutinnen, Psychologische Psychotherapeuten, Kinder- und Jugendlichenpsychotherapeutinnen sowie Kinder- und Jugendlichenpsychotherapeuten, angestellte Ärzte, angestellte Ärztinnen, Medizinische Versorgungszentren sowie für weitere Leistungserbringer, die an der vertragsärztlichen Versorgung teilnehmen, es sei denn, die Berechnungsfähigkeit einzelner Gebührenordnungspositionen ist ausschließlich dem Vertragsarzt vorbehalten.

© Springer-Verlag GmbH Deutschland, ein Teil von Springer Nature 2020
P. M. Hermanns (Hrsg.), *EBM 2020 Kommentar Allgemeinmedizin*, Abrechnung erfolgreich und optimal, https://doi.org/10.1007/978-3-662-61502-7_1

Kommentar: Die im Laufe der Zeit über den eigentlichen „Adressatenkreis" des ehemaligen „Kassenarztrechts" deutlich hinausgewachsene Zahl der im System zulassungsfähigen „Leistungserbringer" hat diese Klarstellung notwendig gemacht. Gesondert erwähnt werden gegenüber dem EBM 2000plus angestellte Ärztinnen und Ärzte sowie medizinische Versorgungszentren.

1.2 Zuordnung der Gebührenordnungspositionen in Bereiche

Die berechnungsfähigen Gebührenordnungspositionen sind nachfolgenden Bereichen zugeordnet:
* II. Arztgruppenübergreifende allgemeine Gebührenordnungspositionen,
* III. Arztgruppenspezifische Gebührenordnungspositionen,
* IV. Arztgruppenübergreifende bei spezifischen Voraussetzungen berechnungsfähige Gebührenordnungspositionen.

Kostenpauschalen stellen einen eigenständigen Bereich V dar.
* V. Kostenpauschalen,
* VII. Ausschließlich im Rahmen der ambulanten spezialfachärztlichen Versorgung (ASV) berechnungsfähige Gebührenordnungspositionen.

Kommentar: Hier wird die übergeordnete Struktur des EBM aufgezeigt, der neben – grundsätzlich für alle Ärzte abrechnungsfähigen – arztgruppenübergreifenden allgemeinen Gebührenordnungspositionen auch arztgruppenübergreifende spezielle Gebührenordnungspositionen sowie Kostenpauschalen vorsieht und daneben – grundsätzlich nur für die jeweilige Arztgruppe abrechnungsfähige – arztgruppenspezifische Gebührenordnungspositionen beinhaltet.
Im arztgruppenübergreifenden Bereich sind natürlich nach wie vor die durch das Berufsrecht vorgegebenen Fachgebietsgrenzen zu beachten, die durch den EBM nicht aufgehoben werden. Im Wesentlichen gehören hierzu Notfallleistungen, Visiten und Besuche, Berichte, Gutachten usw., Gesundheits- und Früherkennungsleistungen, die „Kleine Chirurgie", physikalisch-therapeutische Leistungen und Infusionen.
In den arztgruppenübergreifenden speziellen Leistungen ist in der Regel eine Genehmigung der Kassenärztlichen Vereinigung erforderlich, deren Erteilung Fachkundenachweise, Nachweise apparativer Ausstattung sowie Teilnahme an Qualitätssicherungsmaßnahmen erfordern kann.

Rechtsprechung:
▶ **Vergütung von Notfallbehandlungen**
Die punktzahlmäßige Bewertung des Ordinationskomplexes für Notfallbehandlungen im EBM-Ä darf nicht danach differenzieren, ob die Behandlung im organisierten vertragsärztlichen Notfalldienst oder in einem Krankenhaus durchgeführt worden ist. Für eine unterschiedliche Bewertung gibt es keinen sachlichen Grund; das Gleichheitsgebot des Art. 3 Abs.1 GG wäre verletzt.
Aktenzeichen: BSG, 17.09.2008, AZ: B 6 KA 46/07 R
Entscheidungsjahr: 2008

1.2.1 Zuordnung von Gebührenordnungspositionen zu Versorgungsbereichen

Die arztgruppenspezifischen Gebührenordnungspositionen werden in Gebührenordnungspositionen des hausärztlichen und des fachärztlichen Versorgungsbereichs unterteilt.

Kommentar: Im hausärztlichen Bereich finden sich die Leistungen des eigentlichen hausärztlichen Versorgungsbereichs sowie die Leistungen der Kinder- und Jugendmedizin. Im fachärztlichen Bereich finden sich die Leistungen der Fachgebiete von der Anästhesiologie bis zur Physikalischen und Rehabilitiven Medizin.

1.2.2 Berechnungsfähige Gebührenordnungspositionen einer Arztgruppe

In den arztgruppenspezifischen Kapiteln bzw. Abschnitten sind entweder durch Aufzählung der Gebührenordnungspositionen in den jeweiligen Präambeln oder Auflistung im Kapitel bzw. Abschnitt alle von einer Arztgruppe berechnungsfähigen Gebührenordnungspositionen angegeben.

1.3 Qualifikationsvoraussetzungen

Ein Vertragsarzt ist verpflichtet, seine Tätigkeit auf das Fachgebiet zu beschränken, für das er zugelassen ist. Hiervon ausgenommen sind die unter 4.2.1 genannten Fälle sowie die in den Präambeln der einzelnen Fachgruppen geregelten Ausnahmen. Gleiches gilt für angestellte Ärzte. Gebührenordnungspositionen, deren Durchführung und Berechnung an ein Gebiet, eine Schwerpunktkompetenz (Teilgebiet), eine Zusatzweiterbildung oder sonstige Kriterien gebunden ist, setzen das Führen der Bezeichnung, die darauf basierende Zulassung oder eine genehmigte Anstellung und/oder die Erfüllung der Kriterien voraus. Die Durchführung und Berechnung von Leistungen, für die es vertragliche Vereinbarungen gemäß § 135 Abs. 1 oder Abs. 2 SGB V gibt, setzen die für die Berechnung der Leistungen notwendige Genehmigung durch die Kassenärztliche Vereinigung voraus. Beschäftigt der Vertragsarzt einen angestellten Arzt, kann der Vertragsarzt die durchgeführten Leistungen seines angestellten Arztes gemäß § 14a Absatz 2 Bundesmantelvertrag-Ärzte (BMV-Ä) auf der Basis des Beschlusses der Zulassungsgremien berechnen. Satz 3 und Satz 4 gelten entsprechend.

Kommentar: Wird im EBM die Abrechnungsfähigkeit an ein Gebiet, ein Teilgebiet (Schwerpunkt) oder eine Zusatzbezeichnung geknüpft, ist auf jeden Fall die berufsrechtliche Befugnis zum Führen der Gebiets-, Teilgebiets- oder Zusatzbezeichnung erforderlich. Z.T. wird weiter auch eine entsprechend erteilte Zulassung gefordert, was zumindest bei Teilgebietsbezeichnungen problematisch sein kann.

Hier wurde aber bereits zum EBM 2000+ durch eine als Anlage zu den Gesamtverträgen beschlossene „Ergänzende Vereinbarung zur Reform des Einheitlichen Bewertungsmaßstabes (EBM) zum 1. April 2005" durch die Partner der Bundesmantelverträge (Spitzenverbände der Krankenkassen und Kassenärztliche Bundesvereinigung) zumindest für den Bereich der Inneren Medizin – in dem die Mehrzahl der Probleme hätte auftreten können – hinsichtlich der Schwerpunktbezeichnungen eine „Entschärfung" der EBM-Bestimmungen vorgenommen. Dort heißt es unter (4):

„Vertragsärzte, die mit dem Gebiet Innere Medizin ohne Schwerpunkt am 31.03.2005 zugelassen sind, können im Rahmen ihrer Weiterbildung auf Antrag solche Leistungen des EBM abrechnen, die im EBM ausschließlich einem der Schwerpunkte der Inneren Medizin zugeordnet sind (Hinweis der Autoren: z.B. Gastroskopie, Bronchoskopie). Die Kassenärztliche Vereinigung genehmigt einen Antrag, wenn der Vertragsarzt nachweist, dass er über die erforderlichen persönlichen und strukturellen Voraussetzungen zur Erbringung dieser Leistungen, die einem Schwerpunkt der Inneren Medizin im EBM zugeordnet sind und die ggf. ergänzend in Richtlinien des Bundesausschusses oder in Maßnahmen der Qualitätssicherung gemäß § 135 Abs. 2 SGB V niedergelegt sind, erfüllt und im Zeitraum vom 1. Januar 2003 bis 30. Juni 2004 schwerpunktmäßig diese Leistungen erbracht hat. Die Genehmigung ist unbefristet zu erteilen. In diesem Fall gelten für den Vertragsarzt auch die Abrechnungsbestimmungen, wie sie für einen Vertragsarzt gelten, der mit dem Gebiet Innere Medizin mit Schwerpunktbezeichnung im fachärztlichen Versorgungsbereich zur vertragsärztlichen Versorgung zugelassen ist."

Bei Leistungen, für die entweder Richtlinien des Gemeinsamen Bundesausschusses oder Vereinbarungen der Partner des Bundesmantelvertrages für die Durchführung und Abrechnung bestehen, müssen vor Leistungserbringung und Abrechnung die erforderlichen Genehmigungen erworben werden.

Wichtig ist die Regelung für angestellte Ärzte. Die von diesen erbrachten Leistungen können dann, wenn die sonst für den Vertragsarzt geltenden Voraussetzungen nur in der Person des Angestellten vorliegen, auch vom Vertragsarzt abgerechnet werden.

1.4 Arztgruppenübergreifende allgemeine Gebührenordnungspositionen

Arztgruppenübergreifende allgemeine Gebührenordnungspositionen können, sofern diese in den Präambeln zu den Kapiteln für die einzelnen Arztgruppen (III Arztgruppenspezifische Gebührenordnungspositionen) aufgeführt sind, von jedem Vertragsarzt unter Berücksichtigung der berufsrechtlichen Verpflichtung zur grundsätzlichen Beschränkung der ärztlichen Tätigkeit auf das jeweilige Gebiet oder das Gebiet eines angestellten Arztes sowie unter Beachtung entsprechender vertraglicher Bestimmungen (z.B. Kinder-Richtlinie, Früherkennungs-Richtlinie) berechnet werden.

Kommentar: Im übrigen gelten für arztgruppenübergreifende allgemeine Gebührenordnungspositionen die berufsrechtlichen Fachgebietsbeschränkungen. Zusätzlich müssen diese Positionen jeweils in der Präambel zu dem Kapitel für die betreffende Arztgruppe (Abschnitt III) aufgeführt sein. Liegen beide Voraussetzungen vor, ist eine Leistung aus dem Bereich der arztgruppenübergreifenden allgemeinen Gebührenordnungspositionen berechnungsfähig.

1.5 Arztgruppenspezifische Gebührenordnungspositionen

Arztgruppenspezifische Gebührenordnungspositionen können nur von den in der Präambel des entsprechenden Kapitels bzw. Abschnitts genannten Vertragsärzten berechnet werden, sofern sie die dort aufgeführten Kriterien erfüllen oder einen Arzt angestellt haben, der die dort aufgeführten Kriterien erfüllt.

Kommentar: In den 23 Unterabschnitten der arztgruppenspezifischen Leistungen ist jeweils am Anfang in den Präambeln abschließend bestimmt, wer die Leistungen des jeweiligen Abschnitts bzw. Kapitels abrechnen darf.

Nach einer bereits zum EBM 2000+ als Anlage zu den Gesamtverträgen beschlossenen „Ergänzende Vereinbarung zur Reform des Einheitlichen Bewertungsmaßstabes (EBM) zum 1. April 2005" durch die Partner der Bundesmantelverträge (Spitzenverbände der Krankenkassen und

Kassenärztliche Bundesvereinigung) ist das aber nur als Grundsatz zu verstehen, von dem aus Sicherstellungsgründen seitens einer Kassenärztlichen Vereinigung auch Ausnahmen zulässig sind. Dort wird unter (3) auf die Verpflichtung zur Sicherstellung der vertragsärztlichen Versorgung durch die Kassenärztlichen Vereinigungen gemäß § 72 SGB V verwiesen, „wonach aus Sicherstellungsgründen allen Vertragsärzten durch die Kassenärztliche Vereinigung sowohl eine Erweiterung des abrechnungsfähigen Leistungsspektrums als auch die Abrechnung einzelner ärztlicher Leistungen auf Antrag des Vertragsarztes genehmigt werden kann". **Siehe: SGB V: § 72** https://www.sozialgesetzbuch-sgb.de/sgbv/72.html

1.6 Arztgruppenübergreifende bei speziellen Voraussetzungen berechnungsfähige Gebührenordnungspositionen (Arztgruppenübergreifende spezielle Gebührenordnungspositionen)

Arztgruppenübergreifende spezielle Gebührenordnungspositionen setzen bei der Berechnung besondere Fachkundenachweise, apparative Anforderungen, die Teilnahme an Maßnahmen zur Qualitätssicherung gemäß § 135 Abs. 2 SGB V und die in den entsprechenden Kapiteln bzw. Abschnitten und Präambeln zur Voraussetzung der Berechnung aufgeführten Kriterien voraus.

Die Berechnung von arztgruppenübergreifenden speziellen Gebührenordnungspositionen setzt weiterhin voraus, dass diese in den Präambeln zu den Kapiteln für die einzelnen Arztgruppen (III Arztgruppenspezifische Gebührenordnungspositionen) aufgeführt sind.

Kommentar: Hier gilt der gleiche Kommentar wie zu 1.3. (s.o.).

1.7 Zeitbezogene Plausibilitätsprüfung

Die im Anhang 3 aufgeführten Kalkulationszeiten werden unter Berücksichtigung des Komplexierungs- und Pauschalisierungsgrades als Basis gemäß § 46 Bundesmantelvertrag-Ärzte (BMV-Ä) für die Plausibilitätsprüfungen vertragsärztlicher Leistungen verwendet.

Bei Gebührenordnungspositionen, bei denen eine Auf- oder Abschlagsregelung vorgesehen ist, wird die Prüfzeit gemäß Anhang 3 des EBM ebenfalls entsprechend angepasst.

Kommentar: Im Rahmen der nach § 106d SGB V durchzuführenden Abrechnungsprüfungen (welche nicht mit den Wirtschaftlichkeitsprüfungen nach § 106 ff. SGB V verwechselt werden dürfen) wird u.a. die Plausibilität der Abrechnung anhand der für die Erbringung der abgerechneten Leistungen aufgewendeten Zeit überprüft. Das setzt voraus, dass den einzelnen Leistungen des EBM Zeiten als (untere) Schwellenwerte zugeordnet werden (Prüfzeiten nach Anhang 3 des EBM).

Siehe: SGB V: § 106 https://www.sozialgesetzbuch-sgb.de/sgbv/106d.html

(1) Die Kassenärztlichen Vereinigungen und die Krankenkassen prüfen die Rechtmäßigkeit und Plausibilität der Abrechnungen in der vertragsärztlichen Versorgung.

(2) Die Kassenärztliche Vereinigung stellt die sachliche und rechnerische Richtigkeit der Abrechnungen der an der vertragsärztlichen Versorgung teilnehmenden Ärzte und Einrichtungen fest; dazu gehört auch die arztbezogene Prüfung der Abrechnungen auf Plausibilität, auf Einhaltung der Vorgaben nach § 295 Absatz 4 Satz 3 sowie die Prüfung der abgerechneten Sachkosten. Gegenstand der arztbezogenen Plausibilitätsprüfung ist insbesondere der Umfang der je Tag abgerechneten Leistungen im Hinblick auf den damit verbundenen Zeitaufwand des Arztes; Vertragsärzte und angestellte Ärzte sind entsprechend des jeweiligen Versorgungsauftrages gleich zu behandeln. Bei der Prüfung nach Satz 2 ist ein Zeitrahmen für das pro Tag höchstens abrechenbare Leistungsvolumen zu Grunde zu legen; zusätzlich können Zeitrahmen für die in längeren Zeitperioden höchstens abrechenbaren Leistungsvolumina zu Grunde gelegt werden. Soweit Angaben zum Zeitaufwand nach § 87 Abs. 2 Satz 1 zweiter Halbsatz bestimmt sind, sind diese bei den Prüfungen nach Satz 2 zu Grunde zu legen. Satz 2 bis 4 gilt nicht für die vertragszahnärztliche Versorgung. Bei den Prüfungen ist von dem jeweils angeforderten Punktzahlvolumen unabhängig von honorarwirksamen Begrenzungsregelungen auszugehen. Soweit es für den jeweiligen Prüfungsgegenstand erforderlich ist, sind die Abrechnungen vorangegangener Abrechnungszeiträume in die Prüfung einzubeziehen. Die Kassenärztliche Vereinigung unterrichtet die in Absatz 5 genannten Verbände der Krankenkassen sowie die Ersatzkassen unverzüglich über die Durchführung der Prüfungen und deren Ergebnisse. Satz 2 gilt auch für Verfahren, die am 31. Dezember 2014 noch nicht rechtskräftig abgeschlossen waren.

(3) Die Krankenkassen prüfen die Abrechnungen der an der vertragsärztlichen Versorgung teilnehmenden Ärzte und Einrichtungen insbesondere hinsichtlich

1. des Bestehens und des Umfangs ihrer Leistungspflicht,
2. der Plausibilität von Art und Umfang der für die Behandlung eines Versicherten abgerechneten Leistungen in Bezug auf die angegebene Diagnose, bei zahnärztlichen Leistungen in Bezug auf die angegebenen Befunde,
3. der Plausibilität der Zahl der vom Versicherten in Anspruch genommenen Ärzte, unter Berücksichtigung ihrer Fachgruppenzugehörigkeit.

Sie unterrichten die Kassenärztlichen Vereinigungen unverzüglich über die Durchführung der Prüfungen und deren Ergebnisse.

(4) Die Krankenkassen oder ihre Verbände können, sofern dazu Veranlassung besteht, gezielte Prüfungen durch die Kassenärztliche Vereinigung nach Absatz 2 beantragen. Die Kassenärztliche Vereinigung kann, sofern dazu Veranlassung besteht, Prüfungen durch die Krankenkassen nach Absatz 3 beantragen. Bei festgestellter Unplausibilität nach Absatz 3 Satz 1 Nr. 2 oder 3 kann die Krankenkasse oder ihr Verband eine Wirtschaftlichkeitsprüfung ärztlicher Leistungen beantragen; dies gilt für die Kassenärztliche Vereinigung bei festgestellter Unplausibilität nach Absatz 2 entsprechend. Wird ein Antrag nach Satz 1 von der Kassenärztlichen Vereinigung nicht innerhalb von sechs Monaten bearbeitet, kann die Krankenkasse einen Betrag in Höhe der sich unter Zugrundelegung des Antrags ergebenden Honorarberichtigung auf die zu zahlende Gesamtvergütung anrechnen.

(5) Die Kassenärztlichen Vereinigungen und die Landesverbände der Krankenkassen und die Ersatzkassen gemeinsam und einheitlich vereinbaren Inhalt und Durchführung der Prüfungen nach den Absätzen 2 bis 4. In den Vereinbarungen sind auch Maßnahmen für den Fall von Verstößen gegen Abrechnungsbestimmungen, einer Überschreitung der Zeitrahmen nach Absatz 2 Satz 3 sowie des Nichtbestehens einer Leistungspflicht der Krankenkassen,

soweit dies dem Leistungserbringer bekannt sein musste, vorzusehen. Die Maßnahmen, die aus den Prüfungen nach den Absätzen 2 bis 4 folgen, müssen innerhalb von zwei Jahren ab Erlass des Honorarbescheides festgesetzt werden; § 45 Absatz 2 des Ersten Buches gilt entsprechend. Der Inhalt der Richtlinien nach Absatz 6 ist Bestandteil der Vereinbarungen.

(6) Die Kassenärztlichen Bundesvereinigungen und der Spitzenverband Bund der Krankenkassen vereinbaren Richtlinien zum Inhalt und zur Durchführung der Prüfungen nach den Absätzen 2 und 3 einschließlich der Voraussetzungen für die Einhaltung der Ausschlussfrist nach Absatz 5 Satz 3 und des Einsatzes eines elektronisch gestützten Regelwerks; die Richtlinien enthalten insbesondere Vorgaben zu den Kriterien nach Absatz 2 Satz 2 und 3. Die Richtlinien sind dem Bundesministerium für Gesundheit vorzulegen. Es kann sie innerhalb von zwei Monaten beanstanden. Kommen die Richtlinien nicht zu Stande oder werden die Beanstandungen des Bundesministeriums für Gesundheit nicht innerhalb einer von ihm gesetzten Frist behoben, kann das Bundesministerium für Gesundheit die Richtlinien erlassen.

(7) § 106 Absatz 4 gilt entsprechend.

Kommentar: In besonderen Richtlinien zur Durchführung der Prüfungen nach § 106d SGB V (Abrechnungsprüfrichtlinie) wird das Nähere zur Ausgestaltung derartiger Prüfungen auch unter Heranziehung der Prüfzeiten des EBM geregelt. Beträgt z.B. unter Nichtberücksichtigung bestimmter Leistungen (wie im organisierten Notfalldienst u.ä.) die ermittelte Arbeitszeit an mindestens drei Tagen des Quartals mehr als 12 Stunden oder im Quartal insgesamt mehr als 780 Stunden, ist das Anlass für weitere Prüfungen.

Nach der Rechtsprechung des Bundessozialgerichts basieren die Prüfzeiten auf ärztlichem Erfahrungswissen und können im Durchschnitt von einem erfahrenen, geübten und zügig arbeitenden Arzt nicht unterschritten werden (Urteil vom 24.11.1993 – 6 RKa 70/91). Da mit der Reform des EBM zum 01.04.2020 u.a. die Prüfzeiten nach Anhang 3 zum Teil deutlich reduziert wurden, ohne dass sich der Leistungsinhalt der einzelnen GOPen geändert hätte, ist jedoch zweifelhaft, ob die Feststellungen des BSG zu den „alten" Prüfzeiten noch Bestand haben können.

Das Bundessozialgericht hatte mit Urteil vom 24.10.2018 entschieden (B 6 KA 42/17 R), dass bei psychotherapeutischen Leistungen für die Bildung von Tagesprofilen nicht auf die Prüfzeiten abzustellen ist. In die Ermittlung der Prüfzeiten seien auch Zeiten für die Reflexion und Supervision eingeflossen, die nicht zwingend an einem bestimmten Arbeitstag erbracht werden müssen. Anhang 3 des EBM wurde daraufhin entsprechend angepasst.

1.8 Berechnungsfähige Kostenpauschalen bei Versendung von Berichten und Briefen

Für die Versendung bzw. den Transport der in den Versicherten-, Grund- oder Konsiliarpauschalen enthaltenen ärztlichen Untersuchungsberichte entsprechend der Gebührenordnungsposition 01600 oder individuellen Arztbriefe entsprechend der Gebührenordnungsposition 01601 sind die Kostenpauschalen nach den Nrn. 40120, 40122, 40124 und 40126 berechnungsfähig.

Kommentar: Diese Bestimmung regelt klarstellend, dass für die Versendung bzw. den Transport der genannten Untersuchungsberichte bzw. individuellen Arztbriefe entsprechende Kostenpauschalen berechnungsfähig sind.

1.9 Arztgruppen, Schwerpunkte und Zusatzbezeichnungen

Die im Einheitlichen Bewertungsmaßstab verwendeten Facharzt-, Schwerpunkt- und Zusatzbezeichnungen richten sich grundsätzlich nach der aktuell gültigen (Muster-)-Weiterbildungsordnung der Bundesärztekammer und schließen die Ärzte ein, die aufgrund von Übergangsregelungen der für sie zuständigen Ärztekammern zum Führen der aktuellen Bezeichnung berechtigt sind oder eine nach den vorher gültigen Weiterbildungsordnungen erworbene entsprechende Bezeichnung führen.

2 Erbringung der Leistungen

2.1 Vollständigkeit der Leistungserbringung

Eine Gebührenordnungsposition ist nur berechnungsfähig, wenn der Leistungsinhalt vollständig erbracht worden ist. Bei arztpraxisübergreifender Behandlung durch denselben Arzt ist eine Gebührenordnungsposition von derjenigen Arztpraxis zu berechnen, in der die Vollständigkeit des Leistungsinhalts erreicht worden ist. Wirken an der Behandlung mehrere Ärzte zusammen, erfolgt die Berechnung durch denjenigen Vertragsarzt (Arztnummer), von dem die Vollständigkeit des Leistungsinhalts erreicht worden ist. Haben an der Leistungserbringung in dem selben Arztfall mehrere Arztpraxen mitgewirkt, so hat die die Gebührenordnungsposition berechnende Arztpraxis in einer der Quartalsabrechnung beizufügenden und zu unterzeichnenden Erklärung zu bestätigen, dass die Arztpraxis mit den anderen Arztpraxen eine Vereinbarung getroffen hat, wonach nur sie in den jeweiligen Fällen diese Gebührenordnungsposition berechnet.

Die Vollständigkeit der Leistungserbringung ist gegeben, wenn die obligaten Leistungsinhalte erbracht worden sind und die in den Präambeln, Leistungslegenden und Anmerkungen aufgeführten Dokumentationspflichten – auch die der Patienten- bzw. Prozedurenklassifikation (z.B. OPS, ICD 10 GM) – erfüllt, sowie die erbrachten Leistungen dokumentiert sind.

Ist im Leistungsinhalt ein Leistungsbestandteil mit „einschließlich" benannt, handelt es sich um einen obligaten Leistungsinhalt. Sind einzelne Leistungsinhalte einer Gebührenordnungsposition mit „und" verbunden, müssen alle diese Leistungsinhalte durchgeführt werden. Sofern der obligate Leistungsinhalt Aufzählungen, bspw. durch Spiegelstriche ohne eindeutige Verknüpfung, enthält, müssen alle diese aufgezählten Inhalte durchgeführt werden. Sind einzelne Leistungsinhalte einer Gebührenordnungsposition mit „oder" verbunden, müssen nur die vor bzw. nach dem „oder" verbundenen Leistungsinhalte durchgeführt werden. Werden mehrere Leistungsinhalte durchgeführt, ist die Gebührenordnungsposition entsprechend den jeweils betreffenden durchgeführten Leistungsinhalten berechnungsfähig. Sind einzelne Leistungsinhalte einer Gebührenordnungsposition mit „und/oder" verbunden, müssen nur die vor bzw. nach dem „und/oder" aufgeführten Leistungsinhalte durchgeführt werden.

Die Durchführung mehrerer Leistungsinhalte, die mit „und/oder" verbunden sind, berechtigt nicht zur mehrfachen Abrechnung der Gebührenordnungsposition. Die in der Überschrift zu einer Gebührenordnungsposition aufgeführten Leistungsinhalte sind immer Bestandteil der obligaten Leistungsinhalte. Eine Gebührenordnungsposition ist auch dann berechnungsfähig, wenn eine als Bestandteil des Leistungsinhaltes vorausgesetzte Berichterstattung oder Übermittlung einer Befundkopie bei Überschreitung der Quartalsgrenze bis zum 14. Tag im Anschluss an die vollständige Leistungserbringung erfolgt.

Kommentar: Wie schon bisher gilt, dass nur vollständig erbrachte Leistungen abgerechnet werden dürfen. Vollständig ist eine Leistung dann erbracht, wenn alle im EBM aufgeführten obligaten Leistungsanteile erbracht worden sind, die in der Leistungsbeschreibung genannten Dokumentationspflichten erfüllt und fakultativ erbrachte Leistungen dokumentiert sind.

Neu sind die wegen der flexibleren Tätigkeitsmöglichkeiten erforderlich gewordenen Regelungen:

a) Wird ein Arzt arztpraxisübergreifend tätig, kann die Leistung von der Praxis abgerechnet werden, in der die Vollständigkeit der Leistung erreicht wurde, wenn also der letzte der obligaten Bestandteile erbracht wurde.

b) Wirken an der Leistungserbringung mehrere Ärzte zusammen, rechnet derjenige unter Angabe seiner Arztnummer die Leistung ab, der die Vollständigkeit erreicht. Besonderheiten gelten allerdings dann, wenn einzelne Bestandteile einer Pauschale per Überweisung von einem anderen Arzt angefordert werden. Hier ist die Regelung in Abschnitt 2.1.6 (s.u.) zu beachten.

Für den Fall einer quartalsübergreifenden Erbringung der einzelnen Leistungsbestandteile wurde eine Abrechnungsfähigkeit nur dann angenommen, wenn eine obligate Berichterstattung oder Befundübermittlung innerhalb von 14 Tagen nach Abschluss der vollständigen Leistungserbringung stattfindet.

2.1.1 Fakultative Leistungsinhalte

Fakultative Leistungsinhalte sind Bestandteil des Leistungskataloges in der Gesetzlichen Krankenversicherung; deren Erbringung ist vom Einzelfall abhängig.

Kommentar: Wird ein als fakultativ bezeichneter Leistungsbestandteil erbracht, kann dieser dann nicht mehr gesondert abgerechnet werden, da er mit der eigentlichen Leistung abgegolten ist. Genauso wenig kann ein als fakultativ bezeichneter Leistungsbestandteil, der erbracht wurde, dem Patienten privat in Rechnung gestellt werden. Eine Leistung kann auch nicht abgerechnet werden, wenn die dazu erforderliche Ausstattung fehlt (z. B. fehlendes Dermatoskop bei 01745/01746).

2.1.2 Unvollständige Leistungserbringung

Eine Gebührenordnungsposition, deren Leistungsinhalt nicht vollständig erbracht wurde, kann nicht berechnet werden. Eine Leistung kann auch nicht abgerechnet werden, wenn die dazu erforderliche Ausstattung fehlt (z.B. fehlendes Dermatoskop bei 01745/01746)

Kommentar: Das ist die logische Folgerung aus dem Grundsatz nach 2.1. Wurde die nicht vollständig erbrachte Leistung aber berechnet, kann die Kassenärztliche Vereinigung eine Rückerstattung der Vergütung verlangen.

2.1.3 Inhaltsgleiche Gebührenordnungspositionen

Für die Nebeneinanderberechnung von Gebührenordnungspositionen gilt: Inhaltsgleiche Gebührenordnungspositionen, die in mehreren Abschnitten/Kapiteln des EBM aufgeführt sind, sind nicht nebeneinander berechnungsfähig. Sämtliche Abrechnungsbestimmungen und Ausschlüsse sind entsprechend zu berücksichtigen.

Eine Gebührenordnungsposition ist nicht berechnungsfähig, wenn deren obligate und – sofern vorhanden – fakultative Leistungsinhalte vollständig Bestandteil einer anderen berechneten Gebührenordnungsposition sind. Sämtliche Abrechnungsbestimmungen und Ausschlüsse sind zu berücksichtigen.

Diese Regelung ist auch anzuwenden, wenn die Gebührenordnungsposition in verschiedenen Abschnitten/Kapiteln des EBM aufgeführt sind. Dies gilt für Gebührenordnungspositionen mit Gesprächs- und Beratungsinhalten auch dann, wenn das Gespräch mit unterschiedlicher Zielsetzung (Diagnose/Therapie) geführt wird. Erfüllen erbrachte ärztliche Leistungen die Voraussetzungen sowohl zur Berechnung von Einzelleistungen, Komplexen oder Pauschalen, so ist statt der Einzelleistung entweder der zutreffendere Komplex bzw. die Pauschale bzw. statt des Komplexes die zutreffendere Pauschale zu berechnen. Dies gilt auch für den Arztfall, jedoch nicht für Auftragsleistungen.

Kommentar: Die in diesem Abschnitt genannten sogenannten „unselbständigen Teilleistungen" finden sich vor allem – aber nicht nur – unter den in Anhang 1 genannten Leistungen, die obligate oder fakultative Teile von Gebührenordnungspositionen, insbesondere von Pauschalen und Komplexen sind. Diese sind nicht gesondert abrechnungsfähig. Das gilt auch dann, wenn die Gebührenordnungspositionen in verschiedenen Abschnitten oder Kapiteln des EBM stehen. Ferner sind in einem solchen Fall sämtliche Abrechnungsbestimmungen und – ausschlüsse zu berücksichtigen.

Aber auch weitere unselbständige Teilleistungen sind denkbar – obwohl die Leistung nicht im Anhang 1 genannt ist –, wie z.B.

- die Aufklärung eines Patienten vor der Leistungserbingung
- das Absaugen von Schleim aus der Luftröhre
- eine Blasenspülung bei der Zystoskopie
- Dehnung der Cervix uteri vor Abrasio
- Einläufe zur Reinigung vor Koloskopie u.ä.

Besonders hervorgehoben wird, dass mehrere Gesprächs- oder Beratungsleistungen während eines Arzt-Patienten-Kontaktes auch dann nicht nebeneinander abgerechnet werden können, wenn sie unterschiedliche Zielrichtungen haben.

Explizit geregelt ist, dass inhaltsgleiche Gebührenordnungspositionen nicht nebeneinander abgerechnet werden können, auch wenn sie in unterschiedlichen Abschnitten oder Kapiteln des EBM stehen und der Arzt berechtigt ist, Leistungen dieser unterschiedlichen Kapitel auch zu berechnen. Ferner sind in einem solchen Fall sämtliche Abrechnungsbestimmungen und -ausschlüsse zu berücksichtigen.

Ist eine Tätigkeit sowohl als Einzelleistung als auch als Komplex oder als Pauschale im EBM abgebildet, so kann nicht die Einzelleistung, sondern nur der Komplex bzw. die Pauschale, bzw. nicht der Komplex, sondern nur die zutreffende Pauschale berechnet werden.

2.1.4 Berichtspflicht

Die nachfolgend beschriebene Übermittlung der Behandlungsdaten und Befunde in den unten genannten Fällen setzt gemäß § 73 Abs. 1b SGBV voraus, dass hierzu eine schriftliche Einwilligung des Versicherten vorliegt, die widerrufen werden kann. Gibt der Versicherte auf Nachfrage keinen Hausarzt an bzw. ist eine schriftliche Einwilligung zur Information des Hausarztes gemäß § 73 Abs. 1b SGB V nicht erteilt, sind die nachstehend aufgeführten Gebührenordnungspositionen auch ohne schriftliche Mitteilung an den Hausarzt berechnungsfähig.

Unbeschadet der grundsätzlichen Verpflichtung zur Übermittlung von Behandlungsdaten sind die nachfolgenden Gebührenordnungspositionen insbesondere nur dann vollständig erbracht und können nur berechnet werden, wenn mindestens ein Bericht im Behandlungsfall entsprechend der Gebührenordnungsposition 01600 bzw. ein Brief entsprechend der Gebührenordnungsposition 01601 an den Hausarzt erfolgt ist, sofern sie nicht vom Hausarzt selbst erbracht worden sind, es sei denn die Leistungen werden auf Überweisung zur Durchführung von Auftragsleistungen (Indikations- oder Definitionsauftrag) gemäß § 24 Abs. 3 Bundesmantelvertrag-Ärzte (BMV-Ä) erbracht: 02311, 02312, 02313, 07310, 07311, 07320, 07330, 08310, 13250, 13300, 13350, 13500, 13501, 13502, 13545, 13561, 13600, 13601, 13602, 13650, 13700, 13701, 14313, 14314, 16230, 16231, 16232, 16233, 18310, 18311, 18320, 18330, 18331, 21230, 21231, 21233, 30110, 30111, 30702, 30704 und 30901.

Für Gebührenordnungspositionen des Abschnittes 35.2 ist die Berichtspflicht erfüllt, wenn zu Beginn und nach Beendigung einer Psychotherapie, mindestens jedoch einmal im Krankheitsfall bei Therapien, die länger als ein Jahr dauern, ein Bericht an den Hausarzt entsprechend der Gebührenordnungsposition 01600 bzw. ein Brief entsprechend der Gebührenordnungsposition 01601 erstellt und versendet wird.

Bei der Leistungserbringung durch einen Arzt des fachärztlichen Versorgungsbereichs auf Überweisung durch einen anderen Arzt des fachärztlichen Versorgungsbereichs ist die Erstellung und Versendung entweder

- eines Berichtes entsprechend der Gebührenordnungsposition 01600 bzw. eines Briefes entsprechend der Gebührenordnungsposition 01601 an den Hausarzt

oder

- einer Kopie des an den überweisenden Facharzt gerichteten Berichts bzw. Briefes an den Hausarzt entsprechend der Gebührenordnungsposition 01602

zusätzliche Voraussetzung zur Berechnung dieser Gebührenordnungspositionen.

Bei Berechnung der nachfolgenden Gebührenordnungspositionen ist die Übermittlung mindestens einer Befundkopie an den Hausarzt Abrechnungsvoraussetzung: 01722, 01741, 01743, 01772, 01773, 01774, 01775, 01781, 01782, 01787, 01793, 01794, 01795, 01796, 01830, 01831, 01841, 01842, 01854, 01855, 01904, 01905, 01906, 02341, 02343, 06320, 06321, 06331, 06332, 06343, 08311, 08575, 08576, 09315, 09317, 09326, 09332, 13251, 13252, 13253, 13254, 13255, 13256, 13257, 13258, 13400, 13410, 13411, 13412, 13421, 13422, 13430, 13431, 13662, 13670, 14320, 14321, 14331, 16310, 16311, 16321, 16322, 16371, 20326, 20332, 20371, 21310, 21311, 21321, 26310, 26311, 26313, 26325, 26341, 27323, 27324, 30500, 30501, 30600, 30610, 30611, 30710, 30720, 30721, 30722, 30723, 30724, 30730, 30731, 30740, 30750, 30810, 30811 und 30900 sowie der Gebührenordnungsposition der Kapitel III.b-11, III.b-17, III.b-25, IV-33 und IV-34.

Kommentar:

> **Hinweis der Autoren: Ob Berichte, Briefe oder Befundkopien erforderlich sind, damit die jeweilige EBM-Leistung korrekt erbracht ist, wurde bei den betreffenden EBM-Nrn. vermerkt!**

An dieser Stelle wird in sehr komplexer Weise die Berichtspflicht geregelt, die im Übrigen in den Leistungsbeschreibungen der hier genannten Leistungen noch einmal gesondert Erwähnung findet.

Bereits im Gesetz (§ 73 SGB V) sowie in den Bundesmantelverträgen (§ 24 Abs. 6 BMV-Ärzte,) ist die Verpflichtung der Ärzte zur gegenseitigen Information bei der Behandlung eines GKV-Versicherten normiert.

BMV-Ä: § 24 Abs. 6, Überweisungen

Der Vertragsarzt hat dem auf Überweisung tätig werdenden Vertragsarzt, soweit es für die Durchführung der Überweisung erforderlich ist, von den bisher erhobenen Befunden und/oder getroffenen Behandlungsmaßnahmen Kenntnis zu geben. Der auf Grund der Überweisung tätig gewordene Vertragsarzt hat seinerseits den erstbehandelnden Vertragsarzt über die von ihm erhobenen Befunde und Behandlungsmaßnahmen zu unterrichten, soweit es für die Weiterbehandlung durch den überweisenden Arzt erforderlich ist. Nimmt der Versicherte einen an der fachärztlichen Versorgung teilnehmenden Facharzt unmittelbar in Anspruch, übermittelt dieser Facharzt mit Einverständnis des Versicherten die relevanten medizinischen Informationen an den vom Versicherten benannten Hausarzt.

Als Grundsatz gilt: Der Hausarzt ist immer zu informieren, auch wenn die Leistung nicht aufgrund einer von ihm ausgestellten Überweisung erbracht wurde. Voraussetzung ist natürlich, dass der Patient einen Hausarzt benannt und die Einwilligung zur Weitergabe der Information erteilt hat.

Im Zusammenhang mit Leistungen des Abschnitts 35.2 des EBM (antragspflichtige psychotherapeutische Leistungen) ist der Berichtspflicht genüge getan, wenn zum Beginn und nach Ende der Therapie und bei Therapien, die länger als ein Jahr dauern, mindestens einmal im Krankheitsfall ein Bericht an den Hausarzt geht.

Die Erstellung des Berichtes selbst ist berechnungsfähig, soweit er nicht obligatorischer oder fakultativer Bestandteil der Leistung ist oder die Berechnung durch sonstige Bestimmungen ausgeschlossen ist. Nähere Hinweise finden sich jewells bei den einzelnen Leistungen.

Leistungen aus dem Katalog der allgemeinen Bestimmungen 2.1.4 des EBM sind nur dann ohne schriftliche Mitteilung an den Hausarzt abrechenbar, wenn der Patient keinen Hausarzt angibt oder keine schriftliche Einwilligung zur Weitergabe an den Hausarzt abgibt. Sollte dies der Fall sein, muss die Symbolnummer 99970 EBM eingetragen werden.

2.1.5 Ausnahme von der Berichtspflicht

Ausschließlich auf Überweisung tätige Ärzte gemäß § 13 Abs. 4 Bundesmantelvertrag-Ärzte (BMV-Ä) sind von der Regelung in Nr. 2.1.4 entbunden.

Kommentar: Die in Abschnitt 2.1.4 beschriebene Berichtspflicht gilt nicht für ausschließlich auftragnehmende Ärzte nach den Bestimmungen der Bundesmantelverträge. Das sind zur Zeit Ärzte für:

- Laboratoriumsmedizin
- Mikrobiologie und Infektionsepidemiologie
- Nuklearmedizin
- Pathologie
- Radiologische Diagnostik bzw. Radiologie
- Strahlentherapie und Transfusionsmedizin.

2.1.6 Beauftragung zur Erbringung von in berechnungsfähigen Versicherten-, Grund- oder Konsiliarpauschalen enthaltenen Teilleistungen

Wird ein Vertragsarzt ausschließlich zur Durchführung von Leistungen beauftragt, die im „Verzeichnis der nicht gesondert berechnungsfähigen Leistungen" (Anhang II-1) des EBM aufgeführt und die einer Versicherten-, Grund- oder Konsiliarpauschale zugeordnet sind, ist anstelle der einzelnen Leistungen die Versicherten-, Grund- oder Konsiliarpauschale der Fachgruppe einmal im Behandlungsfall mit 50 % der Punktzahl zu berechnen. Auch bei Durchführung von mehreren Auftragsleistungen (Indikations- oder Definitionsaufträge gemäß § 24 Abs. 7 Nr. 1 Bundesmantelvertrag-Ärzte (BMV-Ä) in einem Behandlungsfall ist die mit 50 % der Punktzahl zu berechnende Versicherten-, Grund- oder Konsiliarpauschale nur einmalig berechnungsfähig. Neben den o.g. mit 50 % der Punktzahl zu berechnenden Pauschalen ist für die Berechnung der jeweiligen arztgruppenspezifischen Versicherten-, Grund- oder Konsiliarpauschale anstelle der mit 50 % der Punktzahl zu berechnenden Pauschale in demselben Behandlungsfall mindestens ein weiterer persönlicher Arzt-Patienten-Kontakt außerhalb der Durchführung der Auftragsleistungen (Indikations- oder Definitionsauftrag) notwendig.

Kommentar: Der Umstand, wonach eine Vielzahl von Leistungen wegen der umfangreichen Pauschalgebühren nicht mehr einzeln abrechnungsfähig ist, hat zu einer Regelung in den Fällen führen müssen, in denen eine derartige Leistung per Überweisung von einem anderen Arzt angefordert wird. Dieser kann die Versicherten-, Grund- oder Konsiliarpauschale der Fachgruppe einmal im Behandlungsfall zu 50 % der Punktzahlen berechnen, auch wenn er mehrere Aufträge im selben Behandlungsfall erhält. Wird er allerdings darüber hinaus außerhalb der Aufträge in mindestens einem weiteren persönlichen Arzt-Patienten-Kontakt bei dem Patienten tätig, ist anstelle der hälftigen Pauschale die jeweilige arztgruppenspezifische Versicherten- oder Grundpauschale berechnungsfähig.

Für den Auftraggeber gilt dann im übrigen: Ist die überwiesene Leistung obligatorischer Bestandteil einer Pauschale, kann diese von ihm nicht abgerechnet werden, da dann der Leistungsumfang von ihm nicht voll erbracht wurde. Abschnitt 2.1 (s.o.) ist nicht anwendbar, da es sich hier um eine Spezialregelung für Auftragsüberweisungen handelt. Ist die überwiesene Leistung allerdings fakultativer Bestandteil der Pauschale, kann diese vom Überweiser in Rechnung gestellt werden.

2.2 Persönliche Leistungserbringung

Eine Gebührenordnungsposition ist nur berechnungsfähig, wenn der an der vertragsärztlichen Versorgung teilnehmende Arzt die für die Abrechnung relevanten Inhalte gemäß §§ 14a, 15 und § 25 BMV-Ä persönlich erbringt.

Kommentar: Für die Verpflichtung zur persönlichen Leistungserbringung gilt nach wie vor der Grundsatz, wonach jeder an der vertragsärztlichen Versorgung teilnehmende Arzt verpflichtet ist, die vertragsärztliche Tätigkeit persönlich auszuüben.

Als persönliche Leistungserbringung gilt auch die Erbringung durch genehmigte Assistenten, angestellte Ärzte und Vertreter sowie die Hilfeleistung durch nichtärztliche Mitarbeiter unter den berufsrechtlich zu beachtenden Grundsätzen (Anordnung und fachliche Überwachung durch Arzt, entsprechende Qualifizierung des Mitarbeiters). Die Regelungen des Vertragsarztrechtsänderungsgesetzes haben insbesondere hinsichtlich der Beschäftigung von angestellten Ärzten die Möglichkeiten deutlich ausgeweitet.

Zur Vermeidung von Problemen empfiehlt es sich dennoch, insbesondere wenn genehmigungspflichtige Leistungen betroffen sind, eine fachkundige Stellungnahme der zuständigen Kassenärztlichen Vereinigung einzuholen.

Hier ist es erforderlich, angesichts der durch das Vertragsarztänderungsgesetz erleichterten Beschäftigung von angestellten Ärzten sowie die flexibleren Möglichkeiten der vertragsärztlichen Tätigkeit z.B. an mehreren Stellen die genannten Bestimmungen der Bundesmantelverträge im Wortlaut abzudrucken:

§ 14a BMV-Ä: (https://www.kbv.de/html/bundesmantelvertrag.php) Persönliche Leitung der Vertragsarztpraxis bei angestellten Ärzten
(1) In Fällen, in denen nach § 95 Abs. 9 SGB V i.V.m. § 32b Abs. 1 Ärzte-ZV der Vertragsarzt einen angestellten Arzt oder angestellte Ärzte beschäftigen darf, ist sicherzustellen, dass der Vertragsarzt die Arztpraxis persönlich leitet. Die persönliche Leitung ist anzunehmen, wenn je Vertragsarzt nicht mehr als drei vollzeitbeschäftigte oder teilzeitbeschäftigte Ärzte in einer Anzahl, welche im zeitlichen Umfang ihrer Arbeitszeit drei vollzeitbeschäftigten Ärzten entspricht, angestellt werden. Bei Vertragsärzten, welche überwiegend medizinisch-technische Leistungen erbringen, wird die persönliche Leitung auch bei der Beschäftigung von bis zu vier vollzeitbeschäftigten Ärzten vermutet; Satz 2 2. Halbsatz gilt entsprechend. Bei Vertragsärzten, welche eine Zulassung nach § 19a Ärzte-ZV für einen hälftigen Versorgungsauftrag haben, vermindert sich die Beschäftigungsmöglichkeit auf einen vollzeitbeschäftigten oder zwei teilzeitbeschäftigte Ärzte je Vertragsarzt. Die Beschäftigung eines Weiterbildungsassistenten wird insoweit nicht angerechnet. Will der Vertragsarzt über den Umfang nach Sätzen 2 bis 4 hinaus weitere Ärzte beschäftigen, hat er dem Zulassungsausschuss vor der Erteilung der Genehmigung nachzuweisen, durch welche Vorkehrungen die persönliche Leitung der Praxis gewährleistet ist.
(2) Die Beschäftigung eines angestellten Arztes eines anderen Fachgebiets oder einer anderen Facharztkompetenz als desjenigen Fachgebiets oder derjenigen Facharztkompetenz, für die der Vertragsarzt zugelassen ist, ist zulässig. Dies gilt auch für eine Anstellung nach § 15a Abs. 6 Satz 2. Beschäftigt der Vertragsarzt einen angestellten Arzt eines anderen Fachgebiets oder einer anderen Facharztkompetenz, der in diesem Fachgebiet oder unter dieser Facharztkompetenz tätig wird, so ist die gleichzeitige Teilnahme dieser Arztpraxis an der hausärztlichen und fachärztlichen Versorgung zulässig. Im übrigen gelten Absatz 1 und § 15 Abs. 1 Satz 1 mit der Maßgabe, dass der Vertragsarzt bei der Erbringung der fachärztlichen Leistungen des angestellten Arztes die Notwendigkeit der Leistung mit zu verantworten hat.

§ 15 BMV-Ä: Persönliche Leistungserbringung
(1) Jeder an der vertragsärztlichen Versorgung teilnehmende Arzt ist verpflichtet, die vertragsärztliche Tätigkeit persönlich auszuüben. Persönliche Leistungen sind auch ärztliche Leistungen durch genehmigte Assistenten und angestellte Ärzte gemäß § 32 b Ärzte-ZV, soweit sie dem Praxisinhaber als Eigenleistung zugerechnet werden können. Dem Praxisinhaber werden die ärztlichen selbständigen Leistungen des angestellten Arztes zugerechnet, auch wenn sie in der Betriebsstätte oder Nebenbetriebsstätte der Praxis in Abwesenheit des Vertragsarztes erbracht werden. Dasselbe gilt für fachärztliche Leistungen eines angestellten Arztes eines anderen Fachgebiets (§ 14a Abs. 2), auch wenn der Praxisinhaber sie nicht

selbst miterbracht oder beaufsichtigt hat. Persönliche Leistungen sind ferner Hilfeleistungen nichtärztlicher Mitarbeiter, die der an der vertragsärztlichen Versorgung teilnehmende Arzt, der genehmigte Assistent oder ein angestellter Arzt anordnet und fachlich überwacht, wenn der nichtärztliche Mitarbeiter zur Erbringung der jeweiligen Hilfeleistung qualifiziert ist. Das Nähere zur Erbringung von ärztlich angeordneten Hilfeleistungen durch nichtärztliche Mitarbeiter in der Häuslichkeit der Patienten, in Alten- oder Pflegeheimen oder in anderen beschützenden Einrichtungen ist in Anlage 8 zu diesem Vertrag geregelt.

(2) Verordnungen dürfen vom Vertragsarzt nur ausgestellt werden, wenn er sich persönlich von dem Krankheitszustand des Patienten überzeugt hat oder wenn ihm der Zustand aus der laufenden Behandlung bekannt ist. Hiervon darf nur in begründeten Ausnahmefällen abgewichen werden.

(3) Vertragsärzte können sich bei gerätebezogenen Untersuchungsleistungen zur gemeinschaftlichen Leistungserbringung mit der Maßgabe zusammenschließen, dass die ärztlichen Untersuchungsleistungen nach fachlicher Weisung durch einen der beteiligten Ärzte persönlich in seiner Praxis oder in einer gemeinsamen Einrichtung durch einen gemeinschaftlich beschäftigten angestellten Arzt nach § 32 b Ärzte-ZV erbracht werden. Die Leistungen sind persönliche Leistungen des jeweils anweisenden Arztes, der an der Leistungsgemeinschaft beteiligt ist. Sind Qualifikationsvoraussetzungen gemäß § 11 dieses Vertrages vorgeschrieben, so müssen alle Gemeinschaftspartner und ein angestellter Arzt nach § 32 b Ärzte-ZV, sofern er mit der Ausführung der Untersuchungsmaßnahmen beauftragt ist, diese Voraussetzungen erfüllen.

(4) Ein Zusammenschluss von Vertragsärzten bei gerätebezogenen Untersuchungsleistungen zur gemeinschaftlichen Leistungserbringung von Laboratoriumsleistungen des Abschnittes 32.2 des Einheitlichen Bewertungsmaßstabes ist mit Wirkung ab 1. Januar 2009 ausgeschlossen. Bestehende Leistungserbringergemeinschaften (Gründung vor dem 1. Januar 2009) dürfen bis zum 31.12.2009 fortgeführt werden.

§ 25 BMV-Ä: Erbringung und Abrechnung von Laborleistungen

(1) Ziel der laboratoriumsmedizinischen Untersuchung ist die Erhebung eines ärztlichen Befundes. Die Befunderhebung ist in vier Teile gegliedert:
1. Ärztliche Untersuchungsentscheidung,
2. Präanalytik,
3. Laboratoriumsmedizinische Analyse unter Bedingungen der Qualitätssicherung,
4. ärztliche Beurteilung der Ergebnisse.

(2) Für die Erbringung von laboratoriumsmedizinischen Untersuchungen gilt § 15 mit folgender Maßgabe:
1. Bei Untersuchungen des Abschnitts 32.2 EBM und bei entsprechenden laboratoriumsmedizinischen Leistungen des Abschnitts 1.7 des EBM ist der Teil 3 der Befunderhebung einschließlich ggf. verbliebener Anteile von Teil 2 beziehbar. Überweisungen zur Erbringung der Untersuchungen des Abschnitts 32.2 und entsprechender laboratoriumsmedizinischer Leistungen des Abschnitts 1.7 des EBM sind zulässig.
2. Bei Untersuchungen des Abschnitts 32.3 und entsprechenden laboratoriumsmedizinischen Leistungen der Abschnitte 1.7, 11.3 und 11.4 des EBM kann der Teil 3 der Befunderhebung nicht bezogen werden, sondern muss entweder nach den Regeln der persönlichen Leistungserbringung selbst erbracht oder an einen anderen zur Erbringung dieser Untersuchung qualifizierten und zur Abrechnung berechtigten Vertragsarzt überwiesen werden.

(3) Der Teil 3 der Befunderhebung kann nach Maßgabe von Abs. 2 aus Laborgemeinschaften bezogen werden, deren Mitglied der Arzt ist. Der den Teil 3 der Befunderhebung beziehende Vertragsarzt rechnet die Analysekosten gemäß dem Anhang zum Abschnitt 32.2 durch seine Laborgemeinschaft gegenüber der Kassenärztlichen Vereinigung an deren Sitz ab. Der Arzt, der die Befunderhebung anweist, ist durch Angabe der Arztnummer und der (Neben-) Betriebsstättennummer der veranlassenden Arztpraxis kenntlich zu machen. Die Abrechnung erfolgt auf der Basis der bei der Abrechnung nachzuweisenden Kosten der Laborgemeinschaft, höchstens jedoch nach den Höchstpreisen gemäß der Präambel Nr. 1 des Abschnitts 32.2. Die Kassenärztliche Vereinigung meldet der Kassenärztlichen Bundesvereinigung die kurativ-ambulanten Fälle mit angewiesenen Befunderhebungen des Anhang zum Abschnitt 32.2, die von den Vertragsärzten außerhalb ihre Zuständigkeitsbereichs angewiesen und von der Laborgemeinschaft mit Sitz in ihrem Zuständigkeitsbereich abgerechnet worden sind. Die Kassenärztliche Bundesvereinigung übermittelt die Daten anweiserbezogen an die für den anweisenden Arzt zuständige Kassenärztliche Vereinigung. Laborgemeinschaften sind Gemeinschaftseinrichtungen von Vertragsärzten, welche dem Zweck dienen, laboratoriumsmedizinische Analysen des Abschnitts 32.2 regelmäßig in derselben gemeinschaftlich benutzten Betriebsstätte zu erbringen.

(4) Der Vertragsarzt, der den Teil 3 der Befunderhebung bezieht, ist ebenso wie der Vertragsarzt, der Laborleistungen persönlich erbringt, für die Qualität der erbrachten Leistungen verantwortlich, indem er sich insbesondere zu vergewissern hat, dass die „Richtlinien der Bundesärztekammer zur Qualitätssicherung in medizinischen Laboratorien" von dem Erbringer der Analysen eingehalten worden sind.

(4a) Laboratoriumsmedizinische Untersuchungen des Kapitels 32 EBM und entsprechende laboratoriumsmedizinische Leistungen des Abschnitts 1.7 des EBM dürfen nur an Fachärzte überwiesen werden, bei denen diese Leistungen zum Kern ihres Fachgebietes gehören. Bei laboratoriumsmedizinischen Untersuchungen des Abschnitts 32.3 EBM und entsprechenden laboratoriumsmedizinischen Leistungen des Abschnitts 1.7 des EBM dürfen Teil 3 und 4 der Befunderhebung nur von Vertragsärzten erbracht und abgerechnet werden, für die diese Leistungen zum Kern ihres Fachgebietes gehören. Die Zugehörigkeit laboratoriumsmedizinischer Untersuchungen zum Kern eines Fachgebietes bestimmt sich nach der Anlage zu § 25 Abs. 4 a BMV-Ä. (Gültig ab 1.1.2015)

(5) Für die Abrechnung überwiesener kurativ-ambulanter Auftragsleistungen des Kapitels 32 EBM gelten folgende ergänzende Bestimmungen:
Die vom Vertragsarzt eingereichte Abrechnung überwiesener kurativ-ambulanter Auftragsleistungen des Kapitels 32 muss die Arzt- und Betriebsstättennummer des überweisenden Arztes der Praxis (Veranlasser) und ggf. die Kennummer der Präambel Nr. 6 des Abschnitts 32.2 EBM enthalten. Die Kennummer teilt der Veranlasser auf dem Überweisungsauftrag mit. Im Falle der Weiterüberweisung eines Auftrags hat die abrechnende Arztpraxis die Arzt- und Betriebsstättennummer desjenigen Arztes und der Praxis anzugeben, die den ersten Überweisungsauftrag erteilt hat (Erstveranlasser). Die Kassenärztliche Vereinigung meldet der Kassenärztlichen Bundesvereinigung die kurativ-ambulanten Fälle mit überwiesenen Auftragsleistungen die Kapitels 32, die von Vertragsärzten außerhalb ihres Zuständigkeitsbereichs veranlasst und von Vertragsärzten ihres Zuständigkeitsbereichs durchgeführt worden sind. Die Kassenärztliche Bundesvereinigung übermittelt die Daten veranlasserbezogen an die für die überweisende Arztpraxis zuständige Kassenärztliche Vereinigung.

(6) Die Arztpraxis, die auf Überweisung kurativ-ambulante Auftragsleistungen durchführt, teilt der überweisenden Arztpraxis zum Zeitpunkt der abgeschlossenen Untersuchung die Gebührenordnungspositionen dieser Leistungen und die Höhe der Kosten in Euro mit. Leistungen, für die diese Regelung gilt, werden im EBM bestimmt. Im Falle der Weiterüberweisung eines Auftrags oder eines Teilauftrags hat jede weiter überweisende Arztpraxis dem vorhergehenden Überweiser die Angaben nach Satz 1 sowohl über die selbst erbrachten Leistungen als auch über die Leistungen mitzuteilen, die ihr von der Praxis gemeldet wurden, an die sie weiter überwiesen hatte.

(7) Die Abrechnung von Laborleistungen setzt die Erfüllung der Richtlinien der Bundesärztekammer zur Qualitätssicherung laboratoriumsmedizinischer Untersuchungen gemäß Teil A und B1 sowie ggf. ergänzender Regelungen der Partner der Bundesmantelverträge zur externen Qualitätssicherung von Laborleistungen und den quartalsweisen Nachweis der erfolgreichen Teilnahme an der externen Qualitätssicherung durch die Betriebsstätte voraus. Sofern für eine Gebührenordnungsposition der Nachweis aus verschiedenen Materialien (z.B. Serum, Urin, Liquor) möglich ist und für diese Materialien unterschiedliche Ringversuche durchgeführt werden, wird in einer Erklärung bestätigt, dass die Gebührenordnungsposition nur für das Material berechnet wird, für das ein gültiger Nachweis einer erfolgreichen Ringversuchsteilnahme vorliegt.

Der Nachweis ist elektronisch an die zuständige Kassenärztliche Vereinigung zu übermitteln.

2.3 Ausübung der vertragsärztlichen Tätigkeit durch ermächtigte Ärzte, ermächtigte Krankenhäuser bzw. ermächtigte Institute

Die Berechnung einer Gebührenordnungsposition durch einen ermächtigten Arzt bzw. durch ermächtigte Krankenhäuser oder ermächtigte Institute ist an das Fachgebiet und den Ermächtigungsumfang gebunden. Entspricht der Ermächtigungsumfang dem eines zugelassenen Vertragsarztes, kann anstelle der Gebührenordnungspositionen 01320 und 01321 die Berechnung einer in den arztgruppenspezifischen Kapiteln genannten Pauschale durch den Zulassungsausschuss ermöglicht werden.

Ärzte mit einer Ermächtigung nach § 24 Abs. 3 Ärzte-ZV berechnen anstelle der Gebührenordnungspositionen 01320 und 01321 die Pauschalen der arztgruppenspezifischen Kapitel.

Kommentar: Besondere Erwähnung findet die Abrechnungsbeschränkung aufgrund der Teilnahme an der vertragsärztlichen Versorgung in Form einer eingeschränkten Ermächtigung. Primär bestimmt der Umfang der erteilten Ermächtigung die abrechnungsfähigen Leistungen.

Für die Berechnung der Grundpauschalen sieht der EBM besonders für Ermächtigungen spezielle Nummern vor (Nrn. 01320 und 01321). Davon kann aber abgewichen werden, wenn die Ermächtigung ihrem Umfange nach der Zulassung eines Vertragsarztes entspricht.

Bei Ermächtigungen zur vertragsärztlichen **Tätigkeit an einem weiteren Ort im Bereich einer anderen Kassenärztlichen Vereinigung** sind immer anstelle der Nrn. 01320 und 01321 EBM die Pauschalen des jeweiligen arztgruppenspezifischen Kapitels abrechnungsfähig.

3 Behandlungs-, Krankheits-, Betriebsstätten- und Arztfall

3.1 Behandlungsfall

Der Behandlungsfall ist definiert in § 21 Abs. 1 BMV-Ä als Behandlung desselben Versicherten durch dieselbe Arztpraxis in einem Kalendervierteljahr zu Lasten derselben Krankenkasse.

Kommentar: Der EBM benutzt den Begriff „Behandlungsfall" an verschiedenen Stellen in Leistungslegende bzw. Anmerkungen, in aller Regel als Abrechnungseinschränkung.
Die Definition des Bundesmantelvertrages, auf die ausdrücklich abgestellt wird, lautet wie folgt:

§ 21 Abs. 1 BMV-Ä: Behandlungsfall/Krankheitsfall/Betriebsstättenfall/Arztfall
https://www.kbv.de/html/bundesmantelvertrag.php
1) Die gesamte von derselben Arztpraxis (Vertragsarzt, Vertragspsychotherapeut, Berufsausübungsgemeinschaft, Medizinisches Versorgungszentrum) innerhalb desselben Kalendervierteljahres an demselben Versicherten ambulant zu Lasten derselben Krankenkasse vorgenommene Behandlung gilt jeweils als Behandlungsfall. Ein einheitlicher Behandlungsfall liegt auch dann vor, wenn sich aus der zuerst behandelten Krankheit eine andere Krankheit entwickelt oder während der Behandlung hinzutritt oder wenn der Versicherte, nachdem er eine Zeitlang einer Behandlung nicht bedurfte, innerhalb desselben Kalendervierteljahres wegen derselben oder einer anderen Krankheit in derselben Arztpraxis behandelt wird. Ein einheitlicher Behandlungsfall liegt auch dann vor, wenn sich der Versichertenstatus während des Quartals ändert. Es wird der Versichertenstatus bei der Abrechnung zugrunde gelegt, der bei Quartalsbeginn besteht. Stationäre belegärztliche Behandlung ist ein eigenständiger Behandlungsfall auch dann, wenn in demselben Quartal ambulante Behandlung durch denselben Belegarzt erfolgt. Unterliegt die Häufigkeit der Abrechnung bestimmter Leistungen besonderen Begrenzungen durch entsprechende Regelungen im Einheitlichen Bewertungsmaßstab (EBM), die auf den Behandlungsfall bezogen sind, können sie nur in diesem Umfang abgerechnet werden, auch wenn sie durch denselben Arzt in demselben Kalendervierteljahr bei demselben Versicherten sowohl im ambulanten als auch stationären Behandlungsfall durchgeführt werden.
Alle Leistungen, die in einer Einrichtung nach § 311 SGB V oder einem medizinischen Versorgungszentrum bei einem Versicherten pro Quartal erbracht werden, gelten als ein Behandlungsfall. Die Abrechnung der Leistungen, ihre Vergütung sowie die Verpflichtung zur Erfassung der erbrachten Leistungen werden durch die Gesamtvertragspartner geregelt.
Ein Krankheitsfall umfasst das aktuelle sowie die nachfolgenden drei Kalendervierteljahre, die der Berechnung der krankheitsfallbezogenen Leistungsposition folgen.

Diese Definition entspricht im wesentlichen der bisher gültigen. Am Beginn ist lediglich der „Vertragsarzt" durch die „Arztpraxis" ersetzt worden, um den zunehmenden Kooperationsformen Rechnung zu tragen.
Alle Leistungen, die in einer Einrichtung nach § 311 SGB V bei einem Versicherten pro Quartal erbracht werden, gelten als ein Behandlungsfall. Die Abrechnung der Leistungen, ihre Vergütung sowie die Verpflichtung zur Erfassung der erbrachten Leistungen werden durch die Gesamtvertragspartner geregelt.

Wichtig ist, dass auch für den Fall, dass der Patient innerhalb eines Quartals seine gesetzliche Krankenkasse wechselt, **kein neuer Behandlungsfall** entsteht. Die Abrechnung muss zu Lasten der ersten angegeben Krankenkasse erfolgen. Anders ist der Fall, wenn der Patient innerhalb des Quartals von einer gesetzlichen zu einer privaten Krankenversicherung wechselt. In diesem Fall sind vom Datum der Mitgliedschaft des Patienten in der privaten Kasse alle Leistungen zu Lasten dieser privaten Kasse nach GOÄ abzurechnen.

3.2 Krankheitsfall

Der Krankheitsfall ist definiert in § 21 Abs. 1 BMV-Ä und umfasst das aktuelle sowie die drei nachfolgenden Kalendervierteljahre, die der Berechnung der krankheitsfallbezogenen Gebührenordnungsposition folgen.

Kommentar: Auch der Begriff „Krankheitsfall" wird an verschiedenen Stellen im EBM verwendet. Die Definition der Bundesmantelverträge, auf die ausdrücklich abgestellt wird, findet sich in § 21 Abs. 1 BMV-Ärzte und lautet:

Ein Krankheitsfall umfasst das aktuelle sowie die nachfolgenden drei Kalendervierteljahre, die der Berechnung der krankheitsfallbezogenen Leistungsposition folgen.

Krankheitsfall = Erkrankungsfall im aktuellen Quartal sowie in den darauf folgenden 3 Quartalen
Dieser Definition unterliegen damit zahlreiche langwierige oder chron. Erkrankungen z.B. Diabetes, Fettstoffwechselstörungen, Hypertonie, Asthma bronchiale.

Beispiel: Eine Patientin wird innerhalb des **3. Quartals 2016** am 10.7.16, 18.08.16 und 28.9.16 wegen **chron. Hauterkrankung** behandelt. Der Krankheitsfall **„chron. Hauterkrankung"** endet am 30.06.2016. Ein neuer Krankheitsfall mit der unverändert vorhandenen Erkrankung **„chron. Hauterkrankung"** beginnt mit dem 01.07.2017.
Von dieser Frist ist eine andere, neu z.B. am 28.10.2016 aufgetretene Erkrankung, z.B. „Herzrhythmusstörungen" nicht betroffen. Für sie gilt – wenn sich keine Änderung einstellt – eine neue eigene Frist des Krankheitsfalles bis zum 30.09.2017.

3.3 Betriebsstättenfall

Der Betriebsstättenfall ist definiert in § 21 Abs. 1a BMV-Ä und umfasst die Behandlung desselben Versicherten in einem Kalendervierteljahr durch einen oder mehrere Ärzte derselben Betriebsstätte oder derselben Nebenbetriebsstätte zu Lasten derselben Krankenkasse unabhängig vom behandelnden Arzt.

Kommentar: Der Begriff „Betriebsstättenfall" wird an verschiedenen Stellen im EBM verwendet. Die Definition des Bundesmantelvertrages, auf die ausdrücklich abgestellt wird, lautet:
Beim Betriebsstättenfall kommt es nicht mehr auf die Person des behandelnden Arzte an, sondern auf den Ort der Behandlung. Wird derselbe Versicherte in einem Quartal in derselben Betriebsstätte oder derselben Nebenbetriebsstätte zu Lasten derselben Krankenkasse behandelt, handelt es sich um einen Betriebsstättenfall, unabhängig von Person oder Status (zugelassen,

angestellt) des behandelnden Arztes oder dem „Abrechnungssubjekt" (Arzt, Berufsausübungs-gemeinschaft, MVZ).
Siehe auch Kommentar zu 3.1 Behandlungsfall.

3.4 Arztfall

Der Arztfall ist definiert in § 21 Abs. 1b Bundesmantelvertrag-Ärzte (BMV-Ä) und um-fasst die Behandlung desselben Versicherten durch denselben an der vertragsärzt-lichen Versorgung teilnehmenden Arzt in einem Kalendervierteljahr zu Lasten dersel-ben Krankenkasse unabhängig von der Betriebs- oder Nebenbetriebsstätte.

Kommentar: Auch der Begriff „Arztfall" wird an verschiedenen Stellen im EBM verwendet. Die Definition der Bundesmantelverträge, auf die ausdrücklich abgestellt wird, findet sich in § 21 Abs. 1b BMV-Ärzte bzw. § 25 Abs. 1b BMV-Ärzte/Ersatzkassen.

Beim Arztfall kommt es nun nur auf die Person des behandelnden Arztes an. Wird derselbe Versi-cherte in einem Quartal von demselben an der vertragsärztlichen Versorgung teilnehmenden Arzt behandelt, handelt es sich um einen Arztfall, unabhängig davon, in welcher Betriebs- oder Neben-betriebsstätte die Behandlung stattgefunden hat.

3.5 Arztgruppenfall

Der Arztgruppenfall ist definiert in § 21 Abs. 1c Bundesmantelvertrag-Ärzte (BMVÄ) und umfasst die Behandlung desselben Versicherten durch dieselbe Arztgruppe einer Arztpraxis in demselben Kalendervierteljahr zu Lasten derselben Krankenkas-se. Zu einer Arztgruppe gehören diejenigen Ärzte, denen im EBM ein Kapitel bzw. in Kapitel 13 ein Unterabschnitt zugeordnet ist.

3.6 Zyklusfall

Der Zyklusfall ist in den Bestimmungen zum Abschnitt 8.5 Punkt 6 definiert.

3.7 Reproduktionsfall

Der Reproduktionsfall ist in den Bestimmungen zum Abschnitt 8.5 Punkt 7 definiert.

3.8 Zeiträume/Definitionen

3.8.1 Kalenderjahr

Behandlung desselben Versicherten durch dieselbe Arztpraxis im Kalenderjahr. Das Kalenderjahr beginnt mit dem 1. Januar (00:00 Uhr) und endet mit dem nachfolgen-den 31. Dezember (24:00 Uhr).

3.8.2 Im Zeitraum von 3 Tagen beginnend mit dem Operationstag

Behandlung desselben Versicherten durch dieselbe Arztpraxis am aktuellen Tag (beginnend mit dem Zeitpunkt der Operation) sowie den zwei nachfolgenden Tagen. Der nachfolgende Tag umfasst jeweils den Zeitraum von vierundzwanzig Stunden, beginnend ab 00:00 Uhr.

3.8.3 Im Zeitraum von X Tagen

Behandlung desselben Versicherten durch dieselbe Arztpraxis am aktuellen Tag (beginnend mit dem Zeitpunkt der jeweiligen Leistung) sowie den X – 1 nachfolgenden Tagen. Die nachfolgenden Tage umfassenden Zeitraum von vierundzwanzig Stunden, beginnend ab 00:00 Uhr.

3.8.4 Im Zeitraum von X Wochen

Behandlung desselben Versicherten durch dieselbe Arztpraxis in der aktuellen Woche (beginnend mit dem Tag der Durchführung des Leistungsinhaltes der Gebührenordnungsposition) sowie den X – 1 nachfolgenden Wochen. Die Woche umfasst den Zeitraum von 7 Tagen, beginnend um 0:00 Uhr an dem Tag an dem die Leistung durchgeführt wird, bis zum 7. Tag 24:00 Uhr

3.8.5 Behandlungstag

Behandlung desselben Versicherten durch dieselbe Arztpraxis am Kalendertag der Behandlung (an einem Datum, unabhängig von der Zahl der Sitzungen). Der Tag ist als Zeitraum von vierundzwanzig Stunden, beginnend ab 00:00 Uhr, definiert.
Für in-vitro-diagnostische Leistungen gilt das Datum des Tages der Probenentnahme als Behandlungstag. Bei einer mehrfachen Berechnung einer Gebührenordnungsposition am Behandlungstag ist die medizinische Notwendigkeit durch zusätzliche Angaben (Zeitpunkt, Material, Art der Untersuchung o. ä.) kenntlich zu machen.

3.8.6 Quartal

Unterteilung eines Kalenderjahres in 4 Kalendervierteljahre.
1. Quartal: 1. Januar bis 31. März,
2. Quartal: 1. April bis 30. Juni,
3. Quartal: 1. Juli bis 30. September,
4. Quartal: 1. Oktober bis 31. Dezember

3.8.7 Der letzten vier Quartale

Umfasst den Zeitraum des Quartals, in dem der Inhalt einer Gebührenordnungsposition durchgeführt wird sowie die drei vorangegangenen Kalendervierteljahre.

3.9 Weitere Abrechnungsbestimmungen

3.9.1 Je vollendeten Minuten

Die Gebührenordnungsposition ist erst berechnungsfähig, wenn die im obligaten Leistungsinhalt genannte Zeitdauer vollständig erfüllt wurde. Für eine Mehrfachberechnung muss die genannte Zeitdauer entsprechend mehrfach vollständig erfüllt sein.

3.9.2 Je Bein, je Sitzung

Ist eine Leistung in einer Sitzung einmal je Bein berechnungsfähig, kann diese bei der Behandlung beider Beine zweimal in einer Sitzung berechnet werden.

3.9.3 Je Extremität, je Sitzung

Ist eine Leistung in einer Sitzung einmal je Extremität berechnungsfähig, kann diese bei der Behandlung mehrerer Extremitäten entsprechend der Anzahl der in der Sitzung behandelten Extremitäten berechnet werden.

3.9.4 Gebührenordnungspositionen mit „bis" verknüpft

Sind Gebührenordnungspositionen mit „bis" verknüpft, bezieht sich die Angabe auf die zuerst angegebene, alle dazwischen liegenden sowie auf die zuletzt genannte Gebührenordnungsposition

4 Berechnung der Gebührenordnungspositionen

4.1 Versicherten-, Grund- oder Konsiliarpauschale

Die Versicherten-, Grund- oder Konsiliarpauschalen sind von den in der Präambel der entsprechenden arztgruppenspezifischen oder arztgruppenübergreifenden Kapitel genannten Vertragsärzten beim ersten kurativ-ambulanten oder kurativ-stationären (belegärztlich) persönlichen Arzt-Patienten-Kontakt oder Arzt-Patienten-Kontakt im Rahmen einer Videosprechstunde gemäß Anlage 31b zum Bundesmantelvertrag-Ärzte (BMV-Ä) im Behandlungsfall zu berechnen. Sie sind nur einmal im Behandlungsfall bzw. bei arztpraxisübergreifender Behandlung nur einmal im Arztfall (s. Allgemeine Bestimmung 4.3.4) berechnungsfähig und umfassen die in Anhang 1 aufgeführten Leistungen entsprechend der tabellarischen Gliederung. Die Versicherten-, Grund- oder Konsiliarpauschalen sind von den in der Präambel der entsprechenden arztgruppenspezifischen oder arztgruppenübergreifenden Kapitel genannten Vertragsärzten nicht in einem ausschließlich präventiv-ambulanten Behandlungsfall berechnungsfähig.

Bei einer kurativ-ambulanten und kurativ-stationären (belegärztlichen) Behandlung in demselben Quartal sind die Versicherten-, Grund- oder Konsiliarpauschalen je einmal berechnungsfähig (jeweils kurativ-ambulanter Arzt-/Behandlungsfall und kurativ-stationärer Arzt-/Behandlungsfall); hierbei ist von der Punktzahl der jeweils zweiten zur Berechnung gelangenden Versicherten-, Grund- oder Konsiliarpauschale ein Abschlag in Höhe von 50 % vorzunehmen.

Neben der Gebührenordnungsposition 01436 ist für die Berechnung der jeweiligen arztgruppenspezifischen Versicherten-, Grund- und/oder Konsiliarpauschale in demselben Behandlungsfall mindestens ein weiterer persönlicher Arzt-Patienten-Kontakt oder Arzt-Patienten-Kontakt im Rahmen einer Videosprechstunde gemäß Anlage 31b zum BMV-Ä notwendig.

Bei Überweisungen zur Durchführung von Auftragsleistungen (Indikations- oder Definitionsauftrag gemäß § 24 Abs. 7 Nr. 1 BMV-Ä, die nicht im Anhang 1 (Spalten VP und/oder GP) aufgeführt sind (s. Allgemeine Bestimmung 2.1.6) an nicht ausschließlich auf Überweisung tätige Ärzte gemäß § 13 Abs. 4 BMV-Ä, ist nicht die Versicherten- oder Grundpauschale sondern die Konsultationspauschale entsprechend der Gebührenordnungsposition 01436 zu berechnen.

Bei einer in demselben Behandlungsfall erfolgten Berechnung den Gebührenordnungspositionen 01210 bzw. 01212 (Not(-fall)pauschale im organisierten Not(-fall)-dienst) ist für die Berechnung einer Versicherten-, Grund- oder Konsiliarpauschale mindestens ein weiterer persönlicher kurativer Arzt-Patienten-Kontakt außerhalb des organisierten Not(-fall)dienstes notwendig.

Kommentar: Diese Pauschalen haben die früheren Ordinations- und Konsultationskomplexe abgelöst und setzen die bereits im EBM 2000plus begonnene Tendenz zur Pauschalierung der Vergütung ärztlicher Leistungen weiter fort.
Diese in den jetzigen Pauschalen „aufgegangenen" Leistungen sind im Anhang 1 enthalten. Da sie Bestandteil der Pauschalen sind, sind sie nicht etwa entfallen, sondern weiterhin zu erbringen, nur werden sie nicht gesondert vergütet. Sie können deshalb weder privat in Rechnung gestellt noch durch andere Leistungen „ersetzt" werden. Letzteres wäre eine Umgehung der Pauschalierung.

Die Versicherten- und Grundpauschalen werden ab dem 1.10.2013 nach fünf (zuvor drei) Altersklasse unterschiedlich hoch bewertet
- für Versicherte bis zum vollendeten 4. Lebensjahr,
- für Versicherte vom 5. Lebensjahr bis zum vollendeten 18 Lebensjahr,
- für Versicherte vom 19. Lebensjahr bis zum vollendeten 54. Lebensjahr,
- für Versicherte vom 55. Lebensjahr bis zum vollendeten 75 Lebensjahr,
- für Versicherte ab dem 76. Lebensjahr.

Voraussetzung für die Berechnung ist ein kurativer Arzt-Patienten-Kontakt. Beim ersten solchen Kontakt können die Pauschalen von den jeweils in der Präambel des entsprechenden arztgruppenspezifischen oder arztgruppenübergreifenden Kapitels genannten Ärzten berechnet werden. Ein rein präventiver Kontakt, wenn er denn wirklich so stattfindet, reicht nicht aus. Berechnungsfähig sind sie einmal im Behandlungsfall bzw. wenn die Behandlung arztpraxisübergreifend stattfindet, einmal im Arztfall (s.o. unter 3.4 und unten unter 4.3.4).

Findet neben einer kurativ-ambulanten im selben Quartal auch eine belegärztliche Behandlung des gleichen Patienten statt, können die Pauschalen bei Vorliegen den Voraussetzungen zweimal berechnet werden, allerdings die zweite Pauschale nur noch zu 50 % der Punktzahl.

Wird eine Konsultationspauschale (Nr. 01436) berechnet, ist für die Berechnung der Versicherten-, Grund- oder Konsiliarpauschale im selben Behandlungsfall mindestens ein weiterer Arzt-Patienten-Kontakt erforderlich.

Bei Auftragsüberweisungen zu Leistungen, die nicht als Bestandteil der Grund- oder Versichertenpauschale in der Anlage 1 aufgeführt sind, kann, wenn der Überweisungsempfänger nicht ein Arzt ist, der nach den Bestimmungen der Bundesmantelverträge nur auf Überweisung tätig werden darf, von diesem anstelle der Versicherten- oder Grundpauschale nur die Konsultationspauschale nach Nr. 01436 berechnet werden.

Für den organisierten Notfalldienst ist eine eigene Notfallpauschale (Nr. 01210) vorgesehen. Daneben können im Falle eines weiteren persönlichen kurativen Arzt-Patienten-Kontaktes außerhalb des organisierten Notfalldienstes die Versicherten-, Grund- oder Konsiliarpauschale berechnet werden.

4.2 Diagnostische bzw. therapeutische Gebührenordnungspositionen

Gebührenordnungspositionen mit diagnostischem und/oder therapeutischem Leistungsinhalt sind als Einzelleistungen, Leistungskomplexe oder Zusatzpauschalen beschrieben. Mit Zusatzpauschalen wird der besondere Leistungsaufwand vergütet, der sich aus den Leistungs-, Struktur- und Qualitätsmerkmalen des Leistungserbringers und, soweit dazu Veranlassung besteht, in bestimmten Behandlungsfällen ergibt.

Kommentar: Hier wird noch einmal das Nebeneinander von Einzel- und Pauschalleistungen im neuen EBM betont. Wobei die Zahl der abrechnungsfähigen Einzelleistungen insbesondere im hausärztlichen Kapitel gegenüber dem EBM 2000plus deutlich abgenommen hat. Allerdings wurden ab dem 1.10.2013 durch den sog. Hausarzt-EBM ausführliche Gespräche für Haus-, Kinder- und Jugendärzte aus den Pauschalen ausgegliedert und können seitdem als Einzelleistungen berechnet werden.

4.2.1 Abrechnung geschlechtsspezifischer Gebührenordnungspositionen

Geschlechtsspezifische Gebührenordnungspositionen mit geschlechtsorganbezogenem Inhalt sind bei Intersexualität oder Transsexualität entsprechend dem geschlechtsorganbezogenen Befund (z.B. bei Vorliegen von Testes, Ovarien, Prostata) unabhängig von der personenstandsrechtlichen Geschlechtszuordnung berechnungsfähig.

Entspricht der geschlechtsorganbezogene Befund bei Intersexualität oder Transsexualität nicht der personenstandsrechtlichen Geschlechtszuordnung, sind geschlechtsspezifische Gebührenordnungsposition(en) **mit geschlechtsorganbezogenem Inhalt** mit einer bundeseinheitlich kodierten Zusatzkennzeichnung zu versehen. Als Begründung ist der ICD-10-Kode für **Intersexualität oder** Transsexualität anzugeben. Bei Vorliegen der Kennzeichnung „X" für das unbestimmte Geschlecht oder der Kennzeichnung „D" für das diverse Geschlecht auf der elektronischen Gesundheitskarte ist keine kodierte Zusatzkennzeichnung anzugeben. Für Patienten gemäß Satz 1. und 2. dieser Bestimmung ist bei Urethro(-zysto)skopien die Gebührenordnungsposition 08311 oder 26311 bei überwiegend interner Lage der Urethra und einer Urethralänge bis zu 8 cm zu berechnen. Bei einer Urethralänge von mehr als 8 cm und/oder nicht überwiegend interner Lage der Urethra ist die Gebührenordnungsposition 26310 zu berechnen.

Geschlechtsspezifische Gebührenordnungspositionen ohne geschlechtsorganbezogenen Inhalt (z.B. Ultraschallscreening auf Bauchaortenaneurysmen nach den Gebührenordnungspositionen 01747 und 01748) sind bei Intersexualität oder Transsexualität auch dann berechnungsfähig, wenn die personenstandsrechtliche Geschlechtszuordnung nicht der Geschlechtszuordnung der Anspruchsberechtigten entspricht, sofern eine medizinische Begründung einschließlich des ICD-10-Kodes für Intersexualität oder Transsexualität angegeben wird. Die geschlechtsspezifische(n) Gebührenordnungsposition(en) ohne geschlechtsorganbezogenen Inhalt sind mit einer bundeseinheitlich kodierten Zusatzkennzeichnung zu versehen.

Kommentar: Die KBV informiert zu den obigen Allgemeinen Bestimmungen mit Wirkung zum 1.7.2019 in Ihren „Entscheidungserheblichen Gründen" u.a.
... „Am 22. Dezember 2018 hat der Gesetzgeber das Personenstandsgesetz dahingehendgeändert, dass der Personenstandsfall von Neugeborenen außer als „weiblich", „männlich" oder „ohne Angabe" nunmehr auch mit der Angabe „divers" in das Geburtsregister eingetragen werden kann und dass Personen mit Varianten der Geschlechtsentwicklung ihren Personenstandseintrag entsprechend ändern oder streichen lassen können. Entsprechend wurde in Nr. 4.2.1 der Allgemeinen Bestimmungen zum EBM die Kennzeichnung „D" für das diverse Geschlecht auf der elektronischen Gesundheitskarte ergänzt. Darüber hinaus wurden Regelungen zur Berechnungsfähigkeit geschlechtsspezifischer Gebührenordnungspositionen ohne geschlechtsorganbezogenen Inhalt (z.B. Ultraschallscreening auf Bauchaortenaneurysmen nach den Gebührenordnungspositionen 01747 und 01748) bei Intersexualität oder Transsexualität in Nr. 4.2.1 der Allgemeinen Bestimmungen zum EBM aufgenommen. Demnach sind geschlechtsspezifische Gebührenordnungspositionen ohne geschlechtsorganbezogenen Inhalt bei Intersexualität oder Transsexualität auch dann berechnungsfähig, wenn die personenstandsrechtliche Geschlechtszuordnung nicht der Geschlechtszuordnung der Anspruchsbe-

rechtigten der jeweiligen Gebührenordnungsposition entspricht, sofern eine medizinische Begründung einschließlich des ICD-10-Kodes für Intersexualität oder Transsexualität angegeben wird.

Durch die aufgenommenen Regelungen wurden die bestehenden Regelungen zur Berechnungsfähigkeit geschlechtsspezifischer Gebührenordnungspositionen mit geschlechtsorganbezogenem Inhalt ergänzt. Als Unterscheidungskriterium der beiden Konstellationen wurde die Bezeichnung mit oder ohne geschlechtsorganbezogenem Inhalt entsprechend konkretisiert..."

4.3 Spezifische Voraussetzungen zur Berechnung

4.3.1 Arzt-Patienten-Kontakt

Ein persönlicher Arzt-Patienten-Kontakt setzt die räumliche und zeitgleiche Anwesenheit von Arzt und Patient und die direkte Interaktion derselben voraus.

Andere Arzt-Patienten-Kontakte setzen mindestens einen telefonischen Kontakt und/oder einen Kontakt im Rahmen einer Videosprechstunde gemäß Anlage 31b zum Bundesmantelvertrag-Ärzte (BMV-Ä) und/oder mittelbaren Kontakt voraus, soweit dies berufsrechtlich zulässig ist. Ein mittelbarer anderer Arzt-Patienten-Kontakt umfasst insbesondere die Interaktion des Vertragsarztes mit Bezugsperson(en) und setzt nicht die unmittelbare Anwesenheit von Arzt, Bezugsperson(en) und Patient an demselben Ort voraus.

Telefonische oder andere mittelbare Arzt-Patienten-Kontakte sind Inhalt der Pauschalen und nicht gesondert berechnungsfähig. Finden im Behandlungsfall ausschließlich telefonische oder andere mittelbare Arzt-Patienten-Kontakte statt, gilt:

1. Die Versicherten-, Grund- oder Konsiliarpauschale des entsprechenden arztgruppenspezifischen oder arztgruppenübergreifenden Kapitels ist einmal im Behandlungsfall bzw. bei arztpraxisübergreifender Behandlung einmal im Arztfall berechnungsfähig (s. Allgemeine Bestimmung 4.1). Es erfolgt ein Abschlag auf die Punktzahl der jeweiligen Versicherten-, Grund- oder Konsiliarpauschale und den Zuschlägen bzw. Zusatzpauschalen im hausärztlichen Versorgungsbereich nach den Gebührenordnungspositionen 03040, 03060, 03061 und 04040.
   Die Höhe des Abschlags beträgt
   * 20 % für die Versichertenpauschalen nach den Gebührenordnungspositionen 03000 und 04000, die Grundpauschalen der Kapitel 14, 16, 21, 22 und 23, die Grund- bzw. Konsiliarpauschalen nach den Gebührenordnungspositionen 01320, 01321, 25214 und 30700 und die jeweiligen vorgenannten Zuschläge.
   Die Abschläge werden durch die zuständige Kassenärztliche Vereinigung vorgenommen.
2. Die Aufschläge auf die Versicherten-, Grund- oder Konsiliarpauschalen gemäß den Allgemeinen Bestimmungen 5.1 und 4.3.10 und den Präambeln 3.1 Nr. 8, 4.1 Nr. 4 und 4.1 Nr. 11 erfolgen auf Basis der um die Abschläge gemäß Abs. 5 Nr. 1 reduzierten Versicherten-, Grund- oder Konsiliarpauschalen.
3. Die Zuschläge nach den Gebührenordnungspositionen 01630, 01641, 05227, 06227, 07227, 08227, 09227, 10227, 13227, 13297, 13347, 13397, 13497, 13547, 13597, 13647, 13697, 14217, 16218, 18227, 20227, 21227, 21228, 22219, 26227, 27227, 30701 und 32001 sind nicht berechnungsfähig.

4. Die um die Abschläge gemäß Abs. 5 Nr. 1 reduzierte Versicherten-, Grund- oder Konsiliarpauschale ist im Behandlungsfall nicht neben der Versicherten-, Grund- oder Konsiliarpauschale bei persönlichem Arzt-Patienten-Kontakt (s. Allgemeine Bestimmung 4.1) berechnungsfähig.

5. Der Fall ist gegenüber der Kassenärztlichen Vereinigung anhand der Gebühren- ordnungsposition 88220 nachzuweisen.

6. Die Anzahl der Behandlungsfälle gemäß Abs. 5 ist auf 20 % aller Behandlungsfäl- le des Vertragsarztes begrenzt.

Gebührenordnungspositionen, die entsprechend ihrer Leistungsbeschreibung im Rahmen einer Videosprechstunde gemäß Anlage 31b zum BMV-Ä durchgeführt wer- den können, unterliegen einer Obergrenze je Gebührenordnungsposition und Ver- tragsarzt. Die Obergrenze beträgt 20 % der berechneten Gebührenordnungspositio- nen je Vertragsarzt und Quartal.

Bei mehr als einer Inanspruchnahme derselben Betriebsstätte an demselben Tag sind die Uhrzeitangaben erforderlich, sofern berechnungsfähige Leistungen durchge- führt werden.

Bei Neugeborenen, Säuglingen und Kleinkindern gemäß I-4.3.5 sowie bei krank- heitsbedingt erheblich kommunikationsgestörten Kranken (z.B. Taubheit, Sprachver- lust) ist ein persönlicher Arzt-Patienten-Kontakt auch dann gegeben, wenn die Inter- aktion des Vertragsarztes indirekt über die Bezugsperson(en) erfolgt, wobei sich Arzt, Patient und Bezugsperson(en) gleichzeitig an demselben Ort befinden müssen.

Bei den Gebührenordnungspositionen 02310, 07310, 07311, 07330, 07340, 10330, 18310, 18311, 18330 und 18340, deren Berechnung mindestens drei oder mehr per- sönliche bzw. andere Arzt-Patienten-Kontakte im Behandlungsfall voraussetzt, kann ein persönlicher Arzt-Patienten-Kontakt auch als Arzt-Patienten-Kontakt im Rahmen einer Videosprechstunde gemäß Anlage 31b zum BMV-Ä erfolgen.

Kommentar: Hier wird definiert, was erfüllt sein muss, um den Begriff „Arzt-Patienten-Kon- takt" des EBM zu erfüllen. Hierfür gibt es zwei Möglichkeiten:

- Zunächst der persönliche Kontakt. Hierfür ist eine Kommunikation „von Angesicht zu Ange- sicht" erforderlich mit allen dazugehörigen Aspekten (Worte, Gesten, Mimik).
- Der ebenfalls denkbare nicht persönliche Kontakt kann telefonisch direkt (mit dem Patienten) oder indirekt (mit vom Patienten legitimierter Person) – sondern mittelbar erfolgen. Dieser nicht persönliche Kontakt berechtigt nur zur Abrechnung der Nr. 01435 und auch nur dann, wenn ausschließlich ein telefonischer Kontakt stattfand. Ein telefonischer Arzt-Patienten-Kon- takt gestattet nicht die Abrechnung von Versicherten-, Grund- oder Konsiliarpauschale, dazu ist stets **ein persönlicher Arzt-Patienten-Kontakt** nötig.

Nur ein E-Mail oder ein Briefwechsel oder ein Internet-Chatten sind nicht abrechenbar, da die vorgeschriebenen Voraussetzungen nicht erfüllt sind. Eine Ausnahme stellt die Videosprech- stunde dar – siehe dort.

Werden an einer Betriebsstätte an einem Tag zu unterschiedlichen Zeiten berechnungsfähige Leistungen erbracht, müssen die Uhrzeiten angegeben werden.

Ferner ist in besonderen Fällen auch von einem „persönlichen" Arzt-Patienten.-Kontakt auszu- gehen, wenn die Interaktion indirekt über eine Bezugsperson erfolgt. Allerdings ist das nur un- mittelbar, bei gleichzeitiger Anwesenheit von Arzt, Patient und Bezugsperson, möglich. Die Be- griffe „Neugeborene", „Säuglinge" und „Kleinkinder" werden nachfolgend unter 4.3.5 erläutert.

Von einer Kommunikationsstörung im Sinne dieser Bestimmung kann nur gesprochen werden, wenn diese auf einer Erkrankung des Patienten beruht, die eine dauerhafte Störung
- der Sprache, z.B. Aphasie nach Schlaganfall oder Hirntumor
- oder des Gehörs, z.B. angeboren Taubheit, erworbene Taubheit durch Meningitis
bedingt.
Eine nur vorübergehende Kommunikationsbeeinträchtigung ist ebenso wenig eine Kommunikationsstörung im Sinne des Abschnittes 4.3.1 wie Verständigungsschwierigkeiten aufgrund sprachlicher Probleme.
In 4.3.1 der Allgemeinen Bestimmungen sind Ausnahmen (Säugling, Kleinkind, krankheitsbedingt erheblich kommunikationsgestört) fest gelegt, in denen das persönliche Gespräch Arzt/Bezugsperson nur dann als persönlicher Arzt-Patienten-Kontakt gewertet werden, wenn Handlungen/Behandlungen, über den Patienten ausgetauscht werden, und in Anwesenheit des Patienten stattfindet. Arzt, Patient und Bezugsperson müssen sich gleichzeitig an demselben Ort (meist Sprechzimmer des Arztes oder Patientenwohnung oder Zimmer) befinden.
Wezel/Liebold schreibt in seinem Kommentar u.a. auch: ... „Der Kontakt kann jedoch z.B. auch im Freien stattfinden. Entscheidend ist die zeitgleiche Interaktion zwischen Arzt, Patient und Bezugsperson ...“

4.3.2 Räumliche und persönliche Voraussetzungen

Die Berechnung von Gebührenordnungspositionen ist nur möglich, wenn die apparativen, räumlichen und persönlichen Voraussetzungen – in Berufsausübungsgemeinschaften, Medizinischen Versorgungszentren bzw. Arztpraxen mit angestellten Ärzten unbeschadet der Regelung gemäß § 11 Abs. 1 Bundesmantelvertrag-Ärzte (BMV-Ä) und § 41 der Bedarfsplanungs-Richtlinie zumindest von einem an der vertragsärztlichen Versorgung teilnehmenden Arzt – zur Erbringung mindestens eines obligaten sowie aller fakultativen Leistungsinhalte im Gebiet und/oder im Schwerpunkt gegeben sind. Die apparative Ausstattung zur Erbringung fakultativer Leistungsinhalte ist beim Vertragsarzt erfüllt, wenn er über die Möglichkeit der Erbringung der fakultativen Leistungsinhalte verfügt und diese der zuständigen Kassenärztlichen Vereinigung auf Anforderung nachweisen kann. Für Ärzte, die ausschließlich im Status eines angestellten Arztes tätig sind, gilt diese Regelung nur für die Betriebsstätten derselben Arztpraxis. Für die in den Versicherten-, Grund- bzw. Konsiliarpauschalen und die in Anhang VI-1 (Spalte VP/GP) genannten Leistungen findet diese Bestimmung keine Anwendung.

Kommentar: Aus dem Wesen der Komplexe und Pauschalen folgt, dass diese nur abgerechnet werden können, wenn die auch die Ausstattung betreffenden Voraussetzungen vorliegen, um alle im Komplex auch fakultativ enthaltenen Leistungen zu erbringen und abzurechnen. Es genügt, wenn die persönlichen Voraussetzungen zumindest von einem an der vertragsärztlichen Versorgung teilnehmenden Arzt erfüllt werden und zwar für mindest einen obligatorischen sowie alle fakultativen Leistungsinhalte im Gebiet bzw. Schwerpunkt. Für die apparative Ausstattung für fakultative Leistungsinhalte reicht es, wenn der Arzt über die Möglichkeit der Erbringung verfügt.

4.3.3 Mindestkontakte

Gebührenordnungspositionen, die eine Mindestzahl an Arzt-Patienten-Kontakten im Behandlungsfall voraussetzen, sind auch berechnungsfähig, wenn die Mindestzahl an Arzt-Patienten-Kontakten im Arztfall stattfindet.

Behandlungs-, krankheits- oder arztfallbezogene Leistungskomplexe und Pauschalen sind nur mit mindestens einem persönlichen Arzt-Patienten-Kontakt berechnungsfähig, soweit in den Leistungsbeschreibungen nicht anders angegeben.

Kommentar: Fordert der EBM für die Abrechenbarkeit einer Leistung eine Mindestzahl von Arzt-Patienten-Kontakten, muss diese nicht zwingend in derselben Betriebsstätte stattfinden. Es reicht, wenn die Mindestzahl im Arztfall erreicht wird.
Ist eine Pauschale bzw. ein Leistungskomplex je Behandlungsfall, Krankheitsfall oder Arztfall berechnungsfähig, ist mindestens eine persönliche Arzt-Patienten-Begegnung erforderlich.

4.3.4 Arztpraxisübergreifende Tätigkeit

Sämtliche auf den Behandlungsfall bezogenen Abrechnungsbestimmungen und Berechnungsausschlüsse gelten bei Erbringung von Gebührenordnungspositionen in arztpraxisübergreifender Tätigkeit bezogen auf den Arztfall. Krankheitsfallbezogene Abrechnungsbestimmungen und Berechnungsausschlüsse gelten auch bei der Erbringung von Gebührenordnungspositionen bei arztpraxisübergreifender Tätigkeit.

Kommentar: Wird ein Arzt infolge der flexiblen Möglichkeiten nach dem Vertragsarztrechtsänderungsgesetz arztpraxisübergreifend tätig, d.h. in mehreren Betriebsstätten, gilt folgendes:
- Stellt der EBM für die Abrechnungsfähigkeit einer Leistung auf den Behandlungsfall ab, gilt in diesem Fall die Voraussetzung als erfüllt, wenn der Arztfall herangezogen wird, es kommt also nicht auf die Identität der Betriebsstätten an.
- Stellt der EBM für die Abrechnungsfähigkeit einer Leistung auf den Krankheitsfall ab, ist dieser auch gegeben, wenn die Behandlung in verschiedenen Betriebsstätten (arztpraxisübergreifend) stattfindet.

4.3.5 Altersgruppen

Die Verwendung der Begriffe Neugeborenes, Säugling, Kleinkind, Kind, Jugendlicher und Erwachsener ist an nachfolgende Zeiträume gebunden:
- Neugeborenes bis zum vollendeten 28. Lebenstag
- Säugling ab Beginn des 29. Lebenstages bis zum vollendeten 12. Lebensmonat
- Kleinkind ab Beginn des 2. bis zum vollendeten 3. Lebensjahr
- Kind ab Beginn des 4. bis zum vollendeten 12. Lebensjahr
- Jugendlicher ab Beginn des 13. bis zum vollendeten 18. Lebensjahr
- Erwachsener ab Beginn des 19. Lebensjahres

Maßgeblich für die Zuordnung zu einer Altersklasse bzw. einem Zeitraum ist das Alter des Patienten bei der ersten Inanspruchnahme bzw. am Tag der ersten Leistungsabrechnung im Kalendervierteljahr.

Kommentar: Diese Bestimmung ist gegenüber dem EBM 2000plus unverändert. Hier finden sich eindeutige – nicht interpretationsfähige – Definitionen der Begriffe „Neugeborenes", „Säugling", „Kleinkind", „Kind", „Jugendlicher" und „Erwachsener", die keine Ausnahmen zulassen.
Auch wenn ein „Aufstieg" in die nächste „Altersklasse" am Tage nach der ersten Inanspruchnahme bzw. Leistungsabrechnung im Quartal erfolgt, bleibt die bisherige Zuordnung das gesamte restliche Quartal bestehen.

Beispiel: Wird ein Kleinkind im 3. Quartal z.B. am 13. Juli behandelt und vollendet am 6.8. das 3. Lebensjahr – feiert also den 4. Geburtstag – und wird damit nach der Definition zum „Kind", bleibt die bisherige Zuordnung als „Kleinkind" das gesamte restliche 3. Quartal bestehen.

4.3.5.1 Für Altersangaben gilt:

Ein Lebensjahr beginnt am Geburtstag (00:00 Uhr). Somit entspricht das Lebensjahr dem Alter plus 1. Ein Lebensjahr ist mit Ablauf des Kalendertages vor dem Geburtstag vollendet (24:00 Uhr).

4.3.6 Labor

Die Gebührenordnungspositionen 01700, 01701, 12220, 12225 und 32001 sind bei arztpraxisübergreifender Behandlung nur einmal im Arztfall berechnungsfähig.

Kommentar: Die genannten Gebührenordnungspositionen beinhalten die Laborgrundpauschalen sowie den Wirtschaftlichkeitsbonus. Diese sind auch bei der Tätigkeit in mehreren Betriebsstätten (arztpraxisübergreifender Behandlung) nur einmal je Arztfall berechnungsfähig.

4.3.7 Operative Eingriffe

1. Die Verwendung der Begriffe klein/groß, kleinflächig/großflächig, lokal/radikal und ausgedehnt bei operativen Eingriffen entspricht den Definitionen nach dem vom Deutschen Institut für medizinische Dokumentation und Information herausgegebenen Schlüssel für Operationen und sonstige Prozeduren gemäß § 295 Abs. 1 Satz 4 SGB V:
   Länge: kleiner/größer 3 cm,
   Fläche: kleiner/größer 4 cm^2,
   lokal: bis 4 cm^2 oder bis zu 1 cm^3, radikal und ausgedehnt: größer 4 cm^2 oder größer 1 cm^3.
   Nicht anzuwenden ist der Begriff „klein" bei Eingriffen am Kopf und an den Händen.
2. Operative Eingriffe setzen die Eröffnung von Haut und/oder Schleimhaut bzw. eine primäre Wundversorgung voraus, soweit in den Leistungsbeschreibungen nicht anders angegeben. Punktionen mit Nadeln, Kanülen und Biopsienadeln fallen nicht unter die Definition eines operativen Eingriffs.
3. Lokalanästhesien und Leitungsanästhesien sind, soweit erforderlich, Bestandteil der berechnungsfähigen Gebührenordnungspositionen.
4. Wird der operative Eingriff und die postoperative Behandlung nach dem operativen Eingriff von unterschiedlichen Ärzten einer Berufsausübungsgemeinschaft bzw. eines medizinischen Versorgungszentrums durchgeführt, ist die Gebührenordnungsposition des Operateurs zu berechnen. Führen Ärzte gemäß Präambel 3.1 bzw. 4.1 die postoperative Behandlung durch, ist die Leistung nach der Gebührenordnungsposition 31600 zu berechnen.

Kommentar: Mit dieser Bestimmung zu 1. sollte offensichtlich die Diskussion über sonst gelegentlich subjektiv eingeschätzte Größenverhältnisse beendet und die Begriffsdefinitionen durch klare objektive Größen geklärt werden.
Weiterer offensichtlich aus der Praxis sich ergebender Klärungsbedarf hat zu den Regelungen unter 1. und 2. geführt.

- Danach wird der Begriff „operativer Eingriff" näher definiert durch Eröffnung vom Haut und/ oder Schleimhaut bzw. eine primäre Wundversorgung, es sei denn, die Leistungsbeschreibung besagt etwas anderes. Ausdrücklich ausgenommen von der Definition werden Punktionen mit Nadeln, Kanülen oder Biopsienadeln.
- Eine weitere Klarstellung erfolgte bezüglich der Lokal- und Leitungsanästhesien, diese sind, soweit sie erforderlich sind, Bestandteil der berechnungsfähigen operativen Leistung.

Rechtsprechung:

▶ **Kein Vergütungsanspruch bei fehlender Erforderlichkeit einer stationären Behandlung**

Ein Krankenhaus, das im Rahmen der Heilbehandlung der gesetzlichen Unfallversicherung eine Operation stationär durchführt, die auch durch eine ambulante ärztliche Behandlung hätte vorgenommen werden können, hat keinen entsprechenden Vergütungsanspruch. Entscheide dort der Durchgangsarzt, dass eine stationäre Behandlung erforderlich sei, so unterliege die angenommene Erforderlichkeit der vollumfänglichen gerichtlichen Überprüfung, befand das Landessozialgericht (LSG) Niedersachsen-Bremen. Eine solche sei u.a. zu verneinen, wenn es gereicht hätte, den Patienten nach der Operation für einige Stunden ambulant zu beobachten, um ihn ggf. später stationär aufzunehmen.

Aktenzeichen: LSG Niedersachsen-Bremen, 15.04.2013, AZ: L 3 U 40/10

Entscheidungsjahr: 2013

4.3.8 Fachärztliche Grundversorgung

In Behandlungsfällen, in denen ausschließlich Leistungen erbracht werden, die gemäß der Kennzeichnung des Anhangs 3 des EBM der fachärztlichen Grundversorgung zugerechnet werden, können als Zuschlag zu den entsprechenden Grundpauschalen die arztgruppenspezifischen Leistungen für die fachärztliche Grundversorgung der einzelnen Kapitel berechnet werden. Dies gilt im Behandlungsfall entsprechend für die versorgungsbereichs-, schwerpunkt- oder fachgebietsübergreifende Behandlung in Berufsausübungsgemeinschaften und Praxen mit angestellten Ärzten, sofern keine von der fachärztlichen Grundversorgung ausgeschlossene(n) Leistung(en) erbracht wird (werden). Die Zuschläge können ausschließlich von an der vertragsärztlichen Versorgung teilnehmenden zugelassenen Vertragsärzten und zugelassenen medizinischen Versorgungszentren berechnet werden. Entspricht der Ermächtigungsumfang eines ermächtigten Arztes bzw. eines ermächtigten Krankenhauses oder eines ermächtigten Instituts dem eines zugelassenen Vertragsarztes, kann die Berechnung der Zuschläge durch den Zulassungsausschuss ermöglicht werden.

4.3.9 Ärztliche Zweitmeinung

4.3.9.1 Einleitung der Zweitmeinung

Voraussetzung für die Berechnung der Gebührenordnungsposition 01645 ist die Dokumentation der Indikation mit einer bundeseinheitlich kodierten Zusatzkennzeichnung.

4.3.9.2 Berechnung der Zweitmeinung

Für die ärztliche Zweitmeinung gemäß § 3 Abs. 1 der Richtlinie des Gemeinsamen Bundesausschusses zum Zweitmeinungsverfahren sind in Abhängigkeit der Arztgruppe des Zweitmeiners die jeweiligen arztgruppenspezifischen Versicherten-, Grund- oder Konsiliarpauschalen beim ersten persönlichen Arzt-Patienten-Kontakt einmal im Behandlungsfall zu berechnen.

Die im Rahmen der ärztlichen Zweitmeinung abgerechneten Versicherten-, Grund- und Konsiliarpauschalen sind vom abrechnenden Arzt eingriffsspezifisch und bundeseinheitlich nach Vorgabe der Kassenärztlichen Bundesvereinigung zu kennzeichnen.

4.3.9.3 Ergänzende Untersuchungen im Rahmen des Zweitmeinungsverfahrens

Neben den Versicherten-, Grund- oder Konsiliarpauschalen zur Vergütung der ärztlichen Zweitmeinung sind ausschließlich gegebenenfalls medizinisch notwendige Untersuchungen gemäß § 3 Abs. 2 der Richtlinie des Gemeinsamen Bundesausschusses zum Zweitmeinungsverfahren entsprechend den Abrechnungsbestimmungen des EBM berechnungsfähig. Die Nebeneinanderberechnung der ärztlichen Zweitmeinung gemäß Nr. 4.3.9.2 und medizinisch notwendiger Untersuchungsleistungen setzt die Angabe einer medizinischen Begründung voraus. Die im Rahmen der ärztlichen Zweitmeinung abgerechneten Untersuchungsleistungen sind vom abrechnenden Arzt bundeseinheitlich und eingriffsspezifisch nach Vorgabe der Kassenärztlichen Bundesvereinigung zu kennzeichnen. Werden im Rahmen des Zweitmeinungsverfahrens Untersuchungsleistungen veranlasst, so setzt die Berechnung der veranlassten Untersuchungsleistungen die bundeseinheitliche und eingriffsspezifische Kennzeichnung nach Vorgabe der Kassenärztlichen Bundesvereinigung voraus.

4.3.10 Terminvermittlung durch die Terminservicestelle

Kommentar: Die KBV informiert ausführlich in einem pdf: DETAILS ZU DEN NEUEN TSVG-REGELUNGEN
Terminvermittlung durch die Terminservicestellen und den Hausarzt, offene Sprechstunden, neue Patienten unter: https://www.kbv.de/media/sp/PraxisInfoSpezial_TSVG_Details.pdf

4.3.10.1 Terminservicestellen-Terminfall

Für die Behandlung eines Versicherten aufgrund einer Terminvermittlung durch die TSS (Terminservicestellen-Terminfall, kurz: TSS-Terminfall) erhält der Arzt einen Aufschlag auf die jeweilige Versicherten-, Grund- oder Konsiliarpauschale in Form eines Zuschlags. Für die Durchführung von Früherkennungsuntersuchungen bei Kindern des Abschnitts 1.7.1 (ausgenommen Laborleistungen und Gebührenordnungsposition 01720) aufgrund einer Terminvermittlung durch die TSS erhält der Arzt einen Aufschlag in Form einer Zusatzpauschale nach der Gebührenordnungsposition 01710.

Die Höhe des Zuschlags ist abhängig von der Anzahl der Kalendertage bis zum Tag der Behandlung und beträgt

• vom 1. bis 8. Kalendertag 50 % der jeweiligen altersklassenspezifischen Versicherten- oder Grundpauschale bzw. Konsiliarpauschale –

- vom 9. bis 14. Kalendertag 30 % der jeweiligen altersklassenspezifischen Versicherten- oder Grundpauschale bzw. Konsiliarpauschale –
- vom 15. bis 35. Kalendertag 20 % der jeweiligen altersklassenspezifischen Versicherten- oder Grundpauschale bzw. Konsiliarpauschale.

Die Höhe der Zusatzpauschale nach der Gebührenordnungsposition 01710 ist abhängig von der Anzahl der Kalendertage bis zum Tag der Behandlung und beträgt

- vom 1. bis 8. Kalendertag 114 Punkte
- vom 9. bis 14. Kalendertag 68 Punkte
- vom 15. bis 35. Kalendertag 45 Punkte.

Der Tag der Kontaktaufnahme des Versicherten bei der TSS gilt als erster Zähltag für die Berechnung des gestaffelten prozentualen Aufschlags. Bei der Abrechnung des Zuschlags bzw. der Zusatzpauschale nach der Gebührenordnungsposition 01710 ist das zutreffende Zeitintervall des TSS-Terminfalls durch Angabe einer bundeseinheitlich kodierten Zusatzkennzeichnung zu dokumentieren.

Der Zuschlag kann nur in Fällen mit Versicherten-, Grund- oder Konsiliarpauschale berechnet werden.

Die Zusatzpauschale nach der Gebührenordnungsposition 01710 kann nur in Fällen, in denen Früherkennungsuntersuchungen bei Kindern des Abschnitts 1.7.1 (ausgenommen Laborleistungen und Gebührenordnungsposition 01720) durchgeführt werden, berechnet werden.

Der Zuschlag bzw. die Zusatzpauschale nach der Gebührenordnungsposition 01710 ist nicht in die Berechnung von Abschlägen und Aufschlägen, die auf die Versicherten-, Grund- bzw. Konsiliarpauschalen vorgenommen werden, einzubeziehen.

Der Zuschlag bzw. die Zusatzpauschale nach der Gebührenordnungsposition 01710 ist im Arztgruppenfall insgesamt nur einmal berechnungsfähig. Dies gilt auch dann, wenn in demselben Quartal eine erneute Behandlung desselben Versicherten aufgrund einer erneuten Terminvermittlung durch die TSS (TSS-Terminfall und/oder TSS-Akutfall) erfolgt.

Kommentar: Weitere Informationen zum Ablauf siehe auch: https://www.kbv.de/html/tsvg.php
Die Ärzte Zeitung (6.Mai 2019) informiert:
... „Vertragsärzte, die sich nicht an die neuen Regeln aus dem Terminservicegesetz TSVG halten, müssen mit harten Sanktionen rechnen. Die Folgen könnten Honorarkürzungen bis hin zu einem Teilverlust der Zulassung sein, sagte Rechtsanwalt Dirk R. Hartmann am Samstag beim 125. Internistenkongress in Wiesbaden..."
Weitere Infos (26.06.2019) Die konkreten Eckpunkte zur Änderung des Einheitlichen Bewertungsmaßstabes (EBM) und zum Umfang extrabudgetärer Vergütung in Sachen Terminservicestellen (TSS) liegen nun vor, die Regelungen sind zum 19. Juli in Kraft getreten. Die EBM-Nummern, so weit benötigt, stehen allerdings noch nicht fest, die Aufnahme von Zusatznummern etwa zur Abbildung der alters- und arztgruppenspezifischen Bewertung ist aber geplant. Die Regelungen im Einzelnen:
TSS-Terminfall: Die ab 1. September geltenden Zuschläge für die Behandlung TSS-vermittelter Patienten sind nun fest verankert (50 Prozent bei Terminvermittlung innerhalb 8 Tagen sowie Akutfällen in 24 Stunden; 30 Prozent innerhalb von 9 bis 14 Tagen; 20 Prozent innerhalb von 15 bis 35 Tagen). Wichtig: Als erster Zähltag zur Berechnung des Zuschlags gilt der Tag des Patientenkontakts mit der TSS. Im Arztgruppenfall (s. Infokasten) sind die Zusatzpauschalen einmal be-

rechnungsfähig. Sie sollen von der Praxis ab September berechnet werden, falls technisch möglich, sollen die KVen die entsprechenden EBM-Nummern automatisch zusetzen.

TSS-Akutfall: Auch hierfür wird eine EBM-Nummer für den Zuschlag in Höhe von 50 Prozent auf die jeweilige Pauschale aufgenommen. Wichtig: Der Zuschlag ist nur berechnungsfähig, wenn der vermittelte Termin spätestens am Tag nach Kontaktaufnahme des Versicherten bei der TSS und Einschätzung als TSS-Akutfall erfolgt.

HA-Terminvermittlung: Für die Vermittlung eines Termins durch einen Hausarzt bei einem Facharzt wird ein Zuschlag von 10 Euro (93 Punkte) nach den GOP 03000 und 04000 aufgenommen. Wichtig: Der Zuschlag ist nur berechnungsfähig, wenn der Termin innerhalb von vier Kalendertagen nach der Behandlungsnotwendigkeit liegt. Der Zuschlag kann mehrfach berechnet werden, wenn der Hausarzt im selben Quartal zu unterschiedlichen Arztgruppen vermittelt – ist jedoch nicht berechnungsfähig, wenn der Patient im laufenden Quartal beim gleichen Facharzt bereits behandelt wurde. Bei der Abrechnung muss die Betriebsstättennummer (BSNR) der Praxis, an die der Patient vermittelt wurde, angegeben werden.

Alle Zusatzpauschalen können nur in Fällen mit Versicherten-, Grund-, oder Konsiliarpauschale berechnet werden. In Sachen Videosprechstunde wird die Berechnungsfähigkeit der Zusatzpauschale je nach EBM-Anpassung entsprechend überprüft und gegebenenfalls erweitert.

Offene Sprechstunden: Ab September können Fachärzte Leistungen in maximal fünf offenen Sprechstunden pro Woche extrabudgetär abrechnen. Dabei werden höchstens 17,5 Prozent der Arztgruppenfälle einer Arztpraxis des Vorjahresquartals extrabudgetär vergütet. Der zugrunde liegende Algorithmus soll bis zum 31. August 2019 festgelegt werden. Darüber hinaus abgerechnete Fälle werden in der morbiditätsbedingten Gesamtvergütung vergütet, sofern die Leistungen nicht aus anderen Gründen extrabudgetär vergütet werden. Des Weiteren hat man sich darauf geeinigt, dass solche offenen Sprechstunden Augenärzte, Chirurgen, Gynäkologen, HNO-Ärzte, Hautärzte, Kinder- und Jugendpsychiater, Nervenärzte, Neurologen, Orthopäden, Psychiater und Urologen anbieten müssen.

Neupatienten: Ebenfalls ab September bekommen Ärzte die Behandlung von Patienten extrabudgetär vergütet, die innerhalb zwei Jahren nicht in der Praxis waren. Bei mehreren Arztgruppen in einer Praxis ist auf maximal zwei Arztgruppen pro Praxis abzustellen. Wichtig: Extrabudgetär wird nicht vergütet, wenn die Behandlung innerhalb der ersten zwei Jahre nach Praxisgründung oder ein Gesellschafterwechsel erfolgt.

Arztgruppenfall

Im Arztgruppenfall wird das Leistungsgeschehen einer Praxis in seiner Gesamtheit betrachtet, wenn sie fachgruppengleich ist.

Wichtig ist dieser Fall beispielsweise für eine Gemeinschaftspraxis oder bei einer Praxis mit angestellten Ärzten. Wirksam wird er zum Beispiel, wenn die Abrechnung der Praxis für die offene Sprechstunde überprüft werden soll. Auch bei TSS-Terminfällen spielt der Arztgruppenfall eine Rolle – die Zuschläge sind praxisbezogen.

4.3.10.2 Terminservicestellen-Akutfall

Gemäß § 75 Abs. 1a Satz 3 Nr. 3 SGB V ist Versicherten durch die TSS in Akutfällen auf der Grundlage eines bundesweit einheitlichen, standardisierten Ersteinschätzungsverfahrens eine unmittelbare ärztliche Versorgung in der medizinisch gebotenen Versorgungsebene zu vermitteln (Terminservicestellen Akutfall, kurz: TSS-Akutfall).

Für die Behandlung eines Versicherten aufgrund der Vermittlung eines TSS-Akutfalls erfolgt ein Aufschlag in Höhe von 50 % auf die jeweilige Versicherten- oder Grundpauschale bzw. Konsiliarpauschale in Form einesr Zuschlags. Der Zuschlag ist nur berechnungsfähig, wenn der vermittelte Termin spätestens am Kalendertag nach Kontaktaufnahme des Versicherten bei der TSS und Einschätzung als TSS-Akutfall erfolgt.

Bei der Abrechnung des Zuschlags ist der TSS-Akutfall durch Angabe einer bundeseinheitlich kodierten Zusatzkennzeichnung zu dokumentieren.

Der Zuschlag kann nur in Fällen mit Versicherten-, Grund- oder Konsiliarpauschale berechnet werden.

Der Zuschlag ist nicht in die Berechnung von Abschlägen und Aufschlägen, die auf die Versicherten-, Grund- bzw. Konsiliarpauschalen vorgenommen werden, einzubeziehen.

Der Zuschlag ist im Arztgruppenfall einmal berechnungsfähig. Das gilt auch dann, wenn in demselben Quartal eine erneute Behandlung desselben Versicherten aufgrund einer erneuten Terminvermittlung durch die TSS (TSS-Terminfall und/oder TSS-Akutfall) erfolgt.

Der Zuschlag ist ab Implementierung des standardisierten Ersteinschätzungsverfahrens gemäß § 75 Abs. 1a Satz 3 Nr. 3 SGB V berechnungsfähig.

4.4 Abrechnungsausschlüsse

4.4.1 Nicht neben/nicht nebeneinander

Ausschluss der Berechnungsfähigkeit im genannten Zeitraum.

4.4.2 Zuschlag

Als Zuschlag benannte Gebührenordnungspositionen sind nur in derselben Arztpraxis berechnungsfähig, welche die dem Zuschlagzugrunde liegende Gebührenordnungsposition berechnet hat. Zuschläge sind nur im zeitlichen Zusammenhang mit der in der Grundleistung ggf. genannten Abrechnungsbestimmung berechnungsfähig. Ist keine Abrechnungsbestimmung genannt, ist der Zuschlag nur in demselben Quartal berechnungsfähig.

5 Berufsausübungsgemeinschaften, Medizinische Versorgungszentren und angestellte Ärzte

5.1 Berechnungsfähige Gebührenordnungspositionen

Die Berechnung der arztgruppenspezifischen Gebührenordnungspositionen von (Teil-)Berufsausübungsgemeinschaften, Arztpraxen mit angestellten Ärzten oder Medizinischen Versorgungszentren richtet sich unter Berücksichtigung von I-1.3 der Allgemeinen Bestimmungen zum EBM nach den Arztgruppen, die in einer (Teil-)Berufsausübungsgemeinschaft, Arztpraxis mit angestellten Ärzten oder einem Medizinischen Versorgungszentrum vertreten sind.

In internistischen schwerpunktübergreifenden Berufsausübungsgemeinschaften sind, entgegen der Präambel III.b-13.1 Nrn. 3 und 4 und den Anmerkungen unter den Leistungen, unter Beachtung von I-2.1.3 und I-5.2 der Allgemeinen Bestimmungen, Leistungen aus unterschiedlichen schwerpunktorientierten Abschnitten und/oder dem Abschnitt III.b-13.2.1 nebeneinander berechnungsfähig. In pädiatrischen schwerpunktübergreifenden Berufsausübungsgemeinschaften sind, entgegen den Anmerkungen unter den Leistungen, unter Beachtung von I-2.1.3 und I-5.2 der Allgemeinen Bestimmungen, Leistungen aus unterschiedlichen schwerpunktorientierten Abschnitten nebeneinander berechnungsfähig.

In arztgruppen- und schwerpunktgleichen (Teil-)Berufsausübungsgemeinschaften oder Arztpraxen mit angestellten Ärzten derselben Arztgruppe/desselben Schwerpunktes erfolgt ein Aufschlag in Höhe von 10 % auf die jeweiligen Versicherten-, Grund- oder Konsiliarpauschalen. Finden im Behandlungsfall ausschließlich Arzt- Patienten-Kontakte im Rahmen einer Videosprechstunde gemäß Anlage 31b zum BMV-Ä statt, erfolgt der Aufschlag auf die jeweiligen Versicherten-, Grund- oder Konsiliarpauschalen auf Basis der um die Abschläge gemäß Abs. 5 Nr. 1 der Allgemeinen Bestimmungen 4.3.1 reduzierten Versicherten-, Grund- oder Konsiliarpauschalen.

Kommentar: Für Kooperationen der verschiedensten Art gibt es eine Reihe von Sonderregelungen.

Als Grundsatz gilt: Die Berechnungsfähigkeit arztgruppenspezifischer Gebührenordnungspositionen richtet sich in Berufsausübungsgemeinschaften, in Arztpraxen mit angestellten Ärzten oder in Medizinischen Versorgungszentren – unter Beachtung der Qualifikationsregelungen (s.u. 1.3) – nach den dort vertretenen Arztgruppen. Für internistische Berufsausübungsgemeinschaften mit verschiedenen Schwerpunkten werden Abrechnungsausschlüsse des EBM aus der Präambel zu Kapitel 13 sowie den Anmerkungen einzelner Leistungen unter bestimmten Voraussetzungen (keine Inhaltsidentität, Kennzeichnung) wieder aufgehoben. Ähnliches gilt für pädiatrische Berufsausübungsgemeinschaften mit verschiedenen Schwerpunkten.

Seit 2009 ist ein Aufschlag auf die jeweiligen Versicherten-, Grund- oder Konsiliarpauschalen von 10 % bei Arztgruppen- oder Schwerpunktgleichheit in Berufsausübungsgemeinschaften, Medizinischen Versorgungszentren bzw. Praxen mit angestellten Ärzten vorgesehen. Parallel haben auch die Honorarverteilungsmaßstäbe der Kassenärztlichen Vereinigungen der kooperativen Behandlung von Patienten in dafür gebildeten Versorgungsformen angemessen Rechnung zu tragen, vgl. § 87b Abs. 2 SGB V. Hierfür sehen die „Vorgaben der Kassenärztlichen Bundesvereinigung gemäß § 87b Abs. 4 SGB V zur Honorarverteilung durch die Kassenärztlichen Vereinigungen" ebenfalls Zuschlagsregelungen vor, für fach- und schwerpunktübergreifende Kooperationsformen in Abhängigkeit vom Kooperationsgrad.

5.2 Kennzeichnungspflicht

Bei der Berechnung sind die Gebührenordnungspositionen nach Maßgabe der Kassenärztlichen Vereinigungen unter Angabe der Arztnummer sowie aufgeschlüsselt nach Betriebs- und Nebenbetriebsstätten gemäß § 44 Abs. 7 Bundesmantelvertrag-Ärzte (BMV-Ä) zu kennzeichnen.

Kommentar: Die Trennung der Gesamtvergütungen in einen hausärztlichen und einen fachärztlichen Teil, aber insbesondere auch die erleichterten Kooperationsmöglichkeiten und die Möglichkeiten, an verschiedenen Orten tätig zu sein, machen es unverzichtbar, dass in der Abrechnung gekennzeichnet wird, wer welche Leistungen erbracht hat. Die Regelung des Bundesmantelvertrages lautet wie folgt:

§ 44 Abs. 7 BMV-Ä:
„Bei der Abrechnung sind die vertragsärztlichen Leistungen nach Maßgabe der von der Kassenärztlichen Vereinigung vorgeschriebenen Regelungen unter Angabe der Arztnummer sowie aufgeschlüsselt nach Betriebsstätten und Nebenbetriebsstätten zu kennzeichnen."

5.3 Aufhebung von Nebeneinanderberechnungsausschlüssen

Die Nebeneinanderberechnungsausschlüsse
der Gebührenordnungspositionen **02300 bis 02302** neben
den Gebührenordnungspositionen **05330 und 05331** sowie
der Gebührenordnungspositionen **des Abschnitts 31.2** neben
den Gebührenordnungspositionen **des Abschnitts 31.5.3** bzw.
der Gebührenordnungspositionen **des Abschnitts 36.2** neben
den Gebührenordnungspositionen **des Abschnitts 36.5.3**
beziehen sich nur auf die Erbringung der operativen Leistungen und der Anästhesie durch denselben an der vertragsärztlichen Versorgung teilnehmenden Arzt. Bei Erbringung der Gebührenordnungsposition durch Vertragsärzte verschiedener Fachgruppen findet dieser Ausschluss, auch in (Teil-)Berufsausübungsgemeinschaften, Arztpraxen mit angestellten Ärzten und Medizinischen Versorgungszentren von Anästhesiologen mit operativ tätigen Vertragsärzten, keine Anwendung.

Kommentar: Auch hier werden – wie bereits oben unter Abschnitt 5.1 – Abrechnungsausschlüsse des EBM (bei Operationen und Anästhesien) relativiert. Die genannten Abrechnungsausschlüsse gelten nicht, wenn die Leistungen von Ärzten verschiedener Fachgruppen erbracht werden, auch wenn die „Fachgruppenvielfalt" durch Kooperationen oder angestellte Ärzte bedingt ist.
Hier gilt das bereits zu Abschnitt 5.1 Gesagte, dass es für die Zukunft dringend angeraten wäre, diese Ausnahmen (auch) direkt an den entsprechenden Stellen im EBM deutlich zu vermerken.

6 Vertragsärzte, die ihre Tätigkeit unter mehreren Gebietsbezeichnungen ausüben oder auch als Vertragszahnärzte zugelassen sind

6.1 Höhe der Versicherten-, Grund- bzw. Konsiliarpauschale

Für einen Vertragsarzt, der seine Tätigkeit unter mehreren Gebietsbezeichnungen bzw. mit mehreren Schwerpunktkompetenzen ausübt, richten sich die Berechnungsfähigkeit der Versicherten-, Grund- bzw. Konsiliarpauschalen nach dem Versorgungsauftrag, mit dem er in diesem Behandlungsfall überwiegend tätig war und zur vertragsärztlichen Versorgung zugelassen ist, sofern in den Präambeln der arztgruppenspezifischen Kapitel nichts anderes bestimmt ist. Der Vertragsarzt darf im Behandlungsfall nur eine Versicherten-, Grund- bzw. Konsiliarpauschale berechnen.

Kommentar: Nimmt ein Vertragsarzt mit mehreren Gebietsbezeichnungen an der vertragsärztlichen Versorgung teil, wird die Höhe Versicherten-, Grund- oder Konsiliarpauschale an dem Versorgungsauftrag ausgerichtet. Die noch im alten EBM vorgesehene Orientierung anhand der Abrechnungsnummer wird dann, wenn die neue Nummernsystematik mit Arzt- und Betriebsstättennummer eingeführt wird, nicht mehr zwingend funktionieren, da die neue Arztnummer dann „lebenslang" gültig ist und damit die Fachgruppe oder den Versorgungsauftrag bei der Teilnahme an der vertragsärztlichen Versorgung nicht mehr abbilden kann. Hier werden die Kassenärztlichen Vereinigungen neue interne Kriterien schaffen müssen, um die richtige Zuordnung eines Arztes zu den für ihn gültigen Pauschalen zu gewährleisten. Dies gilt um so mehr, als die Zulassungen durch die Zulassungsausschüsse in der Vergangenheit in der Regel nicht den Versorgungsaustrag, für den die Zulassung erteilt wurde, expressis verbis benannt haben. Auch wird u.U. eine Änderung notwendig werden.

6.2 Berechnungsfähige Gebührenordnungspositionen

Die Berechnung der arztgruppenspezifischen Gebührenordnungspositionen eines Vertragsarztes, der seine Tätigkeit unter mehreren Gebietsbezeichnungen ausübt, richtet sich – mit Ausnahme der Versicherten- bzw. Grundpauschale (s. I-6.1) – unter Berücksichtigung von I-1.3 dieser Bestimmungen nach den berechnungsfähigen Leistungen der Gebiete, in denen er seine vertragsärztliche Tätigkeit ausübt. Dies gilt gemäß I-2.1.3 nicht für inhaltsgleiche Gebührenordnungspositionen.

Kommentar: Die Berechnungsfähigkeit der übrigen Leistungen eines Vertragsarztes, der mit mehreren Gebietsbezeichnungen an der vertragsärztlichen Versorgung teilnimmt, orientiert sich an den für das jeweilige Gebiet abrechnungsfähigen Leistungen. Das gilt nicht für inhaltsgleiche Gebührenordnungsnummern (s.o. zu 2.1.3).

Das bedeutet, dass ein Arzt, der mit den Gebietsbezeichnungen Gynäkologie und Chirurgie zugelassen ist, Leistungen aus den Bereichen Orthopädie und Chirurgie erbringen und abrechnen darf.

6.2.1 Nebeneinanderberechnung von Gebührenordnungspositionen der Abschnitte 4.4, 4.5 und/oder 13.3

Abweichend von den Allgemeinen Bestimmungen zum EBM ist die Nebeneinanderberechnung von Gebührenordnungspositionen der schwerpunktorientierten pädiatrischen Versorgung der Abschnitte III.a-4.4 und/oder III.a-4.5 und/oder der schwerpunktorientierten internistischen Versorgung des Abschnitts III.b-13.3 – mit Ausnahme der Grundpauschalen – durch einen Vertragsarzt, der seine Tätigkeit unter mehreren Schwerpunktbezeichnungen ausübt, bei schwerpunktübergreifender Behandlung des Patienten unter Vornahme eines Abschlags in Höhe von 10 % von der
Punktzahl der jeweiligen im selben Arztfall berechneten Gebührenordnungsposition
der Abschnitte III.a-4.4, III.a-4.5 und/oder III.b-13.3 möglich.
Bei den Gebührenordnungspositionen der Abschnitte III.a-4.4, III.a-4.5 und/oder III.b-
13.3, auf die diese Abschlagsregelung angewendet wird, wird die Prüfzeit gemäß Anhang VI-3 des EBM ebenfalls um 10 % vermindert.

Kommentar: Diese nicht leicht verständliche Regelung hat das Ziel, bei Behandlungen von
Ärzten, die mit mehreren pädiatrischen und/oder internistischen Schwerpunktbezeichnungen an
der vertragsärztlichen Versorgung teilnehmen, bei einer schwerpunktübergreifenden Behandlung
eines Patienten ansonsten bestehende Abrechnungsausschlüsse im Interesse eines solchen Behandlung zu beseitigen.

Konkret heißt das: Die Gebührenordnungspositionen der Abschnitte 4.4 (schwerpunktorientierte Kinder- und Jugendmedizin) und/oder 4.5 (Pädiatrische Leistungen mit Zusatzweiterbildung)
und/oder des Abschnitts 13.3 (schwerpunktorientierte internistische Versorgung) können in
einem solchen Fall nebeneinander berechnet werden. **Aber:** Die Punktzahlen werden jeweils um
10 % abgesenkt und die Ausnahme gilt nicht für die Grundpauschale. Konsequenterweise wird
dann in diesen Fällen auch die Prüfzeit nach Anhang 3 des EBM bei diesen Leistungen um 10 %
gemindert.

6.3 Gleichzeitige Teilnahme an der vertragszahnärztlichen Versorgung

Vertragsärzte, die auch als Vertragszahnärzte gemäß § 95 Abs. 1 SGB V an der Versorgung teilnehmen, dürfen die in einem einheitlichen Behandlungsfall durchgeführten
Leistungen entweder nur über die Kassenärztliche Vereinigung oder nur über die Kassenzahnärztliche Vereinigung abrechnen. Die Berechnung einzelner Leistungen über
die Kassenzahnärztliche Vereinigung schließt die Berechnung weiterer Leistungen in
einem einheitlichen Behandlungsfall über die Kassenärztliche Vereinigung aus. Die Auf-
teilung eines einheitlichen Behandlungsfalls in zwei Abrechnungsfälle ist nicht zulässig.

Kommentar: Nimmt ein Vertragsarzt gleichzeitig aufgrund einer weiteren Zulassung an der
vertragszahnärztlichen Versorgung teil, können die Leistungen eines Behandlungsfalls entweder
nur über die Kassenärztliche Vereinigung oder nur über die Kassenzahnärztliche Vereinigung abgerechnet werden. Die Bildung von zwei Abrechnungsfällen aus einem Behandlungsfall ist unzu-
lässig (sog. Splittingverbot). Das Bundessozialgericht hat mit Urteil vom 30.11.2016 (B 6 KA 17/
15 R) klargestellt, dass das Splittingverbot auch in der Konstellation Anwendung findet, in der ein
MKG-Chirurg mit vertragsärztlicher Zulassung in Einzelpraxis und mit vertragszahnärztlicher Zulassung in einer Berufsausübungsgemeinschaft mit Zahnärzten (die nicht auch zur vertragsärztlichen Versorgung zugelassen sind) tätig ist.

7 Kosten

7.1 In den Gebührenordnungspositionen enthaltene Kosten

In den Gebührenordnungspositionen sind – soweit nichts anderes bestimmt ist – enthalten:

- Allgemeine Praxiskosten,
- Kosten, die durch die Anwendung von ärztlichen Instrumenten und Apparaturen entstanden sind,
- Kosten für Einmalspritzen, Einmalkanülen, Einmaltrachealtuben, Einmalabsaugkatheter, Einmalhandschuhe, Einmalrasierer, Einmalharnblasenkatheter, Einmalskalpelle, Einmalproktoskope, Einmaldarmrohre, Einmalspekula, Einmalküretten, Einmal-Abdecksets,
- Kosten für Reagenzien, Substanzen und Materialien für Laboratoriumsuntersuchungen,
- Kosten für Filmmaterial,
- Versand- und Transportkosten, ausgenommen jene, die bei Versendungen von Arztbriefen (z.B. Befundmitteilungen, ärztliche Berichte nach der Gebührenordnungsposition 01600, Arztbriefe nach der Gebührenordnungsposition 01601, Kopien eines Berichtes oder eines Briefes an den Hausarzt nach der Gebührenordnungsposition 01602) und im Zusammenhang mit Versendungen im Rahmen der Langzeit-EKG-Diagnostik, Laboratoriumsuntersuchungen, Zytologie, Histologie, Zytogenetik und Molekulargenetik, Strahlendiagnostik, Anwendung radioaktiver Substanzen sowie der Strahlentherapie entstehen.

Kommentar: In diesem Abschnitt ist geregelt, welche Kosten Bestandteil der jeweiligen Gebührenordnungspositionen sind. So hat der Arzt aus dem Honorar für erbrachte Leistungen die allgemeinen Praxiskosten zu finanzieren. Hierzu gehören alle Aufwendungen, die für die freiberufliche ärztliche Tätigkeit als niedergelassener Vertragsarzt in eigener Praxis anfallen. Solche allgemeinen Praxiskosten sind Raum- und Raumnebenkosten, Abschreibungen auf Geräte und Einrichtungen, Löhne und Gehälter für die Angestellten, Fortbildungskosten, Mitgliedsbeiträge, Verwaltungskosten für die KV, Wartezimmerliteratur, Bürobedarf, Telefonkosten usw.

Nicht besonders berechnungsfähig sind auch Kosten, die durch die Anwendung von ärztlichen Instrumenten und Apparaturen entstanden sind. Hierzu gehören beispielsweise Röntgenfilme und Entwickler, Stromkosten, Desinfektion, Elektroden für das EKG, Reparaturkosten usw.

Im nächsten Spiegelstrich sind bestimmte Kosten für Einmalartikel als in den Leistungen enthalten beschrieben. Dieser Katalog ist abschließend. Alle anderen Einmalartikel sind nach Abschnitt 7.3 gesondert berechnungsfähig.

Schließlich ist hier geregelt, welche Porto- und Versandkosten gesondert berechnet werden können. Diese Kosten sind pauschaliert und nach den entsprechenden EBM Nrn. abrechnungsfähig.

Die Abrechnungspositionen des EBM sind in der Regel so bewertet, dass die üblichen Vorhaltekosten der Praxis bereits enthalten sind (Raummiete, Heizung, Strom, Telefon, Reinigung, Gehälter, fiktiver „Arzt-Lohn", Anschaffungs- und Betriebs- sowie Wartungskosten für Geräte, Bürobedarf, Wartezimmerlektüre, Fortbildung usw.).

7.2 Nicht berechnungsfähige Kosten

Kosten für Versandmaterial, für die Versendung bzw. den Transport des Untersuchungsmaterials und die Übermittlung des Untersuchungsergebnisses innerhalb des Medizinischen Versorgungszentrums, einer (Teil-)Berufsausübungsgemeinschaft, zwischen Betriebsstätten derselben Arztpraxis, innerhalb einer Apparate- bzw. Laborgemeinschaft oder innerhalb eines Krankenhausgeländes sind nicht berechnungsfähig.

Kosten für externe Übertragungsgeräte (Transmitter) im Zusammenhang mit einer telemedizinischen Leistungserbringung sind nicht berechnungsfähig, sofern in den Präambeln und Gebührenordnungspositionen des EBM nichts anderes bestimmt ist.

Kommentar: Die Versandkostenpauschalen für Laborleistungen können z.B. nicht berechnet werden, wenn eine Laborgemeinschaft die Transportwege organisiert hat und ein Laborarzt auf diesen Transportwegen ebenfalls sein Material erhält. Organisiert der Laborarzt den Transportweg für seine Praxis und wird dieser Transportweg auch von der Laborgemeinschaft benutzt, so können Versandkostenpauschalen nicht in Anrechnung gebracht werden, wenn aus demselben Körpermaterial (z.B. einer Blutentnahme) sowohl beim Laborarzt als auch in der Laborgemeinschaft Laborleistungen ausgeführt werden.

Die bereits früher bestehende Regelung für den Transport innerhalb einer Apparate- bzw. Laborgemeinschaft oder innerhalb eines Krankenhausgeländes wurde, der Weiterentwicklung der Versorgungsrealität folgend, ausgedehnt auf Transporte innerhalb eines Medizinischen Versorgungszentrums, einer (Teil-)Berufsausübungsgemeinschaft und zwischen verschiedenen Betriebsstätten derselben Arztpraxis.

Die Einführung telemedizinischer Leistungen zum 1.6.2016 in den EBM erforderte auch eine Regelung zu den Kosten für erforderliche Übertragungsgeräte (Transmitter).

7.3 Nicht in den Gebührenordnungspositionen enthaltene Kosten

In den Gebührenordnungspositionen sind – soweit nichts anderes bestimmt ist – nicht enthalten:

- Kosten für Arzneimittel, Verbandmittel, Materialien, Instrumente, Gegenstände und Stoffe, die nach der Anwendung verbraucht sind oder die der Kranke zur weiteren Verwendung behält,
- Kosten für Einmalinfusionsbestecke, Einmalinfusionskatheter, Einmalinfusionsnadeln und Einmalbiopsienadeln,

Kommentar: Der Abschnitt 7.3 regelt, welche Kosten nicht in den abrechnungsfähigen Leistungen enthalten sind und deshalb gesondert abgerechnet bzw. auch über Sprechstundenbedarf oder Einzelverordnung angefordert werden können.

Der erste Spiegelstrich dieses Abschnitts ist eine generelle Auffangklausel und besagt, dass alle am Patienten verbrauchten Materialien nicht in den Leistungsansätzen enthalten sind, sofern dies nicht ausdrücklich in der Leistung oder aber in Abschnitt 7.1 festgestellt wird.

Der zweite Spiegelstrich verdeutlicht für einige Einmalartikel diese Regelung.

Im dritten Spiegelstrich ist der einzige Fall der Abrechnungsfähigkeit von Telefonkosten aufgeführt. Telefonkosten – und zwar der Preis je Gebühreneinheit – sind nur dann abrechnungsfähig, wenn ein niedergelassener Arzt mit einem Krankenhaus zu einer erforderlichen stationären Behandlung Rücksprache nehmen muss. Grundgebühren können als Telefonkosten auch in diesem Fall nicht mit in Ansatz gebracht werden.

7.4 Berechnung von nicht in den Gebührenordnungspositionen enthaltenen Kosten

Die Berechnung und Abgeltung der Kosten nach I-7.3 erfolgt nach Maßgabe der Gesamtverträge.

Kommentar: Der Inhalt des Kapitels 40 (Kostenpauschalen) ist nach wie vor streng genommen nicht Teil des EBM, sondern Inhalt gesamtvertraglicher Regelungen der Vertragspartner. Da diese aber für Gesamtverträge und EBM dieselben sind, kann über diese Unebenheit hinweggesehen werden.

II Arztgruppenübergreifende allgemeine Gebührenordnungspositionen

Die Gebührenordnungspositionen dieses Bereiches sind zusätzlich in den arztgruppenspezifischen Kapiteln aufgeführt. Die Möglichkeit der Berechnung von Gebührenordnungspositionen dieses Bereiches ist für die in den Präambeln zu einem arztgruppenspezifischen Kapitel genannten Vertragsärzte grundsätzlich nur gegeben, wenn sie in der Präambel des arztgruppenspezifischen Kapitels auch aufgeführt sind.

Kommentar: Die in diesem Kapitel aufgeführten als Einzelleistungen abrechnungsfähigen Gebührenordnungspositionen können nur unter bestimmten Voraussetzungen abgerechnet werden. Sie müssen in der Präambel eines arztgruppenspezifischen Kapitels ausdrücklich für die dort genannten Vertragsärzte als abrechnungsfähig verzeichnet sein! Die alleinige Aufnahme in den Abschnitt II des EBM sagt daher noch nichts darüber aus, wer diese Leistungen tatsächlich abrechnen darf.

Beispiel: Nr. 01420 (Überprüfung der Notwendigkeit und Koordination der verordneten häuslichen Krankenpflege)
Diese Leistung ist zwar als Einzelleistung im Abschnitt II des EBM verzeichnet, kann aber trotzdem z.B. von Hausärzten nicht abgerechnet werden, da sie im Katalog der Leistungen, die nach der Präambel Nr. 3 zu Kapitel III. a, 3 (Hausärztlicher Versorgungsbereich) zusätzlich zu den in diesem Kapitel genannten Gebührenordnungspositionen berechnungsfähig sind, nicht enthalten ist. Dagegen kann sie z.B. von einem HNO-Arzt abgerechnet werden, da in Nr. 3 der Präambel zu Kapitel III. b, 9 (Hals-Nasen-Ohrenärztliche Gebührenpositionen) diese Gebührenordnungsposition ausdrücklich als zusätzlich berechnungsfähig genannt ist.

Das heißt, zum einen kann aus der Aufnahme einer Leistung in den Anhang 1 (Verzeichnis der nicht gesondert berechnungsfähigen Leistungen) nicht automatisch geschlossen werden, dass alle dort genannten Leistungen in keinem Fall als Einzelleistungen berechnungsfähig sind. Andererseits läßt aber auch eine Aufnahme einer Leistung in den Abschnitt II nicht den Schluss zu, dass sie dann regelmäßig abrechnungsfähig ist.

Es ist also in jedem Fall sehr sorgfältig zu prüfen, welche Inhalte die einzelnen arztgruppenspezifischen Kapitel des Abschnittes III (Arztgruppenspezifische Gebührenordnungspositionen) haben. Nur die dort genannten Leistungen sind für die jeweils in der Präambel genannten Arztgruppen berechnungsfähig.

Siehe aber auch die auf Antrag möglichen Ausnahmen (Kommentar zu Kapitel I, Abschnitt 1.3 und 1.5). So kann z.B. ein Internist ohne Schwerpunkt, wenn er bereits am 31.03.2005 zugelassen war, bei seiner KV einen Antrag stellen gastroenterologische Leistungen nach Abschnitt 13.3.3 zu erbringen und abzurechnen, obwohl diese nach Nr. 1 der Präambel zu diesem Abschnitt nur von Fachärzten für innere Medizin mit Schwerpunkt Gastroenterologie berechnet werden dürfen. Voraussetzung ist der Nachweis der erforderlichen persönlichen und strukturellen Voraussetzungen für diese Leistungen, sofern solche Voraussetzungen z.B. in Richtlinien des Gemeinsamen Bundesausschusses niedergelegt sind, und der Umstand, dass er zwischen Januar 2003 und 30.6.2004 diese Leistungen schwerpunktmäßig erbracht hat.

© Springer-Verlag GmbH Deutschland, ein Teil von Springer Nature 2020
P. M. Hermanns (Hrsg.), *EBM 2020 Kommentar Allgemeinmedizin*, Abrechnung erfolgreich und optimal, https://doi.org/10.1007/978-3-662-61502-7_2

1 Allgemeine Gebührenordnungspositionen

1.1 Aufwandserstattung für die besondere Inanspruchnahme des Vertragsarztes durch einen Patienten

01100 Unvorhergesehene Inanspruchnahme des Vertrags-	196 Pkt.
arztes durch einen Patienten	21,53 €

- zwischen 19:00 und 22:00 Uhr
- an Samstagen, Sonntagen und gesetzlichen Feiertagen, am 24.12. und 31.12. zwischen 07:00 und 19:00 Uhr

Anmerkung: Die Gebührenordnungsposition 01100 ist nicht berechnungsfähig, wenn Sprechstunden vor 07:00 Uhr oder nach 19:00 Uhr stattfinden oder Patienten zu diesen Zeiten bestellt werden.

Im Rahmen der unvorhergesehenen Inanspruchnahme des Vertragsarztes ist die Gebührenordnungsposition 01100 auch dann nur einmal berechnungsfähig, wenn es sich um eine Gruppenbehandlung handelt.

Die Gebührenordnungsposition 01100 ist ausschließlich bei kurativer Behandlung berechnungsfähig.

Abrechnungsausschluss: am Behandlungstag 01955, 01956
in derselben Sitzung 01101, 01102, 01205, 01207, 01210, 01212, 01214, 01216, 01218, 01410, 01411 bis 01413, 01415, 01418, 01949, 01950, 01951, 03373, 04373, 37306

Aufwand in Minuten:
Kalkulationszeit: KA   **Prüfzeit:** ./.   **Eignung d. Prüfzeit:** Keine Eignung

GOÄ entsprechend oder ähnlich: Erbrachte Leistung(en) nach GOÄ + Zuschlag A, B, D

Kommentar: Die EBM-Nrn. 01100, 01101 und 01102 für Inanspruchnahme zu „Unzeiten" sind nur für den Vertragsarzt oder seinen persönlichen Vertreter – auch für die telefonische Inanspruchnahme – abrechenbar.

Eine Abrechnung der Nrn. 01100, 01101 und 01103 nebeneinander ist ausgeschlossen.

Ferner ausgeschlossen ist die Abrechnung der Nrn. Nrn. 01100 und 01101 neben:
- **01210 Notfallpauschale**, – Persönlicher Arzt-Patienten-Kontakt
- **01214 Notfallkonsultationspauschale I**– Weiterer persönlicher oder anderer Arzt-Patienten-Kontakt
- **01216 Notfallkonsultationspauschale II** bei Inanspruchnahme zwischen 19:00 und 22:00 Uhr, an Samstagen, Sonntagen und gesetzlichen Feiertagen, am 24.12. und 31.12. zwischen 07:00 und 19:00 Uhr
- **01218 Notfallkonsultationspauschale III** bei Inanspruchnahme zwischen 22:00 und 7:00 Uhr, an Samstagen, Sonntagen und gesetzlichen Feiertagen, am 24.12. und 31.12. zwischen 19:00 und 7:00 Uhr
- **01410 Besuch eines Kranken**, wegen der Erkrankung ausgeführt
- **01411, 01412 Dringende Besuche _Details siehe dort**
- **01413 Besuch eines weiteren Kranken** in derselben sozialen Gemeinschaft (z.B. Familie) und/oder in beschützenden Wohnheimen bzw. Einrichtungen bzw. Pflege- oder Altenheimen mit Pflegepersonal

- **01950** Substitutionsgestützte Behandlung Opiatabhängiger
- **01951** Zuschlag zu der **Gebührenordnungsposition** 01950 für die Behandlung an Samstagen, an Sonn- und gesetzlichen Feiertagen, am 24. und 31. Dezember
- **präventiven Leistungen**
- **wenn während der Zeit eine regelmäßige Sprechstundentätigkeit ausgeübt wird.** Die gilt auch für Fälle, in denen ein Patient noch rechtzeitig während der normalen Sprechstunde die Praxis aufsucht und wegen einer längere Wartezeit erst zur „Unzeit" nach Nrn. 01100 bis 01102 behandelt wird. Ebenso ist die im Rahmen einer ambulanten Operation erforderliche Nachkontrolle, die in dem angegebenen Zeitraum der EBM-Nrn. 01100 und 01101 fällt, nicht abrechenbar.
- wenn der Arzt z.B. einen Patienten samstags zwischen 7 und 19 Uhr einbestellt.

Im Rahmen einer Gruppenbehandlung (2 Patienten sind schon eine Gruppe) kann nur für den ersten Patienten die Leistung nach 01100 oder 11001 berechnet werden.

Die „Unzeitziffern" EBM-Nrn. 01100 bis 01102 sind jedoch neben der Visite auf Belegstation nach Nr. 01414 abrechenbar.

Die nachfolgende Tabelle zeigt die gesetzlichen Feiertage im gesamten Bundesgebiet

- Neujahr
- Karfreitag
- Ostermontag
- 01.05. Maifeiertag

- Christi Himmelfahrt
- Pfingstmontag
- 03.10.Tag der Deutschen Einheit
- 25.12. und 26.12. 1. und 2. Weihnachtstag

und in den verschiedenen Bundesländern.

- 06.01. Heilige drei Könige in Baden-Württemberg, Bayern, Sachsen-Anhalt
- Fronleichnam in Baden-Württemberg, Bayern, Hessen, Nordrhein-Westfalen, Rheinland-Pfalz, Saarland, in Sachsen und Thüringen in Gemeinden mit überwiegend katholischer Bevölkerung
- 08.03. Internationaler Frauentag in Berlin
- 08.05. Tag der Befreiung in Berlin
- 08.08. Friedensfest in Augsburg
- 15.08. Mariä Himmelfahrt in Bayern (nur in Gemeinden mit überwiegend katholischer Bevölkerung), Saarland
- 31.10. Reformationstag in Brandenburg, Mecklenburg-Vorpommern, Sachsen, Sachsen-Anhalt
- Fronleichnam nur in Gemeinden mit überwiegend evangelischer Bevölkerung,
- 01.11. Allerheiligen in Baden-Württemberg, Bayern, Nordrhein-Westfalen, Rheinland-Pfalz, Saarland
- Buß- und Bettag im Saarland

Neben Nrn. 01100 und 01101 abrechenbar sind z.B.

- die arztgruppenspezifische Versichertenpauschale im Hausärztlichen Versorgungsbereich nach Kapiteln III.a und III.b (Hausärzte und Ärzte im Bereich der allgemeinen Kinder- und Jugendmedizin), ...
- bei persönlichem Arzt-Patienten-Kontakt.

Für eine erforderliche und vereinbarte „vorgesehene" Inanspruchnahme z.B. eines Verbandswechsels am Sonntag ist im EBM keine Gebührenordnungs-Nr. vorhanden, so dass nur die erbrachte Leistung abgerechnet werden kann.

Lediglich bei unvorhergesehener Inanspruchnahme können je nach der Tageszeit die entsprechenden EBM-Nrn. nach 01100 oder 01101 auch am Wochenende abgerechnet werden.

Tipp: Auf einen Blick: Alle möglichen unvorhergesehenen Inanspruchnahmen und die EBM Nrn.
* Mo.–Fr. 19–22 Uhr = **EBM Nr. 01100**
* Mo.–Fr. 22–07 Uhr = **EBM Nr. 01101**
* Sa. bei reguläre Sprechstunde 07–19 Uhr = **EBM Nr. 01102**
* Sa. So, feiertags 24./31.12., 07–19 Uhr = **EBM Nr. 01100**
* Sa., So., feiertags, 24./31.12. 19–07 Uhr = **EBM Nr. 01101**

01101	Unvorhergesehene Inanspruchnahme des Vertrags-arztes durch einen Patienten	313 Pkt. 34,39 €

* zwischen 22:00 und 07:00 Uhr
* an Samstagen, Sonntagen und gesetzlichen Feiertagen, am 24.12. und 31.12. zwischen 19:00 und 07:00 Uhr

Anmerkung: Die Gebührenordnungsposition 01101 ist nicht berechnungsfähig, wenn Sprechstunden vor 07:00 Uhr oder nach 19:00 Uhr stattfinden oder Patienten zu diesen Zeiten bestellt werden.
Im Rahmen der unvorhergesehenen Inanspruchnahme des Vertragsarztes ist die Gebührenordnungsposition 01101 auch dann nur einmal berechnungsfähig, wenn es sich um eine Gruppenbehandlung handelt.
Die Gebührenordnungsposition 01101 ist ausschließlich bei kurativer Behandlung berechnungsfähig.

Abrechnungsausschluss: am Behandlungstag 01955, 01956
in derselben Sitzung 01100, 01102, 01205, 01207, 01210, 01212, 01214, 01216, 01218, 01410, 01411 bis 01413, 01415, 01418, 01949, 01950, 01951, 03373, 04373 und 37306

Aufwand in Minuten:
Kalkulationszeit: KA   **Prüfzeit:** ./.   **Eignung d. Prüfzeit:** Keine Eignung

GOÄ entsprechend oder ähnlich: Erbrachte Leistung(en) nach GOÄ + Zuschläge A, B, C, D zu erbrachten Beratungen oder Untersuchungen

Kommentar: Siehe Kommentar zu Nr. 01100
Die EBM-Nrn. 01100, 01101 und 01102 für Inanspruchnahme zu „Unzeiten" sind nur für den Vertragsarzt oder seinen persönlichen Vertreter – auch für die telefonische Inanspruchnahme – abrechenbar.
Eine Abrechnung der Nrn. 01100, 01101 und 01103 nebeneinander ist ausgeschlossen.
Ferner ausgeschlossen ist die Abrechnung der Nrn. 01100 und 01101 neben einer Reihe weiterer Leistungen – siehe Legende der Leistung.
Im Rahmen einer Gruppenbehandlung (2 Patienten sind schon eine Gruppe) kann nur für den ersten Patienten die Leistung nach 01100 oder 01101 berechnet werden. Die „Unzeitziffern" EBM-Nrn. 01100 bis 01102 sind jedoch neben der Visite auf Belegstation nach Nr. 01414 abrechenbar.
* die arztgruppenspezifische Versichertenpauschale im Hausärztlichen Versorgungsbereich nach Kapiteln III.a und III.b (Hausärzte und Ärzte im Bereich der allgemeinen Kinder- und Jugendmedizin),
* sowie die Grundpauschale bei Ärzten aus dem fachärztlichen Versorgungsbereich Kapitel III.B 5 bis 27.

Tipp: Auf einen Blick: Alle möglichen unvorhergesehenen Inanspruchnahmen und die EBM Nrn.
- Mo.–Fr. 19–22 Uhr = **EBM Nr. 01100**
- Mo.–Fr. 22–07 Uhr = **EBM Nr. 01101**
- Sa. bei reguläre Sprechstunde 07–19 Uhr = **EBM Nr. 01102**
- Sa. So, feiertags 24./31.12., 07–19 Uhr = **EBM Nr. 01100**
- Sa., So., feiertags, 24./31.12. 19–07 Uhr = **EBM Nr. 01101**

01102	**Inanspruchnahme des Vertragsarztes an Samstagen zwischen 07:00 und 19:00 Uhr**	**101 Pkt.** **11,10 €**

Anmerkung: Im Rahmen der Inanspruchnahme des Vertragsarztes ist die Gebührenordnungsposition 01102 auch dann nur einmal berechnungsfähig, wenn es sich um eine Gruppenbehandlung handelt.
Die Gebührenordnungsposition 01102 ist nur dann neben der Gebührenordnungsposition 01413
berechnungsfähig, wenn die Inanspruchnahme nach der Nr. 01413 in beschützenden Wohnheimen bzw. Einrichtungen bzw. Pflege- oder Altenheimen mit Pflegepersonal auf besondere Anforderung erfolgt.

Abrechnungsausschluss: in derselben Sitzung 01100, 01101, 01205, 01207, 01210,
01212, 01214, 01216, 01218, 01410 bis 01412, 01415, 01418, 01949, 01950, 01951, 03373,
04373, 04564, 04565, 04566, 04572, 04573, 13610, 13611, 13612, 13620, 13621, 13622, 37306
am Behandlungstag 01955, 01956

Aufwand in Minuten:
Kalkulationszeit: KA   **Prüfzeit:** ./.   **Eignung d. Prüfzeit:** Keine Eignung

GOÄ entsprechend oder ähnlich: Erbrachte Leistung(en)nach GOÄ + Zuschlag D

Kommentar: Diese Leistung kann nur vom Vertragsarzt oder seinem persönlichen Vertreter
abgerechnet werden. Die Leistung kann abgerechnet werden
- am Samstag, wenn generell eine Sprechstunde stattfindet, aber auch wenn Patienten entsprechend zu diesem Termin einbestellt wurden
- bei telefonischer Beratung

1.2 Gebührenordnungspositionen für die Versorgung im Notfall und im organisierten ärztlichen Not(-fall)dienst

1. Neben den Gebührenordnungspositionen dieses Abschnittes sind nur Gebührenordnungspositionen berechnungsfähig, die in unmittelbarem diagnostischen oder
therapeutischen Zusammenhang mit der Notfallversorgung stehen. Die Nr. I-1.5
der Allgemeinen Bestimmungen gilt für die Berechnung von im Rahmen der Notfallversorgung erbrachten Gebührenordnungspositionen nicht.
2. Bei der ersten Inanspruchnahme im Notfall oder im organisierten Not(-fall)dienst
ist die Gebührenordnungsposition 01205, 01207, 01210 oder 01212 entsprechend
der in der Leistungslegende vorgegebenen Zeiten im Behandlungsfall zu berechnen. Für jede weitere Inanspruchnahme ist im Notfall oder im organisierten
Not(-fall)dienst im Behandlungsfall ist die Gebührenordnungsposition 01214,
01216 bzw. 01218 zu berechnen. Wird bei der ersten Inanspruchnahme im Notfall

oder im organisierten Not(-fall)dienst die Gebührenordnungsposition 01205 oder 01207 berechnet, sind die Gebührenordnungspositionen 01214, 01216 und 01218 nur mit ausführlicher schriftlicher medizinischer Begründung abrechnungsfähig.

3. Neben den Gebührenordnungspositionen 01205, 01207, 01210, 01212, 01214, 01216 und 01218 sind Beratungs-, Gesprächs- und Erörterungsleistungen nicht berechnungsfähig.

4. Nicht an der vertragsärztlichen Versorgung teilnehmende Ärzte, Institute und Krankenhäuser dürfen die Gebührenordnungspositionen 01210, 01212, 01214, 01216, 01218, 01223, 01224 und 01226 nur berechnen, wenn die Erkrankung des Patienten auf Grund ihrer Beschaffenheit einer sofortigen Maßnahme bedarf und die Versorgung durch einen Vertragsarzt entsprechend § 76 SGB V nicht möglich und/oder auf Grund der Umstände nicht vertretbar ist.

5. Die Berechnung der Gebührenordnungspositionen 01205, 01207, 01210, 01212, 01214, 01216 und 01218 setzt die Angabe der Uhrzeit der Inanspruchnahme voraus.

6. Sofern im Zeitraum vom 1. Januar 2008 bis zum 31. März 2015 nicht für alle Behandlungsfälle des Quartals die Angabe der Uhrzeit der Inanspruchnahmen gemäß Nr. 5 im organisierten Not(-fall)dienst oder von nicht an der vertragsärztlichen Versorgung teilnehmenden Ärzten, Instituten oder Krankenhäusern bei Inanspruchnahme in diesem Quartal gegenüber der Kassenärztlichen Vereinigung erfolgt ist bzw. nachgewiesen werden kann, wird abweichend von Nr. 2 für alle Behandlungsfälle in diesem Quartal die erste Inanspruchnahme im Notfall oder im organisierten Not(-fall)dienst wie folgt bewertet:01.01.2008 bis 31.12.2008: 430 Punkte, 01.01.2009 bis 30.9.2013: 475 Punkte, 01.10.2013 bis 31.3.2015: 168 Punkte.

7. Wenn die Erkrankung des Patienten aufgrund ihrer Beschaffenheit keiner sofortigen Maßnahme bedarf
und die nachfolgende Versorgung durch einen Vertragsarzt außerhalb der Notfallversorgung möglich und/
oder auf Grund der Umstände vertretbar ist, ist die Gebührenordnungsposition 01205 bzw. 01207 zu berechnen.

8. Die Gebührenordnungspositionen 01223 und 01224 sind ausschließlich bei Patienten berechnungsfähig, die aufgrund der Art, Schwere und Komplexität der Behandlungsdiagnose einer besonders aufwändigen Versorgung im Rahmen der Notfallversorgung bedürfen. Die Gebührenordnungspositionen 01223 und 01224 können nur bei Erfüllung mindestens einer der nachfolgenden gesicherten Behandlungsdiagnosen berechnet werden:
   - Frakturen im Bereich der Extremitäten proximal des Metacarpus und Metatarsus,
   - Schädel-Hirn-Trauma mit Bewusstlosigkeit von weniger als 30 Minuten (S06.0 und S06.70),
   - Akute tiefe Beinvenenthrombose,
   - Hypertensive Krise,
   - Angina pectoris (ausgenommen: ICD I20.9),
   - Pneumonie,
   - Akute Divertikulis.

In Fällen, in denen diese Kriterien nicht erfüllt werden, aber auf Grund der Art, Schwere und Komplexität der Behandlungsdiagnose eine besonders aufwändige Versorgung im Rahmen der Notfallversorgung notwendig ist, können die Gebührenordnungspositionen 01223 und 01224 mit ausführlicher schriftlicher medizinischer Begründung im Ausnahmefall berechnet werden. Hierbei ist insbesondere die Schwere und Komplexität der Behandlungsdiagnose darzulegen.

9. Die Gebührenordnungsposition 01226 ist nur berechnungsfähig bei
   - Neugeborenen, Säuglingen und Kleinkindern
   oder
   - Patienten mit krankheitsbedingt erheblich komplexer Beeinträchtigung kognitiver, emotionaler und verhaltensbezogener Art (ausgenommen Beeinträchtigung kognitiver, emotionaler und verhaltensbezogener Art infolge psychotroper Substanzen)
   und/oder
   - Patienten ab dem vollendeten 70. Lebensjahr mit geriatrischem Versorgungsbedarf und Frailty-Syndrom (Kombination von unbeabsichtigtem Gewichtsverlust, körperlicher und/oder geistiger Erschöpfung, muskulärer Schwäche, verringerter Ganggeschwindigkeit und verminderter körperlicher Aktivität)
   und/oder
   - Patienten mit einer der folgenden Erkrankungen: F00-F02 dementielle Erkrankungen, G30 Alzheimer-Erkrankung, G20.1 Primäres Parkinson-Syndrom mit mäßiger bis schwerer Beeinträchtigung und G20.2 Primäres Parkinson-Syndrom mit schwerster Beeinträchtigung.

Kommentar: Im Rahmen des organisierten ärztlichen Notfalldienstes sind neben den Leistungen nach diesem Abschnitt alle die Leistungen von der Abrechnung ausgeschlossen, die nicht in unmittelbarem diagnostischen oder therapeutischen Zusammenhang mit der Notfallversorgung stehen. Die in Abschnitt 1.5. der allgemeinen Bestimmungen enthaltene Abrechnungsbeschränkung für arztgruppenspezifische Leistungen auf die jeweils in der einschlägigen Präambel genannten Arztgruppen gilt hingegen im Notfalldienst nicht.

Merke: Im Notfall und Notdienst „öffnet sich" der EBM
Die erforderliche Gabe von Infusionen nach EBM Nr. 02100 ist im Notdienst abrechenbar.
Die Abrechnung der Pauschalen nach den Nrn. 01210, 01212, 01214, 01216 und 01218 durch Ärzte oder Einrichtungen, die nicht an der vertragsärztlichen Versorgung teilnehmen ist beschränkt auf die Fälle, die als Notfall einer sofortigen Behandlung bedürfen, diese aber im Rahmen des der Kassenärztlichen Vereinigung obliegenden Sicherstellung einen an der vertragsärztlichen Versorgung teilnehmenden Arzt bzw. eine entsprechende Einrichtung nicht oder nicht unter vertretbaren Umständen in Anspruch nehmen können.
Mit Wirkung zum 1.4.2017 wurden zudem Schweregradzuschläge für besonders aufwändige Behandlungsfälle eingeführt sowie eine sog. Abklärungspauschale für Patienten, die nicht notfallmäßig in der Notfallaufnahme eines Krankenhauses oder im organisierten Notfall- bzw. Bereitschaftsdienst ersorgt werden müssen und deshalb in eine Arztpraxis weitergeleitet werden können.
Schweregradzuschläge sind nach EBM Nrn. 01223 als Zuschlag zur Nr. 01210 und 01224 als Zuschlag zur Nr. 01212 abzurechnen (s. oben Kapitel 1.2 und Pkt. 8.)
Nur in Fällen, in denen diese Kriterien nicht erfüllt werden, dafür aber aufgrund von Art, Schwere und Komplexität der Behandlungsdiagnose eine vergleichbar aufwändige Versorgung im

Rahmen der Notfallversorgung erfolgt, können die Schweregradzuschläge mit einer ausführlicher Begründung berechnet werden.
Der Zuschlag nach EBM Nr. 01226 (als Zuschlag zur Nr. 01212) ist ausschließlich bei Nacht, am Wochenende und an Feiertagen bei

- Neugeborenen, Säuglingen und Kleinkindern
- sowie Patienten mit schweren kognitiven, emotionalen und verhaltensbezogenen Beeinträchtigungen
- und/oder Demenz/Parkinson-Syndrom

berechnungsfähig.

Rechtsprechung:
▶ **Vergütung von Notfallbehandlungen**
Die punktzahlmäßige Bewertung des Ordinationskomplexes für Notfallbehandlungen im EBM-Ä darf nicht danach differenzieren, ob die Behandlung im organisierten vertragsärztlichen Notfalldienst oder in einem Krankenhaus durchgeführt worden ist. Für eine unterschiedliche Bewertung gibt es keinen sachlichen Grund; das Gleichheitsgebot des Art. 3 Abs.1 GG wäre verletzt.
Aktenzeichen: BSG, 17.09.2008, AZ: B 6 KA 46/07 R
Entscheidungsjahr: 2008

01205	**Notfallpauschale im organisierten Not(-fall)dienst und für nicht an der vertragsärztlichen Versorgung teilnehmende Ärzte, Institute und Krankenhäuser für die Abklärung der Behandlungsnotwendigkeit bei Inanspruchnahme**	**45 Pkt.** **4,94 €**

- zwischen 07:00 und 19:00 Uhr (außer an Samstagen, Sonntagen, gesetzlichen Feiertagen und am 24.12. und 31.12.)

Obligater Leistungsinhalt
- Persönlicher Arzt-Patienten-Kontakt im organisierten Not(-fall)dienst und für nicht an der vertragsärztlichen Versorgung teilnehmende Ärzte, Institute und Krankenhäuser,
- Bewertung der Dringlichkeit der Behandlungsnotwendigkeit,

Fakultativer Leistungsinhalt
- Koordination der nachfolgenden Versorgung durch einen Vertragsarzt außerhalb der Notfallversorgung,
- Erhebung Lokalbefund

Abrechnungsbestimmung: einmal im Behandlungsfall

Anmerkung: Gemäß der Nr. 7 der Bestimmung zum Abschnitt 1.2 ist die Gebührenordnungsposition 01205 zu berechnen, wenn die Erkrankung des Patienten auf Grund ihrer Beschaffenheit keiner sofortigen Maßnahme bedarf und die nachfolgende Versorgung durch einen Vertragsarzt außerhalb der Notfallversorgung möglich und/oder auf Grund der Umstände vertretbar ist.
Neben der Gebührenordnungsposition 01205 ist für die Berechnung der jeweiligen arztgruppenspezifischen Versicherten-, Grund- oder Konsiliarpauschale in demselben Behandlungsfall mindestens ein weiterer persönlicher Arzt-Patienten-Kontakt außerhalb des organisierten ärztlichen Not(-fall)dienstes notwendig.

Abrechnungsausschluss: am Behandlungstag 01460, 01461, 01626, 01955, 01956 im Behandlungsfall 01207, 01210, 01212 in derselben Sitzung 01100, 01101, 01102, 01214, 01216, 01218, 01411, 01412, 01414, 01415, 01949, 01950, 01951, 03030, 03373, 04030, 04355, 04356, 04373, 14220, 14221, 16220, 16223, 21220, 21221, 21235, 22220, 22221, 22222, 23220, 27310, 30930, 30931, 30932, 30933, 37306 und Kapitel 33, 34 und 35

Aufwand in Minuten:
Kalkulationszeit: 2   **Prüfzeit:** ./.   **Eignung d. Prüfzeit:** Keine Eignung
Berichtspflicht: Nein

Kommentar: Die Abklärungspauschale: Für Patienten, die nicht notfallmäßig in der Notaufnahme im Krankenhaus oder im organisierten Bereitschaftsdienst behandelt werden müssen und deshalb in eine Arztpraxis weitergeleitet werden können, gibt es künftig zwei sogenannte Abklärungspauschalen:

- **Nr. 01205** – bewertet mit 45 Punkten (4,74 Euro) – für die Abklärung der Behandlungsnotwendigkeit am Tag (zwischen 7 und 19 Uhr, außer an Wochenenden, Feiertagen sowie am 24.12. und 31.12)
- **Nr. 01207** – bewertet mit 80 Punkten (8,42 Euro) – für die Abklärung der Behandlungsnotwendigkeit in der Nacht (zwischen 19 und 7 Uhr, an Wochenenden, Feiertagen sowie am 24.12. und 31.12).

Durch die Einführung einer solchen Abklärungspauschale sollen – so die KBV – vor allem die überfüllten Notaufnahmen der Kliniken entlastet werden.

Die KBV erläutert..." Die Abklärungspauschale kann abgerechnet werden, wenn ein Patient in die reguläre vertragsärztliche Versorgung weitergeleitet werden kann, weil er kein Notfall ist. Damit wird die Abklärung der Behandlungsnotwendigkeit und Koordination der weiteren Behandlung vergütet.

Die Ausschlüsse sind die gleichen wie bei den bestehenden Notfallpauschalen (EBM 01210, 01212, 01214 und 01216 und 01218).

Zudem dürfen neben der Abklärungspauschale nicht die EBM-Kapitel IV-34, IV-33, und IV-35 (bildgebende Diagnostik) abgerechnet werden..."

Siehe KBV Infos: http://www.kbv.de/html/1150_25783.php

01207	Notfallpauschale im organisierten Not(-fall)dienst und für nicht an der vertragsärztlichen Versorgung teilnehmende Ärzte, Institute und Krankenhäuser für die Abklärung der Behandlungsnotwendigkeit bei Inanspruchnahme	80 Pkt. 8,79 €

Obligater Leistungsinhalt
- zwischen 19:00 und 07:00 Uhr des Folgetages
- ganztägig an Samstagen, Sonntagen, gesetzlichen Feiertagen und am 24.12. und 31.12.

Fakultativer Leistungsinhalt
- Persönlicher Arzt-Patienten-Kontakt im organisierten Not(-fall)dienst und für nicht an der vertragsärztlichen Versorgung teilnehmende Ärzte, Institute und Krankenhäuser,
- Bewertung der Dringlichkeit der Behandlungsnotwendigkeit

Abrechnungsbestimmung: einmal im Behandlungsfall

Anmerkung: Gemäß der Nr. 7 der Bestimmung zum Abschnitt 1.2 ist die Gebührenordnungsposition 01207 zu berechnen, wenn die Erkrankung des Patienten auf Grund ihrer Beschaffenheit keiner sofortigen Maßnahme bedarf und die nachfolgende Versorgung durch einen Vertragsarzt außerhalb der Notfallversorgung möglich und/oder auf Grund der Umstände vertretbar ist. Neben der Gebührenordnungsposition 01207 ist für die Berechnung der jeweiligen arztgruppenspezifischen Versicherten-, Grund- oder Konsiliarpauschale in demselben Behandlungsfall mindestens ein weiterer persönlicher Arzt-Patienten-Kontakt außerhalb des organisierten ärztlichen Not(-fall)dienstes notwendig. Die Gebührenordnungsposition 01207 ist nicht neben den Gebührenordnungspositionen 01100 bis 01102, 01214, 01216, 01218, 01411, 01412, 01414, 01415, 01950, 01951, 03030, 03373, 04030, 04355, 04356, 04373, 14220, 14221, 16220, 21220, 21221, 22220 bis 22222, 23220, 27310 und 30930 bis 30933, 37306 und nicht neben den Gebührenordnungspositionen der Kapitel 33, 34 und 35 berechnungsfähig.

Abrechnungsausschluss: am Behandlungstag 01460,01461,01626, 01955 und 01956 im Behandlungsfall 01205, 01210, 01212

Berichtspflicht: Nein

Aufwand in Minuten:
Kalkulationszeit: 2   **Prüfzeit**: ./.   **Eignung d. Prüfzeit**: Keine Eignung

GOÄ entsprechend oder ähnlich: Bei anderer Gliederung sind die Zuschläge A, B, C, D zu Beratungen und Untersuchungen möglich.

Kommentar: Siehe auch Kommentar zu Nr. 01205 und siehe KBV Informationen: Zur Entlasung der Notfallambulanzen.
http://www.kbv.de/media/sp/2016_12_02_PG_ambulante_Notfallversorgung.pdf
und siehe unter http://www.kbv.de/html/28295.php ein informierendes Video: **Abklärungspauschale: Von der Notaufnahme in die Arztpraxis**

01210 Notfallpauschale im organisierten Not(-fall)dienst und für nicht an der vertragsärztlichen Versorgung teilnehmenden Ärzte, Institute und Krankenhäuser bei Inanspruchnahme	120 Pkt. 13,18 €

zwischen 07:00 Uhr und 19:00 Uhr (außer an Samstagen, Sonntagen, gesetzlichen Feiertagen und am 24.12. und 31.12.)

Obligater Leistungsinhalt
- Persönlicher Arzt-Patienten-Kontakt im organisierten Not(-fall)dienst und für nicht an der vertragsärztlichen Versorgung teilnehmende Ärzte, Institute und Krankenhäuser.

Fakultativer Leistungsinhalt
- In Anhang VI-1, Spalte GP, aufgeführte Leistungen,
- Funktioneller Ganzkörperstatus (27310),

Abrechnungsbestimmung: einmal im Behandlungsfall

Anmerkung: Neben der Gebührenordnungsposition 01210 ist für die Berechnung der jeweiligen arztgruppenspezifischen Versicherten-, Grund- oder Konsiliarpauschale in demselben Behandlungsfall mindestens ein weiterer persönlicher Arzt-Patienten-Kontakt außerhalb des organisierten ärztlichen Not(-fall)dienstes notwendig.

Abrechnungsausschluss: am Behandlungstag 01460,01461,01626, 01955, 01956 im Behandlungsfall nicht neben 01205, 01207, 01212 in derselben Sitzung 01100, 01101, 01102, 01212, 01214, 01216, 01218, 01411, 01412, 01414, 01415, 01949, 01950, 01951, 03030, 03373, 04030, 04355, 04356, 04373, 14220, 14221, 16220, 16223, 21220, 21221, 21235, 22220, 22221, 22222, 23220, 27310, 30930, 30931, 30932, 30933, 37306 und Kapitel 35

Aufwand in Minuten:

Kalkulationszeit: KA   **Prüfzeit:** ./.   **Eignung d. Prüfzeit:** Keine Eignung

GOÄ entsprechend oder ähnlich: Erbrachte Leistung(en) nach GOÄ + Zuschläge A, B, C, D

Kommentar: Nach der Legende kann die Leistung nur berechnet werden, wenn ein persönlicher Arzt-Patienten-Kontakt stattgefunden hat.

In der Notfallpauschale sind die Leistungen des EBM, die **im Anhang 1 (Verzeichnis der nicht gesondert abrechnungsfähigen Leistungen ...)** verzeichnet sind, integriert (somit auch als Kassenleistung honoriert) und können damit nicht mehr gesondert abgerechnet werden, es sei denn, sie finden sich in den arztgruppenspezifischen Kapiteln als Leistung angegeben.

Es ist dem Vertragsarzt nicht gestattet, die in der Anlage 1 aufgeführten Leistungen einem GKV-Versicherten als individuelle Gesundheitsleistung (IGel) anzubieten und entsprechend privat über GOÄ z.B. als IGeL-Leistungen abzurechnen.

Auch Beratungs-, Gesprächs- und Erörterungsleistungen sind nicht neben Nr. 01211 berechnungsfähig.

Die Abrechnung der Versichertenpauschale ist nur bei einem weiteren Arzt-Patient-Kontakt außerhalb des organisierten Notdienstes möglich.

Die Uhrzeit der Inanspruchnahme ist anzugeben.

Die bisherigen Zusatzpauschalen für die Vergütung der Besuchsbereitschaft (EBM-Ziffern 01211, 01215, 01217 und 01219) wurden gestrichen.

01212	**Notfallpauschale im organisierten Not(-fall)dienst und für nicht an der vertragsärztlichen Versorgung teilnehmende Ärzte, Institute und Krankenhäuser bei Inanspruchnahme**	**195 Pkt.** **21,42 €**

– **zwischen 19:00 und 07:00 Uhr des Folgetages**
– **ganztägig an Samstagen, Sonntagen, gesetzlichen Feiertagen**
und am 24.12. und 31.12.

Obligater Leistungsinhalt

• Persönlicher Arzt-Patienten-Kontakt im organisierten Not(-fall)dienst und für nicht an der vertragsärztlichen Versorgung teilnehmende Ärzte, Institute und Krankenhäuser,

Fakultativer Leistungsinhalt

• In Anhang 1, Spalte GP, aufgeführte Leistungen,
• Funktioneller Ganzkörperstatus (27310),

Abrechnungsbestimmung: einmal im Behandlungsfall

Anmerkung: Neben der Gebührenordnungsposition 01212 ist für die Berechnung der jeweiligen arztgruppenspezifischen Versicherten-, Grund- oder Konsiliarpauschale in demselben Behandlungsfall mindestens ein weiterer persönlicher Arzt-Patienten-Kontakt außerhalb des organisierten ärztlichen Not(-fall)dienstes notwendig.

Abrechnungsausschluss: am Behandlungstag 01460,01461,01626, 01955, 01956
im Behandlungsfall nicht neben 01205, 01207, 01212

in derselben Sitzung 01100 bis 01102, 01210, 01214, 01216, 01218, 01411, 01412, 01414, 01415, 01949 bis 01951, 03030, 03373, 04030, 04355, 04356, 04373, 14220, 14221, 16220, 16223, 21220, 21221, 21235, 22220 bis 22222, 23220, 27310, 30930 bis 30933, 37306 und Kapitel 35

Aufwand in Minuten:
Kalkulationszeit: KA   **Prüfzeit:** ./.   **Eignung d. Prüfzeit:** Keine Eignung

Kommentar: Neben der Gebührenordnungsposition 01212 ist für die Berechnung der jeweiligen arztgruppenspezifischen Versicherten-, Grund- oder Konsiliarpauschale in demselben Behandlungsfall mindestens ein weiterer persönlicher Arzt-Patienten-Kontakt außerhalb des organisierten ärztlichen Not(-fall)dienstes notwendig. Die Uhrzeit der Inanspruchnahme ist anzugeben. Die bisherigen Zusatzpauschalen für die Vergütung der Besuchsbereitschaft (EBM-Ziffern 01211, 01215, 01217 und 01219) wurden gestrichen.

01214	Notfallkonsultationspauschale I im organisierten Not(-fall)dienst und für nicht an der vertragsärztlichen Versorgung teilnehmende Ärzte, Institute und Krankenhäuser	**50 Pkt.** **5,49 €**

Obligater Leistungsinhalt
* Weiterer persönlicher oder anderer Arzt-Patienten-Kontakt gemäß I-4.3.1 der Allgemeinen Bestimmungen im organisierten Not(-fall)dienst oder für nicht an der vertragsärztlichen Versorgung teilnehmende Ärzte, Institute und Krankenhäuser bei Inanspruchnahme außerhalb der in den Gebührenordnungspositionen 01216 und 01218 angegebenen Zeiten,

Fakultativer Leistungsinhalt
* In Anhang VI-1, Spalte GP, aufgeführte Leistungen,
* Funktioneller Ganzkörperstatus (27310),

Abrechnungsbestimmung: je Arzt-Patienten-Kontakt

Abrechnungsausschluss: am Behandlungstag 01460,01461,01626, 01955, 01956
in derselben Sitzung 01100, 01101, 01102, 01205, 01207, 01210, 01212, 01216, 01218, 01411, 01412, 01414, 01415, 01949, 01950, 01951, 03030, 03373, 04030, 04355, 04356, 04373, 14220, 14221, 16220, 16223, 21220, 21221, 21235, 22220, 22221, 22222, 23220, 27310, 30930, 30931, 30932, 30933, 37306 und Kapitel 35

Aufwand in Minuten:
Kalkulationszeit: KA   **Prüfzeit:** ./.   **Eignung d. Prüfzeit:** Keine Eignung

GOÄ entsprechend oder ähnlich: Erbrachte Leistung(en) nach GOÄ.

Kommentar: Für die Abrechnung der Notfallkonsultationspauschale I ist auch ein telefonischer Kontakt zwischen Arzt und Patient ausreichend. Die Notfallkonsultationspauschale kann – wenn erforderlich – am selben Tag auch mehrmals abgerechnet werden, nur muß dann die jeweilige Uhrzeit mit angegeben werden, obwohl eine Begründungspflicht nach Leistungslegende nicht vorgesehen ist. Bei mehrfacher Erbringung einer GOP ist eine Uhrzeitangabe erforderlich Neben dieser Leistung sind diagnostische und therapeutische Leistungen abrechenbar, die in Zusammenhang mit der Notfallversorgung des Patienten erforderlich sind. Zu beachten ist aber, ob diese Leistungen durch die Präambel oder durch die Leistungslegenden selber ausgeschlossen sind.

Auch Beratungs-, Gesprächs-, und Erörterungsleistungen sind nicht neben Nr. 01214 berechnungsfähig.

01216	Notfallkonsultationspauschale II im organisierten Not(-fall)dienst und für nicht an der vertragsärztlichen Versorgung teilnehmende Ärzte, Institute und Krankenhäuser bei Inanspruchnahme	140 Pkt. 15,38 €

- zwischen 19:00 und 22:00 Uhr
- an Samstagen, Sonntagen und gesetzlichen Feiertagen, am 24.12. und 31.12. zwischen 07:00 und 19:00 Uhr

Obligater Leistungsinhalt
- Weiterer persönlicher oder anderer Arzt-Patienten-Kontakt gemäß 4.3.1 der Allgemeinen Bestimmungen im organisierten Not(-fall)dienst oder für nicht an der vertragsärztlichen Versorgung teilnehmende Ärzte, Institute und Krankenhäuser,

Fakultativer Leistungsinhalt
- In Anhang VI-1, Spalte GP, aufgeführte Leistungen,
- Funktioneller Ganzkörperstatus (27310),

Abrechnungsbestimmung: je Arzt-Patienten-Kontakt

Abrechnungsausschluss: am Behandlungstag 01460, 01461, 01626, 01955, 01956 in derselben Sitzung 01100, 01101, 01102, 01205, 01207, 01210, 01212, 01214, 01218, 01411, 01412, 01414, 01415, 01949, 01950, 01951, 03030, 03373, 04030, 04355, 04356, 04373, 14220, 14221, 16220, 16223, 21220, 21221, 21235, 22220 bis 22222, 23220, 27310, 30930, 30931, 30932, 30933, 37306 und Kapitel 35

Aufwand in Minuten:
Kalkulationszeit: KA   **Prüfzeit:** ./.   **Eignung d. Prüfzeit:** Keine Eignung

GOÄ entsprechend oder ähnlich: Erbrachte Leistung(en) nach GOÄ.

Kommentar: Wie 01214 im angegebenen Zeitrahmen abends, Sa, So und Feiertage tagsüber.

01218	Notfallkonsultationspauschale III im organisierten Not(-fall)dienst und für nicht an der vertragsärztlichen Versorgung teilnehmende Ärzte, Institute und Krankenhäuser bei Inanspruchnahme	170 Pkt. 18,68 €

- zwischen 22:00 und 7:00 Uhr
- an Samstagen, Sonntagen und gesetzlichen Feiertagen, am 24.12. und 31.12. zwischen 19:00 und 7:00 Uhr

Obligater Leistungsinhalt
- Weiterer persönlicher oder anderer Arzt-Patienten-Kontakt gemäß I-4.3.1 der Allgemeinen Bestimmungen im organisierten Not(fall)dienst oder für nicht an der vertragsärztlichen Versorgung teilnehmende Ärzte, Institute und Krankenhäuser,

Fakultativer Leistungsinhalt
- In Anhang VI-1, Spalte GP, aufgeführte Leistungen,
- Funktioneller Ganzkörperstatus (27310),

Abrechnungsbestimmung: je Arzt-Patienten-Kontakt

Abrechnungsausschluss: am Behandlungtag 01460,01461,01626, 01955, 01956
in derselben Sitzung 01100, 01101, 01102, 01205, 01207, 01210, 01212, 01214, 01216, 01411,
01412, 01414, 01415, 01949, 01950, 01951, 03030, 03373, 04030, 04355, 04356, 04373,
14220, 14221, 16220, 16223, 21220, 21221, 21235, 22220, 22221, 22222, 23220, 27310,
30930, 30931, 30932, 30933, 37306 und Kapitel 35

Aufwand in Minuten:
Kalkulationszeit: KA   **Prüfzeit:** ./.   **Eignung d. Prüfzeit:** Keine Eignung

GOÄ entsprechend oder ähnlich: Leistung in der GOÄ nicht vorhanden. Abrechnung der einzelnen erbrachten GOÄ-Leistung(en).

Kommentar: Wie 01214 im angegebenen Zeitrahmen nachts, Sa, So und Feiertage nachts
Siehe auch Kommentar zu EBM-Nr. 01210.

01220 Reanimationskomplex	1027 Pkt.
	112,84 €

Obligater Leistungsinhalt
* Künstliche Beatmung und/oder extrathorakale Herzmassage

Fakultativer Leistungsinhalt
* Infusion(en) (Nr. 02100),
* Einführung einer Magenverweilsonde (Nr. 02320),
* Legen und/oder Wechsel eines transurethralen Dauerkatheters(Nr. 02323),
* Blutentnahme durch Arterienpunktion (Nr. 02330),
* Intraarterielle Injektion(en) (Nr. 02331),
* Punktion(en) I (Nr. 02340),
* Punktion(en) II (Nr. 02341),
* Ausspülungen des Magens

Anmerkung: Die Gebührenordnungsposition 01220 kann für die Reanimation eines Neugeborenen unmittelbar nach der Geburt nur in Verbindung mit dem Zuschlag nach der Nr. 01221 berechnet werden.

Abrechnungsausschluss: am Behandlungtag nicht neben 01460, 01461, 01626
in derselben Sitzung 01856, 01913, 02100, 02101, 02320, 02321, 02322, 02323, 02330, 02331,
02340, 02341, 05372 und Kapitel 5.3, 31.5, 36.5

Aufwand in Minuten:
Kalkulationszeit: KA   **Prüfzeit:** ./.   **Eignung d. Prüfzeit:** Keine Eignung

GOÄ entsprechend oder ähnlich: Erbrachte Leistung(en) nach z.B. GOÄ-Nrn. 429, 430, 431, 433

Kommentar: Neben den obligaten Leistungen einer künstlichen Beatmung und/oder extrathorakalen Herzmassage sind die fakultativen Leistungsinhalte der Notfallversorgung wie
* Infusion EBM-Nr. 02100
* Einführung Magensonde EBM-Nr. 02320 und Ausspülen des Magens
* transurethraler Blasenkatheter EBM-Nr. 02323
* Blutentnahme aus Arterien EBM-Nr. 02330
* interarterielle Injektion EBM-Nr. 02331
* Punktionen nach EBM-Nrn. 02340 und 02341

in der Leistung nach EBM-Nr. 01220 integriert und nicht gesondert abrechenbar.
Die EBM-Nr. 01220 kann für die Reanimation eines Neugeborenen unmittelbar nach der Geburt nur in Verbindung mit dem Zuschlag 01221 (Koniotomie und/oder endotracheale Intubation(en)) abgerechnet werden.

01221 Zuschlag zu der Gebührenordnungsposition 01220   203 Pkt.
22,30 €

Obligater Leistungsinhalt
• Koniotomie
und/oder
• Endotracheale Intubation(en)

Abrechnungsausschluss: am Behandlungstag nicht neben 01460, 01461, 01626
in derselben Sitzung 01856, 01913, 02100, 02101, 02320, 02321, 02322, 02323, 02330, 02331, 02340, 02341, 05372 und Kapitel 5.3, 31.5, 36.5

Aufwand in Minuten:
Kalkulationszeit: KA   **Prüfzeit:** ./.   **Eignung d. Prüfzeit:** Keine Eignung

GOÄ entsprechend oder ähnlich: Erbrachte Leistung(en) z.B. nach GOÄ-Nrn. 429, 430, 431, 433

Kommentar: Diese Leistung einer Koniotomie und/oder endotrachealer Intubation(en) kann **nur als Zuschlag** zur Reanimation nach EBM-Nr. 01220 berechnet werden.

01222 Zuschlag zu der Gebührenordnungsposition 01220   288 Pkt.
31,64 €

Obligater Leistungsinhalt
• Elektrodefibrillation(en)
und/oder
• Elektrostimulation(en) des Herzens

Abrechnungsausschluss: am Behandlungstag nicht neben 01460, 01461, 01626
in derselben Sitzung 01856, 01913, 02100, 02101, 02320, 02321, 02322, 02323, 02330, 02331, 02340, 02341, 05372, 13551 und Kapitel 5.3, 31.5, 36.5

Aufwand in Minuten:
Kalkulationszeit: KA   **Prüfzeit:** ./.   **Eignung d. Prüfzeit:** Keine Eignung

GOÄ entsprechend oder ähnlich: Erbrachte Leistung(en) nach GOÄ z.B. Nrn. 429, 430, 431, 433

Kommentar: Diese Leistung einer Elektrodefibrillation(en) und/oder Elektrostimulation(en) des Herzens kann **nur als Zuschlag** zur Reanimation nach EBM-Nr. 01220 berechnet werden.

01223 Zuschlag zu der Gebührenordnungsposition 01210 bei   128 Pkt.
Erfüllung der Voraussetzungen gemäß der Nr. 8 der   14,06 €
Bestimmung zum Abschnitt 1.2

Abrechnungsbestimmung: einmal im Behandlungsfall

Anmerkung: Die Berechnung der Gebührenordnungsposition 01223 setzt die Kodierung nach ICD-10-GM unter Angabe des Zusatzkennzeichens für die Diagnosesicherheit voraus.

Abrechnungsausschluss: am Behandlungstag 01460,01461,01626

Aufwand in Minuten:

Kalkulationszeit: KA   **Prüfzeit**: ./.   **Eignung d. Prüfzeit**: Keine Eignung

Kommentar: Zur Schweregradzuschläge informiert die KVHH im Internet: www.kvhh.net/med ia/public/db/media/1/2013/08/604/schweregradzuschlaege.pdf

... „Für die Schwergradzuschläge wurden drei neue Gebührenordnungspositionen (GOP) zum 1. April 2017 in den EBM aufgenommen:

- Zuschlag für Patienten mit bestimmten Diagnosen – am Tag (Tag = 7-19 Uhr; ohne Wochenenden, Feiertage & 24./31.12)
  GOP 01223: Zuschlag zur Notfallpauschale GOP 01210, Bewertung 13,85 Euro (128 Punkte); einmal im Behandlungsfall
- Zuschlag für Patienten mit bestimmten Diagnosen –in der Nacht (Nacht = 19-7 Uhr; ganztägig an Wochenenden, Feiertagen & 24./31.12)
  GOP 01224: Zuschlag zur Notfallpauschale GOP 01212; Bewertung 21,10 Euro (195 Punkte); einmal im Behandlungsfall
- Zuschlag für Patienten mit eingeschränkter Kommunikationsfähigkeit, mit geriatrischem Versorgungsbedarf und bei Neugeborenen, Säuglingen und Kleinkindern – in der Nacht (Nacht = 19-7 Uhr; ganztägig an Wochenenden, Feiertagen & 24./31.12)
  GOP 01226: Zuschlag zur Notfallpauschale GOP 01212; Bewertung 9,74 Euro (90 Punkte); einmal im Behandlungsfall

Abrechnungshinweise zu Schweregradzuschlägen GOP 01223 und GOP 01224

Beide GOP sind ausschließlich bei Patienten berechnungsfähig, die aufgrund der Art, Schwere und Komplexität der Erkrankung einer besonders aufwändigen Versorgung bedürfen. Dazu muss eine der folgenden Behandlungsdiagnosen gesichert vorliegen:

- Frakturen im Bereich der Extremitäten proximal des Metacarpus und Metatarsus
- Schädel-Hirn-Trauma mit Bewusstlosigkeit von weniger als 30 Minuten (S06.0 und S06.70)
- Akute tiefe Beinvenenthrombose
- Hypertensive Krise
- Angina pectoris (ausgenommen: I20.9)
- Pneumonie
- Akute Divertikulitis

Ausnahmeregelung:

Bei Patienten mit anderen Erkrankungen, die ebenfalls eine besonders aufwändige Versorgung benötigen, können die GOP 01223 und 01224 im Einzelfall berechnet werden. Dafür ist eine ausführliche schriftliche Begründung erforderlich.

Abrechnungshinweise zum Schweregradzuschlag GOP 01226

Diese GOP ist nur berechnungsfähig bei:

- Neugeborenen, Säuglingen und Kleinkindern

oder

- bei Patienten mit erheblichen krankheitsbedingten kognitiven, emotionalen und verhaltensbezogenen Beeinträchtigungen (ausgenommen Beeinträchtigung kognitiver, emotionaler und verhaltensbezogener Art infolge psychotroper Substanzen)

und/oder
- Patienten ab dem vollendeten 70. Lebensjahr mit geriatrischem Versorgungsbedarf und Frailty-Syndrom (Kombination aus unbeabsichtigtem Gewichtsverlust, körperlicher und/ oder geistiger Erschöpfung, muskulärer Schwäche, verringerter Gangschwierigkeit und verminderter körperlicher Aktivität)

und/oder
- Patienten mit einer dementiellen Erkrankung (F00-F02), einer Alzheimer-Erkrankung (G30), einem primären Parkinson –Syndrom mit mäßiger bis schwerster Beeinträchtigung (G20.1 und G20.2)

Dieser Zuschlag wird nur nachts (Nacht = 19-7 Uhr; ganztägig an Wochenenden, Feiertagen & 24./31.12) gewährt, da die Behandlung nicht durch den behandelnden Arzt erfolgen kann.
Die beiden Schweregradzuschläge sind nicht nebeneinander berechnungsfähig.
(Stand: Dezember 2016)
Bei Patienten berechnungsfähig, die aufgrund der Art, Schwere und Komplexität der Behandlungsdiagnose einer besonders aufwändigen Versorgung im Rahmen der Notfallversorgung bedürfen. Nur bei Erfüllung mindestens einer der nachfolgenden gesicherten Behandlungsdiagnosen:
- Frakturen im Bereich der Extremitäten proximal des Metacarpus und Metatarsus
- Schädel-Hirn-Trauma mit Bewusstlosigkeit von weniger als 30 Minuten (S06.0 und S06.70)
- Akute tiefe Beinvenenthrombose
- Hypertensive Krise
- Angina pectoris (ausgenommen: ICD I20.9)
- Pneumonie (J18.1-9) (Nordrhein: Bronchopneumonie J18.0 nicht akzeptiert)
- Akute Divertikulitis.

Die vorstehend benannten Diagnosen berücksichtigen die Besonderheiten der pädiatrischen Notfallversorgung nicht. In Fällen, in denen diese Kriterien nicht erfüllt werden, aber auf Grund der Art, Schwere und Komplexität der Behandlungsdiagnose eine besonders aufwändige pädiatrische Versorgung im Rahmen der Notfallversorgung notwendig ist (z.B. Invagination, RSV-Bronchiolitis, spastische Bronchitis beim Säugling mit Partialsauerstoffinsuffizienz), können die EBM-Ziffern 01223 und 01224 mit **ausführlicher schriftlicher medizinischer Begründung** im Ausnahmefall berechnet werden. Die Schwere und Komplexität der Behandlungsdiagnose ist darzulegen.

01224	**Zuschlag zu der Gebührenordnungsposition 01212 bei Erfüllung der Voraussetzungen gemäß der Nr. 8 der Bestimmung zum Abschnitt 1.2**	**195 Pkt.** **21,42 €**

Abrechnungsbestimmung: einmal im Behandlungsfall

Anmerkung: Die Berechnung der Gebührenordnungsposition 01224 setzt die Kodierung nach ICD-10-GM unter Angabe des Zusatzkennzeichens für die Diagnosesicherheit voraus.

Abrechnungsausschluss: am Behandlungstag 01460, 01461, 01626 im Behandlungsfall 01226

Kommentar: Siehe Kommentar zu EBM Nr. 01223.

01226	Zuschlag zu der Gebührenordnungsposition 01212 bei Erfüllung der Voraussetzungen gemäß der Nr. 9 der Bestimmung zum Abschnitt 1.2	90 Pkt. 9,89 €

Abrechnungsbestimmung: einmal im Behandlungsfall

Anmerkung: Die Berechnung der Gebührenordnungsposition 01226 setzt die Kodierung nach ICD-10-GM unter Angabe des Zusatzkennzeichens für die Diagnosesicherheit voraus.

Abrechnungsausschluss: am Behandlungstag 01460, 01461, 01626
im Behandlungsfall 01224

Aufwand in Minuten:
Kalkulationszeit: KA   **Prüfzeit:** ./.   **Eignung d. Prüfzeit:** Keine Eignung

Kommentar: Die KBV gibt folgenden Abrechnungshinweis:
... „Diese GOP ist nur berechnungsfähig bei:
- Neugeborenen, Säuglingen und Kleinkindern

oder
- bei Patienten mit erheblichen krankheitsbedingten kognitiven, emotionalen und verhaltens-bezogenen Beeinträchtigungen (ausgenommen Beeinträchtigung kognitiver, emotionaler und verhaltensbezogener Art infolge psychotroper Substanzen)

und/oder
- Patienten ab dem vollendeten 70. Lebensjahr mit geriatrischem Versorgungsbedarf und Frailty-Syndrom (Kombination aus unbeabsichtigtem Gewichtsverlust, körperlicher und/oder geistiger Erschöpfung, muskulärer Schwäche, verringerter Ganggeschwindigkeit und verminderter körperlicher Aktivität)

und/oder
- Patienten mit einer dementiellen Erkrankung (F00-F02), einer Alzheimer-Erkrankung (G30), einem primären Parkinson–Syndrom mit mäßiger bis schwerster Beeinträchtigung (G20.1 und G20.2)

Dieser Zuschlag wird nur nachts (Nacht = 19-7 Uhr; ganztägig an Wochenenden, Feiertagen & 24./31.12) gewährt, da die Behandlung nicht durch den behandelnden Arzt erfolgen kann.
Die beiden Schweregradzuschläge sind nicht nebeneinander berechnungsfähig ..."
Diese EBM-Ziffer ist nur berechnungsfähig bei
- Neugeborenen, Säuglingen und Kleinkindern
- Patienten mit krankheitsbedingt erheblich komplexer Beeinträchtigung kognitiver, emotiona-ler und verhaltensbezogener Art (z.B. Mehrfachbehinderte)
- ausgenommen ist eine Beeinträchtigung kognitiver, emotionaler und verhaltensbezogener Art infolge psychotroper Substanzen.

Dieser Zuschlag wird nur nachts (19:00 bis 07:00 Uhr des Folgetages), ganztägig an Samsta-gen, Sonntagen, gesetzlichen Feiertagen und am 24.12. und 31.12 gewährt. Nicht am Mittwoch und am Freitagnachmittag.
Ein Abrechnungsausschluss besteht zum Schweregradzuschlag nach EBM-Ziffer 01224.

1.4 Besuche, Visiten, Prüfung der häuslichen Krankenpflege, Verordnung besonderer Behandlungsmaßnahmen, Verwaltungskomplex, telefonische Beratung, Konsultationspauschale, Verweilen

1. Ein Besuch/eine Visite ist eine ärztliche Inanspruchnahme, zu der der Arzt seine Praxis, Wohnung oder einen anderen Ort verlassen muss, um sich an eine andere Stelle zur Behandlung eines Erkrankten zu begeben. Ein Besuch liegt somit auch vor, wenn der Arzt zur Notversorgung eines Unfallverletzten auf der Straße gerufen wird. Sucht der Arzt seine eigene Arztpraxis oder eine andere Betriebs- oder Nebenbetriebsstätte auf, an denen er selbst vertragsärztlich oder angestellt tätig ist, ist kein Besuch berechnungsfähig.
2. Der Vertragsarzt erhält für jeden Besuch nach den Gebührenordnungspositionen. 01410, 01411, 01412, 01415 oder 01418 sowie für die erste Visite nach der Gebührenordnungsposition 01414 einmal je Visitentag eine Wegepauschale entsprechend der vertraglichen Regelungen zu den Pauschalerstattungen. Bei Berechnung von mehr als einem Besuch und/oder mehr als einer Visite pro Tag bei demselben Patienten ist eine Begründung (Uhrzeitangabe) erforderlich. Dies gilt nicht für Visiten am Operationstag und/oder an dem auf die Operation folgenden Tag.
3. Die Gebührenordnungspositionen 01425 und 01426 sind nur von Ärzten berechnungsfähig, die berechtigt sind, Gebührenordnungspositionen der Kapitel 3, 4, 5, 7, 8, 9, 10, 13, 14, 15, 16, 18, 21, 25, 26 und/oder 27 abzurechnen.
4. Bei durchgängiger Behandlung im Sinne der spezialisierten ambulanten Palliativversorgung sind gemäß der Richtlinien des Gemeinsamen Bundesausschusses nach § 37b SGB V nach Ablauf des Versorgungszeitraumes der Erstverordnung nur noch Folgeverordnungen auszustellen, auch wenn ein neues Quartal begonnen hat. Wird die Behandlung unterbrochen und zu einem späteren Zeitpunkt eine erneute Behandlungsbedürftigkeit festgestellt, ist erneut eine Erstverordnung auszustellen.
5. Die Berechnung der Gebührenordnungsposition 01418 setzt die Angabe der Uhrzeit der Inanspruchnahme voraus.
6. Die Gebührenordnungspositionen 01442, 01444 und 01450 können nur berechnet werden, wenn die Voraussetzungen gemäß der Anlage 31b zum Bundesmantelvertrag-Ärzte (BMV-Ä) erfüllt sind und dies in Bezug auf die technischen Anforderungen durch eine Erklärung des Videodienstanbieters für die Arztpraxis gegenüber der Kassenärztlichen Vereinigung nachgewiesen wird. Jede Änderung ist der Kassenärztlichen Vereinigung anzuzeigen
7. Die Gebührenordnungsposition 01451 ist zeitlich befristet vom 1. Oktober 019 bis zum 30. September 2021.

Kommentar: zu Pkt. 1–2
Neben den Besuchsgebühren nach diesem Kapitel sind die anlässlich des Besuches durchgeführten Leistungen – unter Beachtung der sonstigen Bestimmungen des EBM – abrechnungsfähig, da die Besuchsgebühr eine Abgeltung des Zeitaufwandes und der Mühen aufgrund des Aufsuchens des Patienten darstellen soll.

Nicht um Besuche im Sinne dieser Vorschrift handelt es sich, wenn ein Arzt einen Ort aufsucht, an dem er zulässigerweise regelmäßig oder auch nur zeitweise seine vertragsärztliche Tätigkeit – auch z.B. als angestellter Arzt – ausübt (wie z.b. Praxis oder eine andere Betriebs- oder Nebenbetriebsstätte). Bei Besuchen am Krankenbett in der Belegklinik, aber auch in sonstigen Einrichtungen (beschützten Wohnheimen, Kranken-, Pflegeheimen) ist statt eines Besuches u.U. die Abrechnung einer Visite möglich.

Auch wenn es sich nicht im eigentlichen Sinne um einen „Besuch" handelt, ist die Tätigkeit des Arztes auch dann abrechnungsfähig, wenn er einen Kranken beim Transport zur unmittelbar notwendigen stationären Behandlung begleitet (Nr. 01416 EBM).

Wie bei allen Leistungen gilt auch hier, dass eine Abrechnung nur dann möglich ist, wenn der Besuch oder die Visite wirtschaftlich, das heißt, notwendig, zweckmäßig und ausreichend im Sinne des Wirtschaftlichkeitsgebotes ist. Reine Gefälligkeitsbesuche ohne medizinische Notwendigkeit sind demgemäß natürlich nicht zu Lasten der gesetzlichen Krankenversicherung abrechnungsfähig.

Kann ein Besuch nicht vollendet werden, weil z.B. der Arzt den Patienten nicht antrifft (wurde bereits in ein Krankenhaus gebracht, niemand öffnet die Wohnungstür o. ä.), so kann zwar die Besuchsgebühr sowie die dazugehörige Wegepauschale abgerechnet werden, weitere Leistungen – auch Ordinations- oder Konsultationskomplexe – können aus diesem Anlass nicht abgerechnet werden.

zu Pkt. 3

Die Verordnung von Palliativversorgung (Nrn. 01425 und 01426) können von denjenigen Ärzten abgerechnet werden, die auch berechtigt sind, Leistungen folgender Kapitel zu berechnen:

- Kapitel 3: Hausärztlicher Versorgungsbereich,
- Kapitel 4: Kinder- und Jugendmedizin,
- Kapitel 5: Anästhesiologie,
- Kapitel 7: Chirurgie,
- Kapitel 8: Gynäkologie,
- Kapitel 9: HNO,
- Kapitel 10: Dermatologie,
- Kapitel 13: Innere Medizin,
- Kapitel 14: Kinder- und Jugendpsychiatrie/-psychotherapie,
- Kapitel 15: Mund-, Kiefer-, Gesichtschirurgie,
- Kapitel 16: Neurologie/Neurochirurgie,
- Kapitel 18: Orthopädie,
- Kapitel 21: Psychiatrie,
- Kapitel 25: Strahlentherapie,
- Kapitel 26: Urologie,
- Kapitel 27: Physikalische und Rehabilitative Medizin.

zu Pkt. 4

Die Nr. 01425 für die Erstverordnung kann nicht jedes Quartal erneut, sondern nur einmal zum Beginn abgerechnet werden, auch wenn es sich um eine durchgängige mehrere Quartale dauernde Palliativversorgung handelt.

zu Pkt. 5

Aufgrund einer Entscheidung des Bundessozialgerichts vom 12. Dezember 2012 (B6 KA 3/12 R) war eine Neuregelung zur Höhe der Vergütung für im Krankenhaus erfolgte Notfallbehandlungen erforderlich geworden. Diese wurden vom Bewertungsausschuss am 17. Dezember 2014 beschlossen – und zwar rückwirkend zum 1. Januar 2008. In diesem Zusammenhang wurde unter anderem das Erfordernis eingeführt, bei der Abrechnung der Nr. 01418 die Uhrzeit der Inanspruchnahme anzugeben.

01410	**Besuch eines Kranken, wegen der Erkrankung ausgeführt**	**212 Pkt.**
		23,29 €

Abrechnungsausschluss in derselben Sitzung 01100, 01101, 01102, 01411, 01412, 01413, 01414, 01415, 01721, 05230

Aufwand in Minuten:
Kalkulationszeit: KA   **Prüfzeit:** 13   **Eignung d. Prüfzeit:** Tages- und Quartalsprofil
GOÄ entsprechend oder ähnlich: Nr. 50

Kommentar: Die Leistungslegende beschreibt den normalen vom Patienten bestellten Hausbesuch, der nicht sofort, sondern z.B. erst nach der Sprechstunde ausgeführt werden muss.
Nach der Rechtsprechung liegt ein Besuch nur dann vor, wenn sich der Arzt aus seinem Wirkungskreis oder seinem Aufenthaltsort heraus zum Patienten begibt und nicht der Patient sich bereits im Wirkungsbereich des Arztes aufhält. Der Arzt muss also seine Wohnung, Praxis oder einen anderen Ort verlassen, um sich an anderer Stelle zur Behandlung eines Kranken bereitzufinden.
Ein Besuch im Sinne dieser Definition liegt auch dann vor, wenn der Arzt zur Behandlung von Unfallverletzten z.B. auf die Straße gerufen wird.
Ein Besuch im Sinne des EBM liegt nicht vor, wenn der Arzt sich von seiner Wohnung zu einer zweiten (genehmigten) Zweitpraxis begibt, um dort Patienten zu behandeln.
Die Besuchsgebühren nach den Nrn. 01410 bis 01413 setzen einen direkten Arzt-Patienten-Kontakt voraus; ein Aufsuchen des Patienten durch nichtärztliches Praxispersonal z.B. MFA ist daher nicht nach den Besuchsnummern abrechenbar. Für den Besuch durch nichtärztliches Praxispersonal siehe GOP 03062 ff. bzw. 38100 ff.

Gefälligkeitsbesuch
Besuchsnummern sind nur dann abrechenbar, wenn der Patient krankheitsbedingt nicht die Praxis des Arztes aufsuchen kann; sogenannte „Gefälligkeitsbesuche" sind daher grundsätzlich nicht nach den Besuchsnummern abrechenbar.

Hausbesuch auch bei diagnostischen Maßnahmen
Einem Urteil des Sozialgerichtes München zufolge (vom 29.10.1991 – S 131 Ka 1097/91) setzt die Abrechenbarkeit der Besuchsgebühren nicht voraus, dass ausschließlich **therapeutische Maßnahmen** erfolgen. Vielmehr kann die Besuchsgebühr auch im Zusammenhang mit der Erbringung **diagnostischer Leistungen**, (z.B. Blutentnahmen für Labor) abgerechnet werden, wenn die übrigen Leistungsvoraussetzungen gegeben sind.

Dringender Besuch in beschützenden Einrichtungen, Wohnheimen, Pflege- und Altenheimen
Für diese Besuche wurde im EBM 2008 neu die EBM Nr. 01415 eingeführt.

Vergeblicher Besuch
Wenn der Arzt zum Patienten gerufen wird, die ärztlichen Leistungen dort aber nicht mehr ausgeführt werden können, z.B. weil der Patient zwischenzeitlich keiner weiteren ärztlichen Hilfe bedarf oder z.B. vom Rettungswagen ins Krankenhaus gebracht worden ist oder nicht angetrof-

fen wird, handelt es sich um einen vergeblichen Besuch. In der Regel hat der Vertragsarzt die Unmöglichkeit der weiteren Leistungserbringung nicht zu vertreten, so dass in diesem Fall die Besuchsgebühr sowie das Wegegeld ansetzbar sind. Nicht abgerechnet werden könnten in diesem Fall Ordinations- oder Konsultationskomplex.

Besuch durch nichtärztliches Praxispersonal
Für **das Aufsuchen eines Kranken durch einen vom behandelnden Arzt beauftragten angestellten Mitarbeiter der Arztpraxis** mit abgeschlossener Ausbildung in einem nichtärztlichen Heilberuf zur Verrichtung medizinisch notwendiger delegierbarer Leistungen kann eine Kostenpauschale einschl. Wegekosten -entfernungsunabhängig – nach den Nrn. 03062 ff. bzw. 38100 ff. (s. dort) berechnet werden.

Hausbesuch bei einem Sterbenden oder Verstorbenen
Wird ein Arzt zu einem Moribunden gerufen, der bei seinem Eintreffen bereits verstorben ist, kann der Arzt die entsprechende Besuchsgebühr und die Wegegebühr abrechnen, nicht aber die weiteren mit der Leichenschau verbundenen Leistungen. Untersuchungen zur Todesursache oder Todeszeit sowie die Ausstellung des Totenscheines müssen nach den Bestimmungen der GOÄ Nr. 100 ff. abgerechnet werden. Nach dem jeweiligen Bestattungsgesetz hat die Kosten der Leichenschau nämlich der sogenannte ‚Veranlasser' der Leichenschau (Angehörige, Verwandte, ggf. Polizei) zu tragen.

Verweilen beim Patienten außerhalb der Praxis
Wenn ein Verweilen bei dem Patienten erforderlich ist und wenn während dieser Zeit keine ärztliche Tätigkeit erfolgt, kann eine Verweilgebühr nach EBM-Nr. 01440 berechnet werden.

Wegepauschale
Neben jedem Hausbesuch – bis auf Nr. 01413 – ist eine Wegepauschale abrechenbar.
Siehe auch die Kommentierungen von Abschnitt 1.4 und Kommentare zu den EBM-Nummern 01411, 01412 und 01415.

01411	**Dringender Besuch wegen der Erkrankung, unverzüglich nach Bestellung ausgeführt**	**469 Pkt.** **51,53 €**

*   zwischen 19:00 und 22:00 Uhr, oder an Samstagen, Sonntagen und gesetzlichen Feiertagen, am 24.12. und 31.12. zwischen 07:00 und 19:00 Uhr

Abrechnungsausschluss: in derselben Sitzung 01100, 01101, 01102, 01210, 01212, 01214, 01216, 01218, 01410, 01412, 01413, 01414, 01415, 01721, 05230

Aufwand in Minuten:
Kalkulationszeit: KA   **Prüfzeit:** ./.   **Eignung d. Prüfzeit:** Keine Eignung

GOÄ entsprechend oder ähnlich: Nr. 50 mit Zuschlägen nach ggf. E, F, G, H, K2*

Kommentar: In der Legende zur EBM-Nr. 01411 sind die Tage und Zeiten für den dringenden Besuch vorgeschrieben.
Der „unverzüglich nach Bestellung" ausgeführte Besuch setzt nicht voraus, dass der Arzt sofort alles stehen und liegen lässt, um zum Patienten zu eilen. Unverzüglich bedeutet „ohne schuldhaftes Zögern", so dass der Arzt seinen bereits bei ihm im Sprechzimmer anwesenden Patienten zu Ende behandeln kann. Die EBM-Nr. 01411 kann allerdings nicht angesetzt werden, wenn der Arzt nach einer gewissen Zeit der Behandlung von mehren Patienten in seiner Praxis eine ‚Besuchstour' fährt.

Wird ein Vertragsarzt in dringenden Fällen (z.B. zu einem Verkehrsunfall) gerufen und wird der Patient nicht angetroffen, so kann der Vertragsarzt unter Angabe von Gründen die Nrn. 01411 oder 01412 berechnen.

Wenn ein Verweilen bei dem ggf. Patienten erforderlich ist und während dieser Zeit keine ärztliche Tätigkeit erfolgt, kann eine Verweilgebühr nach EBM-Nr. 01440 berechnet werden. Siehe Präambel Ihrer Fachgruppe, ob 01440 abgerechnet werden darf. Werden Besuche zwischen 19 und 7 Uhr (z.B. um 20 Uhr nach oder um 6.45 Uhr vor der Sprechstunde) vereinbart, so gelten diese nicht als dringende Besuche und müssen mit der Nummer für den normalen Hausbesuch EBM-Nr. 01410 abgerechnet werden.

Neben dem Hausbesuch können alle erforderlichen Leistungen abgerechnet werden, auch die Versicherten- oder Grundpauschalen. Neben jedem Hausbesuch – bis auf Nr. 01413 – ist eine Wegpauschale abrechenbar. Siehe Kommentar zu Nr. 01410.

Der dringende Besuch im Altenheim auf besondere Anforderungen wird mit der EBM-Nr. 01415 abgerechnet.

01412	**Dringender Besuch/dringende Visite auf der Belegsta-**	**626 Pkt.**
	tion wegen der Erkrankung, unverzüglich nach Bestel-	**68,78 €**
	lung ausgeführt	

- Dringender Besuch zwischen 22:00 und 07:00 Uhr

oder

- Dringender Besuch an Samstagen, Sonntagen und gesetzlichen Feiertagen, am 24.12. und 31.12. zwischen 19:00 und 07:00 Uhr

oder

- Dringender Besuch bei Unterbrechen der Sprechstundentätigkeit mit Verlassen der Praxisräume

oder

- Dringende Visite auf der Belegstation bei Unterbrechen der Sprechstundentätigkeit mit Verlassen der Praxisräume

Anmerkung: Die Gebührenordnungsposition 01412 ist für Besuche im Rahmen des organisierten Not(-fall)dienstes bzw. für Besuche im Rahmen der Notfallversorgung durch nicht an der vertragsärztlichen Versorgung teilnehmende Ärzte, Institute und Krankenhäuser nicht berechnungsfähig.

Sofern die Partner der Gesamtverträge eigene Regelungen zur Vergütung der dringenden Visite auf der Belegstation bei Unterbrechen der Sprechstundentätigkeit mit Verlassen der Praxisräume getroffen haben, ist die Gebührenordnungsposition 01412 für die dringende Visite auf der Belegstation bei Unterbrechen der Sprechstundentätigkeit mit Verlassen der Praxisräume nicht berechnungsfähig.

Abrechnungsausschluss: in derselben Sitzung 01100, 01101, 01102, 01210, 01214, 01216, 01218, 01410, 01411, 01413, 01414, 01415, 01721, 05230

Aufwand in Minuten:

Kalkulationszeit: KA **Prüfzeit:** ./. **Eignung d. Prüfzeit:** Keine Eignung

GOÄ entsprechend oder ähnlich: Nr. 50 mit Zuschlägen nach ggf. F, G, H, K2

Kommentar: In der Legende zur EBM-Nr. 01412 sind die Tage und Zeiten für den dringenden Besuch oder die Visite auf Belegstation vorgeschrieben.

Dringende Besuche/Visiten sind immer Besuche/Visiten, die sofort ausgeführt werden. In der Regel spiegelt sich diese Notwendigkeit auch in der angegebenen Diagnose wieder. Wenn der Arzt zum dringenden Besuch/Visite gerufen wird, ist dieser auch abrechenbar und es ist für die Abrechnungsfähigkeit ohne Bedeutung, wenn es sich beim Hausbesuch/der Visite selbst erst herausstellt, dass ein dringender Besuch/eine Visite nicht erforderlich gewesen wäre.
Ansetzen des Wegegeldes nicht vergessen.
Der dringende Besuch im Altenheim wird nach der Nr. 01415, der im organisierten Notfalldienst nach der Nr. 01418 abgerechnet.
Wenn ein Verweilen bei dem Patienten erforderlich ist und während dieser Zeit keine ärztliche Tätigkeit erfolgt, kann eine Verweilgebühr nach EBM-Nr. 01440 berechnet werden. Neben dem Hausbesuch können alle erforderlichen Leistungen abgerechnet werden, auch ein Ordinations- oder Konsultationskomplex. Allerdings können die beiden Komplexe nicht bei ein und demselben Arzt-Patienten-Kontakt nebeneinander berechnet werden.
Neben jedem Hausbesuch – bis auf Nr. 01413 – ist eine Wegpauschale abrechenbar.

01413	Besuch eines weiteren Kranken in derselben sozialen Gemeinschaft (z.B. Familie) und/oder in beschützenden Wohnheimen bzw. Einrichtungen bzw. Pflege- oder Altenheimen mit Pflegepersonal	106 Pkt. 11,65 €

Obligater Leistungsinhalt
*   Besuch eines weiteren Kranken in derselben sozialen Gemeinschaft (z.B. Familie) und/oder in beschützenden Wohnheimen bzw. Einrichtungen bzw. Pflege- oder Altenheimen mit Pflegepersonal in unmittelbarem zeitlichen Zusammenhang mit einem Besuch nach den Nrn. 01410, 01411, 01412, 01415 oder 01418.

Anmerkung: Die Gebührenordnungsposition 01413 ist nur dann neben der Gebührenordnungsposition 01102 berechnungsfähig, wenn die Inanspruchnahme nach der Nr. 01413 in beschützenden Wohnheimen bzw. Einrichtungen bzw. Pflege- oder Altenheimen mit Pflegepersonal auf besondere Anforderung erfolgt.

Abrechnungsausschluss: in derselben Sitzung 01100, 01101, 01410, 01411, 01412, 01414, 01415, 01418, 01721, 05230

Aufwand in Minuten:
Kalkulationszeit: KA   **Prüfzeit:** 6   **Eignung d. Prüfzeit:** Tages- und Quartalsprofil

GOÄ entsprechend oder ähnlich: Nr. 51, ggf. Zuschläge für „Unzeiten". Bei Kleinkindern ferner Zuschlag nach K2

Kommentar: Für Mit-Besuche nach Ansatz der Nrn. 01410, 01411 oder 01412 kann nur die reduzierte Gebühr nach Nr. 01413 angesetzt werden. Die EBM Nr. 01102 kann zusätzlich zur EBM Nr. 01413 abgerechnet werden, wenn eine Pflegekraft anmerkt, der Arzt solle bitte noch jemanden anderes auch ansehen.
‚Dieselbe soziale Gemeinschaft' liegt nicht vor, wenn ein Patient beispielsweise in Seniorenresidenz, Schwesternheim oder Studentenheim in seiner abgeschlossenen, eigenen Wohnung besucht wird.
Zu den EBM-Nrn. 01410, 01411, 01412, 01415, 01418 und 01721 und auch für die erste Visite je Tag nach EBM-Nr. 01414 ist die Abrechnung einer Wegepauschale möglich. Eine Wegepauschale kann aber nicht neben der Nummer 01413 berechnet werden.

Merke: eigener Schlüssel, eigener Briefkasten, eigener Eingang = nicht dieselbe soziale Gemeinschaft.

Gemeinsamer Eingang, gemeinsame Post, gemeinsames Essen, kein eigener Haushalt = dieselbe soziale Gemeinschaft.

Ein „eigener Hausstand" liegt auch dann vor, wenn der Altenheimbewohner sein Essen über eine Zentralküche erhält, die zuvor genannten Kriterien aber erfüllt sind.

Ordinations- und Konsultationskomplexe (nur nicht nebeneinander bei demselben Arzt-Patienten-Kontakt) können abgerechnet werden. Die Wegepauschale kann nur für den ersten Patienten in der sozialen Gemeinschaft berechnet werden. Beim zweiten ggf. dritten Patienten ist diese Pauschale nicht mehr ansetzbar.

Wenn ein Verweilen bei dem Patienten erforderlich ist und wenn während dieser Zeit keine ärztliche Tätigkeit erfolgt, kann eine Verweilgebühr nach EBM-Nr. 01440 berechnet werden.

Auch wenn die besuchten Patienten Mitglieder unterschiedlicher Krankenkassen sind, ist die ermäßigte Besuchsgebühr abzurechnen.

Palliativmedizinische Betreuung

Wird der Hausbesuch bei einem der Kranken im Rahmen einer palliativmedizinischen Betreuung erbracht, kann bei diesem Patienten zusätzlich die Nr. 03372 oder 03373 berechnet werden.

01414* Visite auf der Belegstation, je Patient	**87 Pkt.**
	9,56 €

Abrechnungsbestimmung: je Patient

Abrechnungsausschluss: in derselben Sitzung 01210, 01212, 01214, 01216, 01218, 01410, 01411, 01412, 01413, 01415, 01418, 01721

Aufwand in Minuten:
Kalkulationszeit: KA   **Prüfzeit:** ./.   **Eignung d. Prüfzeit:** Keine Eignung

GOÄ entsprechend oder ähnlich: Visiten im Krankenhaus Nrn. 45, 46 ggf. mit Zuschlag E.-In Pflegeheimen: Nr. 50 ggf. mit Zuschlägen nach ggf. E, F, G, H. Bei Kleinkindern ist zusätzlich ein Zuschlag nach K2 ansetzbar.

Kommentar: Neben der Visite können auch Versicherten- und Grundpauschalen abgerechnet werden. Die Behandlung des Patienten in einem Belegkrankenhaus ist ein eigener Behandlungsfall unabhängig davon, ob vorher eine ambulante kurative Behandlung durchgeführt wurde. Dies bedeutet, dass ein Gynäkologe, der eine Patientin zu einem stationären Eingriff ins Belegkrankenhaus bestellt und im Rahmen seiner ambulanten Behandlung die Grundpauschale schon abgerechnet hat, innerhalb seiner belegärztlichen Tätigkeit noch einmal die Grundpauschale abrechnen kann. Neben der Visite nach der EBM-Nr. 01414 sind die „Unzeitziffern" EBM-Nrn. 01100 bis 01102 abrechenbar.

01415 Dringender Besuch eines Patienten in beschützenden Wohnheimen bzw. Einrichtungen bzw. Pflege- oder Altenheimen mit Pflegepersonal wegen der Erkrankung, noch am Tag der Bestellung ausgeführt	**546 Pkt.**
	59,99 €

Anmerkung: Die Gebührenordnungsposition 01415 ist im Rahmen des organisierten Not(-fall)dienstes nicht berechnungsfähig.

Abrechnungsausschluss: in derselben Sitzung 01100, 01101, 01102, 01210, 01212, 01214, 01216, 01218, 01410, 01411, 01412, 01413, 01414, 01721, 05230

Aufwand in Minuten:

Kalkulationszeit: KA   **Prüfzeit:** ./.   **Eignung d. Prüfzeit:** Keine Eignung

GOÄ entsprechend oder ähnlich: Ansatz der Nr. 50 mit entsprechenden Zuschlägen E oder ggf. F, G, H. Bei Kleinkindern ist zusätzlich ein Zuschlag nach K2 ansetzbar.

Kommentar: Ein Besuch nach 01415 ist nur dann möglich, wenn der Patient eine Dringlichkeit schildert oder das Pflegepersonal auf die Dringlichkeit hinweist. Nach einer Empfehlung von **Wezel/Liebold** sollte zur Begründung die ärztliche Dokumentation folgende Angaben enthalten:

• Zeitpunkt der Bestellung des Besuches
• geschildertes Krankheitsbild, aus denen diese Dringlichkeit abgeleitet wurde
• beim Patienten erhobenen Befunde sowie
• veranlasste therapeutischen Maßnahmen.

Palliativmedizinische Betreuung

Wird der dringende Heimbesuch bei einem der Kranken im Rahmen einer palliativmedizinischen Betreuung erbracht, kann bei diesem Patienten zusatzlich die Nr. 03372 oder 03373 berechnet werden.

01416	**Begleitung eines Kranken durch den behandelnden Arzt beim Transport zur unmittelbar notwendigen stationären Behandlung,**	**117 Pkt.** **12,85 €**

Abrechnungsbestimmung: je vollendete 10 Minuten

Abrechnungsausschluss: in derselben Sitzung 01440

Aufwand in Minuten:

Kalkulationszeit: 10   **Prüfzeit:** 10   **Eignung d. Prüfzeit:** Tages- und Quartalsprofil

GOÄ entsprechend oder ähnlich: Nr. 55

Kommentar: Nach 01416 ist die Begleitung eines Kranken zur stationären Versorgung im Krankenhaus ansetzbar. Die Aufwendung von Zeit zur Organisation der Krankenhausauflage, Anforderung eines Rettungswagens, etc. ist nicht abrechenbar, da durch die Leistung 01416 abgegolten. Allerdings wären erforderliche Telefonkosten berechnungsfähig.

Für die Rückfahrt vom Krankenhaus zurück zur Praxis kann der Arzt die Kosten z.B. eines Taxis mit entsprechender Quittung in Rechnung stellen.

Werden vom Arzt während der Begleitung im Krankenwagen Versorgungsleistungen erforderlich (Injektionen, Infusionen, Anlage-EKG und Deutung), so sind diese Leistungen auch berechnungsfähig.

Nach einem Urteil des Bundessozialgerichtes (BSG, B 6 KA 35/05 R vom 11. Okt. 2006) sind Verweilgebühren für die Transportzeit nicht ansetzbar. Die Leistung nach 01416 kann auch nur dann berechnet werden, wenn z.B. der Arzt mit einem eigenen Fahrzeug direkt hinter dem Krankentransporter hinterherfährt, so dass ein ständiger Kontakt bei Verschlechterung des Patienten möglich ist. Fährt der Arzt auf einem vom Krankentransport unabhängigem Weg ins Krankenhaus, so ist die Legende nach 01416 nicht erfüllt und kann auch die Leistung nicht berechnet werden. Auch durch einen Eigentransport des Patienten durch einen Arzt in seinem PKW wird die Leistung nach 01416 nicht erfüllt, da nicht jederzeit eine Notfallversorgung gewährleistet ist. In diesen Fällen dürfte der Arzt aber für die Fahrten im eigenen PKW Wegegebühr ansetzen.

01418 Besuch im organisierten Not(-fall)dienst	778 Pkt. 85,48 €

Abrechnungsausschlüsse: Die Gebührenordnungsposition 01418 ist in der selben Sitzung nicht neben den Gebührenordnungspositionen 01100 bis 01102, 01410 bis 01415, 01721, 01950, 01955 und 05230 berechnungsfähig.

Aufwand in Minuten:
Kalkulationszeit: KA   **Prüfzeit:** ./.   **Eignung d. Prüfzeit:** Keine Eignung

01420 Überprüfung der Notwendigkeit und Koordination der verordneten häuslichen Krankenpflege gemäß den Richtlinien des Gemeinsamen Bundesausschusses	94 Pkt. 10,33 €

Obligater Leistungsinhalt
- Anleitung der Bezugs- und Betreuungsperson(en),
- Überprüfung von Maßnahmen der häuslichen Krankenpflege,

Fakultativer Leistungsinhalt
- Koordinierende Gespräche mit einbezogenen Pflegefachkräften bzw. Pflegekräften,

Abrechnungsbestimmung: einmal im Behandlungsfall

Anmerkung: Die Berechnung der Gebührenordnungsposition 01420 setzt die Verordnung häuslicher Krankenpflege nach Muster 12 der Vordruckvereinbarung und die Genehmigung durch die zuständigen Krankenkassen voraus.

Aufwand in Minuten:
Kalkulationszeit: KA   **Prüfzeit:** 2   **Eignung d. Prüfzeit:** Nur Quartalsprofil

GOÄ entsprechend oder ähnlich: Leistungskomplex in der GOÄ nicht vorhanden. Abrechnung der einzelnen erbrachten GOÄ-Leistung(en).

Kommentar: Die Verordnung häuslicher Krankenpflege kann erfolgen
- zur Vermeidung oder Abkürzung eines stationären Krankenhausaufenthaltes
- zur Sicherung der ärztlichen Behandlung.

Während die häusliche Krankenpflege zur Vermeidung oder Abkürzung eines Krankenhausaufenthaltes nur für einen Zeitraum von 2 Wochen (mit medizinischer Begründung ist eine Ausnahme und damit ein längerer Zeitraum möglich) verordnet werden darf, ist bei der häuslichen Krankenpflege zur Sicherung der ärztlichen Behandlung keine Zeitgrenze vorgeschrieben. Sie ist also unbegrenzt abhängig von der Notwendigkeit verordnungsfähig.
Die Leistung nach der EBM-Nr. 01420 kann nur einmal im Quartal abgerechnet werden. Dies gilt auch für den Fall, dass am Anfang eines Quartals eine Verordnung erforderlich ist und dann nach einer gewissen Zeit keine Notwendigkeit mehr dafür besteht, aber z.B. gegen Ende des Quartals wieder eine Verordnung erforderlich ist.

Verordnung häuslicher Krankenpflege (Muster 12):
1. https://www.g-ba.de/downloads/62-492-1980/HKP-RL_2019-08-15_iK-2019-12-06.pdf
2. https://www.aerzteblatt.de/archiv/23492/Erlaeuterungen-zur-Verordnung-haeuslicher-Krankenpflege-(Muster-12)
3. **KBV:** http://www.kbv.de/html/haeusliche_krankenpflege.php

Tipp: Prüfen Sie in der Präambel zum Kapitel Ihrer Fachgruppe, ob diese Leistung, die auch im Anhang 1 (Verzeichnis der nicht gesondert berechnungsfähigen Leistungen) aufgelistet ist, von Ihrer Fachgruppe gesondert abgerechnet werden kann.
Finden Sie diese Leistung **nicht** in einem der Präambel-Absätze als abrechenbar aufgeführt, ist sie nicht berechnungsfähig. Die Leistung ist in der Regel dann bei Ihrer Fachgruppe Bestandteil der Versicherten- oder Grundpauschale und damit nicht gesondert berechnungsfähig.

01422 **Erstverordnung von Behandlungsmaßnahmen zur psychiatrischen häuslichen Krankenpflege gemäß der Richtlinie des Gemeinsamen Bundesausschusses über die Verordnung von häuslicher Krankenpflege**	**149 Pkt.** **16,37 €**

Obligater Leistungsinhalt
* Erstverordnung über einen Zeitraum von bis zu 14 Tagen zur Erarbeitung der Pflegeakzeptanz und zum Beziehungsaufbau,
* Ärztlicher Behandlungsplan mit Angaben zur Indikation, zu den Fähigkeitsstörungen, zur Zielsetzung der Behandlung und zu den Behandlungsschritten,
* Anwendung der GAF-Skala (Global Assessment of Functioning Scale) und Angabe des GAF-Werts auf der Verordnung,
* Überprüfung von Maßnahmen der psychiatrischen häuslichen Krankenpflege,

Fakultativer Leistungsinhalt
* Anleitung der relevanten Bezugspersonen des Patienten im Umgang mit dessen Erkrankung,
* Koordinierende Gespräche mit den einbezogenen Pflegefachkräften bzw. Pflegekräften,

Abrechnungsbestimmung: einmal im Behandlungsfall

Anmerkung: Die Erstverordnung von Behandlungsmaßnahmen zur psychiatrischen häuslichen Krankenpflege ist nur verordnungs- und berechnungsfähig für Indikationen und bei Vorliegen von Störungen und Einbußen nach Maßgabe des § 4 Abs. 8 bis 10 der Richtlinie über die Verordnung von häuslicher Krankenpflege.
Die Berechnung der Gebührenordnungsposition 01422 setzt die Erstverordnung von Behandlungsmaßnahmen zur psychiatrischen häuslichen Krankenpflege nach Muster 12 P der Vordruckvereinbarung und die Genehmigung durch die zuständige Krankenkasse voraus.
Steht bereits zum Zeitpunkt der Erstverordnung die Behandlungsfähigkeit des Patienten fest, kann der Zeitraum der Erstverordnung länger als 14 Tage betragen. Die Begründung ist in der Verordnung anzugeben.

Abrechnungsausschluss: am Behandlungstag 01424

Aufwand in Minuten:
Kalkulationszeit: KA   **Prüfzeit:** ./.   **Eignung d. Prüfzeit:** Keine Eignung

GOÄ entsprechend oder ähnlich: Leistungskomplex in der GOÄ nicht vorhanden. Abrechnung der einzelnen erbrachten GOÄ-Leistung(en).

Kommentar: Siehe Kommentar zu EBM Nr. 04124.

01424	Folgeverordnung von Behandlungsmaßnahmen zur psychiatrischen häuslichen Krankenpflege gemäß der Richtlinie des Gemeinsamen Bundesausschusses über die Verordnung von häuslicher Krankenpflege	154 Pkt. 16,92 €

Obligater Leistungsinhalt

* Folgeverordnung von Behandlungsmaßnahmen zur psychiatrischen häuslichen Krankenpflege,
* Ärztlicher Behandlungsplan mit Angaben zur Indikation, zu den Fähigkeitsstörungen, zur Zielsetzung der Behandlung und zu den Behandlungsschritten,
* Anwendung der GAF-Skala (Global Assessment of Functioning Scale) und Angabe des GAF-Werts auf der Verordnung,
* Überprüfung von Maßnahmen der psychiatrischen häuslichen Krankenpflege,
* Begründung bei einem Verordnungszeitraum von insgesamt mehr als 4 Monaten gemäß Nr. 27 a des Verzeichnisses verordnungsfähiger Maßnahmen der häuslichen Krankenpflege,

Fakultativer Leistungsinhalt

* Anleitung der relevanten Bezugspersonen des Patienten im Umgang mit dessen Erkrankung,
* Koordinierende Gespräche mit den einbezogenen Pflegefachkräften bzw. Pflegekräften,

Abrechnungsbestimmung: zweimal im Behandlungsfall

Anmerkung: Die Folgeverordnung von Behandlungsmaßnahmen zur psychiatrischen häuslichen Krankenpflege ist nur verordnungs- und berechnungsfähig für Indikationen und bei Vorliegen von Störungen und Einbußen nach Maßgabe des § 4 Abs. 8 bis 10 der Richtlinie über die Verordnung von häuslicher Krankenpflege.

Die Berechnung der Gebührenordnungsposition 01424 setzt die Folgeverordnung von Behandlungsmaßnahmen zur psychiatrischen häuslichen Krankenpflege nach Muster 12 P der Vordruckvereinbarung und die Genehmigung durch die zuständige Krankenkasse voraus.

Sofern eine Einschätzung der Voraussetzungen gemäß § 4 Abs. 3 der Richtlinie über die Verordnung von häuslicher Krankenpflege in dem 14-tägigen Zeitraum der Erstverordnung nicht möglich ist, kann eine Folgeverordnung für weitere 14 Tage ausgestellt werden.

Abrechnungsausschluss: am Behandlungstag 01422

Aufwand in Minuten:
Kalkulationszeit: KA   **Prüfzeit:** ./.   **Eignung d. Prüfzeit:** Keine Eignung

GOÄ entsprechend oder ähnlich: Leistungskomplex in der GOÄ nicht vorhanden. Abrechnung der einzelnen erbrachten GOÄ-Leistung(en).

Kommentar: Psychiatrische Krankenpflege kann nur durch Ärzte für Nervenheilkunde, Neurologie, Psychiatrie, psychotherapeutische Medizin oder Ärzte mit der Zusatzbezeichnung Psychotherapie verordnet werden. Auch Hausärzte können dies verordnen, wenn vorher eine Diagnosesicherung durch einen Arzt der genannten Fachgebiete durchgeführt wurde. Siehe auch Kommentar zu Nr. 01422.

01425	Erstverordnung der spezialisierten ambulanten Palliativversorgung gemäß der Richtlinie des Gemeinsamen Bundesausschusses nach § 37 b SGB V	253 Pkt. 27,80 €

Aufwand in Minuten:
Kalkulationszeit: KA   **Prüfzeit:** 15   **Eignung d. Prüfzeit:** Tages- und Quartalsprofil

Kommentar: Der § 37b SGB V lautet wie folgt:

§ 37b Spezialisierte ambulante Palliativversorgung
(1) Versicherte mit einer nicht heilbaren, fortschreitenden und weit fortgeschrittenen Erkrankung bei einer zugleich begrenzten Lebenserwartung, die eine besonders aufwändige Versorgung benötigen, haben Anspruch auf spezialisierte ambulante Palliativversorgung. Die
Leistung ist von einem Vertragsarzt oder Krankenhausarzt zu verordnen. Die spezialisierte
ambulante Palliativversorgung umfasst ärztliche und pflegerische Leistungen einschließlich
ihrer Koordination insbesondere zur Schmerztherapie und Symptomkontrolle und zielt darauf ab, die Betreuung der Versicherten nach Satz 1 in der vertrauten Umgebung des häuslichen oder familiären Bereichs zu ermöglichen; hierzu zählen beispielsweise Einrichtungen
der Eingliederungshilfe für behinderte Menschen und der Kinder- und Jugendhilfe. Versicherte in stationären Hospizen haben einen Anspruch auf die Teilleistung der erforderlichen
ärztlichen Versorgung im Rahmen der spezialisierten ambulanten Palliativversorgung. Dies
gilt nur, wenn und soweit nicht andere Leistungsträger zur Leistung verpflichtet sind. Dabei
sind die besonderen Belange von Kindern zu berücksichtigen.
(2) Versicherte in stationären Pflegeeinrichtungen im Sinne von § 72 Abs. 1 des Elften Buches haben in entsprechender Anwendung des Absatzes 1 einen Anspruch auf spezialisierte
Palliativversorgung. Die Verträge nach § 132d Abs. 1 regeln, ob die Leistung nach Absatz 1
durch Vertragspartner der Krankenkassen in der Pflegeeinrichtung oder durch Personal der
Pflegeeinrichtung erbracht wird; § 132d Abs. 2 gilt entsprechend.
(3) Der Gemeinsame Bundesausschuss bestimmt in den Richtlinien nach § 92 das Nähere
über die Leistungen, insbesondere
- die Anforderungen an die Erkrankungen nach Absatz 1 Satz 1 sowie an den besonderen
  Versorgungsbedarf der Versicherten,
- Inhalt und Umfang der spezialisierten ambulanten Palliativversorgung einschließlich von
  deren Verhältnis zur ambulanten Versorgung und der Zusammenarbeit der Leistungserbringer mit den bestehenden ambulanten Hospizdiensten und stationären Hospizen (integrativer Ansatz); die gewachsenen Versorgungsstrukturen sind zu berücksichtigen,
- Inhalt und Umfang der Zusammenarbeit des verordnenden Arztes mit dem Leistungserbringer.

01426	**Folgeverordnung zur Fortführung der spezialisierten ambulanten Palliativversorgung gemäß der Richtlinie des Gemeinsamen Bundesausschusses nach § 37 b SGB V**	**152 Pkt.** **16,70 €**

Abrechnungsbestimmung: höchstens zweimal im Behandlungsfall

Aufwand in Minuten:
Kalkulationszeit: KA   **Prüfzeit:** 9   **Eignung d. Prüfzeit:** Tages- und Quartalsprofil

Kommentar: Siehe § 37b SGB V Spezialisierte ambulante Palliativversorgung – siehe in Kommentar zu EBM Nummer 01425.

01430 Verwaltungskomplex	12 Pkt.
	1,32 €

Obligater Leistungsinhalt

- Ausstellung von Wiederholungsrezepten ohne persönlichen Arzt-Patienten-Kontakt und/oder
- Ausstellung von Überweisungsscheinen ohne persönlichen Arzt-Patienten-Kontakt und/oder
- Übermittlung von Befunden oder ärztlichen Anordnungen an den Patienten im Auftrag des Arztes durch das Praxispersonal

Fakultativer Leistungsinhalt

- Übermittlung mittels technischer Kommunikationseinrichtungen

Anmerkung: Die Gebührenordnungsposition 01430 ist im Arztfall nicht neben anderen Gebührenordnungspositionen und nicht mehrfach an demselben Tag berechnungsfähig.

Kommt in demselben Arztfall eine Versicherten-, Grund- und/oder Konsiliarpauschale zur Abrechnung, ist die Gebührenordnungsposition 01430 nicht berechnungsfähig.

Aufwand in Minuten:

Kalkulationszeit: KA   **Prüfzeit:** ./.   **Eignung d. Prüfzeit:** Keine Eignung

GOÄ entsprechend oder ähnlich: Nr. 2*

Kommentar: Die Leistung nach EBM Nr. 01430 kann nicht neben anderen Leistungen -Ausnahme sind Pauschalkosten für Porto nach Nr. 40120 ff. –, sondern nur alleine angesetzt werden. Werden gleichartige Leistungen im Rahmen der Empfängnisregelung, einer Sterilisation oder eines Schwangerschaftsabbruches erbracht, ist die EBM-Nr. 01820 abzurechnen.

Werden ärztliche Anordnungen, Überweisungsscheine und Befunde nicht persönlich dem Patienten oder seinem Angehörigen übergeben, sondern per Post oder per E-mail geschickt, so kann die Leistung nach EBM-Nr. 01430 berechnet werden, aber Portokosten sind nicht berechnungsfähig.

Für die alleinige Übermittlung von Laborwerten auf Vordrucken des Arztes oder einer Laborgemeinschaft ohne weitere Erklärungen kann die Leistung nach EBM-Nr. 01430 nicht angesetzt werden. Nur wenn von der Arzthelferin auf Anweisung des Arztes dem Patienten ein Ergebnis einer Laboruntersuchung erläutert wird, kann die Nr. 01430 berechnet werden.

Wir halten den Vorschlag von Wezel/Liebold in seinem Kommentar, z.B. den Buchstaben „A" zur Dokumentation bei Auskunftserteilung in die Patientenakte aufzunehmen, für sinnvoll.

01433 Zuschlag im Zusammenhang mit der Gebührenordnungsposition 01435 oder der Grundpauschale für die telefonische Beratung durch einen Arzt gemäß Nr. 1 der Präambel 14.1, 16.1, 21.1, 22.1 und 23.1	154 Pkt.
	16,92 €

Obligater Leistungsinhalt

- Gespräch mit dem Patienten und/oder der Bezugsperson im Zusammenhang mit einer Erkrankung,
- Dauer mindestens 10 Minuten,

Abrechnungsbestimmung: je vollendete 10 Minuten

Anmerkung: Die Gebührenordnungsposition 01433 ist nur berechnungsfähig, wenn in einem der sechs Quartale, die der Berechnung unmittelbar vorausgehen, ein persönlicher Arzt-Patienten-Kontakt in derselben Arztpraxis stattgefunden hat.

Die Gebührenordnungsposition 01433 ist höchstens 20-mal im Arztfall berechnungsfähig.
Bei Berechnung der Gebührenordnungsposition 01433 im Arztfall wird für die Gebührenordnungspositionen 01433, 14220, 16220, 21220, 22220 und 23220 ein Punktzahlvolumen je Arztfall gebildet, aus dem alle gemäß der Gebührenordnungspositionen 01433, 14220, 16220, 21220, 22220 und 23220 abgerechneten Leistungen im Arztfall zu vergüten sind. Der Höchstwert für das Punktzahlvolumen für die Gebührenordnungspositionen 01433, 14220, 16220, 21220, 22220 und 23220 beträgt 3080 Punkte je Arztfall.
Die Gebührenordnungsposition 01433 ist im organisierten Not(-fall)dienst nicht berechnungsfähig.
Die Gebührenordnungsposition 01433 ist – mit Ausnahme der Gebührenordnungspositionen 01435 und 40122 – nicht neben anderen Gebührenordnungspositionen berechnungsfähig.

Berichtspflicht: Nein

Aufwand in Minuten:
Kalkulationszeit: 13   **Prüfzeit: 11**   **Eignung d. Prüfzeit**: Keine Eignung

01434	**Zuschlag im Zusammenhang mit der Gebührenordnungsposition 01435 oder der Versichertenpauschale nach den Gebührenordnungspositionen 03000 und 04000 oder der Grundpauschale nach der Gebührenordnungsposition 30700 für die telefonische Beratung durch einen Arzt**	**65 Pkt.** **7,14 €**

Obligater Leistungsinhalt
* Gespräch mit dem Patienten und/oder der Bezugsperson im Zusammenhang mit einer Erkrankung,
* Dauer mindestens 5 Minuten,

Abrechnungsbestimmung: je vollendete 5 Minuten

Anmerkung: Die Gebührenordnungsposition 01434 ist nur berechnungsfähig, wenn in einem der sechs Quartale, die der Berechnung unmittelbar vorausgehen, ein persönlicher Arzt-Patienten-Kontakt in derselben Arztpraxis stattgefunden hat.
Die Gebührenordnungsposition 01434 ist von Ärzten gemäß der Nr. 1 der Präambeln 3.1, 4.1 und 30.7 höchstens 6-mal, der Präambeln 8.1, 9.1, 10.1, 13.1, 18.1, 20.1 und 26.1 höchstens 5-mal und der Präambeln 5.1, 6.1, 7.1, 11.1, 12.1, 15.1, 17.1, 19.1, 24.1, 25.1 und 27.1 höchstens 2-mal im Arztfall berechnungsfähig.
Die Gebührenordnungsposition 01434 ist für das Punktzahlvolumen gemäß Präambel 3.1 Nr. 9 und Präambel 4.1 Nr. 10 zu berücksichtigen, wenn im Arztfall die Gebührenordnungsposition 03000 bzw. 04000 berechnet wurde.
Kommt in demselben Arztfall eine Grundpauschale der Kapitel 5 bis 11, 13, 15, 18, 20, 26 oder 27 oder eine Konsiliarpauschale zur Abrechnung, ist die Gebührenordnungsposition 01434 nicht berechnungsfähig.
Die Gebührenordnungsposition 01434 ist im organisierten Not(-fall)dienst nicht berechnungsfähig.
Die Gebührenordnungsposition 01434 ist für Gespräche im Zusammenhang mit Leistungen der Abschnitte 1.7.1 bis 1.7.5 nicht berechnungsfähig.
Die Gebührenordnungsposition 01434 ist – mit Ausnahme der Gebührenordnungspositionen 01435 und 40122 – nicht neben anderen Gebührenordnungspositionen berechnungsfähig.

Berichtspflicht: Nein

Aufwand in Minuten:
Kalkulationszeit: 5   **Prüfzeit:** 5   **Eignung d. Prüfzeit:** Keine Eignung

01435 Haus-/Fachärztliche Bereitschaftspauschale	88 Pkt.
	9,67 €

Obligater Leistungsinhalt
* Telefonische Beratung des Patienten im Zusammenhang mit einer Erkrankung durch den Arzt bei Kontaktaufnahme durch den Patienten
und/oder
* Anderer mittelbarer Arzt-Patienten-Kontakt gemäß I-4.3.1 der Allgemeinen Bestimmungen

Abrechnungsbestimmung: einmal im Behandlungsfall

Anmerkung: Die Gebührenordnungsposition 01435 ist im organisierten Not(-fall)dienst nicht berechnungsfähig.
Kommt in demselben Arztfall eine Versicherten-, Grund- und/oder Konsilarpauschale zur Abrechnung, ist die Gebührenordnungsposition 01435 nicht berechnungsfähig.
Die Gebührenordnungsposition 01435 ist nicht neben anderen Gebührenordnungspositionen berechnungsfähig.
Die Gebührenordnungsposition 01435 ist bei Neugeborenen, Säuglingen, Kleinkindern und Kindern bis zum vollendeten 12. Lebensjahr zweimal im Behandlungsfall berechnungsfähig.

Aufwand in Minuten:
Kalkulationszeit: KA   **Prüfzeit:** ./.   **Eignung d. Prüfzeit:** Keine Eignung

GOÄ entsprechend oder ähnlich: Nrn. 1 oder 3 (mind. 10 Minuten)

Kommentar: Die Leistung gilt nicht nur für tel. Inanspruchnahme, sondern auch für andere mittelbare Arzt-Patienten-Kontakte wie z.B. Kontakte ausschließlich über die Eltern oder über Pflegepersonal im Quartal.
Bei Kindern bis zum vollendeten 12. Lebensjahr kann diese Leistung bis zu 2x im Behandlungsfall (Quartal) berechnet werden. Erfolgt beispielsweise bei Kindern der einzige Arztkontakt im Quartal telefonisch über die Erziehungsberechtigten oder findet ausschließlich im Quartal ein Kontakt über eine Pflegeperson statt, kann in solchen Fällen EBM-Nr. 01435 berechnet werden ..."
Nr. 01435 ab 01.01.2009 auf einen Blick:
* **Haus- bzw. fachärztliche Bereitschaftspauschale.**
* **Ausschließlich für eine telefonische Beratung** des Patienten im Zusammenhang mit einer Erkrankung bei Kontaktaufnahme durch den Patienten oder andere mittelbare Arzt-Patienten-Kontakte.
* **Nicht neben einer Versicherten-, Grund- oder Konsiliarpauschale in demselben Arztfall berechnungsfähig.**
* **Abrechnung neben anderen EBM-Nrn. nicht möglich.**
* Einmal mit Behandlungsfall berechnungsfähig. **Ausnahme:** Bei Kindern bis zum vollendeten 12. Lebensjahr zweimal im Behandlungsfall berechnungsfähig. Dies gilt auch in Berufsausübungsgemeinschaften mit mehreren Arztsitzen.
* **Abrechnung im organisierten Notfall nicht möglich. Tipp:** In diesem Falle wären die Nrn. 01214, 01216 oder 01218 zzgl. Zuschlag berechenbar.

01436 Konsultationspauschale 18 Pkt.
1,98 €

Obligater Leistungsinhalt
- Persönlicher Arzt-Patienten-Kontakt,
- Diagnostik und/oder Behandlung einer/von Erkrankung(en) eines Patienten im Rahmen einer Überweisung zur Durchführung von Auftragsleistungen (Indikations- oder Definitionsauftrag gemäß § 24 Abs. 7 Nr. 1 Bundesmantelvertrag-Ärzte (BMV-Ä) bzw. § 27 Abs. 7 Nr. 1 Bundesmantelvertrag-Ärzte (BMV-Ä)) an nicht ausschließlich auf Überweisung tätige Ärzte gemäß § 13 Abs. 4 Bundesmantelvertrag-Ärzte (BMV-Ä)

und/oder
- Diagnostik einer/von Erkrankungen eines Patienten im Rahmen einer Überweisung zur Konsiliaruntersuchung, Mitbehandlung oder Weiterbehandlung gemäß § 24 Abs. 7 Nrn. 2, 3 oder 4 Bundesmantelvertrag-Ärzte (BMV-Ä) zur Erbringung von Leistungen entsprechend der Gebührenordnungspositionen des Abschnitts 31.1, ggf. in mehreren Sitzungen

und/oder
- Diagnostik und/oder Behandlung einer/von Erkrankung(en) eines Patienten im Rahmen einer Überweisung zur Konsiliaruntersuchung, Mitbehandlung oder Weiterbehandlung gemäß § 24 Abs. 7 Nrn. 2, 3 oder 4 Bundesmantelvertrag-Ärzte (BMV-Ä) innerhalb derselben Arztgruppe gemäß § 24 Abs. 4 Bundesmantelvertrag-Ärzte (BMV-Ä), zur Durchführung von Leistungen entsprechend der Gebührenordnungspositionen der Abschnitte 31.2 und/oder 31.5, ggf in mehreren Sitzungen

und/oder
- Diagnostik und/oder Behandlung einer/von Erkrankung(en) eines Patienten im Rahmen einer Überweisung zur Konsiliaruntersuchung, Mitbehandlung oder Weiterbehandlung gemäß § 24 Abs. 7 Nrn. 2, 3 oder 4 Bundesmantelvertrag-Ärzte (BMV-Ä) innerhalb derselben Arztgruppe gemäß § 24 Abs. 4 Bundesmantelvertrag-Ärzte (BMV-Ä), zur Durchführung von Leistungen entsprechend der Gebührenordnungspositionen des Abschnitts 31.4

Anmerkung: Die Gebührenordnungsposition 01436 kann nicht neben Versicherten-, Grund- und/oder Konsiliarpauschalen berechnet werden.
Neben der Gebührenordnungsposition 01436 ist für die Berechnung der jeweiligen arztgruppen-spezifischen Versicherten-, Grund- und/oder Konsiliarpauschale in demselben Behandlungsfall mindestens ein weiterer persönlicher Arzt-Patienten-Kontakt notwendig.

Abrechnungsausschluss: in derselben Sitzung 03000, 03010, 03030, 04000, 04010, 04030 und 30700

Aufwand in Minuten:
Kalkulationszeit: KA **Prüfzeit:** ./. **Eignung d. Prüfzeit:** Keine Eignung

GOÄ entsprechend oder ähnlich: Die GOÄ kennt keine entsprechende Pauschalleistung. Es sind die einzelnen erbrachten Leistungen abzurechnen.

Kommentar: Versicherten- oder Grundpauschalen dürfen nach § 13 Abs. 4 des Bundesmantelvertrages Ärzte nicht von Ärzten für Laboratoriumsmedizin, Mikrobiologie und Infektionsepidemiologie, Nuklearmedizin, Pathologie, Radiologische Diagnostik bzw. Radiologie, Strahlentherapie und Transfusionsmedizin abgerechnet werden.

Diese Arztgruppen dürfen nur auf Überweisung Patienten behandeln und neben den erbrachten angeforderten Leistungen ggf. die für ihre Arztgruppe ausgewiesenen Konsiliarpauschalen berechnen.

01440	Verweilen außerhalb der Praxis ohne Erbringung weiterer berechnungsfähiger Gebührenordnungspositionen, wegen der Erkrankung erforderlich,	352 Pkt. 38,67 €

Abrechnungsbestimmung: je vollendete 30 Minuten

Anmerkung: Die Gebührenordnungsposition 01440 ist im Zusammenhang mit der Erbringung von Leistungen in der Praxis nicht berechnungsfähig.

Abrechnungsausschluss: in derselben Sitzung 01416, 05210, 05211, 05212, 05230, 05310, 05320, 05330, 05331, 05340, 05341, 05350, 05372, 08410, 30708, 31820, 31821, 31822, 31823, 31824, 31825, 31826, 31827, 31828, 31830, 31831, 36820, 36821, 36822, 36823, 36824, 36825, 36826, 36827, 36828, 36830, 36831

Aufwand in Minuten:
Kalkulationszeit: 30   **Prüfzeit:** 30   **Eignung d. Prüfzeit:** Tages- und Quartalsprofil

GOÄ entsprechend oder ähnlich: Nr. 56*

Kommentar: Die Verweildauer ist gestaffelt und kann nur je vollendete 30 Minuten berechnet werden. Der Ansatz der Verweilgebühr nach Nr. 01440 setzt voraus, dass der Arzt im Wesentlichen untätig beim Patienten verweilt.

EBM Nr. 01440 ist eine GOP insbesondere für den Notdienst. Muss der Arzt auf das Eintreffen des **Krankentransportwagens** warten, weil eine stationäre **Notfalleinweisung** erforderlich ist, kann je vollendete 30 Minuten die EBM Nr. 01440 berechnet werden (Verweilen außerhalb der Praxis ohne Erbringung weiterer berechnungsfähiger Gebührenordnungspositionen, wegen der Erkrankung erforderlich).

Wird dem Patienten eine **Infusion** verabreicht, die mindestens zehn Minuten läuft, kommt die EBM Nr. 02100 (Infusion intravenös und/oder in das Knochenmark und/oder mittels Portsystem und/oder intraarteriell) zum Ansatz. **In einem solchen Fall kann allerdings die Verweilgebühr nicht berechnet werden.**

Sie hat keinen Ausschluss mit 01223, 01224 und 01226.

Tipp: Prüfen Sie in der Präambel zum Kapitel Ihrer Fachgruppe, ob diese Leistung, die auch im Anhang 1 (Verzeichnis der nicht gesondert berechnungsfähigen Leistungen) aufgelistet ist, von Ihrer Fachgruppe gesondert abgerechnet werden kann.

Finden Sie diese Leistung **nicht** in einem der Präambel-Absätze als abrechenbar aufgeführt, ist sie nicht berechnungsfähig. Die Leistung ist in der Regel dann bei Ihrer Fachgruppe Bestandteil der Versicherten- oder Grundpauschale und damit nicht gesondert berechnungsfähig.

01442	Videofallkonferenz mit der/den an der Versorgung des Patienten beteiligten Pflege(fach)kraft/Pflege(fach)kräften gemäß Anlage 31b zum Bundesmantelvertrag-Ärzte (BMV-Ä)	86 Pkt. 9,45 €

Obligater Leistungsinhalt

• Patientenorientierte Videofallbesprechung zwischen dem behandelnden Vertragsarzt, der die Koordination von diagnostischen und/oder therapeutischen und/oder rehabilitativen Maßnahmen und/oder der pflegerischen Versorgung für den Patienten durchführt und der Pflege-(fach)kraft/den Pflege(fach)kräften, die an der Versorgung des Patienten in der Häuslichkeit des Patienten oder einer Pflegeeinrichtung oder einer beschützenden Einrichtung beteiligt ist/sind in Bezug auf den chronisch pflegebedürftigen Patienten

Anmerkung: Die Gebührenordnungsposition 01442 ist höchstens dreimal im Krankheitsfall berechnungsfähig.
Die Gebührenordnungsposition 01442 ist nur berechnungsfähig, wenn im Zeitraum der letzten drei Quartale unter Einschluss des aktuellen Quartals ein persönlicher Arzt-Patienten-Kontakt in derselben Arztpraxis stattgefunden hat.
Für die Abrechnung der Gebührenordnungsposition 01442 gelten die Anforderungen gemäß Anlage 31b zum BMV-Ä entsprechend.

Abrechnungsausschluss: in derselben Sitzung 01758, 30210, 30706, 30948, 37120, 37320, 37400

Aufwand in Minuten:
Kalkulationszeit: KA   **Prüfzeit:** ./.   **Eignung d. Prüfzeit:** Keine Eignung

---

01444	**Zuschlag zu den Versichertenpauschalen nach den Gebührenordnungspositionen 03000 und 04000, zu den Grundpauschalen der Kapitel 5 bis 11, 13 bis 16, 18, 20 bis 23, 26 und 27 und zu den Grund- und Konsiliarpauschalen nach den Gebührenordnungspositionen 01320, 01321, 25214 und 30700 für die Authentifizierung eines unbekannten Patienten gemäß Anlage 4b zum Bundesmantelvertrag-Ärzte (BMV-Ä) im Rahmen einer Videosprechstunde gemäß Anlage 31b zum BMV-Ä durch das Praxispersonal**	**10 Pkt.** **1,10 €**

Obligater Leistungsinhalt
* Praxispersonal-Patienten-Kontakt im Rahmen einer Videosprechstunde oder Videofallbesprechung gemäß Anlage 31b zum BMV-Ä bei Kontaktaufnahme durch den Patienten,
* Überprüfung der vorgelegten eGK gemäß Anlage 4b zum BMV-Ä,
* Erhebung der Stammdaten,

Abrechnungsbestimmung: einmal im Behandlungsfall

Anmerkung: Die Gebührenordnungsposition 01444 ist nur für die Authentifizierung eines unbekannten Patienten berechnungsfähig, sofern im Behandlungsfall ausschließlich Arzt-Patienten-Kontakte im Rahmen einer Videosprechstunde gemäß Anlage 31b zum BMV-Ä stattfinden oder im Behandlungsfall ein Arzt-Patienten-Kontakt im Rahmen einer Videosprechstunde gemäß Anlage 31b zum BMV-Ä vor einem persönlichen Arzt-Patienten-Kontakt stattfindet.

Aufwand in Minuten:
Kalkulationszeit: KA   **Prüfzeit:** ./.   **Eignung d. Prüfzeit:** Keine Eignung

01450 **Zuschlag im Zusammenhang mit den Versichertenpauschalen nach den Gebührenordnungspositionen 03000 und 04000, den Grundpauschalen der Kapitel 5 bis 11, 13 bis 16, 18, 20, bis 23, 26 und 27 und den Gebührenordnungspositionen 01320, 01321, 01442, 25214, 30210, 30700, 30706, 30932, 30948, 35110 bis 35113,35141, 35142, 35401, 35402, 35405, 35411, 35412, 35415, 35421, 35422, 35425, 35600, 35601, 37120, 37320 und 37400 für die Betreuung eines Patienten im Rahmen einer Videosprechstunde oder für eine Videofallkonferenz gemäß Anlage 31b zum Bundesmantelvertrag-Ärzte (BMV-Ä)**	**40 Pkt.** **4,39 €**

Obligater Leistungsinhalt

- Arzt-Patienten-Kontakt im Rahmen einer Videosprechstunde gemäß Anlage 31b zum BMV-Ä bei Kontaktaufnahme durch den Patienten

oder

- Videofallkonferenz gemäß Anlage 31b zum BMV-Ä durch den initiierenden Vertragsarzt,

Fakultativer Leistungsinhalt

- Dokumentation,
- Erneute Einbestellung des Patienten,

je Arzt-Patienten-Kontakt im Rahmen einer Videosprechstunde oder Videofallkonferenz 40 Punkte

Für die Gebührenordnungsposition 01450 wird ein Punktzahlvolumen je Arzt gebildet, aus dem alle gemäß der Gebührenordnungsposition 01450 durchgeführten Leistungen im Quartal zu vergüten sind. Der Höchstwert für das Punktzahlvolumen für die Gebührenordnungsposition 01450 beträgt 1.899 Punkte je abrechnendem Vertragsarzt.

Die Gebührenordnungsposition 01450 ist als Zuschlag im Zusammenhang mit den Gebührenordnungspositionen 30210, 30706, 30948, 37120, 37320 und 37400 ausschließlich berechnungsfähig, sofern die Fallkonferenz bzw. Fallbesprechung als Videofallkonferenz durchgeführt wird, die die Anforderungen gemäß Anlage 31b zum BMV-Ä erfüllt. Die Gebührenordnungsposition 01450 ist nur vom Vertragsarzt, der die Videofallkonferenz initiiert, berechnungsfähig. Dabei gilt ein Höchstwert von 40 Punkten je Arzt und je Videofallkonferenz.

Für die Gebührenordnungsposition 01450 gilt ein Höchstwert von 40 Punkten je Gruppenbehandlung nach den Gebührenordnungspositionen 35112 und 35113, aus dem alle gemäß der Gebührenordnungsposition 01450 durchgeführten Leistungen je Gruppenbehandlung zu vergüten sind.

Abrechnungsbestimmung: je Arzt-Patienten-Kontakt im Rahmen einer Videosprechstunde

Anmerkung: Für die Gebührenordnungsposition 01450 wird ein Punktzahlvolumen je Arzt gebildet, aus dem alle gemäß der Gebührenordnungsposition 01450 erbrachten Leistungen im Quartal zu vergüten sind. Der Höchstwert für das Punktzahlvolumen für die Gebührenordnungsposition 01450 beträgt 1.899 Punkte je abrechnendem Vertragsarzt.

Die Gebührenordnungsposition 01450 ist als Zuschlag im Zusammenhang mit den Gebührenordnungspositionen 37120 und 37320 ausschließlich berechnungsfähig, sofern die Fallkonferenz als Videofallkonferenz durchgeführt wird, die die Anforderungen gemäß Anlage 31b zum BMV-Ä erfüllt.

Die Gebührenordnungsposition 01450 ist nicht neben den Gebührenordnungspositionen des Kapitels 35 berechnungsfähig.

Aufwand in Minuten:
Kalkulationszeit: KA   **Prüfzeit:** ./.   **Eignung d. Prüfzeit:** Keine Eignung
Kommentar: Informationen:
KBV-Informationen: https://www.kbv.de/html/videosprechstunde.php
Die KV Bremen informiert: Videosprechstunde (2017) : GOP und Indikationsliste
https://www.kvhb.de/videosprechstunde-gop-und-indikationsliste-schon-zum-1-april-da
Die KV Nordrhein informiert: Videosprechstunde ab 1. April 2019 für alle Indikationen
https://www.kvno.de/60neues/2019/19_05_videosprechstunde/index.html
Weitere Informationen kann Ihnen auch Ihre regionale KV nennen.

01451	**Anschubförderung für Videosprechstunden gemäß**	**92 Pkt.**
	Anlage 31b zum BundesmantelvertragÄrzte (BMV-Ä) im	**10,11 €**
	Rahmen der Betreuung von Patienten in der haus-/fach-	
	ärztlichen Versorgung,	

Abrechnungsbestimmung: je Arzt-Patienten-Kontakt im Rahmen einer Videosprechstunde

Anmerkung: Für die Gebührenordnungsposition 01451 wird ein Punktzahlvolumen je Praxis gebildet, aus dem alle gemäß der Gebührenordnungsposition 01451 durchgeführten Leistungen im Quartal zu vergüten sind. Der Höchstwert für die Gebührenordnungsposition 01451 beträgt insgesamt je Praxis 4.620 Punkte im Quartal.
Die Gebührenordnungsposition 01451 wird der Praxis durch die zuständige Kassenärztliche Vereinigung je durchgeführter Videosprechstunde bis zum Höchstwert zugesetzt, sofern die Praxis mindestens 15 Videosprechstunden gemäß der Gebührenordnungsposition 01450 im Quartal durchgeführt hat.

Berichtspflicht: Nein

Aufwand in Minuten:
Kalkulationszeit: KA   **Prüfzeit:** ./.   **Eignung d. Prüfzeit:** Keine Eignung
Kommentar: Der Bewertungsausschuß informiert u.a.: … „
1. Die Leistung nach der Gebührenordnungsposition 01451 wird **zeitlich befristet, vom 1. Oktober 2019 bis zum 30. September 2021,** in den EBM aufgenommen.
2. Die Aufnahme der Leistung nach der Gebührenordnungsposition 01451 führt nicht zu Einsparungen bei anderen Leistungen (Substitution).
3. Die Vergütung der Leistung nach der Gebührenordnungsposition 01451 erfolgt außerhalb der morbiditätsbedingten Gesamtvergütungen …
4. Die Gebührenordnungsposition 01451 wird von der KV automatisch zugesetzt, sofern die Mindestanzahl von 15 Videosprechstunden im Quartal erreicht ist."

01460	**Aufklärung über die Begleiterhebung gemäß § 31**	**28 Pkt.**
	Absatz 6 SGB V i. V. mit § 3 Cannabis-Begleiterhebungs-	**3,08 €**
	Verordnung (CanBV)	

Obligater Leistungsinhalt
- Aushändigung des Informationsblatts der Begleiterhebung zur Anwendung von Cannabisarzneimitteln,
- Aufklärung über die verpflichtende Begleiterhebung vor der ersten Verordnung einer Leistung nach § 31 Absatz 6 SGB V

Abrechnungsausschluss: am Behandlungstag 1.2

Berichtspflicht: Nein

Aufwand in Minuten:

Kalkulationszeit: KA   **Prüfzeit:** 2   **Eignung d. Prüfzeit:** Keine Eignung

Kommentar: Der Bewertungsausschuss hat zum 1. Oktober 2016 drei EBM-Ziffern zur Abrechnung einer Cannabisverordnung beschlossen und Ärzte können ab sofort eine Cannabistherapie verordnen und abrechnen (siehe § 31 Abs. 6 SGB V).

Details finden Sie bei: https://www.kbv.de/html/cannabis-verordnen.php

Alle drei Leistungen EBM Nrn. 01460, 01461 und 01626 werden extrabudgetär vergütet. Allerdings sind die EBM Nrn. 01460 und 01461 nur bis Ende März 2022 gültig, denn dann endet auch die gesetzlich vorgesehene fünfjährige behördliche Therapie-Auswertung.

Die Ärzte Zeitung informiert: ... „Zudem weist die KBV darauf hin, dass ein Wechsel innerhalb der verschiedenen Cannabis-Darreichungen – von Blüten und Extrakten auf Dronabinol- oder Nabilon-Fertigarzneimittel oder umgekehrt –, als neue Therapie gilt. „Daher kann eine Berechnung je durch die Krankenkasse genehmigter Leistung erfolgen", heißt es..."

Bitte beachten Sie, dass Sie verpflichtet sind, Ihre Patienten vor der ersten Verordnung einmalig über die verpflichtende Begleiterhebung zu informieren. Bei dieser Aufklärung händigen Sie den Patienten das Informationsblatt des BfArM aus

https://www.bfarm.de/SharedDocs/Downloads/DE/Bundesopiumstelle/Cannabis/Infoblatt_Pati enten.pdf?__blob=publicationFile&v=3.

01461	Datenerfassung und Datenübermittlung im Rahmen der Begleiterhebung gemäß § 31 Absatz 6 SGB V i. V. mit § 4 Cannabis-Begleiterhebungs-Verordnung (CanBV)	92 Pkt. 10,11 €

Obligater Leistungsinhalt

* Datenerfassung im Rahmen des Erhebungsbogens der Begleiterhebung zur Anwendung von Cannabisarzneimitteln,
* Elektronische Übermittlung des Erhebungsbogens der Begleiterhebung zur Anwendung von Cannabisarzneimitteln an das Bundesinstitut für Arzneimittel und Medizinprodukte in anonymisierter Form

Abrechnungsausschluss: am Behandlungstag 1.2

Berichtspflicht: Nein

Anmerkung: Die Gebührenordnungsposition 01461 ist je genehmigter Leistung nach § 31 Absatz 6 Satz 2 SGB V nach Ablauf eines Jahres nach Beginn der Therapie oder bei Beendigung der Therapie vor Ablauf eines Jahres zum Zeitpunkt des Therapieendes einmal berechnungsfähig.

Darüber hinaus ist die Gebührenordnungsposition 01461 für Versicherte, die sich zwischen dem 1. Januar 2022 bis 31. März 2022 in Therapie mit einer genehmigten Leistung nach § 31 Absatz 6 Satz 2 SGB V befinden und für die eine zweite Erhebung erforderlich ist, einmal berechnungsfähig.

Die Gebührenordnungsposition 01461 ist höchstens viermal im Krankheitsfall berechnungsfähig.

Aufwand in Minuten:

Kalkulationszeit: KA   **Prüfzeit:** 6   **Eignung d. Prüfzeit:** Tages- und Quartalsprofil

Kommentar: Siehe bei GOP 01460

1.5 Ambulante praxisklinische Betreuung und Nachsorge

1. Haben an der Erbringung von Leistungen entsprechend den Gebührenordnungspositionen dieses Abschnitts mehrere Ärzte mitgewirkt, hat der die Gebührenordnungspositionen dieses Abschnitts abrechnende Vertragsarzt in einer der Quartalsabrechnung beizufügenden und von ihm zu unterzeichnenden Erklärung zu bestätigen, dass er mit den anderen Ärzten eine Vereinbarung darüber getroffen hat, wonach nur er allein in den jeweiligen Fällen diese Gebührenordnungspositionen abrechnet.
2. Die Gebührenordnungspositionen des Abschnitts II-1.5 sind bei kurativ-stationärer (belegärztlicher) Behandlung nicht berechnungsfähig.

Kommentar: Durch diese Regelung soll gewährleistet werden, dass die gleichzeitige Abrechnung von Beobachtungs- und Betreuungsmaßnahmen durch mehrere Ärzte, die tatsächlich beteiligt waren, ausgeschlossen ist.
Sinnvoll wird diese Regelung jedoch nur dann, wenn die vorgeschriebene schriftliche Erklärung auch die Namen der „anderen Ärzte" enthält, da sonst eine Prüfung z.B. im Rahmen einer Plausibilitätsprüfung nicht möglich wäre.

Zusatzpauschalen für Beobachtung und Betreuung

01510* Dauer mehr als 2 Stunden	443 Pkt. 48,67 €

Obligater Leistungsinhalt
- Beobachtung und Betreuung eines Kranken mit konsumierender Erkrankung (fortgeschrittenes Malignom, HIV-Erkrankung im Stadium AIDS) in einer Arztpraxis oder praxisklinischen Einrichtung gemäß § 115 Abs. 2 SGB V unter parenteraler intravasaler Behandlung mittels Kathetersystem

und/oder
- Beobachtung und Betreuung eines Kranken in einer Arztpraxis oder praxisklinischen Einrichtung gemäß § 115 Abs. 2 SGB V unter parenteraler intravasaler Behandlung mit Zytostatika und/oder monoklonalen Antikörpern und/oder Alglucosidase alfa bei Morbus Pompe

und/oder
- Beobachtung und Betreuung eines kachektischen Patienten mit konsumierender Erkrankung während enteraler Ernährung über eine Magensonde oder Gastrostomie (PEG) in einer Praxis oder praxisklinischen Einrichtung gemäß § 115 Abs. 2 SGB V

und/oder
- Beobachtung und Betreuung einer Patientin, bei der ein i.v.-Zugang angelegt ist, am Tag der Eizellentnahme, entsprechend der Gebührenordnungsposition 08541

und/oder
- Beobachtung und Betreuung eines Patienten nach einer Punktion an Niere, Leber, Milz oder Pankreas

Fakultativer Leistungsinhalt
- Infusion(en)

Anmerkung: Für die Behandlung mit monoklonalen Antikörpern ist nur die Gebührenordnungsposition 01510 ; in begründeten Ausnahmefällen unter Angabe des Präparates und der Infusionsdauer die Gebührenordnungsposition 01511 berechnungsfähig.

Für die Behandlung mit Alglucosidase alfa bei Morbus Pompe sind nur die Gebührenordnungspositionen 01510 und 01511 berechnungsfähig.

Abrechnungsausschluss: in derselben Sitzung 01511, 01512, 01520, 01521, 01530, 01531, 01857, 01910, 01911, 02100, 02101, 04564, 04565, 04566, 04572, 04573, 13610, 13611, 13612, 13620, 13621, 13622, 30708, 32247, 34502, 34503 und Kapitel 31.5.3, 5

Aufwand in Minuten:
Kalkulationszeit: 4 **Prüfzeit:** 4 **Eignung d. Prüfzeit:** Tages- und Quartalsprofil

GOÄ entsprechend oder ähnlich: Leistungskomplex in der GOÄ nicht vorhanden. Abrechnung der einzelnen erbrachten GOÄ-Leistung(en).

Kommentar: Seit 1.10.2019 wird diese Behandlung bei den EBM Nrn. 01510 bis 01511 berechnungsfähig.

Nach einem BSG-Urteil vom 25. Januar 2017 sind die EBM Nrn. 01510 bis 01512 der Betreuungs- und Beobachtungsleistungen auch von ermächtigten stationären Einrichtungen abrechenbar.

Die Leistungen der EBM Nrn. 01510 bis 01512 können berechnet werden:

a) wenn der Kranke mehr als 2 Stunden (die reine Betreuungszeit muss mehr als zwei Stunden, also mindestens 121 Minuten gedauert haben) in der Praxis oder praxisklinischen Einrichtung, nicht jedoch im Rahmen einer belegärztlichen Behandlung beobachtet und betreut wurde und

b) wenn es sich um eine der in der Leistungslegende definierten Gruppen von Behandlungsmaßnahmen gehandelt hat.

EBM Nr. 01511 setzt mindestens eine Betreuungszeit von 241 Minuten,
EBM Nr. 01512 setzt 361 Minuten voraus.

Der Arzt darf sich während der Betreuungszeit auch um andere Patienten kümmern und ggf. eine Betreuung und Beobachtung durch eine ausgebildete Hilfskraft sicherstellen.

Die EBM Nrn. 01510 bis 01512 sind je Patient auch dann berechnungsfähig, wenn der Arzt mehrere Patienten gleichzeitig betreut. Der Arzt muss sich aber immer wieder vom Zustand seines speziellen Patienten vergewissern. Infusionen sind Bestandteil der Betreuungsleistung und zusätzlich berechnungsfähig.

Leistungen, die eine nach dem EBM vergütete Beobachtung und/oder Betreuung eines Patienten erfordern, sind an demselben Behandlungstag nicht neben den EBM Nrn. 01510–01512 abrechenbar.

01511* Dauer mehr als 4 Stunden	**872 Pkt.**
	95,81 €

Aufwand in Minuten:
Kalkulationszeit: 6 **Prüfzeit:** 6 **Eignung d. Prüfzeit:** Tages- und Quartalsprofil

GOÄ entsprechend oder ähnlich: Leistungskomplex in der GOÄ nicht vorhanden. Abrechnung der einzelnen erbrachten GOÄ-Leistung(en).

Kommentar: Siehe Kommentar zu EBM Nr. 01510.

01512* Dauer mehr als 6 Stunden	1299 Pkt.
	142,72 €

Aufwand in Minuten:
Kalkulationszeit: 8   **Prüfzeit:** 10   **Eignung d. Prüfzeit:** Tages- und Quartalsprofil

GOÄ entsprechend oder ähnlich: Leistungskomplex in der GOÄ nicht vorhanden. Abrechnung der einzelnen erbrachten GOÄ-Leistung(en).

Kommentar: Siehe Kommentar zu EBM Nr. 01510

1.6 Schriftliche Mitteilungen, Gutachten

1. Für das Ausstellen von Auskünften, Bescheinigungen, Zeugnissen, Berichten und Gutachten auf besonderes Verlangen der Krankenkassen bzw. des Medizinischen Dienstes gelten die Regelungen gemäß § 36 Bundesmantelvertrag-Ärzte (BMV-Ä).
2. Zweitschriften und alle weiteren als der erste Ausdruck EDV-gespeicherter Dokumentationen von Berichten und Arztbriefen mit Ausnahme der Gebührenordnungsposition 01602 sind nicht nach den Gebührenordnungspositionen dieses Abschnitts berechnungsfähig.
3. Die für Reproduktion und Versendung entstandenen Kosten können nach den vertraglichen Regelungen zu den Pauschalerstattungen geltend gemacht werden.
4. Bei Probenuntersuchungen ohne Arzt-Patienten-Kontakt sind die Gebührenordnungspositionen 01600 und 01601 nicht berechnungsfähig.
5. Die Gebührenordnungsposition 01640 ist von Vertragsärzten berechnungsfähig, die durch Diagnostik und/oder Therapie ein umfassendes Bild zu Befunden, Diagnosen und Therapiemaßnahmen des Patienten haben bzw. infolge einer krankheitsspezifischen Diagnostik und/oder Therapie über notfallrelevante Informationen zum Patienten verfügen.
6. Die Gebührenordnungsposition 01650 kann ausschließlich von
   - Fachärzten im Gebiet Chirurgie,
   - Fachärzten für Orthopädie,
   - Fachärzten für Frauenheilkunde und Geburtshilfe,
   - Fachärzten für Urologie

berechnet werden.

Kommentar: Die Bundesmantelverträge regeln in den genannten Vorschriften, wann und unter welchen Voraussetzungen der Vertragsarzt verpflichtet ist, Auskünfte und sonstige Informationen an die Krankenkasse zu geben. Beispielhaft wird hier § 36 BMV-Ä:

„§ 36 Schriftliche Informationen
(1) Der Vertragsarzt ist befugt und verpflichtet, die zur Durchführung der Aufgaben der Krankenkassen erforderlichen schriftlichen Informationen (Auskünfte, Bescheinigungen, Zeugnisse, Berichte und Gutachten) auf Verlangen an die Krankenkasse zu übermitteln. Wird kein vereinbarter Vordruck verwendet, gibt die Krankenkasse an, gemäß welcher Bestimmungen des Sozialgesetzbuches oder anderer Rechtsvorschriften die Übermittlung der Information zulässig ist.

(2) Für schriftliche Informationen werden Vordrucke vereinbart. Vereinbarte Vordrucke, kurz.B.scheinigungen und Auskünfte sind vom Vertragsarzt ohne besonderes Honorar gegen Erstattung von Auslagen auszustellen, es sei denn, dass eine andere Vergütungsregelung vereinbart wurde. Der Vordruck enthält einen Hinweis darüber, ob die Abgabe der Information gesondert vergütet wird oder nicht. Gutachten und Bescheinigungen mit gutachtlichen Fragestellungen, für die keine Vordrucke vereinbart wurden, sind nach den Leistungspositionen des BMÄ zu vergüten.
(3) Soweit Krankenkassen Versicherte bei der Verfolgung von Schadensersatzansprüchen, die bei der Inanspruchnahme von Versicherungsleistungen aus Behandlungsfehlern entstanden sind, unterstützen, sind die Vertragsärzte bei Vorliegen einer aktuellen Schweigepflichtsentbindung berechtigt, die erforderlichen Auskünfte zu erteilen."

Da die Übermittlungsart der schriftlichen Mitteilung nicht vorgeschrieben ist, kann diese per normaler Post, aber auch per Fax oder per E-Mail erfolgen. Bei den beiden letztgenannten Übermittlungsarten sind aber hohe Anforderungen an die datenschutzrechtlichen Belange zu stellen. So muss der Arzt sicherstellen, dass Fax bzw. E-Mail nur an den befugten Empfänger gelangen. Kann er das nicht hundertprozentig, sollte er auf diese Art der Übermittlung verzichten. Aus dem Wortlaut der Präambel, insbesondere der Nr. 1.4, ist zu schließen, dass Anlass des Berichts eine vorausgegangene Patientenuntersuchung gewesen sein muss. Entsprechend können reine Befundmitteilungen oder die Mitteilung über das Ergebnis von Probenuntersuchungen keine nach Nrn. 01600 und 01601 abrechnungsfähige Leistung darstellen. Allerdings können in solchen Fällen u.U. Versand- oder Kostenpauschalen nach Kapitel 40 anfallen.

01600	Ärztlicher Bericht über das Ergebnis einer Patientenuntersuchung	55 Pkt. 6,04 €

Anmerkung: Der Höchstwert für die Gebührenordnungsposition 01600 und 01601 beträgt 180 Punkte je Behandlungsfall. Der Höchstwert ist auch auf den Arztfall anzuwenden.
Die Gebührenordnungsposition 01600 ist in den berechnungsfähigen Gebührenordnungspositionen der Abschnitte III.b-8.5, IV-31.2, IV-32.2, IV-32.3, IV-36.2 und der Kapitel III.b-11, III.b-12, III.b-17, III.b-19, III.b-24, III.b-25 und IV-34 enthalten.
Die Gebührenordnungsposition 01600 ist im Behandlungsfall nicht neben den Versicherten-, Grund- oder Konsiliarpauschalen berechnungsfähig.

Abrechnungsausschluss: im Krankheitsfall 01838
am Behandlungstag 31010, 31011, 31012, 31013
im Behandlungsfall 01790, 01791, 01792, 01793, 01835, 01836, 01837, 03000, 03010, 03030, 04000, 04010, 04030, 25213, 30700

Aufwand in Minuten:
Kalkulationszeit: 4   **Prüfzeit:** 1   **Eignung d. Prüfzeit:** Tages- und Quartalsprofil
GOÄ entsprechend oder ähnlich: Nr. 70

Kommentar: Wenn ein Patient, bei dem eine berichtspflichtige Leistung erbracht wurde, nicht die Weitergabe eines Befundes an den Hausarzt wünscht oder wenn er gar keinen hat, so ist nach den Allgemeinen Bestimmungen 2.1.4 die berichtspflichtige Leistung trotzdem vollständig erfüllt und damit auch abrechnungsfähig.

Gemäß den Allgemeinen Bestimmungen 2.1.4 muss der Bericht immer schriftlich abgefasst werden und kann nicht – auch nicht im Rahmen einer Praxisgemeinschaft – mündlich, d.h. telefonisch übermittelt werden.
Nach den allgemeinen Bestimmungen 7.1 können Versand- bzw. Kostenpauschale nach den EBM-Nrn. 40120 ff. abgerechnet werden. Nicht abrechnungsfähig sind Schreibgebühren. Bei Übermittlung des ärztlichen Berichtes per Fax kann die EBM-Nr. 40120 zusätzlich berechnet werden.

01601	**Ärztlicher Brief in Form einer individuellen schriftlichen Information des Arztes an einen anderen Arzt über den Gesundheits- bzw. Krankheitszustand des Patienten**	**108 Pkt.** **11,87 €**

Obligater Leistungsinhalt
* Schriftliche Informationen zu
  – Anamnese,
  – Befund(e),
  – Epikritische Bewertung,
  – Schriftliche Informationen zur Therapieempfehlung

Anmerkung: Der Höchstwert für die Gebührenordnungspositionen 01600 und 01601 beträgt 180 Punkte je Behandlungsfall. Der Höchstwert ist auch auf den Arztfall anzuwenden.
Die Gebührenordnungsposition 01601 ist in den berechnungsfähigen Gebührenordnungspositionen der Abschnitte III.b-8.5, IV-31.2, IV-32.2, IV-32.3, IV-36.2 und der Kapitel III.b-11, III.b-12, III.b-17, III.b-19, III.b-24, III.b-25 und IV-34 enthalten.
Die Gebührenordnungsposition 01601 ist im Behandlungsfall nicht neben den Versicherten-, Grund- oder Konsiliarpauschalen berechnungsfähig.

Abrechnungsausschluss: im Krankheitsfall 01838
am Behandlungstag 31010, 31011, 31012, 31013
im Behandlungsfall 01790, 01791, 01792, 01793, 01835, 01836, 01837, 03000, 03030, 04000, 04010, 04030, 25213, 25214, 30700

Aufwand in Minuten:
Kalkulationszeit: 8   **Prüfzeit:** 2   **Eignung d. Prüfzeit:** Tages- und Quartalsprofil

GOÄ entsprechend oder ähnlich: Nrn. 75, 80 (Gutachten)

Kommentar: Nach der Leistungslegende wird eine abschließende Beurteilung (epikritische Bewertung) gefordert, so dass ein allgemeiner Bericht über die Patientenuntersuchung und die entsprechenden Befunde nicht dieser Leistungslegende entspricht, sondern nur der EBM-Nr. 01600.
Alle Kopien für den Hausarzt sind nach der festgelegten EBM-Nr. 01602 berechnungsfähig. Wezel/Liebold weist in seinem Kommentar nochmals darauf hin, dass die zum Zeitpunkt der Untersuchung festgestellten Symptome und Befunde relativ zeitnah am Untersuchungstermin versendet werden sollten, und gibt ein Urteil des Sozialgerichtes Stuttgart AZ.: S11Ka2267/02 vom 14. Mai 2003 an, dass nur in Ausnahmefällen der Zeitraum von 4 Wochen tolerabel ist.

| 01602 | Gebührenordnungsposition für die Mehrfertigung (z.B. Kopie) eines Berichtes oder Briefes nach den Gebührenordnungspositionen 01600, 01601, 01794, 01841, 08575, 11230 oder 11233 an den Hausarzt gemäß § 73 Abs. 1b SGB V | 12 Pkt. 1,32 € |

Anmerkung: Bei der Berechnung der Gebührenordnungsposition 01602 ist auf dem Behandlungsausweis die Arztabrechnungsnummer oder der Name des Hausarztes gemäß § 73 Abs. 1b SGB V anzugeben.
Die Gebührenordnungsposition 01602 für die Kopie eines Berichtes oder Briefes an den Hausarzt ist nur berechnungsfähig, wenn bereits ein Bericht oder Brief an einen anderen Arzt erfolgt ist.

Abrechnungsausschluss: im Behandlungsfall 17210, 19210, 24210, 24211, 24212, 25210, 25211, 25213, 25214

Aufwand in Minuten:
Kalkulationszeit: KA   **Prüfzeit:** ./.   **Eignung d. Prüfzeit:** Keine Eignung

GOÄ entsprechend oder ähnlich: Berechnung entstandener Kopie-Kosten nach § 10 Abs.1 GOÄ

Kommentar: Seit dem neuen EBM2000plus wird fast für jeden „Spezialisten", der diagnostische Leistungen an Patienten vollbringt, der Brief an den Hausarzt bzw. an einen anderen überweisenden Spezialisten zur Grundvoraussetzung für die Abrechnung. Erst mit Versendung dieses Briefes ist die Leistung abgeschlossen.
Erfolgt eine Überweisung von einem Spezialisten zu einem anderen, so ist sowohl ein Arztbrief an den überweisenden Spezialisten und eine Befundkopie an den Hausarzt zu senden.
Hausärzte sollten bei Überweisung ihre Patienten darauf hinweisen, dass der Gebietsarzt unverzüglich eine Befundkopie zusenden muss.
Für die Mehrfertigung kann neben Nr 01602 die Kostenpauschale nach Nr. 40144 zusätzlich berechnet werden

| 01610 | Bescheinigung zur Feststellung der Belastungsgrenze (Muster 55) | 14 Pkt. 1,54 € |

Aufwand in Minuten:
Kalkulationszeit: KA   **Prüfzeit:** ./.   **Eignung d. Prüfzeit:** Keine Eignung
GOÄ entsprechend oder ähnlich: Nr. 70

Kommentar: Erwachsene müssen nicht mehr als 2 % ihrer jährlichen Bruttoeinnahmen aus eigener Tasche für Heil- und Hilfsmittel, Fahrtkosten, Vorsorge- und Rehabilitationsleistungen hinzuzahlen. Für chronisch Kranke, die wegen derselben schwerwiegenden Krankheit in Dauerbehandlung sind, liegt die Belastungsgrenze bei 1 % der jährlichen Bruttoeinnahmen.
Eine „Dauerbehandlung" liegt vor, wenn der Versicherte mindestens ein Jahr lang vor Ausstellung dieser Bescheinigung jeweils wenigstens einmal im Quartal wegen derselben Krankheit in ärztlicher Behandlung war.
Der Begriff der „schwerwiegenden chronischen Krankheit" wurde vom gemeinsamen Bundesausschuss in der „Richtlinie zur Definition schwerwiegender chronischer Krankheiten" im Sinne des § 62 SGB V" wie folgt definiert (§ 2 der Richtlinie):

Schwerwiegende chronische Krankheit

Eine Krankheit i.S.d. § 62 Abs. 1 Satz 2 SGB V ist ein regelwidriger körperlicher oder geistiger Zustand, der Behandlungsbedürftigkeit zur Folge hat. Gleiches gilt für die Erkrankung nach § 62 Abs. 1 Satz 4 SGB V.

Eine Krankheit ist schwerwiegend chronisch, wenn sie wenigstens ein Jahr lang, mindestens einmal pro Quartal ärztlich behandelt wurde (Dauerbehandlung) und eines der folgenden Merkmale vorhanden ist:

a) Es liegt eine Pflegebedürftigkeit der Pflegestufe 2 oder 3 nach dem zweiten Kapitel SGB XI vor.

b) Es liegt ein Grad der Behinderung (GdB) von mindestens 60 oder eine Minderung der Erwerbsfähigkeit (MdE) von mindestens 60 % vor, wobei der GdB oder die MdE nach den Maßstäben des § 30 Abs. 1 BVG oder des § 56 Abs. 2 SGB VII festgestellt und zumindest auch durch die Krankheit nach Satz 1 begründet sein muss.

c) Es ist eine kontinuierliche medizinische Versorgung (ärztliche oder psychotherapeutische Behandlung, Arzneimitteltherapie, Behandlungspflege, Versorgung mit Heil- und Hilfsmitteln) erforderlich, ohne die nach ärztlicher Einschätzung eine lebensbedrohliche Verschlimmerung, eine Verminderung der Lebenserwartung oder eine dauerhafte Beeinträchtigung der Lebensqualität durch die aufgrund der Krankheit nach Satz 1 verursachte Gesundheitsstörung zu erwarten ist.

Ist eine Person nach zumindest einem dieser Kriterien chronisch erkrankt, beträgt die Belastungsgrenze 1 % des maßgeblichen Jahreseinkommens.

Den betroffenen Patienten ist auf jeden Fall zu empfehlen, alle Quittungen von Zuzahlungen und auch die Quittungen der Praxisgebühr zu sammeln. Wenn im Laufe des Jahres die Belastungsgrenze erreicht wird, dann sollten diese Patienten ihre Einkommensnachweise mit den aufgebrachten Aufwendungen für Zuzahlungen und Praxisgebühren bei der Krankenkasse einreichen. Sie werden dann für den Rest des Jahres von den Zuzahlungen befreit.

Zur Abrechnung der Leistung nach Nr. 01610 muss das Muster 55 ausgefüllt sein.

Tipp: Auf der u.a. KBV-Seite finden Sie die aktuelle Vordruckvereinbarung: https://www .kbv .de/media/sp/02-Vordruckvereinbarung.pdf

Prüfen Sie in der Präambel zum Kapitel Ihrer Fachgruppe, ob diese Leistung, die auch im Anhang 1 (Verzeichnis der nicht gesondert berechnungsfähigen Leistungen) aufgelistet ist, von Ihrer Fachgruppe gesondert abgerechnet werden kann.

Finden Sie diese Leistung **nicht** in einem der Präambel-Absätze als abrechenbar aufgeführt, ist sie nicht berechnungsfähig. Die Leistung ist in der Regel dann bei Ihrer Fachgruppe Bestandteil der Versicherten- oder Grundpauschale und damit nicht gesondert berechnungsfähig.

01611	**Verordnung von medizinischer Rehabilitation unter Verwendung des Vordrucks Muster 61 gemäß Anlage 2 der Richtlinie des Gemeinsamen Bundesausschusses über Leistungen zur medizinischen Rehabilitation (Reha-bilitations-Richtlinie) nach § 92 Abs. 1 SGB V**	**302 Pkt.** **33,18 €**

Aufwand in Minuten:

Kalkulationszeit: KA   **Prüfzeit:** 20   **Eignung d. Prüfzeit:** Tages- und Quartalsprofil

GOÄ entsprechend oder ähnlich: Nrn. 80, 85 (aufwendiges Gutachten)

Kommentar: Die aktualisierten Rehabilitations-Richtlinien finden Sie unter: https://www.g-ba. de/informationen/richtlinien/23/- in Kraft getreten am: 04.08.2018
Zur Abrechnung der Leistung nach Nr. 01611 muss das Muster 61 ausgefüllt sein (http://www.kv mv.info/aerzte/25/20/Qualitaetssicherung_aktuell/Reha_Muster61_Erlaeuterungen_14032016. pdf).

01612	Konsiliarbericht eines Vertragsarztes vor Aufnahme einer Psychotherapie durch den Psychologischen Psychotherapeuten oder Kinder- und Jugendlichenpsy-chotherapeuten (Muster 22) gemäß der Psychotherapie-Richtlinie	37 Pkt. 4,07 €

Aufwand in Minuten:
Kalkulationszeit: KA   **Prüfzeit:** 1   **Eignung d. Prüfzeit:** Tages- und Quartalsprofil
GOÄ entsprechend oder ähnlich: Nr. 75

Kommentar: Patienten können psychologische Psychotherapeuten und Kinder- und Jugend-lichenpsychotherapeuten, die an der vertragsärztlichen Versorgung teilnehmen, unmittelbar auf-suchen, doch ist der Aufgesuchte verpflichtet, den Patienten zur Einholung des Konsiliarberichtes spätestens nach Beendigung der probatorischen Sitzungen und vor Beginn der Psychotherapie den Patienten an einen Konsiliararzt zu überweisen.
Auf der Überweisung hat er dem Konsiliararzt eine kurze Information über die von ihm erhobenen Befunde und die Indikation zur Durchführung einer Psychotherapie zukommen zu lassen.
Der Konsiliararzt hat den Konsiliarbericht nach persönlicher Untersuchung des Patienten zu er-stellen. Der Bericht ist dem Psychologischen Psychotherapeuten oder Kinder- und Jugendlichen-psychotherapeuten möglichst zeitnah, spätestens aber drei Wochen nach der Untersuchung zu übermitteln.
Der Konsiliarbericht ist vom Konsiliararzt insbesondere zum Ausschluss somatischer Ursachen und gegebenenfalls psychiatrischer oder kinder- und jugendpsychiatrischer Ursachen abzugeben. Die Angaben sind nur zur Einsicht für den Therapeuten (Muster 22a), den Konsiliararzt (Muster 22c) und gegebenenfalls den Gutachter oder Obergutachter (Muster 22b) selbst bestimmt, die Krankenkasse (Muster 22d) erhält keine Einsicht.
Ist eine psychotherapeutische Behandlung nach Ansicht des Arztes kontraindiziert und wird trotz-dem ein Antrag auf therapeutische Behandlung bei der Vertragskasse gestellt, so veranlasst die Krankenkasse eine Begutachtung durch den Medizinischen Dienst der Krankenkassen.

01620	Kurze Bescheinigung oder kurzes Zeugnis, nur auf besonderes Verlangen der Krankenkasse oder Ausstel-lung des vereinbarten Vordrucks nach dem Muster 50	30 Pkt. 3,30 €

Abrechnungsausschluss: in derselben Sitzung 01735

Aufwand in Minuten:
Kalkulationszeit: KA   **Prüfzeit:** ./.   **Eignung d. Prüfzeit:** Keine Eignung
GOÄ entsprechend oder ähnlich: Nr. 70

Kommentar: Unter dieser Leistungsziffer sind folgende Anfragen der Krankenkasssen abzurechnen:
Muster 41 – Bericht des behandelnden Arztes – Arztanfrage
Muster 50 – Anfrage zur Zuständigkeit einer anderen Krankenkasse
Muster 58 – Bescheinigung zur Folgevereinbarung von Rehabilitationssport oder Funktionstraining

Tipp: Kostenpauschale Nr. 40142 für Leistung Nr. 01620 bei Abfassung in freier Form, wenn vereinbarte Vordrucke nicht verwendet werden können, je Seite, ggf. für den Versand Porto nach Nrn. 40120 ff. berechnen. Kostenpauschale Nr. 40142 für Leistung Nr. 01620 bei Abfassung in freier Form, wenn vereinbarte Vordrucke nicht verwendet werden können, je Seite, ggf. für den Versand Porto nach Nrn. 40120 ff. berechnen.

01621 **Krankheitsbericht, nur auf besonderes Verlangen der** **Krankenkasse oder Ausstellung der vereinbarten** **Vordrucke nach den Mustern 11, 53 oder 56**	**44 Pkt.** **4,83 €**

Abrechnungsausschluss: in derselben Sitzung 01735

Aufwand in Minuten:
Kalkulationszeit: KA   **Prüfzeit:** ./.   **Eignung d. Prüfzeit:** Keine Eignung
GOÄ entsprechend oder ähnlich: Nr. 75

Kommentar: Unter dieser Leistungsziffer sind folgende Anfragen der Krankenkasssen abzurechnen:
Muster 11 – Bericht für den Medizinischen Dienst
Muster 53 – Anfrage Arbeitsunfähigkeitszeiten
Muster 56 – Antrag auf Kostenübernahme für Rehabilitationssport
Muster 57 – Antrag auf Kostenübernahme für Funktionstraining

Tipp: Kostenpauschale Nr. 40142 für Leistung Nr. 01621 bei Abfassung in freier Form, wenn vereinbarte Vordrucke nicht verwendet werden können, je Seite, ggf. für den Versand Porto nach Nrn. 40120 ff. berechnen.

01622 **Ausführlicher schriftlicher Kurplan oder begründetes** **schriftliches Gutachten oder schriftliche gutachterliche** **Stellungnahme, nur auf besonderes Verlangen der Kran-** **kenkasse oder Ausstellung der vereinbarten Vordrucke** **nach den Mustern 20 a-d, 51, 52 oder 65**	**83 Pkt.** **9,12 €**

Aufwand in Minuten:
Kalkulationszeit: KA   **Prüfzeit:** ./.   **Eignung d. Prüfzeit:** Keine Eignung
GOÄ entsprechend oder ähnlich: Nr. 77

Kommentar: Wegen der Wahrung des Datenschutzes ist es in jeden Fall zweckmäßig, das Einverständnis des Patienten (schrftl.) einzuholen.
Siehe Kommentar zu Nr. 01624. Formular 65 siehe bei KBV unter: http://www.kbv.de/media/sp/M uster_65.pdf.
Vereinbarung über alle Vordrucke für die vertragsärztliche Versorgung – Stand: Oktober 2018 siehe unter https://www.kbv.de/media/sp/02_Vordruckvereinbarung.pdf

Die EBM Nr. 01622 kann für einen ausführlichen schriftlichen Kurplan, ein begründetes schriftliches Gutachten oder eine schriftliche gutachterliche Stellungnahme auf besonderes Verlangen der Krankenkasse berechnet werden.

Die EBM-Nr. 01622 kann für die folgenden Ausstellungen angesetzt werden:

Vordruck	Leistungsbeschreibung
20a–d	Maßnahmen zur stufenweisen Wiedereingliederung in das Erwerbsleben
51	Anfrage zur Zuständigkeit eines sonstigen Kostenträgers (bei Arbeits- oder sonstigem Unfall und Drittschädigung oder zum ursächlichen Zusammenhang mit einem Versorgungsleiden)
52	Anfrage bei Fortbestehen der Arbeitsunfähigkeit
65	Ärztliches Attest für/über Kind

Tipp: Kostenpauschale Nr. 40142 für Leistung Nr. 01622 bei Abfassung in freier Form, wenn keine vereinbarten Vordrucke verwendbar sind.

01623 **Kurvorschlag des Arztes zum Antrag auf ambulante Kur,** **53 Pkt.**
Ausstellung des vereinbarten Vordrucks nach Muster 25 **5,82 €**

Aufwand in Minuten:
Kalkulationszeit: KA **Prüfzeit:** ./. **Eignung d. Prüfzeit:** Keine Eignung
GOÄ entsprechend oder ähnlich: Nr. 77

Kommentar: Der Vordruck Muster 25 (Kurantrag zu Lasten der GKV) besteht aus drei Teilen:
• Selbstauskunftsbogen, in dem der Patient die persönlichen Daten einträgt und ggf. seine Wunschklinik
• Bogen für die Krankenkasse
• Bogen für den Arzt
Den Unterlagen sollten noch weitere Schriftstücke beigefügt werden:
• Kopien der vorausgegangenen Operationen
• Kopien der pathologischen Befunde
• sofern vorhanden – eine Kopie des Schwerbehindertenausweises.
Neben der Leistung nach Nr. 01622 kann der Arzt für den Versand Porto nach Nrn. 40120 ff. berechnen.
Vom Patienten erwartete Befundberichte, Anträge und Empfehlungen zu Heilverfahren an die Kostenträger der Rentenversicherung, der Unfallversicherung oder der privaten Versicherungen sind keine GKV-Leistungen und nicht mit der EBM-Nr. 01623 berechnungsfähig. Diese Leistungen müssen nach GOÄ-Nr. 77 (Planung und Leitung einer Kur) berechnet werden.
Siehe auch Abrechnungstipp zu Nr. 01610.

01624 **Verordnung medizinischer Vorsorge für Mütter oder** **210 Pkt.**
Väter gemäß § 24 SGB V unter Verwendung des **23,07 €**
Vordrucks Muster 64

Berichtspflicht: Nein

Aufwand in Minuten:
Kalkulationszeit: KA **Prüfzeit:** 14 **Eignung d. Prüfzeit:** Tages- und Quartalsprofil

Kommentar: Die KBV informiert: „Der Bewertungsausschuss hat die Vergütung der Verordnung medizinischer Vorsorge für Mütter und Väter im Einheitlichen Bewertungsmaßstab (EBM) festgelegt. Hintergrund ist, dass ab 1. Oktober 2018 das Verordnungsverfahren für Vorsorgeleistungen vereinheitlicht wird – hierzu werden die Formulare 64 und 65 neu eingeführt.
Für das Ausstellen des Formulars 64- Das Formular sehen Sie bei der KBV unter http://www.kbv. de/media/sp/Muster_64.pdf . – Verordnung medizinischer Vorsorge für Mütter oder Väter laut § 24 SGB V – wird die EBM Nr. 01624 neu im Abschnitt 1.6 EBM aufgenommen. Sie ist mit 23,07 Euro bewertet (210 Punkte). Erläuterungen zum Formular unter https://www.kvb.de/fileadmin/kv b/dokumente/Praxis/Verordnung/VO-aktuell/2018/KVB-VA-180801-SOP-medizinische-Vorsorge -Muetter-Vaeter.pdf
Für das Ausstellen des Formulars 65 – Ärztliches Attest Kind – ist die EBM Nr. 01622 berechnungsfähig.
Die Leistungslegende der bestehenden GOP 01622 wird um das Formular 65 ergänzt. Erläuterungen zum Formular Nr. 65 finden Sie unter: http://www.kbv.de/media/sp/Muster_65_Erlaeuterung en.pdf
Die Verordnung auf die Formulare 64 und 65 kann durch Vertragsärzte erfolgen. Eine Verordnung der Vorsorgeleistungen durch Vertragspsychotherapeuten ist nicht möglich. Beachten Sie bitte zudem, dass für die Verordnung der Leistungen der medizinischen Vorsorge eine Indikation für die Mutter beziehungsweise den Vater vorliegen muss..."

Regelungshintergrund und -inhalt
Für die Verordnung von medizinischer Vorsorge für Mütter und Väter nach § 24 SGB V wird zum 1. Oktober 2018 ein bundesmantelvertraglich vereinbartes Verordnungsformular eingeführt.
Mit dem vorliegenden Beschluss erfolgt die Festlegung der Vergütung im Einheitlichen Bewertungsmaßstab. Für das Ausstellen des **Musters 65 (Ärztliches Attest Kind)** ist zukünftig die Gebührenordnungsposition 01622 berechnungsfähig. Hierfür wird die Leistungslegende der Gebührenordnungsposition 01622 durch Aufnahme des Musters 65 angepasst. **Für das Ausstellen des Musters 64 (Verordnung medizinischer Vorsorge für Mütter oder Väter gemäß § 24 SGB V) wird im Abschnitt 1.6 EBM die Gebührenordnungsposition 01624 aufgenommen.**

01626	**Ärztliche Stellungnahme für die Krankenkasse bei der Beantragung einer Genehmigung gemäß § 31 Absatz 6 SGB V zur Verordnung von**	**143 Pkt.** **15,71 €**

* Cannabis in Form von getrockneten Blüten
oder
* Cannabis in Form von Extrakten
oder
* Arzneimitteln mit dem Wirkstoff Dronabinol
oder
* Arzneimitteln mit dem Wirkstoff Nabilon,

Abrechnungsbestimmung: einmal je Erstverordnung

Anmerkung: Die Gebührenordnungsposition 01626 ist höchstens viermal im Krankheitsfall berechnungsfähig.

Abrechnungsausschluss: am Behandlungstag 1.2

Berichtspflicht: Nein

Aufwand in Minuten:

Kalkulationszeit: KA   **Prüfzeit:** 8   **Eignung d. Prüfzeit:** Tages- und Quartalsprofil

Kommentar: Der Bewertungsausschuss hat rückwirkend zum 1. Oktober drei EBM-Ziffern zur Abrechnung einer Cannabisverordnung beschlossen und Ärzte können ab sofort eine Cannabis- therapie verordnen und abrechnen (siehe § 31 Abs. 6 SGB V).
Alle drei Leistungen EBM Nrn. 01460, 01461 und 01626 werden extrabudgetär vergütet. Aller- dings sind die EBM Nrn. 01460 und 01461 nur bis Ende März 2022 gültig, denn dann endet auch die gesetzlich vorgesehene fünfjährige behördliche Therapie-Auswertung.

01630	**Zuschlag zu den Gebührenordnungspositionen 03000, 04000, 07345, 08345, 09345, 10345, 13435, 13437, 13561, 13601, 13675, 13677, 15345, 26315 und 30700 für die Erstellung eines Medikationsplans gemäß § 29a Bundes- mantel-vertrag-Ärzte (BMV-Ä)**	**39 Pkt.** **4,28 €**

Obligater Leistungsinhalt

- Erstellen eines Medikationsplans,
- Aushändigung des Medikationsplans in Papierform an den Patienten oder dessen Bezugsperson

Fakultativer Leistungsinhalt

- Übertragung des elektronischen Medikationsplas auf die elektronische Gesundheitskarte (eGK) des Patienten

Anmerkung: Die Gebührenordnungsposition 01630 kann im Laufe von vier Quartalen nur von einem Vertragsarzt abgerechnet werden.
Die Gebührenordnungspositionen 03222, 03362, 04222, 05227, 06227, 07227, 08227, 09227, 10227, 13227, 13297, 13347, 13397, 13497, 13547, 13597, 13647, 13697, 14217, 16218, 18227, 20227, 21227, 21228, 22219, 26227, 27227 und 30701 sind in den drei Quartalen, die der Berechnung der Gebührenordnungsposition 01630 unmittelbar folgen, nicht berechnungsfä- hig.

Abrechnungsausschluss: Leistung(en)
im Behandlungsfall nicht neben 03220, 03221, 03222, 03362, 04220, 04221, 04222, 05227, 06227, 07227, 08227, 09227, 10227, 13227, 13297, 13347, 13397, 13497, 13547, 13597, 13647, 13697, 14217, 16218, 18227, 20227, 21227, 21228, 22219, 26227, 27227, 30701 be- rechnungsfähig.

Berichtspflicht: Nein

Aufwand in Minuten:

Kalkulationszeit: 2   **Prüfzeit:** 2   **Eignung d. Prüfzeit:** Tages- und Quartalsprofil

Kommentar:

1. Nicht chronisch kranke Patienten, die dauerhaft (Zeitraum > 28 Tage) mindestens 3 syste- misch wirkende Medikamente bekommen, können einen Medikationsplan erhalten. CAVE: Bei Übergang in eine chronische Erkrankung „blockiert" die GOP 01630 drei Quartale lang die Chronikervergütung nach 03220 und 03221
Voraussetzung: 03220 noch nicht abgerechnet, Versichertenpauschale abgerechnet
Abzurechnen: 01630 einmal im Krankheitsfall – gleichgültig wie oft der Plan geändert wird

2. Chronisch kranke Patienten bei denen die Chronikerziffer 03220 bereits abgerechnet wird, wird von Seiten der KV automatisch die Ziffer 03222 hinzugesetzt.

Chroniker (03220)	Nicht Chroniker
Zuschlag zur 03220	Einzelleistung als Zuschlag zur Versicherten-pauschale
Berechnet auch ohne Erstellen des Medikationsplanes	Bedingung: Erstellen eines Medikationsplanes
03222/04222 (f. Kinderärzte)	01630
Wert: 1,04€ aktuell	Wert: 4,07€
1x im Behandlungsfall (1 Quartal)	1x im Krankheitsfall (1 Jahr)
Automatische Zusetzung durch die KV	Muss vom Praxispersonal hinzugesetzt werden
Ausschluss: 01630 im selben Behandlungs-fall, für 03362 ist in demselben Behandlungsfall mind. ein weiterer persönlicher APK notwendig	

01640	**Zuschlag zu den Versichertenpauschalen der Kapitel 3 und 4, den Grundpauschalen der Kapitel 5 bis 11, 13 bis 16, 18, 20 bis 23, 26 und 27, den Konsiliarpauschalen der Kapitel 12, 17, 19, 24 und 25 und der Gebührenordnungsposition 30700 für die Anlage eines Notfalldatensatzes gemäß Anhang 2 der Anlage 4a zum Bundesmantelver-trag-Ärzte (BMV-Ä)**	**80 Pkt.** **8,79 €**

Obligater Leistungsinhalt
- Persönlicher Arzt-Patienten-Kontakt,
- Überprüfung der Notwendigkeit zur Anlage eines Notfalldatensatzes,
- Einholung der Einwilligung des Patienten zur Anlage eines Notfalldatensatzes und Anlage eines Notfalldatensatzes mit Eintragungen zu medizinisch notfallrelevanten Informationen über den Patienten,
- Übertragung des Notfalldatensatzes auf die elektronische Gesundheitskarte (eGK) des Patienten,

Fakultativer Leistungsinhalt
- Aufklärung über die Hintergründe, Ziele, Inhalte und Vorgehensweise zur Erstellung von Notfalldatensätzen gemäß § 291a Absatz 3 Satz 1 Nummer 1 SGB V,
- Erläuterung des Notfalldatensatzes gegenüber dem Patienten und/oder einer Bezugsperson,

Abrechnungsbestimmung: einmal im Krankheitsfall

Anmerkung: Sofern die Vertragsarztpraxis noch nicht an die Telematikinfrastruktur angeschlossen ist und nach Kenntnis der zuständigen Kassenärztlichen Vereinigung die technischen Voraussetzungen zur Nutzung der Anwendung gemäß § 291a Absatz 3 Satz 1 Nummer 1 SGB V i.V.m. Anlage 4a zum BMV-Ä noch nicht vorliegen, ist die Gebührenordnungsposition 01640 nicht berechnungsfähig.

Die Gebührenordnungsposition 01640 ist nur berechnungsfähig, sofern die Anlage des Notfall-datensatzes auf der eGK medizinisch notwendig ist und erstmalig zur Erfassung medizinisch notfallrelevanter Informationen über den Patienten (Befunddaten (z.B. zu Diagnosen oder Aller-gien/Unverträglichkeiten oder besonderen Hinweisen) und/oder der Medikation) erfolgt.

Die Gebührenordnungsposition 01640 ist nicht berechnungsfähig, sofern die Anlage des Not-falldatensatzes auf der eGK ausschließlich zur Erfassung von Kommunikationsdaten (Versicher-tendaten, Angaben zu behandelnden Ärzten, Eintragungen zu im Notfall zu kontaktierenden Per-sonen) und/oder freiwilligen Zusatzinformationen gemäß der Spezifikation der gematik zum In-formationsmodell Notfalldaten-Management auf Wunsch des Patienten erfolgt.

Die Gebührenordnungsposition 01640 ist nicht berechnungsfähig, sofern auf der eGK des Pati-enten bereits ein Notfalldatensatz mit Eintragungen zu medizinisch notfallrelevanten Informa-tionen über den Patienten (Befunddaten (z.B. zu Diagnosen oder Allergien/Unverträglichkeiten oder besonderen Hinweisen) und/oder Angaben der Medikation) vorhanden ist.

Sofern für den Patienten bereits ein Notfalldatensatz mit Eintragungen zu medizinisch notfallrele-vanten Informationen über den Patienten (Befunddaten (z.B. zu Diagnosen oder Allergien/Unver-träglichkeiten oder besonderen Hinweisen) auf einer eGK angelegt wurde, die z.B. ausgetauscht oder verloren wurde, ist die Gebührenordnungsposition 01640 für die Übertragung des in der Ver-tragsarztpraxis bestehenden Notfalldatensatzes auf die neue eGK des Patienten nicht berech-nungsfähig.

Die Gebührenordnungsposition 01640 ist in den drei Quartalen, die der Berechnung der Gebüh-renordnungsposition 01642 zur Löschung eines Notfalldatensatzes unmittelbar folgen, nicht berechnungsfähig.

Abrechnungsausschluss: im Behandlungsfall 01641, 01642

Berichtspflicht: Nein

Aufwand in Minuten:

Kalkulationszeit: KA   **Prüfzeit:** ./.   **Eignung d. Prüfzeit:** Keine Eignung

Kommentar: Die KV Hessen informiert (1. Quartal 2018) ausführlich u.a.: ... „Für das Anlegen, Aktualisieren und Löschen eines Notfalldatensatzes auf der elektronischen Gesundheitskarte (eGK) werden drei neue Leistungen in den EBM aufgenommen.

Neue EBM Nrn im Abschnitt 1.6 EBM

01640 Anlage des Notfalldatensatzes

01641 Überprüfung und Aktualisierung des Notfalldatensatzes

01642 Löschung des Notfalldatensatzes – Auf Wunsch des Patienten

Das Notfalldatenmanagement (NFDM) dient der übersichtlichen Darstellung von Medikamen-ten, Diagnosen und Informationen, die bei einem Notfall für behandelnde Ärzte wichtig sein können, auf der eGK. Mit Einführung der neuen Leistungen und der TI-Finan-zierungsvereinbarung werden die Vorgaben aus dem E-Health-Gesetz umgesetzt.

Die Leistungen für das NFDM

Für das Anlegen eines Notfalldatensatzes können Sie die **EBM Nr. 01640** abrechnen. Vorausset-zung hierfür ist, dass die Einwilligung des Patienten eingeholt wird und die Anlage medizinisch notwendig ist. Die **EBM Nr. 01640** kann zudem nur dann abgerechnet werden, wenn noch kein Notfalldatensatz auf der eGK vorhanden ist. Sie sind berechtigt, die Leistung abzurechnen, wenn Sie durch Diagnostik und/oder Therapie ein umfassendes Bild zu Befunden, Diagnosen und Therapiemaßnahmen des Patienten haben bzw. infolge einer krankheitsspezifischen Diag-nostik und/oder Therapie über notfallrelevante Informationen zum Patienten verfügen.

Die neue **EBM Nr. 01641** dient der pauschalen Vergütung für verschiedene Tätigkeiten (z.B. Überprüfung und Aktualisierung des Notfalldatensatzes auf der eGK) bezogen auf den Notfalldatensatz, unabhängig davon, ob sie tatsächlich in dem jeweiligen Quartal bei dem Patienten erfolgen. Die **EBM Nr. 01641** wird in der Regel automatisch von der zu jeder Versicherten-, Grund- und Konsilliarpauschale zugesetzt.

Auf ausdrücklichen Wunsch des Patienten müssen sämtliche notfallrelevanten Informationen von Ihnen gelöscht werden. Hierfür können Sie die **EBM Nr. 01642** abrechnen.

Bitte beachten Sie, dass die drei Leistungen im Behandlungsfall nicht nebeneinander abgerechnet werden können. Zudem ist das Anlegen eines Notfalldatensatzes EBM Nr. 01640 nach einer Löschung (**EBM Nr. 01642**) in den unmittelbar folgenden drei Quartalen nicht berechnungsfähig.

Die drei neuen Leistungen (**EBM Nrn. 01640, 01641 und 01642**) sind für alle Fachgruppen mit persönlichen Arzt-Patienten-Kontakten vorgesehen.

Die Leistungen sollen für die nächsten drei Jahre extrabudgetär vergütet werden.

Technischen Voraussetzungen

Um die drei neuen Leistungen (**EBM Nrn. 01640, 01641 und 01642**) abrechnen zu können, müssen Sie in Ihrer Praxis über die technischen Voraussetzung der Telematikinfrastruktur (TI) und die erforderlichen Komponenten (Konnektor-Modul NFDM, evtl. zusätzliches Kartenterminal im Sprechzimmer und elektronischen Heilberufsausweis) für das NFDM verfügen.

Die Vergütung für die Technik, die Sie zusätzlich für das NFDM benötigen, finden Sie in der TI-Finanzierungsvereinbarung. Sie haben Anspruch auf Erstattung der Kosten ab dem Zeitpunkt, zu dem Sie nachgewiesenermaßen die benötigten Komponenten für das NFDM vorhalten..."

01641	Zuschlag zu den Versichertenpauschalen der Kapitel 3 und 4, den Grundpauschalen der Kapitel 5 bis 11, 13 bis 16, 18, 20 bis 23, 26 und 27, den Konsiliarpauschalen der Kapitel 12, 17, 19, 24 und 25 und der Gebührenordnungsposition 30700 für den Notfalldatensatz gemäß Anhang 2 der Anlage 4a zum Bundesmantelvertrag-Ärzte (BMV-Ä)	4 Pkt. 0,44 €

Abrechnungsbestimmung: einmal im Behandlungsfall

Anmerkung: Sofern die Vertragsarztpraxis noch nicht an die Telematikinfrastruktur angeschlossen ist und nach Kenntnis der zuständigen Kassenärztlichen Vereinigung die technischen Voraussetzungen zur Nutzung der Anwendung gemäß § 291a Absatz 3 Satz 1 Nummer 1 SGB V i.V.m. Anlage 4a zum BMV-Ä noch nicht vorliegen, ist die Gebührenordnungsposition 01641 nicht berechnungsfähig.

Mit der Gebührenordnungsposition 01641 wird insbesondere die Überprüfung auf Notwendigkeit eines Notfalldatensatzes ohne anschließende Anlage oder die Überprüfung und ggf. Aktualisierung eines vorhandenen Notfalldatensatzes (einschließlich Anpassung des Notfalldatensatzes auf der eGK) und/oder die erstmalige Anlage oder Löschung eines Notfalldatensatzes mit ausschließlichen Eintragungen von Kommunikationsdaten (Versichertendaten, Angaben zu behandelnden Ärzten, Eintragungen zu im Notfall zu kontaktierenden Personen) und/oder freiwilligen Zusatzinformationen gemäß der Spezifikation der gematik zum Informationsmodell Notfalldaten-Management auf Wunsch des Patienten und/oder die Übertragung des in der Vertragsarztpraxis bestehenden Notfalldatensatzes, z.B. bei einem Austausch oder Verlust der eGK des Patienten, vergütet.

Die Gebührenordnungsposition 01641 wird durch die zuständige Kassenärztliche Vereinigung zugesetzt.

Abrechnungsausschluss: im Behandlungsfall 01640, 01642

Berichtspflicht: Nein

Aufwand in Minuten:

Kalkulationszeit: KA   **Prüfzeit:** ./.   **Eignung d. Prüfzeit:** Keine Eignung

Kommentar: Siehe ausführliche Anmerkungen im Kommentar zu EBM Nr. 01640.

01642 **Löschen eines Notfalldatensatzes gemäß Anlage 4a zum Bundesmantelvertrag-Ärzte (BMV-Ä)**	**1 Pkt.** **0,11 €**

Abrechnungsbestimmung: einmal im Behandlungsfall

Anmerkung: Sofern die Vertragsarztpraxis noch nicht an die Telematikinfrastruktur angeschlossen ist und nach Kenntnis der zuständigen Kassenärztlichen Vereinigung die technischen Voraussetzungen zur Nutzung der Anwendung gemäß § 291a Absatz 3 Satz 1 Nummer 1 SGB V i.V.m. Anlage 4a zum Bundesmantelvertrag-Ärzte (BMV-Ä) noch nicht vorliegen, ist die Gebührenordnungsposition 01642 nicht berechnungsfähig.

Die Gebührenordnungsposition 01642 ist nur berechnungsfähig, sofern ein Notfalldatensatz mit medizinisch notfallrelevanten Informationen auf der eGK vorhanden ist und der Patient die Löschung sämtlicher Einträge ausdrücklich wünscht.

Die Gebührenordnungsposition 01640 ist in den drei Quartalen, die der Berechnung der Gebührenordnungsposition 01642 unmittelbar folgen, nicht berechnungsfähig.

Abrechnungsausschluss: im Behandlungsfall 01640, 01641

Berichtspflicht: Nein

Aufwand in Minuten:

Kalkulationszeit: KA   **Prüfzeit:** ./.   **Eignung d. Prüfzeit:** Keine Eignung

Kommentar: Siehe ausführliche Anmerkungen im Kommentar zu EBM Nr. 01640.

01645 **Aufklärung und Beratung im Zusammenhang mit einem ärztlichen Zweitmeinungsverfahren sowie die Zusammenstellung, Mehrfertigung und Aushändigung von Befundmitteilungen, Berichten, Arztbriefen und anderen patientenbezogenen Unterlagen an den Patienten gemäß § 6 Abs. 4 der Richtlinie des Gemeinsamen Bundesausschusses zum Zweitmeinungsverfahren**	**75 Pkt.** **8,24 €**

Obligater Leistungsinhalt

- Aufklärung über den Anspruch auf eine ärztliche Zweitmeinung gemäß § 27b Abs. 2 SGB V,
- Beratung im Zusammenhang mit einer ärztlichen Zweitmeinung gemäß § 27b Abs. 2 SGB V,
- Aushändigung des Informationsblattes des Gemeinsamen Bundesausschusses zum Zweitmeinungsverfahren,
- Zusammenstellung, Mehrfertigung und Aushändigung von Befundmitteilungen, Berichten, Arztbriefen und anderen patientenbezogenen Unterlagen an den Patienten,
- Information zu geeigneten Zweitmeinungsärzten,

Fakultativer Leistungsinhalt

- Zusammenführung und ggf. Aufbereitung der patientenbezogenen Unterlagen,
- Beratung nach ärztlicher Zweitmeinung,

Abrechnungsbestimmung: einmal im Krankheitsfall

Anmerkung: Die Gebührenordnungsposition 01645 ist nur durch den indikationsstellenden Arzt gemäß § 6 der Richtlinie des Gemeinsamen Bundesausschusses zum Zweitmeinungsverfahren berechnungsfähig.

Die Berechnung der Gebührenordnungsposition 01645 setzt die eingriffsspezifische Dokumentation gemäß der bundeseinheitlich kodierten Zusatzkennzeichnung voraus.

Aufwand in Minuten:
Kalkulationszeit: KA   **Prüfzeit**: ./.   **Eignung d. Prüfzeit**: Keine Eignung

Kommentar: Die KV Hessen informierte ihre Vertragsärzte sehr detailliert zur ärztlichen Zweitmeinung u.a.:

... „Der Beschluss zur Aufnahme der ärztlichen Zweitmeinung in den EBM tritt zum 1. Januar 2019 in Kraft und wird in den Abschnitt 1.6 EBM aufgenommen. Für die ärztliche Zweitmeinung wird der neue Abschnitt 4.3.9 in den Allgemeinen Bestimmungen des EBM aufgenommen.

Durch eine zweite ärztliche Meinung soll das Risiko einer zu weiten Indikationsstellung und damit zu hohen Zahlen bestimmter planbarer „mengenanfälliger" Eingriffe, die nicht immer medizinisch geboten sind, verringert werden. Ein rechtlicher Zweitmeinungsanspruch besteht bei einer Mandeloperation (Tonsillotomie oder Tonsillektomie) sowie bei einer Gebärmutterentfernung (Hysterektomie). Weitere Indikationen sollen folgen.

In der Praxis heißt das: Rät ein HNO-Arzt einem Patienten zu einer Tonsillektomie, Tonsillotomie oder ein Gynäkologe zu einer Hysterektomie, muss er den Patienten darauf hinweisen, dass er sich vor dem Eingriff eine Zweitmeinung einholen kann. Er händigt ihm dazu alle für die Zweitmeinungsberatung nötigen Befunde sowie ein Merkblatt des G-BA aus. Der indikationsstellende Arzt muss den Patienten auf die Liste der zweitmeinungsgebenden Ärzte hinweisen.

Der indikationsstellende Arzt rechnet für die Aufklärung zur Zweitmeinung mit den oben aufgeführten Bestandteilen die neue GOP 01645 ab. Die Leistung ist mit 8,12 Euro bewertet (75 Punkte, bundeseinheitlicher Orientierungspunktwert 2019 von 10,8226 Cent) und soll zunächst extrabudgetär vergütet werden. Die GOP 01645 kann einmal im Krankheitsfall abgerechnet werden. Die Aufklärung zur Zweit-meinung soll vom indikationsstellenden Arzt mindestens zehn Tage vor dem geplanten Eingriff erfolgen.

GOP 01645 benötigt ein Suffix: Bei der Aufklärung zur Zweitmeinung bei einer bevorstehenden Mandeloperation setzt der HNO-Arzt das Suffix „A" an. Er rechnet also die EBM Nr. 01645A ab.

Bei der Aufklärung zur Zweitmeinung bei einer bevorstehenden Gebärmutterentfernung setzt der Gynäkologe das Suffix „B" an. Er rechnet also die EBM Nr. 01645B ab.

Zweitmeinung. Im neuen Abschnitt 4.3.9 der Allgemeinen Bestimmungen EBM wird festgelegt, dass der zweitmeinungsgebende Arzt die arztgruppen-spezifischen Versicherten-, Grund- oder Konsiliarpauschalen seiner Arztgruppe beim ersten Arzt-Patienten-Kontakt abrechnet.

Die Zweitmeinung umfasst die Durchsicht vorliegender Befunde des indikationsstellenden Arztes und ein Anamnesegespräch. Hinzu kommen ärztliche Untersuchungen, sofern sie zur Befunderhebung und Überprüfung der Indikationsstellung erforderlich sind. Die medizinische Notwendigkeit der Untersuchungen muss im freien Begründungsfeld (Feldkennung 5009) angegeben werden.

Leistungen müssen gekennzeichnet werden: Der Zweitmeiner kennzeichnet alle Leistungen zum Zweitmeinungsverfahren. Die Kennzeichnung erfolgt als Begründung im freien Text. Der Beschluss zur Aufnahme der ärztlichen Zweitmeinung in den Einheitlichen Bewertungsmaßstab (EBM) tritt zum 1. Januar 2019 in Kraft. Für den indikationsstellenden Arzt wird die neue Ge-

bührenordnungsposition (GOP) 01645 in den Abschnitt 1.6 EBM aufgenommen. Für die ärztliche Zweitmeinung wird der neue Abschnitt 4.3.9 in den Allgemeinen Bestimmungen des EBM aufgenommen. Durch eine zweite ärztliche Meinung soll das Risiko einer zu weiten Indikationsstellung und damit zu hohen Zahlen bestimmter planbarer „mengenanfälliger" Eingriffe, die nicht immer medizinisch geboten sind, verringert werden. Ein rechtlicher Zweitmeinungsanspruch besteht bei einer Mandeloperation (Tonsillotomie oder Tonsillektomie) sowie bei einer Gebärmutter-entfernung (Hysterektomie). Weitere Indikationen sollen folgen.
01645 für indikationsstellenden Arzt
Ärzte müssen nach der Zweitmeinungsrichtlinie des Gemeinsamen Bundesausschusses (G-BA) Patienten über ihren Rechtsanspruch informieren, wenn Begründungsfeld (Feldkennung 5009).Bei der bevorstehenden Mandeloperation wird die Kennzeichnung 88200A in das freie Begründungsfeld gesetzt. Bei der bevorstehenden Gebärmutterentfernung die Kennzeichnung 88200B.
Zweitmeinungsgebende Ärzte benötigen Genehmigung
Ab Januar 2019 kann eine Zweitmeinung zu den planbaren Eingriffen (Mandeloperationen oder Gebärmutterentfernung) von HNO-Ärzten oder Gynäkologen durchgeführt werden.Für die Teilnahme am Zweit-meinungsverfahren benötigen Ärzte eine Genehmigung der KVH.
Überweisung vom zweitmeinungsgebenden Arzt
Im Rahmen des Zweitmeinungsverfahrens können (wenn med. zwingend notwendig) Aufträge an weitere Vertragsärzte erfolgen. Der Arzt, der beauftragt wird, muss seine Leistungen kennzeichnen (88200A bei einer bevorstehenden Mandeloperation oder 88200B bei einer bevorstehenden Gebärmutterentfernung). Der zweitmeinungsgebende Arzt gibt hierfür auf der Überweisung bei dem Auftrag „Zweitmeinung" an. Alle Leistungen im Rahmen der Zweitmeinung sollen zunächst extrabudgetär vergütet werden.
Siehe:
Merkblatt des Gemeinsamen Bundesausschusses zum Zweitmeinungsverfahren bei geplanten Eingriffen: https://www.g-ba.de/richtlinien/107/

01650* **Zuschlag zu den Gebührenordnungspositionen 31112, 31114, 31121 bis 31126, 31131 bis 31135, 31142 bis 31146, 31152 bis 31155, 31162 bis 31164, 31202 bis 31205, 31212 bis 31215, 31271 bis 31275, 31284, 31302, 31303, 31312 bis 31314, 36112, 36114, 36121 bis 36126, 36131 bis 36135, 36142 bis 36146, 36152 bis 36155, 36162 bis 36164, 36202 bis 36205, 36212 bis 36215, 36271 bis 36275, 36284, 36302, 36303 und 36312 bis 36314**	**47 Pkt.** **5,16 €**

Fakultativer Leistungsinhalt
• Einrichtungsbefragung gemäß der Richtlinie zur einrichtungs- und sektorenübergreifenden Qualitätssicherung (Qesü-RL), Verfahren 2, Anlage II Buchstabe e

Anmerkung: Der Höchstwert für die Gebührenordnungsposition 01650 beträgt je Praxis 704 Punkte im Quartal.
Die Gebührenordnungsposition 01650 wird durch die zuständige Kassenärztliche Vereinigung zugesetzt.

Berichtspflicht: Nein

Aufwand in Minuten:
Kalkulationszeit: KA   **Prüfzeit:** ./.   **Eignung d. Prüfzeit:** Keine Eignung
Kommentar: Zum 1. Januar 2018 rückwirkend wurde die EBM Nr. 01650 zur Vergütung des Aufwandes für die Erfüllung der Verpflichtungen zur „Vermeidung nosokomialer Infektionen – postoperative Wundinfektion" erfordert, aufgenommen.
Hier geht es um ein Honorar für das einfache Ausfüllen eines vielseitigen Fragebogens, den jeder Arzt der definierte Operationen erbringt, ausfüllen und bei der entsprechenden Datenannahmestelle einreichen muss.
Es ergibt sich Vergütung von ca. 300 Euro im Jahr für die korrekte Teilnahme an dieser Qualitätssicherungsmaßnahme.
Sanktionsmaßnahmen sollen in der nächsten Zeit veröffentlicht werden.

1.7 Gesundheits- und Früherkennungsuntersuchungen, Mutterschaftsvorsorge, Empfängnisregelung und Schwangerschaftsabbruch (vormals Sonstige Hilfen)

1. Für die Berechnung der in diesem Abschnitt genannten Gebührenordnungspositionen sind – mit Ausnahme der Gebührenordnungspositionen des Abschnitts 1.7.8 – die entsprechenden Richtlinien des Gemeinsamen Bundesausschusses maßgeblich.
2. Die gemäß diesen Richtlinien vorgeschriebenen (Bild-) Dokumentationen, notwendigen Bescheinigungen und Ultraschalluntersuchungen sind – soweit sie nicht gesondert in diesem Abschnitt aufgeführt sind – Bestandteil der Gebührenordnungspositionen.
3. Die Gebührenordnungspositionen der Abschnitte 1.7.4, 1.7.5 und 1.7.7 – mit Ausnahme der Gebührenordnungspositionen 01776, 01777, 01783, 01793 bis 01796, 01800, 01802 bis 01812, 01816, 01820, 01821, 01822, 01826, 01828, 01833, 01840 bis 01842, 01900, 01903, 01913, 01915 – sind vorbehaltlich der Regelung in Nummer 4 nur von Fachärzten für Frauenheilkunde berechnungsfähig. Die Gebührenordnungspositionen 01852, 01856, 01903 und 01913 sind nicht von Fachärzten für Frauenheilkunde berechnungsfähig. Die Gebührenordnungspositionen 01910 und 01911 können von allen Vertragsärzten – soweit dies berufsrechtlich zulässig ist – berechnet werden. Haben an der Erbringung der Gebührenordnungspositionen 01910 und 01911 mehrere Ärzte mitgewirkt, so hat der die Gebührenordnungsposition 01910 oder 01911 abrechnende Arzt in einer der Quartalsabrechnung beizufügenden und von ihm zu unterzeichnenden Erklärung zu bestätigen, dass er mit den anderen Ärzten eine Vereinbarung darüber getroffen hat, wonach nur er allein in den jeweiligen Fällen diese Gebührenordnungsposition abrechnet.
4. Die Gebührenordnungspositionen 01793 bis 01796, 01841 und 01842 sind nur von Ärzten berechnungsfähig, die berechtigt sind, Gebührenordnungspositionen des Kapitels III.b-11 abzurechnen.
5. Die Berechnung der Gebührenordnungspositionen 01738, 01763, 01767, 01783, 01800, 01802 bis 01811, 01816, 01833, 01840, 01915 und 01931 bis 01936 setzt eine Genehmigung der Kassenärztlichen Vereinigung nach der Qualitätssicherungsvereinbarung Spezial-Labor gemäß § 135 Abs. 2 SGB V voraus.

6. Für die Berechnung der Gebührenordnungspositionen 01852, 01856, 01857, 01903 und 01913 sind die Bestimmungen des Kapitels III.b-5 maßgeblich.

7. Sind neben den Gebührenordnungspositionen dieses Abschnitts weitere ärztliche Leistungen gemäß den Richtlinien des Gemeinsamen Bundesausschusses notwendig, so sind diese nach den übrigen Gebührenordnungspositionen anzusetzen.

8. In einem ausschließlich präventiv-ambulanten Behandlungsfall sind die Versicherten-, Grund- oder Konsiliarpauschalen von den in der Präambel der entsprechenden arztgruppenspezifischen oder arztgruppenübergreifenden Kapitel genannten Vertragsärzten nicht berechnungsfähig.

Kommentar: Maßgeblich für die Abrechnung von Leistungen aus diesem Abschnitt sind die jeweiligen Richtlinien des Gemeinsamen Bundesausschusses, in denen Näheres zu Art, Umfang, Häufigkeit der Leistung bzw. Berechtigung zur Erbringung der Leistung usw. geregelt ist. Das gilt auch für die (Bild-)Dokumentationen, die Bescheinigungen sowie Ultraschalluntersuchungen, die nach Maßgabe der Richtlinien Bestandteil der Leistungen sind, auch wenn sie in diesem Abschnitt nicht gesondert aufgeführt werden.

Die Abrechnung bestimmter Leistungen ist zusätzlich an eine Fachgebietsbezeichnung geknüpft oder – umgekehrt – von bestimmten Fachärzten nicht berechnungsfähig. Siehe aber hierzu auch die in der Kommentierung zu Kapitel I, Abschnitt 1.3 und 1.5 beschriebenen Ausnahmemöglichkeiten. Anderer Leistungen können nur unter zusätzlichen – an anderen Stellen des EBM definierten – Voraussetzungen abgerechnet werden.

Sind an der Erbringung der Gebührenordnungsposition 01910 oder 01911 (Beobachtung und Betreuung nach Durchführung eines Schwangerschaftsabbruchs – Dauer mehr als 2 bzw. 4 Stunden) mehrere Ärzte beteiligt, so kann die Nr. nur von einem Arzt abgerechnet werden, der der Quartalsabrechnung eine Erklärung über eine Vereinbarung über seine exklusive Abrechnung mit aller beteiligten Ärzten beifügen muss.

Weitere hier nicht genannte Leistungen, die nach den Richtlinien des Gemeinsamen Bundesausschusses notwendig sind, können nach den für sie geltenden übrigen Bestimmungen des EBM abgerechnet werden.

Es empfiehlt sich, für den einzelnen Arzt anhand dieser Bestimmungen ein persönliches Abrechnungsprofil zu erstellen.

1.7.1 Früherkennung von Krankheiten bei Kindern

1. Die erste Untersuchung nach der Richtlinie des Gemeinsamen Bundesausschusses über die Früherkennung von Krankheiten bei Kindern (Kinder-Richtlinie) wird über die elektronische Gesundheitskarte eines Elternteils abgerechnet. Dies gilt auch für die zweite Untersuchung, wenn zum Zeitpunkt der Untersuchung noch keine elektronische Gesundheitskarte für das Kind vorliegt.

Kommentar: Siehe Tabelle der Früherkennungsuntersuchungen ausserhalb des RVL bei 1.7.2 Früherkennung von Krankheiten bei Erwachsenen. Maßgeblich für diesen Abschnitt ist die Richtlinie des Gemeinsamen Bundesausschusses über die Früherkennung von Krankheiten bei Kindern bis zur Vollendung des 6. Lebensjahres („Kinder-Richtlinie") in der jeweiligen Fassung.

Die Kinder-Richtlinie legt fest: Die Früherkennungsmaßnahmen bei Kindern in den ersten sechs Lebensjahren umfassen insgesamt neun Untersuchungen gemäß den im Untersuchungsheft für Kinder gegebenen Hinweisen. Die Untersuchungen können nur in den jeweils angegebenen Zeiträumen unter Berücksichtigung folgender Toleranzgrenzen in Anspruch genommen werden:

Untersuchungsstufe		Toleranzgrenze	
U 1	unmittelbar nach der Geburt		
U 2	3. – 10. Lebenstag	U 2	3. – 14. Lebenstag
U 3	5. Lebenswoche	U 3	3. – 8. Lebenswoche
U 4	3. – 4. Lebensmonat	U 4	2. – 4 ½. Lebensmonat
U 5	6. – 7. Lebensmonat	U 5	5. – 8. Lebensmonat
U 6	10. – 12. Lebensmonat	U 6	4. – 9. Lebensmonat
U 7	21. – 24. Lebensmonat	U 7	20. – 27. Lebensmonat
U 7a	34. – 36. Lebensmonat	U 7a	33. – 38. Lebensmonat
U 8	46. – 48. Lebensmonat	U 8	43. – 50. Lebensmonat
U 9	60. – 64. Lebensmonat	U 9	58. – 66. Lebensmonat

Neugeborene haben zusätzlich Anspruch auf ein erweitertes Neugeborenen-Screening nach Anlage 2 der Richtlinien.

Auf einen Blick: Früherkennungsuntersuchungen bei Kindern nach G-BA
Richtlinien über die Früherkennung von Krankheiten bei Kindern bis zur Vollendung des 6. Lebensjahres (Kinder-Richtlinien) mit Hinweisen zu den Untersuchungen und Informationen für die Eltern (zuletzt geändert am 18. Mai 2017)
https://www.g-ba.de/informationen/richtlinien/15/
Rat der Autoren: Diese Richtlinie sollte ausgedruckt in den Praxen vorliegen, die diese Früherkennungsuntersuchungen durchführen.

01702	**Beratung im Rahmen des Pulsoxymetrie-Screenings gemäß Abschnitt C Kapitel V der Kinder-Richtlinie des Gemeinsamen Bundesausschusses**	**28 Pkt.** **3,08 €**

Obligater Leistungsinhalt
* Aufklärung der Eltern (mindestens eines Personenberechtigten) des Neugeborenen zu Sinn, Zweck und Ziel des Pulsoxymetrie-Screenings,
* Aushändigung des Informationsblattes gemäß Anlage 6 der Kinder-Richtlinie (Elterninformation zum Pulsoxymetrie-Screening)

Anmerkung: Die Gebührenordnungsposition 01702 kann bis zur U2, sofern noch kein Pulsoxymetrie-Screening im Untersuchungsheft für Kinder dokumentiert ist, berechnet werden.
Die Gebührenordnungspositionen 01702 und 01703 sind nicht bei demselben Neugeborenen berechnungsfähig.

Berichtspflicht: Nein

Aufwand in Minuten:
Kalkulationszeit: KA   **Prüfzeit**: 2   **Eignung d. Prüfzeit**: Tages- und Quartalprofil

Kommentar: Mit der neuen Methode können Herzfehler bei Neugeborenen besser entdeckt und somit frühzeitiger behandelt werden.
Die KV Hessen informiert:
… „Die EBM Nr. 01702 ist für die eingehende Aufklärung der Eltern zu Sinn, Zweck und Ziel des Screenings auf kritische angeborene Herzfehler mittels Pulsoxymetrie berechnungsfähig, wenn auf die eingehende Aufklärung keine funktionelle Pulsoxymetrie folgt. Damit kommt diese EBM Nr. in der Behandlungsrealität höchst selten zum Ansatz.

Die Durchführung der funktionellen Pulsoxymetrie selbst wird mit der **EBM Nr. 01703** (157 Punkte) abgerechnet und beinhaltet u.a. die Aufklärung der Eltern und die Wiederholung der Pulsoxymetrie innerhalb von zwei Stunden nach einem kontrollbedürftigen Messergebnis der Erstmessung.

Abrechnungsvorgaben
Beide GOP können nur bis zur U2 (Toleranzgrenze bis zum vollendeten 14. Lebenstag) abgerechnet werden,sofern noch kein Pulsoxymetrie-Screening im Untersuchungsheft für Kinder dokumentiert ist.
Bei demselben Neugeborenen kann jeweils eine der neuen GOP – entweder die GOP 01702 oder die 01703 – abgerechnet werden.

Wer darf abrechnen?
Die Leistungen sind von Hausärzten, Kinder- und Jugendärzten und Gynäkologen berechnungsfähig. Sie werden daher in Präambel der EBM-Kapitel 3,4 und 8 aufgenommen ..."

01703	**Pulsoxymetrie-Screening gemäß Abschnitt C Kapitel V der Kinder-Richtlinie des Gemeinsamen Bundesausschusses**	**157 Pkt.** **17,25 €**

Obligater Leistungsinhalt
- Persönlicher Arzt-Patienten-Kontakt,
- Funktionelle Pulsoxymetrie am Fuß,
- Dokumentation des Pulsoxymetrie-Screenings im Untersuchungsheft für Kinder

Fakultativer Leistungsinhalt
- Aufklärung und Beratung der Eltern (mindestens eines Personenberechtigten) des Neugeborenen zu Sinn, Zweck und Ziel des Pulsoxymetrie-Screenings,
- Aushändigung des Informationsblattes gemäß Anlage 6 der Kinder-Richtlinie (Elterninformation zum Pulsoxymetrie-Screening),
- Funktionelle Pulsoxymetrie am Fuß innerhalb von 2 Stunden nach einem kontrollbedürftigen Messergebnis der Erstmessung,
- Bei positivem Screeningergebnis Veranlassung der Abklärungsdiagnostik bei einem Facharzt für Kinder- und Jugendmedizin möglichst mit der Schwerpunktbezeichnung Kinderkardiologie oder Neonatologie,
- Dokumentation der Kontrollmessung Im Untersuchungsheft für Kinder

Anmerkung: Die Gebührenordnungsposition 01703 kann bis zur U2, sofern noch kein Pulsoxymetrie-Screening im Untersuchungsheft für Kinder dokumentiert ist, berechnet werden.
Die Gebührenordnungspositionen 01702 und 01703 sind nicht bei demselben Neugeborenen berechnungsfähig. Die GOP enthält die Kosten für die mehrfach verwendbaren Sensoren.

Berichtspflicht: Nein

Aufwand in Minuten:
Kalkulationszeit: KA   **Prüfzeit:** 2   **Eignung d. Prüfzeit:** Tages- und Quartalprofil
Kommentar: Siehe zu EBM Nr. 01702

01704   Zuschlag für die Beratung im Rahmen des Neugebo-   28 Pkt.
renen-Hörscreenings gemäß Abschnitt C Kapitel IV der   3,08 €
Kinder-Richtlinie des Gemeinsamen Bundesaus-
schusses im Zusammenhang mit der Erbringung der
Gebührenordnungsposition 01711

Obligater Leistungsinhalt
- Aufklärung der Eltern (mindestens eines Personensorgeberechtigten) des Neugeborenen zu Sinn, Zweck und Ziel des Neugeborenen-Hörscreenings,
- Aushändigung des Informationsblattes gemäß Anlage 5 der Kinder-Richtlinie (Merkblatt des G-BA zum Neugeborenen-Hörscreening)

Anmerkung: Die Beratung zum Neugeborenen-Hörscreening soll möglichst vor dem 2. Lebenstag des Neugeborenen erfolgen.

Abrechnungsausschluss: im Krankheitsfall 01705, 01706

Aufwand in Minuten:
Kalkulationszeit: KA   **Prüfzeit:** 2   **Eignung d. Prüfzeit:** Tages- und Quartalsprofil

GOÄ entsprechend oder ähnlich: Die Leistung fehlt in der GOÄ, abrechenbar wäre ggf. die GOÄ-Nr. 1

Kommentar: Weitere Informationen s. Kinder-Richtlinien bei G-BA im Internet:
https://www.g-ba.de/institution/themenschwerpunkte/frueherkennung/kinder/,
http://www.g-ba.de/informationen/richtlinien/15

01705   Neugeborenen-Hörscreening gemäß Abschnitt C Kapitel   157 Pkt.
IV der Kinder-Richtlinie des Gemeinsamen Bundesaus-   17,25 €
schusses

Obligater Leistungsinhalt
- Durchführung der Erstuntersuchung des Neugeborenen mittels TEOAE (transitorisch evozierte otoakustische Emissionen) oder AABR (auditorisch evozierte Hirnstammpotenziale),
- Dokumentation zur Früherkennungsuntersuchung von Hörstörungen bei Neugeborenen im (gelben) Kinder-Untersuchungsheft,
- Veranlassung der Kontroll-AABR bei auffälliger Erstuntersuchung,
- Persönlicher Arzt-Patienten-Kontakt,

Fakultativer Leistungsinhalt
- Aufklärung und Beratung der Eltern (mindestens eines Personensorgeberechtigten) des Neugeborenen zu Sinn, Zweck und Ziel des Neugeborenen-Hörscreenings,
- Aushändigung des Informationsblattes gemäß Anlage 5 der Kinder-Richtlinie (Merkblatt des G-BA zum Neugeborenen-Hörscreening)

Abrechnungsbestimmung: einmal im Krankheitsfall

Abrechnungsausschluss: im Krankheitsfall 01704
in derselben Sitzung 01706
am Behandlungstag 04436, 09324, 14331, 16321, 20324

Aufwand in Minuten:
Kalkulationszeit: KA   **Prüfzeit:** 2   **Eignung d. Prüfzeit:** Tages- und Quartalsprofil

Kommentar: Weitere Informationen s. Kinder-Richtlinien bei G-BA im Internet: https://www.g-ba.de/institution/themenschwerpunkte/frueherkennung/kinder/, http://www.g-ba.de/informationen/richtlinien/15

01706	**Kontroll-AABR gemäß Abschnitt C Kapitel IV der Kinder-Richtlinie des Gemeinsamen Bundesausschusses nach auffälliger Erstuntersuchung entsprechend der Leistung nach der Gebührenordnungsposition**	**249 Pkt.** **27,36 €**

Obligater Leistungsinhalt
- Durchführung einer Kontroll-AABR nach auffälligem Testergebnis der Erstuntersuchung mittels TEOAE oder AABR möglichst am selben Tag, spätestens bis zur U2,
- Dokumentation der Kontroll-AABR im Kinder-Untersuchungsheft,
- Persönlicher Arzt-Patienten-Kontakt,
- beidseitig,

Fakultativer Leistungsinhalt
- Aufklärung und Beratung der Eltern (mindestens eines Personensorgeberechtigten),
- Organisation und Einleitung einer pädaudiologischen Konfirmationsdiagnostik bis zur zwölften Lebenswoche bei auffälligem Befund in der Kontroll-AABR,

Abrechnungsbestimmung: einmal im Krankheitsfall

Anmerkung: Die Untersuchung kann in begründeten Ausnahmefällen auch spätestens bis zur U3 durchgeführt werden.

Abrechnungsausschluss: in derselben Sitzung 01705
Im Krankheitsfall 01704
am Behandlungstag 04436, 09324, 14331, 16321, 20324

Aufwand in Minuten:
Kalkulationszeit: KA   **Prüfzeit:** 4   **Eignung d. Prüfzeit:** Tages- und Quartalsprofil
GOÄ entsprechend oder ähnlich: GOÄ- Nummer 1408

01707	**Erweitertes Neugeborenen-Screening gemäß Abschnitt C Kapitel I und II der Kinder-Richtlinie des Gemeinsamen Bundesausschusses**	**135 Pkt.** **14,83 €**

Obligater Leistungsinhalt
- Eingehende Aufklärung der Eltern bzw. der (des) Personenberechtigten des Neugeborenen zu Sinn, Zweck und Ziel des erweiterten Neugeborenen-Screenings gemäß Abschnitt C Kapitel I und des Screenings auf Mukoviszidose gemäß Abschnitt C Kapitel II,
- Aushändigung des Informationsblattes gemäß Anlage 3 der Kinder-Richtlinie (Elterninformation zum erweiterten Neugeborenen-Screening),
- Aushändigung des Informationsblattes gemäß Anlage 2 der Kinder-Richtlinie (Elterninformation zum Screening auf Mukoviszidose)

Fakultativer Leistungsinhalt
- Probenentnahme(n) von nativem Venen- oder Fersenblut als erste Blutprobe oder Kontrollblutprobe mit Probenaufbereitung im Rahmen des erweiterten Neugeborenen-Screenings und im Rahmen des Screenings auf Mukoviszidose gemäß Abschnitt C Kapitel I und II der Kinder-Richtlinie, ggf. in einer anderen Sitzung,

- Screeningdokumentation gemäß Anlage 4 der Kinder-Richtlinie,
- Versendung an das Screening-Labor

Anmerkung: Die Gebührenordnungsposition 01707 kann zur U3, sofern noch kein Erweitertes Neugeborenen-Screening im Untersuchungsheft für Kinder dokumentiert ist, berechnet werden.
Neben der Gebührenordnungsposition 01707 können Kostenpauschalen für die Versendung von Untersuchungsmaterial des Kapitels 40 berechnet werden.

Abrechnungsausschlüsse: im Behandlungsfall 01709

Aufwand in Minuten:
Kalkulationszeit: 8 **Prüfzeit:** 7 **Eignung d. Prüfzeit:** Tages- und Quartalsprofil

GOÄ entsprechend oder ähnlich: Leistungskomplex in der GOÄ nicht vorhanden. Abrechnung der einzelnen erbrachten GOÄ-Leistung(en) z.B. analoger Ansatz der Nr. 26

Kommentar: Die Durchführung und Abrechnung des Erweiterten Neugeborenen-Screening ist, sofern diese noch nicht im Kinderuntersuchungsheft dokumentiert ist, bis zur U3 möglich. Aus den Richtlinien des Bundesausschusses der Ärzte und Krankenkassen über die Früherkennung von Krankheiten bei Kindern bis zur Vollendung des 6. Lebensjahres („Kinder-Richtlinien") mit Hinweisen zu den Untersuchungen und Informationen für die Eltern (zuletzt geändert am 18. Mai 2017)
https://www.g-ba.de/informationen/richtlinien/15/

Erweitertes Neugeborenen-Screening
§ 17 Zielkrankheiten und deren Untersuchung
(1) Im erweiterten Neugeborenen-Screening wird ausschließlich auf die nachfolgenden Zielkrankheiten gescreent:
2. Hypothyreose
3. Adrenogenitales Syndrom (AGS)
4. Biotinidasemangel
5. Galaktosämie
6. Phenylketonurie (PKU) und Hyperphenylalaninämie (HPA)
7. Ahornsirupkrankheit (MSUD)
8. Medium-Chain-Acyl-CoA-Dehydrogenase-Mangel (MCAD)
9. Long-Chain-3-OH-Acyl-CoA-Dehydrogenase-Mangel (LCHAD)
10. Very-Long-Chain-Acyl-CoA-Dehydrogenase-Mangel (VLCAD)
    1. CarnitinzyklusdefekteCarnitin-Palmitoyl-Transferase-I-Mangel (CPT-I)
    2. Carnitin-Palmitoyl-Transferase-II-Mangel (CPT-II)
    3. Carnitin-Acylcarnitin-Translocase-Mangel
11. Glutaracidurie Typ I (GA I)
12. Isovalerianacidämie (IVA)
(2) Das Screening auf die Zielkrankheiten Nummern 1 – 4 erfolgt mit konventionellen Laboruntersuchungsverfahren (Nr. 1 und Nr. 2 mittels immunometrischer Teste [Radioimmunoassays/Fluoroimmunoassays], Nr. 3 mittels eines photometrischen Tests, Nr. 4 mittels eines photometrischen und fluorometrischen Tests). Das Screening auf die Zielkrankheiten Nummern 5 – 12 wird mittels der Tandemmassenspektrometrie durchgeführt.
(3) Die Untersuchung weiterer, nicht in Absatz 1 genannter Krankheiten ist nicht Teil des Screenings. Daten zu solchen Krankheiten sind, soweit technisch ihre Erhebung nicht unter-

drückt werden kann, unverzüglich zu vernichten. Deren Nutzung, Speicherung oder Weitergabe ist nicht zulässig. Die im Rahmen des Screenings erhobenen Daten dürfen ausschließlich zu dem Zweck verwendet werden, die vorgenannten Zielkrankheiten zu erkennen und zu behandeln.

01709	**Screening auf Mukoviszidose gemäß Abschnitt C Kapitel II der Kinder-Richtlinie des Gemeinsamen Bundesausschusses**	**50 Pkt.** **5,49 €**

Obligater Leistungsinhalt
- Eingehende Aufklärung der Eltern bzw. der (des) Personenberechtigten des Neugeborenen zu Sinn, Zweck und Ziel des Screenings auf Mukoviszidose,
- Aushändigung des Informationsblattes gemäß Anlage 2 der Kinder-Richtlinie (Elterninformation zum Screening auf Mukoviszidose)

Fakultativer Leistungsinhalt
- Probenentnahme von nativem Venen- oder Fersenblut mit Probenaufbereitung im Rahmen des Screenings auf Mukoviszidose, ggf. in einer anderen Sitzung,
- Screeningdokumentation gemäß Anlage 4 der Kinder-Richtlinie,
- Versendung an das Screening-Labor

Anmerkung: Die Gebührenordnungsposition 01709 kann bis zum vollendeten 28. Lebenstag, sofern noch kein Screening auf Mukoviszidose im Untersuchungsheft für Kinder dokumentiert ist, berechnet werden.
Neben der Gebührenordnungsposition 01709 können Kostenpauschalen für die Versendung von Untersuchungsmaterial des Kapitels 40 berechnet werden.

Abrechnungsausschluss: im Behandlungsfall 01707

Berichtspflicht: Nein

Aufwand in Minuten:
Kalkulationszeit: 3 **Prüfzeit:** 2 **Eignung d. Prüfzeit:** Tages- und Quartalprofil

Kommentar: In den Kinder-Richtlinie (https://www.g-ba.de/informationen/richtlinien/15/) ist das Screening der Früherkennung der Mukoviszidose bei Neugeborenen beschrieben. Mit dem Screening soll eine unverzügliche Therapieeinleitung im Krankheitsfall ermöglicht sein. Das Mukoviszidose-Screening wird in der Regel zum selben Zeitpunkt wie das erweiterte Neugeborenen-Screening (aus derselben Blutprobe) erfolgen.
Die Tests im Einzelnen (zwei biochemischen Tests und eine DNA-Mutationsanalyse)
- **IRT (= Immun Reaktives Trypsin):** Trypsin wird in der Bauchspeicheldrüse (Pankreas) gebildet und in den Darm abgegeben, wo es in seiner aktiven Form Nahrungsbestandteile spaltet. Ein Teil des Trypsins gelangt von der Bauchspeicheldrüse auch direkt in die Blutbahn. Bei Mukoviszidose ist die Bauchspeicheldrüse durch den zähen Schleim verstopft und es kommt zu einem Rückstau von Trypsin, wodurch vermehrt Trypsin in das Blut gelangt und dort gemessen werden kann.
- **PAP (= Pankreatitis Assoziiertes Protein):** das PAP ist ein Stressprotein, das von der erkrankten Bauchspeicheldrüse gebildet wird und im Blut von Neugeborenen mit Mukoviszidose erhöht ist.

- **DNA-Mutationsanalyse**
Die Eltern (Personensorgeberechtigten) des Neugeborenen sind vor der Durchführung des Screenings eingehend und mit Unterstützung eines Informationsblatts (https://www.g-ba.de/do wnloads/83-691-422/2016-07-01_Merkblatt_Screening_Mukoviszidose_BF.pdf) durch verantwortlichen Arzt/Ärztin entsprechen aufzuklären.
Die Eltern sind auch bei geleiteten Geburten durch Hebamme oder Entbindungspfleger über den Anspruch des Neugeborenen auf ein Mukoviszidose-Screening zu informieren. Aufklärung und Untersuchung muss von Arzt/Ärztin bis zu einem Alter des Kindes von vier Wochen (z.B. U2 oder U3) vorgenommen werden.

01710 Zusatzpauschale für die Durchführung von Früherkennungsuntersuchungen bei Kindern aufgrund einer TSS-Vermittlung gemäß Allgemeiner Bestimmung 4.3.10.1,

Wenn eine kurative Diagnose neben der Kindervorsorgeuntersuchung zum Ansatz kommt (z.B. Paukenerguss, V.a. Entwicklungsstörung, Genu valgum), kann neben der entsprechenden Kindervorsorgeuntersuchung auch die Versichertenpauschale angesetzt werden. Dann sind auch die gängigen TSS-Zusätze möglich und es bedarf nicht der EBM-Ziffer 01710.

Abrechnungsbestimmung: einmal im Arztgruppenfall

Anmerkung: Die Gebührenordnungsposition 01710 kann durch die zuständige Kassenärztliche Vereinigung zugesetzt werden.
Die Gebührenordnungsposition 01710 ist nicht berechnungsfähig, wenn der vermittelte Patient bei der die Früherkennungsuntersuchung duchführenden Arztgruppe derselben Praxis in demselben Quartal bereits behandelt wurde.
Die Gebührenordnungsposition 01710 ist am Behandlungstag nicht neben einer Versicherten- oder Grundpauschale berechnungsfähig.
Die Gebührenordnungsposition 01710 ist im Arztgruppenfall nicht neben den Gebührenordnungspositionen 01322, 01323, 03010, 04010, 05228, 06228, 07228, 08228, 09228, 10228, 11228, 13228, 13298, 13348, 13398, 13498, 13548, 13598, 13648, 13698, 14218, 15228, 16228, 17228, 18228, 20228, 21236, 21237, 22228, 23228, 23229, 24228, 25228, 25229, 25230, 26228, 27228 und 30705 berechnungsfähig.

Aufwand in Minuten:
Kalkulationszeit: KA   **Prüfzeit:** ./.   **Eignung d. Prüfzeit:** Keine Eignung

Kommentar: Ab 2020 kann eine Zusatzpauschale abgerechnet werden, wenn am Behandlungstag ausschließlich eine U-Untersuchung erfolgt.
Dazu wurde die EBM Nr. 01710 aufgenommen.
Die Höhe der Bewertung der Nr. 01710 ist wie bei den TSS-Zuschlägen abhängig von der Wartezeit auf einen Termin
Siehe auch Kommentar EBM Nr. 04010.
Der BVKJ Bayern informiert seine Facharztgruppe u.a.:
Kinder- und Jugendärzte rechnen die Zusatzpauschale anstatt der zeitgestaffelten Zuschläge zur Versicherten- beziehungsweise Grundpauschale ab.
Die GOP kann nur in Fällen abgerechnet werden, in denen der Termin zur Früherkennungsuntersuchung über eine Terminservicestelle vermittelt wurde und keine weitere kurative Leistung erbracht wurde (d.h. auch keine Versichertenpauschale!). Wenn eine kurative Diagnose neben der

Kindervorsorgeuntersuchung zum Ansatz kommt (z.B. Paukenerguss, V.a. Entwicklungsstörung, Genu valgum), kann neben der entsprechenden Kindervorsorgeuntersuchung auch die Versichertenpauschale angesetzt werden. Dann sind auch die gängigen TSS-Zusätze möglich und es bedarf nicht der EBM-Ziffer 01710.

Die GOP ist einmal im Arztgruppenfall berechnungsfähig. Das heißt: Sie ist nicht berechnungsfähig, wenn das Kind in demselben Quartal in derselben Praxis bereits von einem Arzt der Arztgruppe, die die Früherkennungsuntersuchung durchführt, behandelt wurde.

Kennzeichnung als TSS-Terminfall und nach Zeitraum ab Kontaktaufnahme mit den Buchstaben B (50 Prozent), C (30 Prozent) und D (20 Prozent).

50 Prozent: Termin innerhalb von acht Tagen = 114 Punkte
30 Prozent: Termin innerhalb von neun bis 14 Tagen = 68 Punkte
20 Prozent: Termin innerhalb von 15 bis 35 Tagen = 45 Punkte

Komplexe für ärztliche Maßnahmen bei Kindern zur Früherkennung von Krankheiten, die ihre körperliche oder geistige Entwicklung in nicht geringfügigem Maße gefährden, entsprechend der Richtlinie des Gemeinsamen Bundesausschusses über die Früherkennung von Krankheiten bei Kindern (Kinder-Richtlinie) bzw. Jugendlichen (Richtlinien zur Jugendgesundheitsuntersuchung)

01711 **Neugeborenen-Erstuntersuchung (U1)**	**126 Pkt.**
	13,84 €

Abrechnungsausschluss: im Behandlungsfall 04431
in derselben Sitzung 03335, 03350, 03351, 04350, 04351, 04352, 04353, 22230, 27310, 27311

Aufwand in Minuten:
Kalkulationszeit: 8   **Prüfzeit:** 6   **Eignung d. Prüfzeit:** Tages- und Quartalsprofil
GOÄ entsprechend oder ähnlich: Nr. 25

Kommentar: Die Neugeborenen-Erstuntersuchung erfolgt direkt nach der Geburt. Die Beurteilung des APGAR-Tests

A	Atmung
B	Plus (Herzschlag)
G	Grundhaltung
A	Aussehen (Hautkolorit)
R	Reflexe

erfolgt nach 1 Minute, nach 5 Minuten und 10 Minuten. Desweiteren wird überprüft, ob es irgendeinen Anhalt für Ödeme, Gelbsucht oder eine äußerlich sichtbare Fehlbildung gibt. Wird diese Untersuchung im Krankenhaus ausgeführt, ist sie Bestandteil der stationären Behandlung und kann nicht im Rahmen der vertragsärztlichen Leistungen abgerechnet werden.

Siehe **Richtlinien des Bundesausschusses der Ärzte und Krankenkassen über die Früherkennung von Krankheiten bei Kindern bis zur Vollendung des 6. Lebensjahres („Kinder-Richtlinie")** mit Hinweisen zu den Untersuchungen und Informationen für die Eltern (zuletzt geändert am 18. Mai 2017)
https://www.g-ba.de/informationen/richtlinien/15/
Früherkennungsuntersuchung nach den Nrn. 01711 bis 01719 können nur abgerechnet werden, wenn sie in dem vorgeschriebenen Zeitraum (einschl. der in den Richtlinien angege-

benen Toleranzgrenzen – siehe unter 200107010000 Früherkennung von Krankheiten bei Kindern) erbracht werden.
Die einzelnen Untersuchungen (U1 bis U9) können im Verlauf der Zeit von verschiedenen Ärzten erbracht werden.

01712	**Neugeborenen-Basisuntersuchung am 3. bis 10. Lebenstag (U2), einschließlich der Überprüfung der erfolgten Blutentnahme zum erweiterten Neugeborenen-Screening**	**401 Pkt.** **44,06 €**

Abrechnungsausschluss: im Behandlungsfall 04431
in derselben Sitzung 03335, 03350, 03351, 04350, 04351, 04352, 04353, 22230, 27310, 27311
Aufwand in Minuten:
Kalkulationszeit: 22   **Prüfzeit:** 16   **Eignung d. Prüfzeit:** Tages- und Quartalsprofil
GOÄ entsprechend oder ähnlich: Nr. 26
Kommentar: Siehe **Richtlinien des Bundesausschusses der Ärzte und Krankenkassen über die Früherkennung von Krankheiten bei Kindern bis zur Vollendung des 6. Lebensjahres („Kinder-Richtlinien")** mit Hinweisen zu den Untersuchungen und Informationen für die Eltern (zuletzt geändert am 18. Mai 2017)
https://www.g-ba.de/informationen/richtlinien/15/
Früherkennungsuntersuchungen nach den Nrn. 01711 bis 01719 können nur abgerechnet werden, wenn sie in dem vorgeschriebenen Zeitraum (einschl. der in den Richtlinien angegebenen Toleranzgrenzen – siehe unter 200107010000 Früherkennung von Krankheiten bei Kindern) erbracht werden.
Die einzelnen Untersuchungen (U1 bis U9) können im Verlauf der Zeit von verschiedenen Ärzten erbracht werden.

01713	**Untersuchung in der 4. bis 5. Lebenswoche (U3)**	**402 Pkt.** **44,17 €**

Abrechnungsausschluss: im Behandlungsfall 04431
in derselben Sitzung 03335, 03350, 03351, 04350, 04351, 04352, 04353, 22230, 27310, 27311
Aufwand in Minuten:
Kalkulationszeit: 22   **Prüfzeit:** 16   **Eignung d. Prüfzeit:** Tages- und Quartalsprofil
GOÄ entsprechend oder ähnlich: Nr. 26
Kommentar: Siehe **Richtlinien des Bundesausschusses der Ärzte und Krankenkassen über die Früherkennung von Krankheiten bei Kindern bis zur Vollendung des 6. Lebensjahres („Kinder-Richtlinien")** mit Hinweisen zu den Untersuchungen und Informationen für die Eltern (zuletzt geändert am 18. Mai 2017)
https://www.g-ba.de/informationen/richtlinien/15/
Screening auf Hüftgelenksdysplasie und -luxation (Sonographische Untersuchung der Hüftgelenke nach Maßgabe der in der Anlage 3 dieser Richtlinien angegebenen Durchführungsempfehlungen)
Ernährungshinweise im Hinblick auf Mundgesundheit
Früherkennungsuntersuchungen nach den Nrn. 01711 bis 01719 können nur abgerechnet werden, wenn sie in dem vorgeschriebenen Zeitraum (einschl. der in den Richtlinien angegebenen Toleranzgrenzen – siehe unter 200107010000 Früherkennung von Krankheiten bei Kindern) erbracht werden.

Die einzelnen Untersuchungen (U1 bis U9) können im Verlauf der Zeit von verschiedenen Ärzten erbracht werden.

01714   Untersuchung im 3. bis 4. Lebensmonat (U4)   402 Pkt.
44,17 €

Abrechnungsausschluss: im Behandlungsfall 04431
in derselben Sitzung 03335, 03350, 03351, 04350, 04351, 04352, 04353, 22230, 27310, 27311

Aufwand in Minuten:
Kalkulationszeit: 22   **Prüfzeit:** 16   **Eignung d. Prüfzeit:** Tages- und Quartalsprofil
GOÄ entsprechend oder ähnlich: Nr. 26

Kommentar: Siehe **Richtlinien des Bundesausschusses der Ärzte und Krankenkassen über die Früherkennung von Krankheiten bei Kindern bis zur Vollendung des 6. Lebensjahres („Kinder-Richtlinien")** mit Hinweisen zu den Untersuchungen und Informationen für die Eltern (zuletzt geändert am 18. Mai 2017)
https://www.g-ba.de/informationen/richtlinien/15/
Früherkennungsuntersuchungen nach den Nrn. 01711 bis 01719 können nur abgerechnet werden, wenn sie in dem vorgeschriebenen Zeitraum (einschl. der in den Richtlinien angegebenen Toleranzgrenzen – siehe unter 200107010000 Früherkennung von Krankheiten bei Kindern) erbracht werden.
Die einzelnen Untersuchungen (U1 bis U9) können im Verlauf der Zeit von verschiedenen Ärzten erbracht werden.

01715   Untersuchung im 6. bis 7. Lebensmonat (U5)   402 Pkt.
44,17 €

Abrechnungsausschluss: in derselben Sitzung 03335, 03350, 03351, 04350, 04351, 04352, 04353, 22230, 27310, 27311
im Behandlungsfall 04431

Aufwand in Minuten:
Kalkulationszeit: 22   **Prüfzeit:** 16   **Eignung d. Prüfzeit:** Tages- und Quartalsprofil
GOÄ entsprechend oder ähnlich: Nr. 26

Kommentar: Siehe **Richtlinien des Bundesausschusses der Ärzte und Krankenkassen über die Früherkennung von Krankheiten bei Kindern bis zur Vollendung des 6. Lebensjahres („Kinder-Richtlinien")** mit Hinweisen zu den Untersuchungen und Informationen für die Eltern (zuletzt geändert am 18. Mai 2017)
https://www.g-ba.de/informationen/richtlinien/15/

01716   Untersuchung im 10. bis 12. Lebensmonat (U6)   402 Pkt.
44,17 €

Abrechnungsausschluss: im Behandlungsfall 04431
in derselben Sitzung 03335, 03350, 03351, 04350, 04351, 04352, 04353, 22230, 27310, 27311

Aufwand in Minuten:
Kalkulationszeit: 22   **Prüfzeit:** 16   **Eignung d. Prüfzeit:** Tages- und Quartalsprofil

GOÄ entsprechend oder ähnlich: Nr. 26

Kommentar: Siehe **Richtlinien des Bundesausschusses der Ärzte und Krankenkassen über die Früherkennung von Krankheiten bei Kindern bis zur Vollendung des 6.** Lebensjahres (**„Kinder-Richtlinien"**) mit Hinweisen zu den Untersuchungen und Informationen für die Eltern (zuletzt geändert am 18. Mai 2017)
https://www.g-ba.de/informationen/richtlinien/15/

01717 Untersuchung im 21. bis 24. Lebensmonat (U7)	402 Pkt. 44,17 €

Abrechnungsausschluss: im Behandlungsfall 04431
in derselben Sitzung 03335, 03350, 03351, 04350, 04351, 04352, 04353, 22230, 27310, 27311

Aufwand in Minuten:
Kalkulationszeit: 22   **Prüfzeit:** 16   **Eignung d. Prüfzeit:** Tages- und Quartalsprofil

GOÄ entsprechend oder ähnlich: Nr. 26

Kommentar: Siehe **Richtlinien des Bundesausschusses der Ärzte und Krankenkassen über die Früherkennung von Krankheiten bei Kindern bis zur Vollendung des 6.** Lebensjahres (**„Kinder-Richtlinien"**) mit Hinweisen zu den Untersuchungen und Informationen für die Eltern (zuletzt geändert am 18. Mai 2017)
https://www.g-ba.de/informationen/richtlinien/15/

01718 Untersuchung im 46. bis 48. Lebensmonat (U8)	402 Pkt. 44,17 €

Abrechnungsausschluss: im Behandlungsfall 04431
in derselben Sitzung 03335, 03350, 03351, 04335, 04350, 04351, 04352, 04353, 22230, 27310, 27311

Aufwand in Minuten:
Kalkulationszeit: 22   **Prüfzeit:** 16   **Eignung d. Prüfzeit:** Tages- und Quartalsprofil

GOÄ entsprechend oder ähnlich: Nr. 26

Kommentar: Siehe **Richtlinien des Bundesausschusses der Ärzte und Krankenkassen über die Früherkennung von Krankheiten bei Kindern bis zur Vollendung des 6.** Lebensjahres (**„Kinder-Richtlinien"**) mit Hinweisen zu den Untersuchungen und Informationen für die Eltern (zuletzt geändert am 18. Mai 2017)
https://www.g-ba.de/informationen/richtlinien/15/

01719 Untersuchung im 60. bis 64. Lebensmonat (U9)	402 Pkt. 44,17 €

Abrechnungsausschluss: im Behandlungsfall 04431
in derselben Sitzung 03335, 03350, 03351, 04350, 04351, 04352, 04353, 22230, 27310, 27311

Aufwand in Minuten:
Kalkulationszeit: 22   **Prüfzeit:** 16   **Eignung d. Prüfzeit:** Tages- und Quartalsprofil

GOÄ entsprechend oder ähnlich: Nr. 26

Kommentar: Siehe **Richtlinien des Bundesausschusses der Ärzte und Krankenkassen über die Früherkennung von Krankheiten bei Kindern bis zur Vollendung des 6.** Lebensjahres (**„Kinder-Richtlinien"**) mit Hinweisen zu den Untersuchungen und Informationen für die Eltern (zuletzt geändert am 18. Mai 2017)

https://www.g-ba.de/informationen/richtlinien/15/

01720 Jugendgesundheitsuntersuchung (J1)	356 Pkt.
	39,11 €

Abrechnungsausschluss: in derselben Sitzung 03351, 04352, 04353, 27310; im Behandlungsfall 04431

Aufwand in Minuten:
Kalkulationszeit: 22   **Prüfzeit:** 15   **Eignung d. Prüfzeit:** Tages- und Quartalsprofil

GOÄ entsprechend oder ähnlich: Analoger Ansatz der Nr. 26

Kommentar: Siehe **Richtlinien des Gemeinsamen Bundesausschusses zur Jugendgesundheitsuntersuchung**

http://www.kbv.de/media/sp/2016_07_21_Jugend_RL.pdf

01721 Besuch im Rahmen einer Kinderfrüherkennungsuntersu-	198 Pkt.
chung nach den Gebührenordnungspositionen 01711 und 01712	21,75 €

Anmerkung: Die Gebührenordnungsposition 01721 kann im Rahmen einer Kinderfrüherkennungsuntersuchung nach der Gebührenordnungsposition 01712 im Belegkrankenhaus durch einen Facharzt für Kinder- und Jugendmedizin an demselben Tag nur einmal berechnet werden, auch wenn bei mehreren Kindern eine Früherkennungsuntersuchung durchgeführt wird.

Abrechnungsausschluss: in derselben Sitzung 01410, 01411, 01412, 01413, 01414, 01415 und 01421.

Aufwand in Minuten:
Kalkulationszeit: KA   **Prüfzeit:** 12   **Eignung d. Prüfzeit:** Tages- und Quartalsprofil

GOÄ entsprechend oder ähnlich: Nr. 50

Kommentar: Der Besuch im Rahmen der Kinderfrüherkennung kann nur für die Neugeborenen-Erstunteruntersuchung nach EBM-Nr. 01711 (U1) oder die Neugeborenen-Basisuntersuchung nach EBM-Nr. 01712 (U2) abgerechnet werden. Auch wenn die Untersuchung nach EBM-Nr. 01711 oder EBM-Nr. 01712 per Hausbesuch am Samstag oder an Sonn- oder Feiertagen erfolgt, ist nur die EBM-Nr. 01721 abrechenbar.
Wenn die Untersuchung der U1 oder U2 von einem Arzt in einem Belegkrankenhaus durchgeführt wird, so kann auch nur die EBM-Nr. 01721 abgerechnet werden.

01722 Sonographische Untersuchung der Säuglingshüften	170 Pkt.
entsprechend der Durchführungsempfehlung nach Abschnitt C Kapitel III der Kinder-Richtlinie	18,68 €

Anmerkung: Die Berechnung der Gebührenordnungsposition 01722 setzt eine Genehmigung der Kassenärztlichen Vereinigung nach der Ultraschall-Vereinbarung gemäß § 135 Abs. 2 SGB V voraus.

Abrechnungsausschluss: in derselben Sitzung 33050, 33051

Bericht: mind. Befundkopie (Nr. 01602) an Hausarzt

Aufwand in Minuten:

Kalkulationszeit: 9   **Prüfzeit:** 7   **Eignung d. Prüfzeit:** Tages- und Quartalsprofil

GOÄ entsprechend oder ähnlich: Nr. 413

Kommentar: Die sonographische Untersuchung der Säuglingshüfte soll nach den Kinder-Richtlinien im zeitlichen Zusammenhang mit der 3. Früherkennungsuntersuchung, also im Zeitraum zwischen der 4. und 6. Lebenswoche (Toleranzgrenze 3. – 8. Lebenswoche) durchgeführt werden. Ergeben sich bei dieser Untersuchung Anhaltspunkte, dass weitere Kontrolluntersuchungen erforderlich sind, so können diese nur nach der EBM-Nr. 33051 abgerechnet werden. Für die Untersuchung beider Säuglingshüften sind sowohl die EBM-Nrn. 01722 als auch 33051 nur 1x berechnungsfähig. Muss für die Untersuchung ein anderer Arzt beauftragt werden, so kann dies im Rahmen der Überweisung erfolgen; auf dem Überweisungsschein sind Präventiv und Zielauftrag zu markieren.

Für Ärzte mit Genehmigung zur Sonographie von Säuglingshüften sind die geänderten Bestimmungen der Anlage V der Ultraschallvereinbarung wichtig:

Anlage V: Regelmäßige Überprüfung der ärztlichen Dokumentation bei der sonographischen Untersuchung der Säuglingshüfte nach § 12, Auflage zur Aufrechterhaltung der fachlichen Befähigung sowie Anforderungen an die Dokumentation – Die Änderungen treten am 01.04.2017 in Kraft.

„§ 1 Inhalt und Ziel

Diese Vereinbarung regelt die zusätzlichen Voraussetzungen für die Ausführung und Abrechnung der sonographischen Untersuchung der Säuglingshüften in der vertragsärztlichen Versorgung (Leistungen nach den Gebührenordnungspositionen 01722 und 33051 des Einheitlichen Bewertungsmaßstabes). Mit dieser kontinuierlichen Qualitätssicherungsmaßnahme soll eine stets gleichbleibende Untersuchungsqualität derjenigen Ärzte gewährleistet werden, die die hüftsonographische Untersuchung bei Säuglingen durchführen. Dies betrifft neben der Qualität der Bild- und Schriftdokumentation auch die vom untersuchenden Arzt veranlassten diagnostischen und/oder therapeutischen Konsequenzen.

§ 2 Überprüfung der ärztlichen Dokumentation

Ärzte, die eine Genehmigung zur sonographischen Untersuchung der Säuglingshüfte in der vertragsärztlichen Versorgung gemäß § 4 oder § 5 i.V.m. Anlage I Anwendungsbereich AB 10.2 oder § 6 i.V.m. den Anlagen I und II Anwendungsbereich AB 10.2 der UltraschallVereinbarung erhalten haben, sind zur Aufrechterhaltung ihrer fachlichen Befähigung verpflichtet, unmittelbar nach Abrechnung der ersten 12 Leistungen nach Genehmigungserteilung an einer Initialprüfung und anschließend an regelmäßigen Stichprobenprüfungen der ärztlichen Dokumentation (Bild- und Schriftdokumentation) jeweils innerhalb von 2 bzw. 5 Jahren teilzunehmen.

§ 3 Umfang

(1) Die Überprüfung der ärztlichen Dokumentation umfasst die Qualität der selbständig durchgeführten sonographischen Untersuchung der Säuglingshüfte mit ihren diagnostischen Informationen sowie die Nachvollziehbarkeit und Schlüssigkeit der medizinischen Fragestellung, Befundung und Indikationsstellung für mögliche Folgemaßnahmen.

(2) Die sich aus der jeweiligen Anamnese, dem klinischen oder sonographischen Befund ergebenden Konsequenzen für das vom Arzt veranlasste weitere diagnostische und/oder therapeutische Vorgehen sind ebenfalls im Umfang der Überprüfung enthalten.

§ 4 Anforderung und Auswahl der Dokumentationen durch die Kassenärztliche Vereinigung

Die Kassenärztliche Vereinigung fordert von jedem Arzt die Dokumentationen (Bild- und Schriftdokumentationen) über durchgeführte Hüftsonographien bei Säuglingen von mindestens 12 Patienten (Fälle) an. Die Auswahl der anzufordernden Dokumentationen erfolgt, abgesehen von der Initialprüfung, nach dem Zufallsprinzip. Die Stichprobenziehung erfolgt aus den Fällen des gesamten Zeitraums seit der letzten Prüfung.

§ 5 Anforderungen an die Bilddokumentation

Folgende Anforderungen an die Bilddokumentation sind zu erfüllen:

1. Die Identifikation der Patienten muss eindeutig sein (Name, Geburtsdatum, Untersuchungsdatum).
2. Die Ultraschallbilder müssen vom untersuchenden Arzt unterschrieben sein oder es muss der Name des untersuchenden Arztes eindeutig aus der Bilddokumentation hervorgehen.
3. Es sind zwei Ultraschallbilder von jeder Hüfte vorzulegen.
4. Die Seitenbezeichnungen müssen auf jedem Ultraschallbild vorhanden sein.
5. Die Messlinien müssen auf einem der beiden Ultraschallbilder eingezeichnet sein.
6. Erfolgt das Einzeichnen der Messlinien auf einem Papierbildausdruck, so muss das Abbildungsverhältnis mindestens 1,7 : 1 betragen.
7. Alternativ zu einem Papierbildausdruck können die Bilddokumente auch digital eingereicht werden.
8. Folgende Bildmerkmale (anatomische Strukturen) müssen dargestellt und eindeutig erkennbar sein:
   - Knorpel-Knochen-Grenze
   - Hüftkopf
   - Umschlagfalte der Gelenkkapsel
   - Gelenkkapsel
   - Labrum acetabulare
   - knorpeliges Pfannendach
   - Os ilium einschließlich Unterrand
   - knöcherner Erker (Umschlagpunkt)
9. Die Ultraschallbilder müssen kippfehlerfrei in der Standardschnittebene nach Graf (Unterrand des Os ilium, mittlerer Pfannendachbereich, Labrum acetabulare) angefertigt sein.
10. Die Winkelbefunde (Alpha- und Beta-Winkel) sowie die Typisierung nach Graf sind auf der Grundlage der Auswertung eines Bildes pro Gelenkseite zu ermitteln.
11. Bei dezentrierten Gelenken kann von der Standardschnittebene nach Graf abgewichen werden.

§ 6 Anforderung an die schriftliche Dokumentation

(1) Die schriftliche Dokumentation der sonographischen Früherkennungs-Untersuchung der Säuglingshüfte hat gemäß Anlage 5 zu Abschnitt B Nr. 3 der Richtlinien des Bundesaus-

schusses der Ärzte und Krankenkassen über die Früherkennung von Krankheiten bei Kindern bis zur Vollendung des 6. Lebensjahres („Kinder-Richtlinien") zu erfolgen. Die schriftliche Dokumentation der sonographischen Untersuchung der Säuglingshüfte muss neben anamnestischen Angaben – für jede Hüfte getrennt – klinische Angaben wie Stabilität des Hüftgelenks und Abspreizhemmung sowie den Hüfttyp nach Graf einschließlich Alpha- und Beta-Winkel enthalten.

(2) Weiterhin sind die diagnostischen und ggf. die therapeutischen Konsequenzen zu dokumentieren:

- keine Therapie
- Kontrolluntersuchung
- Nachreifungstherapie
- Retentionstherapie
- Repositionstherapie
- andere Empfehlungen

Es ist anzugeben, ob für die empfohlenen diagnostischen und/oder therapeutischen Konsequenzen eine Überweisung erfolgte.

§ 7 Durchführung der Überprüfung durch die Sonographie-Kommission und Auswertung der durchgeführten Qualitätssicherungsmaßnahmen

(1) Die Durchführung der Überprüfung einschließlich der Beurteilung der ärztlichen Dokumentation (Bild- und Schriftdokumentation) erfolgt durch die Sonographie-Kommission der Kassenärztlichen Vereinigung.

(2) Die Beratung des Arztes nach § 10 Abs. 2 kann im Rahmen eines Kolloquiums stattfinden. Die Durchführung der Kolloquien richtet sich nach den Qualitätssicherungs-Richtlinien der Kassenärztlichen Bundesvereinigung gemäß § 75 Abs. 7 SGB V.

(3) Die Kassenärztliche Bundesvereinigung führt gemeinsam mit den Kassenärztlichen Vereinigungen geeignete Maßnahmen durch, die eine Vergleichbarkeit der Ergebnisse der Initial- und Stichprobenprüfungen durch Angleichung relevanter Aspekte der Beurteilungs- und Bewertungspraxis ermöglichen.

(4) Damit die Partner der Bundesmantelverträge entscheiden können, ob und in welcher Weise die nach dieser Vereinbarung durchgeführten Qualitätssicherungsmaßnahmen weitergeführt werden, sind deren Ergebnisse von den Kassenärztlichen Vereinigungen zu sammeln, zusammenzufassen und jährlich auszuwerten. Eine Zusammenstellung ist den Vertragspartnern auf Anforderung zur Verfügung zu stellen.

(5) In die jährliche Auswertung gemäß Absatz 4 werden mindestens folgende Angaben (aufgeschlüsselt nach Kassenärztlichen Vereinigungen) einbezogen:

- Anzahl geprüfter Ärzte gemäß § 2, differenziert nach Initial- und Stichprobenprüfung
- Anzahl der Ärzte mit Genehmigung
- Anzahl neu beschiedener Anträge
- Anzahl abrechnender Ärzte
- Anzahl und Ergebnisse (gemäß § 8) der Beurteilungen der Dokumentationen bei Initialprüfungen und Stichprobenprüfungen gemäß § 11 Abs. 2 und 3, wobei bei den Beurteilungen der Stufe III nach Mängeln der Bild- und Schriftdokumentation zu differenzieren ist.
- Anzahl durchgeführter Kolloquien gemäß § 7 Abs. 2 und § 11 Abs. 4

- Anzahl Genehmigungsaussetzungen und -entzüge gemäß § 11 Abs. 3 und 4
- Anzahl nachgewiesener Kurse nach Anhang 1 und nach § 6 der Ultraschall-Vereinbarung
- Durchgeführte Maßnahmen und Ergebnisse gemäß § 7 Abs. 3
- Erfolgte Empfehlungen an den Arzt gemäß § 10 Abs. 3
- Erfolgte Beratungen gemäß § 10 Abs. 2

§ 8 Beurteilungsstufen

(1) Je Arzt werden insgesamt folgende Unterlagen in die Beurteilung durch die Sonographie-Kommission einbezogen:

- 48 Bilddokumentationen gemäß § 5
- 12 schriftliche Dokumentationen gemäß § 6

(2) Die Beurteilung der bildlichen und schriftlichen Dokumentationen erfolgt je Patient nach folgenden Stufen:

Stufe I: regelgerecht (keine oder geringfügige Mängel)

Stufe II: eingeschränkt (geringe Mängel)

Patientendokumentationen sind der Stufe II insbesondere dann zuzuordnen, wenn

- in der Papierbilddokumentation mit manuell eingezeichneten Messlinien das Abbildungsverhältnis von mindestens 1,7 : 1 nicht eingehalten wurde,
- in der Bilddokumentation die Bildmerkmale (anatomischen Strukturen gemäß § 5 Nr. 8) im Einzelnen nur eingeschränkt dargestellt sind,
- die Messlinien nicht ausreichend korrekt eingezeichnet wurden,
- die schriftliche Dokumentation unvollständig oder nur eingeschränkt nachvollziehbar ist.

Stufe III: unzureichend (schwerwiegende Mängel)

Patientendokumentationen sind der Stufe III insbesondere dann zuzuordnen, wenn

- in der Bilddokumentation die Bildmerkmale (anatomischen Strukturen gemäß § 5 Nr. 8) im Einzelnen unzureichend dargestellt sind,
- die Schnittebene in der Bilddokumentationen nicht der Standardschnittebene entspricht,
- wenn die Messlinien zur Bestimmung des Alpha- und Betawinkels nicht korrekt eingezeichnet sind mit der Folge einer fehlerhaften Typisierung,
- die schriftliche Dokumentation unzureichend nachvollziehbar ist (z.B. behandlungsbedürftiger Befund nicht erkannt).

§ 9 Anforderungskriterien

(1) Die Anforderungen an eine sachgerechte Dokumentation werden erfüllt, wenn höchstens 2 Patientendokumentationen der Stufe II und keine der Stufe III zugeordnet wurde.

(2) Die Anforderungen an eine sachgerechte Dokumentation werden nicht erfüllt, wenn

a) mehr als 2 und höchstens 5 Patientendokumentationen der Stufe II oder eine Patientendokumentation der Stufe III zugeordnet werden mussten oder wenn

b) mehr als eine Patientendokumentation der Stufe III oder mehr als 5 Patientendokumentationen der Stufe II zugeordnet werden mussten.

01723	Komplexe für ärztliche Maßnahmen bei Kindern zur Früherkennung von Krankheiten, die ihre körperliche oder geistige Entwicklung in nicht geringfügigem Maße gefährden, entsprechend der Richtlinien des Gemeinsamen Bundesausschusses über die Früherkennung von Krankheiten bei Kindern (Kinder-Richtlinien) bzw. Jugendlichen (Richtlinien zur Jugendgesundheitsuntersuchung)	**402 Pkt.** **44,17 €**

Untersuchung im 34. bis 36. Lebensmonat (U7a)

Abrechnungsausschluss: im Behandlungsfall 04431
in derselben Sitzung 03335, 03350, 03351, 04350, 04351, 04353, 22230, 27310, 27311

Aufwand in Minuten:
Kalkulationszeit: 22   **Prüfzeit:** 16   **Eignung d. Prüfzeit:** Tages- und Quartalsprofil

GOÄ entsprechend oder ähnlich: Nr. 26

Kommentar: Mit der U7a wurde die Möglichkeit geschaffen, Kinder jährlich beim Hausarzt oder Kinderarzt vorzustellen, denn die Untersuchung reiht sich zwischen U7 (im 21. bis 24. Lebensmonat und der U9 (im 46. bis 48. Lebensmonat ein.

Die **Richtlinien des Bundesausschusses der Ärzte und Krankenkassen über die Früherkennung von Krankheiten bei Kindern bis zur Vollendung des 6. Lebensjahres („Kinder-Richtlinien"** https://www.g-ba.de/downloads/62-492-1427/RL_Kinder_2017-05-18_iK-2017-07 -25.pdf)
informieren zu den Untersuchungsleistungen der U7a:
U7a Untersuchung im 34. bis 36. Lebensmonat
- Erhebung der Vorgeschichte
- Krampfanfälle
- Miktionsstörungen
- Gehäufte Infektionen
- Altersgemäße Sprache fehlt (z.B. keine Drei- bis Fünfwortsätze, eigener Vor- oder Rufname wird nicht verwendet)
- Altersgemäßes Sprachverständnis fehlt (z.B. kein Zeigen auf Körperteile auf Befragen)
- Verhaltensauffälligkeiten (z.B. Stereotypien, ausgeprägte nächtliche Schlafstörungen)
- Fluoridprophylaxe nicht fortgeführt
- Schutzimpfungen unvollständig
- Eltern unzufrieden mit Entwicklung und Verhalten des Kindes
- seit letzter Früherkennungsuntersuchung entwicklungsgefährdende Erkrankung oder Operation
- Verdachtsdiagnosen der letzten Früherkennungsuntersuchung
Eingehende Untersuchungen
- Körpermaße
- Haut
- Brustorgane
- Bauchorgane
- Geschlechtsorgane
- Skelettsystem

- Sinnesorgane
- Motorik und Nervensystem

01724 bis 01727 Laboruntersuchungen gemäß Abschnitt C Kapitel I und II der Kinder-Richtlinie, einschließlich der Befundübermittlung an den verantwortlichen Einsender, gilt für die Gebührenordnungspositionen 01724 bis 01727

Abrechnungsbestimmung: je Untersuchung

Anmerkung: Die Berechnung der Gebührenordnungspositionen 01724 bis 01727 setzt eine Genehmigung der Kassenärztlichen Vereinigung gemäß der §§ 23 bzw. 38 der Kinder-Richtlinie voraus. Die Berechnung der Gebührenordnungspositionen 01724 bis 01727 setzt den Nachweis einer vorliegenden Einwilligung der Personensorgeberechtigten (z.B. Eltern) des Neugeborenen gemäß § 16 bzw. § 32 der Kinder-Richtlinie voraus.

Die Gebührenordnungsposition 01727 ist im Krankheitsfall nicht neben den Gebührenordnungspositionen 11301 und 11351 berechnungsfähig.

Kommentar: Seit 1. Januar 2017 sind gemäß der Kinder-Richtlinien die EBM Nrn. 01724 bis 01727 aufgenommen.

- EBM Nr. 01724 bisherige Neugeborenen-Screeninguntersuchung der Zielkrankheiten
- EBM Nrn. 01725 bis 01727 dreistufige Diagnostik (serielle Kombination von zwei biochemischen Tests auf immunreaktives Trypsin [IRT] und Pankreatitis-assoziiertes Protein [PAP] und einer DNA-Mutationsanalyse) auf Mukoviszidose. Entsprechend der Kinder-Richtlinie haben Neugeborene Anspruch auf Teilnahme am erweiterten Neugeborenen-Screening bzw. am Screening auf Mukoviszidose.

Das Mukoviszidose-Screening (s. Nrn. 01725 bis 01727) kann in den ersten vier Lebenswochen des Kindes nachgeholt werden – im Gegensatz zum erweiterten Neugeborenen-Screening (s. Nr. 01724), dass 36 Stunden nach der Geburt erfolgt.

Die bei einem auffälligen Befund indizierte Zweituntersuchung sollte vom selben Screeninglabor durchgeführt werden um riskante Informationslücken zu vermeiden.

Eine Wiederholung des Screenings ist in folgenden Fällen erforderlich:

- bei Entlassung vor der 36. Lebensstunde
- bei Frühgeborenen < 32. Schwangerschaftswoche
- nicht durchgeführtes Neugeborenenscreening
- Zweifel an der Durchführung des Neugeborenenscreenings

Das Ergebnis des Neugeborenenscreenings ist niemals eine definitive Diagnose. Es ergibt nur den Verdacht auf das Vorliegen einer Erkrankung. Es folgen daher in der Regel weitere Untersuchungen, um das Ergebnis durch weitere Methoden zu bestätigen.

01724	**Erweiterte Neugeborenen-Screeninguntersuchung der Zielkrankheiten mittels Laboruntersuchungsverfahren, Tandemmassenspektrometrie bzw. quantitativer oder semiquantitativer Polymerase Chain Reaction (PCR)**	**221 Pkt.** **24,28 €**

Aufwand in Minuten:

Kalkulationszeit: 1   **Prüfzeit:** 1   **Eignung d. Prüfzeit:** Tages- und Quartalprofil

Kommentar: Die KV –Thüringen führt in einer Tabelle die Übersicht aller Früherkennungsuntersuchungen (Stand: 1/2018) zusammen.

Im ersten Teil finden Sie die Kinder-Richtlinie: https://www.kv-hueringen.de/mitglieder/abr_ho
n/10_la/10_ebm_eba/50_uebersicht_frueherkenn/Frueherkennung_20180101.pdf
Das erweiterte Neugeborenen-Screening umfasst ausschließlich die folgenden Stoffwechselde-
fekte und endokrinen Störungen:
1. Hypothyreose
2. Adrenogenitales Syndrom (AGS)
3. Biotinidasemangel
4. Galaktosämie
5. Phenylketonurie (PKU) und Hyperphenylalaninämie (HPA)
6. Ahornsirupkrankheit (MSUD)
7. Medium-Chain-Acyl-CoA-Dehydrogenase-Mangel (MCAD)
8. Long-Chain-3-OH-Acyl-CoA-Dehydrogenase-Mangel
9. Very-Long-Chain-Acyl-CoA-Dehydrogenase-Mangel (VLCAD)
10. Carnitinzyklusdefekte
    a) Carnitin-Palmitoyl-Transferase-I-Mangel (CPT-I)
    b) Carnitin-Palmitoyl-Transferase-II-Mangel (CPT-II)
    c) Carnitin-Acylcarnitin-Translocase-Mangel
11. Glutaracidurie Typ I (GA I)
12. Isovalerianacidämie (IVA)
13. Tyrosinämie Typ I.
Siehe dazu auch weiterführende Erläuterungen vom Labor **Becker & Kollegen** unter https://
www.labor-becker.de/leistungsverzeichnis/stichwort/neugeborenen-screening.html

| 01725 | Immunologische Bestimmung des immunreaktiven Tryp-sins (IRT) | 23 Pkt. 2,53 € |

Aufwand in Minuten:
Kalkulationszeit: KA   **Prüfzeit:** ./.   **Eignung d. Prüfzeit:** Tages- und Quartalprofil
Kommentar: Siehe dazu auch weiterführende Erläuterungen vom Labor **Becker & Kollegen**
unter https://www.labor-becker.de/leistungsverzeichnis/stichwort/neugeborenen-screening.html

| 01726 | Immunologische Bestimmung Pankreatitisassoziiertes Protein (PAP) | 399 Pkt. 43,84 € |

Aufwand in Minuten:
Kalkulationszeit: KA   **Prüfzeit:** ./.   **Eignung d. Prüfzeit:** Tages- und Quartalprofil
Kommentar: Siehe dazu auch weiterführende Erläuterungen vom Labor **Becker & Kollegen**
unter https://www.labor-becker.de/leistungsverzeichnis/stichwort/neugeborenen-screening.html

| 01727 | Gezielte molekulargenetische Untersuchung des Cystic Fibrosis Transmembran Regulator-Gens (CFTR-Gens) gemäß Anlage 4a „DNAMutationsanalyse" der Kinder-Richtlinie | 3746 Pkt. 411,58 € |

Aufwand in Minuten:
Kalkulationszeit: KA   **Prüfzeit:** ./.   **Eignung d. Prüfzeit:** Tages- und Quartalprofil

Kommentar: Nach Anlage 4a KinderRL der Richtlinie des Gemeinsamen Bundesausschusses über die Früherkennung von Krankheiten bei Kindern (wird bis zur Vollendung des 6. Lebensjahres (Kinder-Richtlinie) auf folgende Mutationen untersucht (s. Internet: https://www.jurion.de/ges etze/kinderrl/anlage_4a/- Rechtsstand 01.09.2016):
Der Kommentar von **Wezel/Liebold** informiert ferner dazu:
Das Screening auf Mukoviszidose gilt als positiv, wenn mindestens eine Mutation des Cystic-Fibrosis-Transmembran-Regulator-Gens (CFTR-Gens) nachgewiesen wurde ..."
Abrechnungsausschluss: 11301, 11351

1.7.2 Früherkennung von Krankheiten bei Erwachsenen

Neu: Ultraschallscreening auf Bauchaortenscreening
Neu ab 1.1.2018 zur Abrechnung stehen die EBM Nrn. 01747 (zur Aufklärung) und 01748 (zur Sonographie) zur Verfügung. Beide EBM Nrn. werden extrabudgetär vergütet. Diese Leistungen können Hausärzte, Urologen, Internisten, Chirurgen und Radiologen einmalig die Früherkennung eines Bauchaortenaneurysmas bei älteren Männern erbringen und abrechnen. Ärzte ohne Ultraschall Genehmigung der KV dürfen die Aufklärung nach EBM NR. 01747 erbringen und auch abrechnen z.B. neben dem Check up nach EBM Nr. 01732.
Falls weitere abdominelle Organe sonographisch untersucht werden müssen, darf neben der EBM Nr. 01748 eine abdominelle Sonographie nach EBM Nr. 33042 durchgeführt werden – dies in der Abrechnung aber nur in halber Höhe von 80 Punkten, da nach Information der KBV die Leistungsinhalte sich überschneiden.
Hinweise: Früherkennung Hautkrebs
1. Die folgenden Gebührenordnungspositionen 01745 und 01746 können berechnet werden von
   – Fachärzten für Allgemeinmedizin,
   – Fachärzten für Innere und Allgemeinmedizin,
   – Praktischen Ärzten,
   – Ärzten ohne Gebietsbezeichnung,
   – Fachärzten für Innere Medizin ohne Schwerpunktbezeichnung, die gegenüber dem Zulassungsausschuss ihre Teilnahme an der hausärztlichen Versorgung gemäß § 73 Abs. 1a SGB V erklärt haben und über eine Genehmigung der Kassenärztlichen Vereinigung gemäß Abschnitt D II der Krebsfrüherkennungs-Richtlinie verfügen.
2. Die Gebührenordnungsposition 01745 kann nur von
   – Fachärzten für Haut- und Geschlechtskrankheiten
   – mit einer Genehmigung der Kassenärztlichen Vereinigung gemäß Abschnitt D II der Krebsfrüherkennungs-Richtlinie berechnet werden.
3. Abweichend zu den Anmerkungen hinter den Gebührenordnungspositionen 01732, 01745 und 01746 sind die Gebührenordnungspositionen 01732, 01745 und 01746 für Beteiligte derselben fachübergreifenden Berufsausübungsgemeinschaft nebeneinander berechnungsfähig.

Kommentar: Die Hautkrebs-Früherkennungsuntersuchungen (Nrn. 01745 und 01746) können nur von
• Fachärzten für Allgemeinmedizin,
• Fachärzten für Innere und Allgemeinmedizin,

- Praktischen Ärzten,
- Ärzten ohne Gebietsbezeichnung und
- Fachärzten für Innere Medizin ohne Schwerpunktbezeichnung, die gegenüber dem Zulassungsausschuss ihre Teilnahme an der hausärztlichen Versorgung gemäß § 73 Abs. 1a SGB V erklärt haben

berechnet werden, wenn sie über eine entsprechende Genehmigung der KV verfügen.

Die Leistung nach Nr. 01745 kann darüber hinaus von Fachärzten für Haut- und Geschlechtskrankheiten mit entsprechender Genehmigung der KV berechnet werden.

In fachübergreifenden Berufsausübungsgemeinschaften sind die Leistungen nach den Nrn. 01732, 01745 und 01746 entgegen den Anmerkungen doch nebeneinander berechnungsfähig.

Früherkennungsuntersuchungen ausserhalb des RVL
Leistungen nach EBM-Kapitel 1.7.2 und 1.7.1 (Auswahl):

Früherkennungsuntersuchung	EBM-Nr.
Gesundheitsuntersuchung Check-up für Frau und Mann *ab 35. Geburtstag jedes dritte Kalenderjahr*	01732
Beratung gemäß § 4 der Chroniker-Richtlinie zu Früherkennungs-untersuchungen für nach dem 1. April 1987 geborene Frauen	01735
Früherkennung von Krebserkrankungen beim Mann *ab 45. Geburtstag 1x jedes Kalenderjahr*	01731
Untersuchung auf Blut im Stuhl bei Frau und Mann *ab 50. Lebensjahr 1x jährlich*	01734
Beratung zur Früherkennung des kolorektalen Karzioms bei Frau und Mann *nach Vollendung des 55. Lebensjahrs*	01740
Koloskopischer Komplex (Koloskopie) für Frau und Mann **ggf. Zuschlag zu Nr. 01741 bei durchgeführter Polypektomie**	01741 01742
Histologie bei Früherkennungskoloskopie	01743
Hautkrebs-Screening bei Frau und Mann *ab dem 35. Lebensjahr – jedes 2. Kalenderjahr*	01745
Hautkrebs-Screening – Zuschlag für Leistung 01732	01746
Früherkennung von Krankheiten bei Kindern: **U 2 bis U 9 (außer U 7a)**	01712– 01719
Hörscreening bei Neugeborenen	01705
Zuschlag für die Beratung im Rahmen des Neugeborenen-Hörscreenings	01704
Kontroll-AABR gemäß Anlage 6 der Kinder-Richtlinien	01706
Erweitertes Neugeborenen-Screening gemäß der Kinder-Richtlinien des G-BA	01707
Laboruntersuchungen im Rahmen des Neugeborenen-Screenings gemäß Anlage 2 der Kinder-Richtlinien des G-BA	01708
Neugeborenen-Erstuntersuchung (U1)	01711
Sonographie der Säuglingshüften bei U3	01722
Früherkennungsuntersuchung U 7a	01723
Früherkennungsuntersuchung U 10	**Nur im Rahmen von Sonderverträgen**
Jugendgesundheitsuntersuchung J 1	01720
Jugendgesundheitsuntersuchung J 2	**Nur im Rahmen von Sonderverträgen**

Quelle: KV Berlin https://www.kvberlin.de/20praxis/70themen/vorsorge-frueherkennung/verguet
ung-frueherkennung.pdf

Auszug aus den **Richtlinien des Gemeinsamen Bundesausschusses über die Früherkennung von Krebserkrankungen ("Krebsfrüherkennungs-Richtlinien")** (im Internet unter
http://www.g-ba.de/downloads/62-492-141/RL_KFU_2007-06-21.pdf) hier speziell **für die
Frau.**

A. Allgemeines

- Die nach diesen Richtlinien durchzuführenden ärztlichen Maßnahmen dienen bei Frauen
  der Früherkennung von Krebserkrankungen des Genitales ab dem Alter von 20 Jahren
  sowie zusätzlich der Brust und der Haut ab dem Alter von 30 Jahren sowie zusätzlich des
  Rektums und des übrigen Dickdarms ab dem Alter von 50 Jahren sowie zusätzlich der
  Früherkennung von Krebserkrankungen der Brust (Mammographie-Screening) ab dem
  Alter von 50 Jahren bis zum Ende des 70. Lebensjahres.
- Sie sollen mögliche Gefahren für die Gesundheit der Anspruchsberechtigten dadurch abwenden, dass aufgefundene Verdachtsfälle eingehend diagnostiziert und erforderlichen-
  falls rechtzeitig behandelt werden können.

B. Früherkennungsmaßnahmen bei Frauen

Die Maßnahmen zur Früherkennung von Krebserkrankungen des Genitales, der Brust, der
Haut, des Rektums und des übrigen Dickdarms bei Frauen umfassen folgende Leistungen:

1. Klinische Untersuchungen

ab dem Alter von 20 Jahren:

- gezielte Anamnese
- Spiegeleinstellung der Portio
- Entnahme von Untersuchungsmaterial von der Portio-Oberfläche und aus dem Zervikal-
  kanal
- Fixierung des Untersuchungsmaterials für die zytologische Untersuchung
- bimanuelle gynäkologische Untersuchung

zusätzlich ab dem Alter von 30 Jahren:

- Abtasten der Brustdrüsen und der regionären Lymphknoten einschließlich der Anleitung
  zur regelmäßigen Selbstuntersuchung

zusätzlich ab dem Alter von 50 Jahren:

- Adigitale Untersuchung des Rektums

2. Zytologische Untersuchung

Die zytologische Untersuchung umfasst die Auswertung des zur zytologischen Untersuchung entnommenen Materials. Sofern der untersuchende Arzt die zytologische Untersuchung nicht selbst ausführt, sendet er das Material an einen Zytologen, der den einsendenden Arzt unterrichtet.

3. Früherkennungsuntersuchungen auf kolorektales Karzinom

a) Anspruchsumfang

Frauen haben ab dem Alter von 50 Jahren Anspruch auf vertragsärztliche Maßnahmen zur
Früherkennung von kolorektalen Karzinomen nach Maßgabe der folgenden Bestimmungen.
Frauen haben ab dem Alter von 50 Jahren bis zur Vollendung des 55. Lebensjahres An-
spruch auf die jährliche Durchführung eines Schnelltests auf occultes Blut im Stuhl.

Ab dem Alter von 55 Jahren haben Frauen Anspruch auf insgesamt zwei Koloskopien zur Früherkennung des kolorektalen Karzinoms:
- auf die erste Koloskopie ab dem Alter von 55 Jahren und
- auf die zweite Koloskopie frühestens zehn Jahre nach Durchführung der ersten Koloskopie.

Für eine optimierte Früherkennung ist die Durchführung der ersten Koloskopie im Alter von 55 Jahren anzustreben. Jede ab dem Alter von 65 Jahren durchgeführte Koloskopie zählt als zweite Koloskopie.

Frauen ab dem Alter von 55 Jahren, bei denen keine Koloskopie oder keine zweite Koloskopie nach Ablauf von zehn Jahren nach der ersten Koloskopie durchgeführt worden ist, haben Anspruch auf die zweijährliche Durchführung eines Schnelltests auf occultes Blut im Stuhl. Bei einem positiven Befund des Schnelltests besteht ein Anspruch zur Abklärung durch eine Koloskopie.

b) Beratung

Die Beratungen können von jedem an Krebsfrüherkennungsprogrammen teilnehmenden Arzt durchgeführt werden.

Der Arzt hat die Versicherte möglichst frühzeitig ab dem Alter von 50 Jahren einmalig über das Gesamtprogramm eingehend zu informieren. Er hat die Patientin dabei über Ziel und Zweck des Programms zur Früherkennung des kolorektalen Karzinoms zu beraten. Möglichst bald ab dem Alter von 55 Jahren soll die Versicherte eine weitere Beratung (zweite Beratung) erhalten, die insbesondere folgende Inhalte umfasst:
- Häufigkeit und Krankheitsbild
- Ziele und zugrunde liegende Konzeption der Früherkennungsuntersuchungen
- Effektivität (Sensitivität, Spezifität) und Wirksamkeit der jeweiligen Früherkennungsuntersuchungen
- Nachteile (Belastungen, Risiken) der jeweiligen Früherkennungsuntersuchungen
- Vorgehensweise bei einem positiven Befund.

Bei der zweiten Beratung händigt der Arzt der Versicherten das Merkblatt des Bun-desausschusses der Ärzte und Krankenkassen zur Darmkrebsfrüherkennung aus. Der Arbeitsausschuss „Prävention" des Bundesausschusses der Ärzte und Krankenkassen ist berechtigt, Änderungen am Merkblatt vorzunehmen, deren Notwendigkeit sich aus der praktischen Anwendung ergibt, soweit dadurch das Merkblatt nicht in seinem wesentlichen Inhalt verändert wird.

c) Der Schnelltest

Der Schnelltest auf occultes Blut im Stuhl darf nur mit solchen Testprodukten durchgeführt werden, die nach ihrer Empfindlichkeit einheitliche und untereinander vergleichbare Untersuchungsergebnisse gewährleisten. Die dafür nach dem jeweiligen Stand der medizinischen Wissenschaft maßgebenden Kriterien stellt die Kassenärztliche Bundesvereinigung nach Anhörung von Sachverständigen fest. Der Test kann von jedem auch sonst an Krebsfrüherkennungsprogrammen teilnehmenden Arzt durchgeführt werden.

Der Test auf occultes Blut im Stuhl kann unabhängig von den übrigen Krebsfrüherkennungsuntersuchungen gemäß den Abschnitten A und B der Richtlinien durchgeführt werden.

d) Die Koloskopie

Koloskopische Leistungen zur Früherkennung des kolorektalen Karzinoms dürfen nur von Ärzten erbracht werden, welche zum Führen der Gebietsbezeichnung „Facharzt für Innere

Medizin" berechtigt sind und über die Fachkunde „Sigmoido-Koloskopie in der Inneren Medizin" verfügen oder zum Führen der Schwerpunktbezeichnung „Gastroenterologie" berechtigt sind sowie von Ärzten, die zum Führen der Gebietsbezeichnung „Facharzt für Chirurgie" und nach dem für sie maßgeblichen Weiterbildungsrecht zur Durchführung von Koloskopien und koloskopischen Polypektomien berechtigt sind.

01731	Untersuchung zur Früherkennung von Krebserkran- kungen beim Mann gemäß Abschnitt C. § 25 der Krebs- früherkennungs-Richtlinien	144 Pkt. 15,82 €

Aufwand in Minuten:
Kalkulationszeit: 8   **Prüfzeit:** 7   **Eignung d. Prüfzeit:** Tages- und Quartalsprofil
GOÄ entsprechend oder ähnlich: Nr. 28
Kommentar:

Auszug aus den **Richtlinien des Gemeinsamen Bundesausschusses über die Früherkennung von Krebserkrankungen** („**Krebsfrüherkennungs-Richtlinien**") (im Internet unter https://www.g-ba.de/downloads/62-492-2002/KFE-RL_2019-12-05_iK-2020-01-01.pdf – neue Altersgrenzen für Männer sind nicht berücksichtigt.
C. Früherkennungsmaßnahmen bei Männern Die Maßnahmen zur Früherkennung von Krebserkrankungen des Rektums und des übrigen Dickdarms, der Prostata, des äußeren Genitales und der Haut beim Mann umfassen folgende Leistungen:

1. Klinische Untersuchungen
- Gezielte Anamnese
- Inspektion und Palpation des äußeren Genitales
- Betasten der Prostata vom After aus
- Palpation regionärer Lymphknoten

2. Früherkennungsuntersuchungen auf kolorektales Karzinom

a) Anspruchsumfang
Männer haben ab dem Alter von 50 Jahren Anspruch auf vertragsärztliche Maßnahmen zur Früherkennung von kolorektalen Karzinomen nach Maßgabe der folgenden Bestimmungen.
A. Allgemeines (von den Autoren zum besseren Verständnis aus dem allgmeinen Text der Richtlinie eingefügt)
1. Die nach diesen Richtlinien durchzuführenden ärztlichen Maßnahmen dienen
   b) bei Männern der Früherkennung von Krebserkrankungen der Prostata, des äußeren Genitales und der Haut ab dem Alter von 45 Jahren sowie des Rektums und des übrigen Dickdarms ab dem Alter von 50 Jahren.
2. Sie sollen mögliche Gefahren für die Gesundheit der Anspruchsberechtigten dadurch abwenden, dass aufgefundene Verdachtsfälle eingehend diagnostiziert und erforderlichenfalls rechtzeitig behandelt werden können.
In den Richtlinien zur Krebsfrüherkennung beim Mann wird nicht mehr von der digitalen Untersuchung gesprochen. Innerhalb der letzten 2 Jahre ist aber dafür ab dem 50. Lebensjahr bei Männern zur Früherkennung des colorektalen Carcinoms eine digitale Austastung des

Rektums bei der Abtastung der Prostata aufgeführt. Ab 55. Lebensjahr besteht die Möglichkeit zur Beratung (EBM-Nr. 01740) und Früherkennung des colorektalen Carcinoms und entsprechend auch die coloskopische Untersuchung.

Werden bei der Früherkennungsuntersuchung Befunde erhoben, die eine weitere Untersuchung erforderlich machen, z.B. Laborentnahme, Ultraschalluntersuchung, so sind diese ohne Probleme möglich und abrechenbar. In diesem Zusammenhang besteht dann auch die Möglichkeit, Ordinations- bzw. Konsultationskomplex abzurechnen.

Männer haben ab dem Alter von 50 Jahren bis zur Vollendung des 55. Lebensjahres Anspruch auf die jährliche Durchführung eines Schnelltests auf occultes Blut im Stuhl. Ab dem Alter von 55 Jahren haben Männer Anspruch auf insgesamt zwei Koloskopien zur Früherkennung des kolorektalen Karzinoms:

- auf die erste Koloskopie ab dem Alter von 55 Jahren und
- auf die zweite Koloskopie frühestens zehn Jahre nach Durchführung der ersten Koloskopie.

Für eine optimierte Früherkennung ist die Durchführung der ersten Koloskopie im Alter von 55 Jahren anzustreben. Jede ab dem Alter von 65 Jahren durchgeführte Koloskopie zählt als zweite Koloskopie.

Männer ab dem Alter von 55 Jahren, bei denen keine Koloskopie oder keine zweite Koloskopie nach Ablauf von zehn Jahren nach der ersten Koloskopie durchgeführt worden ist, haben Anspruch auf die zweijährliche Durchführung eines Schnelltests auf occultes Blut im Stuhl. Bei einem positiven Befund des Schnelltests besteht ein Anspruch auf Abklärung durch eine Koloskopie.

b) Beratung

Die Beratungen können von jedem an Krebsfrüherkennungsprogrammen teilnehmenden Arzt durchgeführt werden.

Der Arzt hat den Versicherten möglichst frühzeitig ab dem Alter von 50 Jahren einmalig über das Gesamtprogramm eingehend zu informieren. Er hat den Patienten dabei über Ziel und Zweck des Programms zur Früherkennung des kolorektalen Karzinoms zu beraten. Möglichst bald ab dem Alter von 55 Jahren soll der Versicherte eine weitere Beratung (zweite Beratung) erhalten, die insbesondere folgende Inhalte umfasst:

- Häufigkeit und Krankheitsbild
- Ziele und zu Grunde liegende Konzeption der Früherkennungsuntersuchungen
- Effektivität (Sensitivität, Spezifität) und Wirksamkeit der jeweiligen Früher-kennungsuntersuchungen
- Nachteile (Belastungen, Risiken) der jeweiligen Früherkennungsuntersuchungen
- Vorgehensweise bei einem positiven Befund.

Bei der zweiten Beratung händigt der Arzt dem Versicherten das Merkblatt des Bundesausschusses der Ärzte und Krankenkassen zur Darmkrebsfrüherkennung aus. Der Arbeitsausschuss „Prävention" des Bundesausschusses der Ärzte und Krankenkassen ist berechtigt, Änderungen am Merkblatt vorzunehmen, deren Notwendigkeit sich aus der praktischen Anwendung ergibt, soweit dadurch das Merkblatt nicht in seinem wesentlichen Inhalt verändert wird.

c) Der Schnelltest

Der Schnelltest auf occultes Blut im Stuhl darf nur mit solchen Testprodukten durchgeführt werden, die nach ihrer Empfindlichkeit einheitliche und untereinander vergleichbare Untersuchungsergebnisse gewährleisten. Die dafür nach dem jeweiligen Stand der medizinischen Wissenschaft maßgebenden Kriterien stellt die Kassenärztliche Bundesvereinigung nach Anhörung von Sachverständigen fest. Der Test kann von jedem auch sonst an Krebsfrüherkennungsprogrammen teilnehmenden Arzt durchgeführt werden.

Der Test auf occultes Blut im Stuhl kann unabhängig von den übrigen Krebsfrüherkennungsuntersuchungen gemäß den Abschnitten A und B der Richtlinien durchgeführt werden.

d) Die Koloskopie

Koloskopische Leistungen zur Früherkennung des kolorektalen Karzinoms dürfen nur von Ärzten erbracht werden, welche zum Führen der Gebietsbezeichnung „Facharzt für Innere Medizin" berechtigt sind und über die Fachkunde „Sigmoido-Koloskopie in der Inneren Medizin" verfügen oder zum Führen der Schwerpunktbezeichnung „Gastroenterologie" berechtigt sind sowie von Ärzten, die zum Führen der Gebietsbezeichnung „Facharzt für Chirurgie" und nach dem für sie maßgeblichen Weiterbildungsrecht zur Durchführung von Koloskopien und koloskopischen Polypektomien berechtigt sind.

Es erscheint sinnvoll, die Krebsvorsorgeuntersuchung immer dann mit der möglichen Gesundheitsuntersuchung zu verbinden, wenn es sich bei den unterschiedlichen Zeitabständen von KV (jährlich) und Gesundheitsuntersuchung (3-jährlich) anbietet.

01732	Gesundheitsuntersuchung bei Erwachsenen ab dem vollendeten 18. Lebensjahr gemäß Teil B I. der Gesundheitsuntersuchungs-Richtlinien	326 Pkt. 35,82 €

Anmerkung: Im Zusammenhang mit der Gebührenordnungsposition 01732 sind die Gebührenordnungspositionen 32880 bis 32882 in Abhängigkeit der in den Gesundheitsuntersuchungsrichtlinien jeweils geforderten Laboruntersuchungen berechnungsfähig.

Abrechnungsausschluss: im Behandlungsfall 01745
in derselben Sitzung 27310, 32025, 32033, 32057, 32060, 32061, 32062,32063

Aufwand in Minuten:

Kalkulationszeit: 19   **Prüfzeit:** 15   **Eignung d. Prüfzeit:** Tages- und Quartalsprofil

GOÄ entsprechend oder ähnlich: Nr. 29

Kommentar: Die Gesundheitsuntersuchung kann von Allgemeinärzten, Internisten, Ärzten ohne Gebietsbezeichnung (praktische Ärzte) durchgeführt werden. **Alle anderen hier nicht genannten Ärzte sind nicht berechtigt, die Untersuchung durchzuführen.**

Gemäß der Richtlinie haben Versicherte ab Vollendung des 18. Lebensjahres bis zum Ende des 35. Lebensjahres **einmalig** Anspruch auf eine allgemeine Gesundheitsuntersuchung. Versicherte haben **ab Vollendung des 35. Lebensjahres alle drei Jahre** diesen Anspruch. Untersuchungen aus dem Blut sind obligat nach Vollendung des 35. Lebensjahres, davor nur bei entsprechendem Risikoprofil wie z.B. positiver Familienanamnese, Adipositas oder Bluthochdruck. Die Untersuchungen aus dem Urin sind nur ab Vollendung des 35. Lebensjahres enthalten. Werden anhand Anamnese, Untersuchungen oder sonstiger Erkenntnisse weiterführende Untersuchungen wie EKG, Kreatinin-Bestimmung oder anderes Labor, Ultraschall, Lungenfunktionsprüfung, Glukosebelastungstest, Belastungs-EKG etc. erforderlich können sie zusätzlich erbracht und abgerechnet werden. Dabei wechselt der vorher evtl. „reinrassige" Präventionsfall in den kurativen Fall.

Es erscheint sinnvoll, die Gesundheitsuntersuchung mit der Krebsfrüherkennungsuntersuchung und ggf. der Hautkrebsvorsorge zu verbinden soweit es die vorgegebenen Zeitabstände zulassen.

Im Laborkapitel siehe Abschnitt **32.2.8 Laborpauschalen im Zusammenhang mit präventiven Leistungen** mit den 3 Leistungen:

32880 Laborpauschale für Untersuchungen im Zusammenhang mit der Nr. 01732

Obligater Leistungsinhalt

- Orientierende Untersuchung auf Eiweiß, Glukose, Erythrozyten, Leukozyten und Nitrit im Urin (kurativ: Nr. 32033)

32881 Laborpauschale für Untersuchungen im Zusammenhang mit der Nr. 01732

Obligater Leistungslnhalt

- Bestimmung der Nüchternplasmaglukose (kurativ: Nr. 32057)

32882 Laborpauschale für Untersuchungen im Zusammenhang mit der Nr. 01732

Obligater Leistungsinhalt

- Bestimmung des Lipidprofils (Gesamtcholesterin, LDL-, HDL-Cholesterin, Triglyceride)

Die KBV informiert dazu (http://www.kbv.de/24621.html):

01735 **Beratung gemäß § 4 der Richtlinie des Gemeinsamen Bundesausschusses zur Umsetzung der Regelungen in § 62 SGB V für schwerwiegend chronisch Erkrankte („Chroniker-Richtlinie") zu Früherkennungsuntersuchungen für nach dem 1. April 1987 geborene Frauen**	**103 Pkt.** **11,32 €**

Obligater Leistungsinhalt

- Beratung gemäß § 4 der Richtlinie des Gemeinsamen Bundesausschusses zur Umsetzung der Regelungen in § 62 SGB V für schwerwiegend chronisch Erkrankte („Chroniker-Richtlinie") über die Teilnahme und Motivation zur Teilnahme am Programm zur Früherkennung von Krebserkrankungen bei der Frau gemäß Abschnitt B II § 6 der Krebsfrüherkennungs-Richtlinien,
- Information über Inhalt, Ziel und Zweck des Programms, Häufigkeit und Krankheitsbild, Effektivität und Wirksamkeit der Früherkennungsmaßnahme,
- Information über Nachteile, Risiken und Vorgehensweise bei einem positiven Befund,
- Ausgabe des krankheitsbezogenen Merkblattes des Gemeinsamen Bundesausschusses,
- Ausstellung der Bescheinigung

Anmerkung: Die Gebührenordnungsposition 01735 kann gemäß Richtlinie nur von Ärzten berechnet werden, die berechtigt sind, die entsprechenden Untersuchungen durchzuführen.

Die Gebührenordnungsposition 01735 kann gemäß Richtlinie nur einmalig im Zeitraum von 2 Jahren nach Erreichen der Anspruchsberechtigung berechnet werden.

Bis zur Vereinbarung des Dokumentationsvordrucks für die Dokumentation gemäß § 4 der Chronikerrichtlinie kann die Bescheinigung auf Muster 16 erfolgen.

Im Quartal der Berechnung der Gebührenordnungsposition 01735 und im Folgequartal sind die Gebührenordnungspositionen 01760 und 01761 nicht berechnungsfähig.

Abrechnungsausschluss: in derselben Sitzung 01620, 01621

Aufwand in Minuten:
Kalkulationszeit: 6　　**Prüfzeit:** 5　　**Eignung d. Prüfzeit:** Tages- und Quartalsprofil

Kommentar: Die Abrechnung dieser Leistung ist bei Frauen, die nach dem 1. April 1987 geboren sind, abrechenbar, wenn die obligaten Beratungs- und Informationsleistung vollständig erfüllt wurden und die entsprechenden Merkblätter übergeben wurden.

Im § 4 **Richtlinie des Gemeinsamen Bundesausschusses zur Umsetzung der Regelungen in § 62 für schwerwiegend chronisch Erkrankte ("Chroniker-Richtlinie")** zuletzt geändert am 19. Juli 2007 – in Kraft getreten am 1. Januar 2008 heißt es:

§ 4 **Ausnahmen von der Pflicht zur Teilnahme an Gesundheits- und Krebsfrüherkennungsuntersuchungen**

(1) Untersuchungen gelten gemäß § 62 Abs. 1 Satz 3 SGB V als regelmäßig in Anspruch genommen, wenn die nach dem 1. April 1987 geborenen weiblichen und nach dem 1. April 1962 geborenen männlichen Versicherten in einem Präventionspass jeweils eine auf die nachfolgenden Früherkennungsuntersuchungen bezogene und auf Merkblätter des Gemeinsamen Bundesausschusses gestützte Beratung über Chancen und Risiken der jeweiligen Untersuchungen nachweisen. Die Beratung ist von einem Arzt zu erbringen, der berechtigt ist, die entsprechende Untersuchung durchzuführen. Die Beratung ist zeitnah nach Erreichen des Anspruchsalters, längstens jedoch in einem Zeitraum von zwei Jahren nach Beginn der jeweiligen Anspruchsberechtigung wahrzunehmen, soweit in den Richtlinien des Gemeinsamen Bundesausschusses zu § 25 Abs. 1 oder 2 SGB V nichts Abweichendes geregelt ist.

(2) Die Regelung nach Absatz 1 umfasst zunächst die Untersuchungen zur Früherkennung

1. des Brustkrebses (Mammographie-Screening),
2. des Darmkrebses (Schnelltest auf occultes Blut oder Früherkennungskoloskopie) und
3. des Zervix-Karzinoms

entsprechend der Richtlinien über die Früherkennung von Krebserkrankungen und kann durch Beschlussfassungen des Gemeinsamen Bundesausschusses um weitere Vorsorgeuntersuchungen ergänzt werden. Im Übrigen muss für die sonstigen Gesundheits- und Früherkennungsuntersuchungen nach § 25 SGB V zur Bestimmung der Belastungsgrenze nach § 62 Abs. 1 Satz 3 SGB V weder eine Untersuchung noch eine Beratung durchgeführt werden.

(3) Ausgenommen von der Pflicht zur Beratung gemäß § 62 Abs. 1 Satz 5 SGB V sind Versicherte mit schweren psychischen Erkrankungen nach Nummer 9 der Richtlinien über die Durchführung von Soziotherapie in der vertragsärztlichen Versorgung gemäß § 37a in Verbindung mit § 92 Abs. 1 Satz 2 Nr. 6 SGB V (Soziotherapie-Richtlinien) oder schweren geistigen Behinderungen, denen die Teilnahme an den Vorsorgeuntersuchungen nicht zugemutet werden kann, sowie Versicherte, die bereits an der zu untersuchenden Erkrankung leiden.

(4) Die Auswirkungen dieser Beratung werden am Beispiel der Früherkennung des Zervixkarzinoms wissenschaftlich evaluiert.

01737	**Ausgabe und Weiterleitung eines Stuhlprobenentnahme-systems gemäß Teil II. § 6 der Richtlinie für organisierte Krebsfrüherkennungsprogramme (oKFE-RL), inkl. Beratung**	**57 Pkt.** **6,26 €**

Obligater Leistungsinhalt

- Ausgabe und Rücknahme des Stuhlprobenentnahmesystems,
- Veranlassung der Untersuchung der Stuhlprobe auf occultes Blut im Stuhl

GOÄ entsprechend oder ähnlich: GOÄ: Nr. 3500 bzw. 3650, der Inhalt ist ähnlich.

Anmerkung: Die Gebührenordnungsposition 01737 ist im Behandlungsfall nicht neben der Gebührenordnungsposition 32457 berechnungsfähig

Aufwand in Minuten:

Kalkulationszeit: KA **Prüfzeit:** ./. **Eignung d. Prüfzeit:** Tages- und Quartalprofil

Kommentar: Nach G-BA Beschluss steht ausschließlich der IFOBT als neues Testverfahren zur Früherkennung von Darmkrebs zur Verfügung.

Die Früherkennungs-Richtlinie wurden entsprechend geändert.

DIE KBV informiert dazu unter http://www.kbv.de/html/1150_31560.php :

... „Neuer Test mit höherer Sensitivität

Studien haben gezeigt, dass mit immunologischen Tests nicht sichtbares Blut im Stuhl insbesondere mit einer höheren Sensitivität nachgewiesen werden kann. Anspruch auf die Untersuchung zur Früherkennung von Darmkrebs haben Versicherte ab einem Alter von 50 Jahren.

Ausgabe in der Praxis, Auswertung im Labor

Wie bisher gibt der Arzt, der die Früherkennungsuntersuchung auf kolorektales Karzinom durchführt, den Stuhltest an den Patienten aus. Anders als bislang erfolgt die Auswertung des Tests allerdings nicht in der Praxis, sondern im Labor. Dazu werden neue Gebührenordnungspositionen (GOP) in den EBM eingeführt.

Neue GOP für Ausgabe und Beratung

Ärzte, die den iFOBT als Früherkennungsuntersuchung auf kolorektales Karzinom veranlassen, rechnen die GOP 01737 (Bewertung 57 Punkte, Vergütung 6,26 Euro) ab. Die Leistung umfasst die Ausgabe, Rücknahme und Weiterleitung des Stuhlproben-Entnahmesystems sowie die Beratung des Patienten bei einer präventiven Untersuchung. Bei einer kurativen Untersuchungsindikation sind wie bisher Ausgabe, Rücknahme und Weiterleitung in das Labor mit der Versicherten- oder Grundpauschale abgegolten.

Hausärzte, Chirurgen, Gynäkologen, Facharztinternisten, Hautärzte und Urologen dürfen die neue GOP 01737 abrechnen. Neu ist, dass Hausärzte den immunologischen Test auch beim Check-up 35 ausgeben können – sofern die Patienten das Anspruchsalter von 50 Jahren erreicht haben.

Für eine bestmögliche Ergebnisqualität ist es wichtig, dass die Stuhlprobe möglichst schnell ausgewertet wird: Deshalb sollten Ärzte ihre Patienten darauf hinweisen, dass sie die Probe am besten am Tag nach der Abnahme abgeben. Der Arzt veranlasst dann spätestens am darauffolgenden Werktag die Untersuchung in einem Labor, das solche Untersuchungen durchführen darf. CAVE: Wochenend-Situation!

Neue GOP für Laboruntersuchung

Für die Untersuchung der Stuhlprobe im Labor gibt es ab April zwei neue GOP: die GOP 01738 (Bewertung 75 Punkte, Vergütung 8,12 Euro) bei einer präventiven Untersuchung und die GOP 32457 (Bewertung 6,21 Euro) bei einer kurativen Untersuchungsindikation. In den Laborleistungen enthalten sind die Kosten für das Stuhlproben-Entnahmesystem.

Entsprechend der geänderten Früherkennungs-Richtlinie wurde der Test als Leistung des Speziallabors, die eine vorherige Genehmigung der Kassenärztlichen Vereinigung (KV) voraussetzt, in den EBM aufgenommen. Die Durchführung des iFOBT dürfen somit nur die Ärzte vornehmen, die eine Abrechnungsgenehmigung für diese Leistung haben. Sie sind zudem verpflichtet, Angaben wie verwendete Tests, Ergebnisse der externen Qualitätssicherung, Gesamtzahl der untersuchten und der positiven Proben zur Evaluation des Früherkennungsprogramms zu erfassen und an die KV zu übermitteln.

Anforderungen an das Testverfahren konkretisiert

KBV und GKV-Spitzenverband haben darüber hinaus im Bewertungsausschuss die Anforderungen an das Testverfahren konkretisiert. Dies betrifft in erster Linie die Industrie: So muss der Hersteller des Tests dem Labor nachweisen, dass die Vorgaben aus der Krebsfrüherkennungs-Richtlinie des G-BA unter anderem bezüglich der Sensitivität und Spezifität erfüllt werden. Diese Nachweise sind wiederum Voraussetzung für die Abrechnung der neuen GOP 01738 und müssen vom Arzt bei der jeweiligen KV eingereicht werden.

Stuhltest jedes Jahr ab 50

Der Stuhltest ist Teil des Programms zur Früherkennung von Darmkrebs. Er kann bei Frauen und Männern im Alter zwischen 50 und 55 Jahren jedes Jahr durchgeführt werden. Männer haben ab 50 Jahren, Frauen ab 55 Jahren Anspruch auf bis zu zwei Früherkennungskoloskopien im Abstand von zehn Jahren oder alle zwei Jahre auf einen Test auf okkultes Blut im Stuhl. Ist der Stuhlbefund positiv, erfolgt zur weiteren Abklärung eine Darmspiegelung..."

Anders als bisher erfolgt die Auswertung allerdings nicht in der Praxis, sondern im Labor. Die Durchführung des immunologischen Stuhltests dürfen die genannten Ärzte vornehmen, die eine Abrechnungsgenehmigung für Leistungen des EBM-Abschnitts 32.3 haben.

01740	**Beratung zur Früherkennung des kolorektalen Karzi-**	**116 Pkt.**
	noms gemäß Teil II. § 5 der Richtlinie für organisierte	**12,75 €**
	Krebsfrüherkennungsprogramme (oKFE-RL)sinhalt	

Obligater Leistungsinhalt

• Einmalige Beratung frühzeitig nach Vollendung des 50. Lebensjahres anhand der Versicherteninformation über Ziel und Zweck des Programms zur Früherkennung von Darmkrebs

Aufwand in Minuten:

Kalkulationszeit: 6 **Prüfzeit:** 5 **Eignung d. Prüfzeit:** Tages- und Quartalsprofil

GOÄ entsprechend oder ähnlich: Leistungskomplex in der GOÄ nicht vorhanden, ggf. Beratung abrechnen.

Anmerkung: Der Leistungsinhalt der Gebührenordnungsposition 01740 wird zum 19. April 2019 wirksam. Bis zum 18. April 2019 gilt der Leistungsinhalt gemäß § 38 Absatz 2 der KrebsfrüherkennungsRichtlinie.

Kommentar: Die Krebsfrüherkennungs-Richtlinien empfehlen dem Arzt, seine Patienten nach deren vollendeten 50. Lebensjahr einmalig über das Programm zur Früherkennung des colorektalen Carcinoms zu informieren und zu beraten. Gesonderte Gebühren können dafür nicht erhoben werden, sie sind mit Versicherten- oder Grundpauschale abgegolten.

Ab dem 55. Lebensjahr sollte eine erneute Beratung der Patienten stattfinden, die entsprechend der Richtlinien spezielle Inhalte umfasst. Im Rahmen dieser Beratung erhält der Patient ein Merkblatt des Bundesausschusses der Ärzte und Krankenkassen über die Darmkrebsfrüherkennung, und der Arzt kann diese Leistung nach der EBM-Nr. 01740 – allerdings nur einmal im Leben dieses Patienten – über den gesamten Zeitraum, in dem der Patient sich noch bei dem Arzt in Behandlung begibt – abrechnen.

Der koloskopische Komplex kann nur ausgeführt werden von

• Ärzten mit der Gebietsbezeichnung „Facharzt für Innere Medizin" mit entsprechender Fachkunde oder von Fachärzten für Innere Medizin mit der Schwerpunktbezeichnung „Gastroenterologie".

- Fachärzten für Chirurgie, die die entsprechende Weiterbildung und Genehmigung durch die KV zur Koloskopie und zur Polypabtragung besitzen, können dies entsprechend abrechnen. Vorgeschrieben ist eine entsprechende apparative Ausstattung. Wird eine Polypektomie (Polypengröße > 5 mm), eine Schlingenbiopsie oder eine Blutstillung erforderlich, so kann dafür der Zuschlag nach EBM-Nr. 01742 berechnet werden. Die Leistung nach EBM-Nr. 01741 kann nur für die totale Koloskopie abgerechnet werden. Eine Ausnahme liegt dann vor, wenn die totale Koloskopie z.B. wegen einer Kolonstenose (entzündlich oder tumorös) nicht möglich ist. In diesen Fällen kann die Leistung trotzdem abgerechnet werden. Die Leistung nach EBM-Nr. 01741 beinhaltet die Leistung Biopsie und Entfernung von Polypen mittels Zange, so dass diese nicht extra berechnet werden können. Eine Information für Patienten kann kostenlos im Internet unter „http://www.kbv.de/media/sp/ Patienteninformation__Darmkrebs_im_fruehen_Stadium.pdf" heruntergeladen und ggf. im Wartezimmer ausgelegt werden.

01741	Koloskopischer Komplex gemäß Teil II. § 3 der Richtlinie für organisierte Krebsfrüherkennungsprogramme (oKFE-RL)	1772 Pkt. 194,69 €

Obligater Leistungsinhalt
- Totale Koloskopie gemäß Teil II. § 3 der (oKFE-RL) mit Darstellung des Zökums,
- Patientenaufklärung zur Koloskopie und zur Prämedikation in angemessenem Zeitabstand vor dem Eingriff,
- Aufklärung zum Vorgehen und zu einer möglichen Polypenabtragung und anderer therapeutischer Maßnahmen in derselben Sitzung,
- Information zu Ablauf und Dauer der Darmreinigung,
- Foto-/Videodokumentation,
- Nachbeobachtung und -betreuung,
- Einhaltung der Maßnahmen der Überprüfung der Hygienequalität entsprechend der Qualitätssicherungsvereinbarung zur Koloskopie gemäß § 135 Abs. 2 SGB V,
- Vorhaltung der geeigneten Notfallausstattung entsprechend der Qualitätssicherungsvereinbarung zur Koloskopie gemäß § 135 Abs. 2 SGB V
- Dokumentation gemäß Teil II. § 11 der oKFE-RL

Fakultativer Leistungsinhalt
- Lagekontrolle durch ein bildgebendes Verfahren,
- Aushändigung aller Substanzen zur Darmreinigung,
- Probeexzision(en),
- Gerinnungsuntersuchungen und kleines Blutbild,
- Prämedikation/Sedierung

Anmerkung: Die Gebührenordnungsposition 01741 ist bis auf weiteres auch bei fehlender elektronischer Dokumentation gemäß Teil I. E. § 15 der Richtlinie des Gemeinsamen Bundesausschusses für organisierte Krebsfrüherkennungsprogramme (oKFE-RL) berechnungsfähig.
Der Leistungsinhalt der Gebührenordnungsposition 01741 wird zum 19. April 2019 wirksam. Bis zum 18. April 2019 gilt der Leistungsinhalt gemäß § 37 Absatz 3 der KrebsfrüherkennungsRichtlinie.
Die Koloskopie als Abklärungsdiagnostik gemäß Krebsfrüherkennungs-Richtlinie ist bis zum 18. April 2019 nicht mit der Gebührenordnungsposition 01741 berechnungsfähig. Die Kolosko-

pie als Abklärungsdiagnostik gemäß Teil II. § 8 der oKFE-RL ist ab dem 19. April 2019 nicht mit der Gebührenordnungsposition 01741 berechnungsfähig.
Die Berechnung der Gebührenordnungsposition 01741 setzt eine Genehmigung der Kassenärztlichen Vereinigung gemäß § 135 Abs. 2 SGB V voraus.

Abrechnungsausschluss: am Behandlungstag 32110, 32111, 32112, 32113, 32114, 32115, 32116, 32117, 32120
in derselben Sitzung 02300, 02301, 02302, 02401, 04514, 04518, 10340, 10341, 10342, 13421, 13422

Bericht: mind. Befundkopie (Nr. 01602) an Hausarzt

Aufwand in Minuten:
Kalkulationszeit: 37   **Prüfzeit:** 30   **Eignung d. Prüfzeit:** Tages- und Quartalsprofil
GOÄ entsprechend oder ähnlich: Nr. 687

Kommentar: Ist eine totale Koloskopie – wie nach Legende gefordert – durch eine Stenose nicht möglich, ist die Stenose zu dokumentieren und die EBM Nr. 01741 ist dann trotzdem berechenbar.
Wird eine totale Koloskopie durch andere Gründe nicht möglich, kann die EBM Nr. 01741 nicht berechnet werden und auch die Nrn. 13421 oder 13422 sind hier nicht absetzbar.
Probeentnahmen oder Abtragungen von Kleinen Polypen mit einer Zange sind in der Leistung enthalten. Wenn es aber zu erforderlichen Biopsien oder Polypentfernungen mit der Zange kommen muss, sind diese durch den Zuschlag nach EMB Nr. 01742 abrechenbar.
Die für eine Genehmigung zur Abrechnung erforderlichen Befähigungen sind bei Ihrer KV zu erfragen.
Eine Information für Patienten kann kostenlos im Internet unter „http://www.kbv.de/media/sp/Patienteninformation__Darmkrebs_im_fruehen_Stadium.pdf" heruntergeladen und ggf. im Wartezimmer ausgelegt werden.

Tipp: Ggf. Kostenpauschale Nr. 40160 bei Durchführung einer interventionellen endoskopischen Untersuchung des Gastrointestinaltraktes für die beim Eingriff eingesetze(n) Einmalsklerosierungsnadel(n) (15.00 Euro)

01745 Früherkennungsuntersuchung auf Hautkrebs gemäß Abschnitt D. II. der Krebsfrüherkennungs-Richtlinie	253 Pkt. 27,80 €

Siehe Hinweise Seite 85

Obligater Leistungsinhalt
- Anamnese,
- Visuelle Ganzkörperinspektion der gesamten Haut einschließlich des behaarten Kopfes sowie aller Intertrigines,
- Befundmitteilung einschließlich diesbezüglicher Beratung,
- Dokumentation gemäß Abschnitt D. II. der Krebsfrüherkennungs-Richtlinie

Fakultativer Leistungsinhalt
- Beratung über weitergehende Maßnahmen
- Auflichtmikroskopie/Dermatoskopie

Anmerkung: Erfolgt die Erstuntersuchung nicht durch einen Facharzt für Haut- und Geschlechtskrankheiten, so muss der Patient im Falle eines auffälligen Befundes zur Zweituntersuchung an einen entsprechenden Facharzt weitergeleitet werden.

Die visuelle Untersuchung mittels vergrößernden Sehhilfen ist Bestandteil der Gebührenordnungsposition 01745.
Die Gebührenordnungsposition 01745 ist im Behandlungsfall nicht neben den Gebührenordnungspositionen 01732 und 01746 berechnungsfähig.

Abrechnungsausschluss: im Behandlungsfall 01732, 01746

Aufwand in Minuten:
Kalkulationszeit: 17   **Prüfzeit:** 13   **Eignung d. Prüfzeit:** Tages- und Quartalsprofil

GOÄ entsprechend oder ähnlich: Nr. 7 (Vollständige Untersuchung der Hautorgane) mit höherem Steigerungssatz

Kommentar: Die Bekanntmachung eines Beschlusses des Gemeinsamen Bundesausschusses über eine Änderung der Krebsfrüherkennungs-Richtlinien: Hautkrebs-Screening – vom 05. Dezember 2019 findet sich im Internet: https://www.g-ba.de/downloads/40-268-4770/2018-01-18-KFE-RL-Anpassung-Doku-Hautkrebsscreening-TrG.pdf – Die Änderungen der Richtlinien traten am 1. Januar 2020 in Kraft.
(Nachfolgend nur Ausschnitte aus der Richtlinie und zusammengefasst von den Autoren)

Ziel der Früherkennungsuntersuchung auf Hautkrebs ist die frühzeitige Entdeckung des Malignen Melanoms, des Basalzellkarzinoms sowie des Spinozellulären Karzinoms. Die Untersuchung soll wenn möglich in Verbindung mit der Gesundheitsuntersuchung durchgeführt werden.

Anspruchsumfang
Frauen und Männer haben ab dem Alter von 35 Jahren jedes zweite Jahr Anspruch auf vertragsärztliche Maßnahmen zur Früherkennung von Hautkrebs nach Maßgabe der folgenden Bestimmungen. Eine erneute Früherkennungsuntersuchung auf Hautkrebs ist jeweils erst nach Ablauf des auf die vorangegangene Untersuchung folgenden Kalenderjahres möglich.

Bestandteile der Früherkennungsuntersuchung
Zur Untersuchung gehören obligat:
- gezielte Anamnese
- visuelle, gemäß Absatz § 32 zertifiziertem Fortbildungsprogramm standardisierte Ganzkörperinspektion der gesamten Haut einschließlich des behaarten Kopfes sowie aller Intertrigines
- Befundmitteilung mit diesbezüglicher Beratung
- Dokumentation
Fakultativer Leistungsinhalt ist
- Beratung über weitergehende Maßnahmen
- Auflichtmikroskopie/Dermatoskopie
Ergibt sich aus der visuellen Inspektion der Haut durch einen Arzt gemäß Absatz c Nummer 1 der Verdacht auf das Vorliegen einer der Zielerkrankungen, so erfolgt die weitere Abklärung bei einem Facharzt für Haut- und Geschlechtskrankheiten gemäß Absatz c Nr. 2. Dieser führt – sofern es sich nicht um den Erstuntersucher handelt – erneut eine visuelle Ganzkörperinspektion durch, überprüft insbesondere die auffälligen Befunde des Voruntersuchers und veranlasst ggf. die histopathologische Untersuchung zur Diagnosesicherung.
Die histopathologische Beurteilung kann nur durch Pathologen sowie durch Dermatologen mit Zusatzweiterbildung in Dermatohistologie entsprechend der Vorgaben der jeweiligen

Weiterbildungsordnung erfolgen; ab Inkrafttreten der diesbezüglichen Qualitätssicherungs-vereinbarungen gemäß § 135 Abs. 2 SGB V müssen die dort festgelegten Anforderungen erfüllt sein.

Berechtigte Ärzte
Die Leistung „Früherkennungsuntersuchung auf Hautkrebs" darf nur von im Rahmen der in der vertragsärztlichen Versorgung tätigen Ärzten erbracht werden, welche eine entsprechende Genehmigung der zuständigen Kassenärztlichen Vereinigung (KV) vorweisen können. Unter Voraussetzung der Qualifikation nach Absatz d kann dies genehmigt werden für:
1. hausärztlich tätige Fachärzte für Allgemeinmedizin, Internisten, Praktische Ärzte und Ärzte ohne Gebietsbezeichnung
2. Fachärzte für Haut- und Geschlechtskrankheiten.

01746	**Zuschlag zur Gebührenordnungsposition 01732 für die Früherkennungsuntersuchung auf Hautkrebs gemäß Abschnitt D. II. der Krebsfrüherkennungs-Richtlinie**	**209 Pkt.** **22,96 €**

Obligater Leistungsinhalt
Wie GOP 01745

Fakultativer Leistungsinhalt
Wie GOP 01745

Anmerkung: Die visuelle Untersuchung mittels vergrößernden Sehhilfenist Bestandteil der Gebührenordnungsposition 01746.
Die Gebührenordnungsposition 01746 ist im Behandlungsfall nicht neben der Gebührenordnungsposition 01745 berechnungsfähig.

Abrechnungsausschluss: im Behandlungsfall 01745

Aufwand in Minuten:
Kalkulationszeit: 13   **Prüfzeit:** 10   **Eignung d. Prüfzeit:** Tages- und Quartalsprofil

GOÄ entsprechend oder ähnlich: Nr. 29 mit höherem Steigerungssatz

Kommentar: Wird die Untersuchung auf Hautkrebs im Zusammenhang mit der Gesundheitsuntersuchung nach Nr. 01732 durchgeführt, kann der Zuschlag nach 01746 zusätzlich abgerechnet werden. Sollte der fakultative Leistungsinhalt wegen fehlendem Dermatoskop nicht erfüllt werden können, ist laut mehrerer Kommentatoren die Leistung nicht vollständig erbracht und damit nicht abrechenbar.

01747	**Beratung zum Ultraschallscreening auf Bauchaorten-aneurysmen gemäß Teil B. II. der Gesundheitsuntersuchungs-Richtlinie (GU-RL)**	**82 Pkt.** **9,01 €**

Obligater Leistungsinhalt
• Persönlicher Arzt-Patienten-Kontakt,
• Ausgabe der Versicherteninformation gemäß Anlage 3 zur GU-RL,
• Ärztliche Aufklärung zum Screening auf Bauchaortenaneurysmen

Fakultativer Leistungsinhalt
• Veranlassung einer sonographischen Untersuchung der Bauchaorta gemäß Teil B. II. § 4 GU-RL

Anmerkung: Die Gebührenordnungsposition 01747 ist bei männlichen Patienten ab dem Alter von 65 Jahren einmalig berechnungsfähig.

Aufwand in Minuten:
Kalkulationszeit: 5   **Prüfzeit:** 4   **Eignung d. Prüfzeit:** Tages- und Quartalprofil

Kommentar: Siehe auch Informationen zu Kapitel 1.7.2.
Die vom G-BA beschlossene Richtlinie Ultraschallscreening auf Bauchaortenaneurysmen (https://www.g-ba.de/downloads/40-268-4279/2017-03-16_US-BAA-RL_Versicherteninformati on_ZD.pdf Stand März 2017) sieht die sonographische Untersuchung einmalig als Screening zur Früherkennung von Bauchaortenaneurysmen für Männer ab 65 Jahren vor.
Mit der EBM Nr. 01747 wird die Aufklärung zum Screening auf Bauchaortenaneurysmen abgerechnet.
Da die Beratung nur einmalig berechenbar ist, wird geraten, dass sich die abrechnende Praxis durch eine kurze schriftliche Erklärung vom Patienten absichert, dass dem Patienten der nur einmalige Anspruch bekannt ist und daher auch nur diese entsprechende Praxis für die Aufklärung/ Erbringung der besagten Leistung in Anspruch genommen werden kann. So kann die Praxis einem möglichen Regreß der Krankenkasse des Patienten widersprechen.

01748	Sonographische Untersuchung auf Bauchaortenaneurysmengemäß Teil B. II. der Gesundheitsuntersuchungs-Richtlinie (GU-RL)	**124 Pkt.** **13,62 €**

Obligater Leistungsinhalt
• Sonographische Untersuchung der Bauchaorta gemäß Teil B. II. § 4 GU-RL

Fakultativer Leistungsinhalt
• Aufklärung und Beratung zu Behandlungsmöglichkeiten bei auffälligem Befund

Anmerkung: Die Berechnung der Gebührenordnungsposition 01748 setzt eine Genehmigung der Kassenärztlichen Vereinigung nach der UltraschallVereinbarung gemäß § 135 Abs. 2 SGB V voraus.
Die Gebührenordnungsposition 01748 ist bei männlichen Patienten ab dem Alter von 65 Jahren einmalig berechnungsfähig.
Sofern die Gebührenordnungsposition 01748 neben der Gebührenordnungsposition 33042 berechnet wird, ist ein Abschlag von 77 Punkten auf die Gebührenordnungsposition 33042 vorzunehmen.

Abrechnungsausschluss: am Behandlungstag 31682, 31683, 31684, 31685, 31686, 31687, 31688, 31689, 33040, 33043, 33081

Aufwand in Minuten:
Kalkulationszeit: 6   **Prüfzeit:** 5   **Eignung d. Prüfzeit:** Tages- und Quartalprofil

Kommentar: Siehe auch Informationen zu Kapitel 1.7.2.
Die vom G-BA beschlossene Richtlinie Ultraschallscreening auf Bauchaortenaneurysmen (https://www.g-ba.de/downloads/40-268-4279/2017-03-16_US-BAA-RL_Versicherteninformati on_ZD.pdf Stand März 2017) sieht die sonographische Untersuchung einmalig als Screening zur Früherkennung von Bauchaortenaneurysmen für Männer ab 65 Jahren vor.

Mit der EBM Nr. 01748 wird die Aufklärung zum Screening auf Bauchaortenaneurysmen abgerechnet.
Da die Beratung nur einmalig berechenbar ist, wird geraten, dass sich die abrechnende Praxis durch eine kurze schriftliche Erklärung vom Patienten absichert, dass dem Patienten der nur einmalige Anspruch bekannt ist und daher auch nur diese entsprechende Praxis für die Aufklärung/Erbringung der besagten Leistung in Anspruch genommen werden kann. So kann die Praxis einem möglichen Regreß der Krankenkasse des Patienten widersprechen.

1.7.3 Früherkennung von Krebserkrankungen bei Frauen

gemäß Abschnitt B der Krebsfrüherkennungs-Richtlinie des Gemeinsamen Bundesausschusses und den Regelungen der Anlage 9.2 zum Bundesmantelvertrag-Ärzte (BMV-Ä) und der Richtlinie für organisierte Krebsfrüherkennungsprogramme (oKFE-RL): III. Besonderer Teil – Programm zur Früherkennung des Zervixkarzinoms des Gemeinsamen Bundesausschusses

Auszug aus den **Richtlinien des Gemeinsamen Bundesausschusses über die Früherkennung von Krebserkrankungen („Krebsfrüherkennungs-Richtlinien")** hier speziell **für die Frau.**
https://www.g-ba.de/downloads/62-492-2002/KFE-RL_2019-12-05_iK-2020-01-01.pdfin Kraft getreten am 1. Januar 2020
4. Früherkennung von Brustkrebs durch Mammographie-Screening
https://www.harding-center.mpg.de/de/faktenboxen/krebsfrueherkennung/brustkrebs-frueherkennung
§ 9 (1) Ziel der Früherkennung von Brustkrebs durch Mammographie-Screening ist die deutliche Senkung der Brustkrebssterblichkeit in der anspruchsberechtigten Bevölkerungsgruppe. Gleichzeitig ist eine Minimierung der Belastungen, die mit einem Mammographie-Screening verbunden sein können, zu gewährleisten
§ 10 (1) Frauen haben grundsätzlich alle 24 Monate, erstmalig ab dem Alter von 50 Jahren und in der Folge frühestens 22 Monate nach der jeweils vorab gegangenen Teilnahme und höchsten bis zum Ende des 70. Lebensjahres, Anspruch auf Leistungen im Rahmen des Früherkennungsprogramms zur Früherkennung von Krebserkrankungen der Brust. Der Anspruch auf Leistungen nach § 6 Abs. 1 Buchstabe b (klinische Untersuchungen) bleibt unberührt.
(2) Der Anspruch auf Leistungen zur Früherkennung von Brustkrebs besteht nur, wenn sie innerhalb des Früherkennungsprogramms nach diesem Abschnitt (B III) erbracht werden.
(3) Frauen, die sich aufgrund einer Brustkrebserkrankung in ärztlicher Behandlung oder Nachbehandlung befinden oder bei denen aufgrund von vorliegenden typischen Symptomen ein begründeter Verdacht auf eine Brustkrebserkrankung besteht, haben Anspruch auf die notwendige ärztliche Betreuung und Behandlung innerhalb der kurativen Versorgung.
(4) Wurde nach Angabe der Frau innerhalb der letzten 12 Monate vor dem Zeitpunkt des Leistungsanspruchs nach Abs. 1 bereits aus anderen Gründen eine Mammographie durchgeführt, besteht der Anspruch auf Leistungen nach diesem Abschnitt (B III) frühestens 12 Monate nach Durchführung dieser Mammographie.

§ 12 Die Früherkennung von Brustkrebs im Rahmen des Früherkennungsprogramms umfasst folgende in den §§ 13 bis 17 näher geregelte Leistungen: Einladung (§ 13), Information und Motivation (§ 14), Anamnese und Erstellung der Screening-Mammographieaufnahmen (§ 15), Befundung der Screening-Mammographieaufnahmen (§ 16) und Abklärungsdiagnostik (§ 17).

01776	**Vortest auf Gestationsdiabetes gemäß Abschnitt A Nr. 8**	**104 Pkt.**
	der Richtlinien des Gemeinsamen Bundesausschusses	**11,43 €**
	(G-BA) über die ärztliche Betreuung während der	
	Schwangerschaft und nach der Entbindung (Mutter	
	schafts-Richtlinien)	

Obligater Leistungsinhalt
- Orale Gabe von 50g Glukoselösung (unabhängig vom Zeitpunkt der letzten Mahlzeit),
- Entnahme von Venenblut 1h nach Gabe von 50g Glukoselösung,
- Veranlassung der Bestimmung der Plasmaglukosekonzentration,
- Beratung zum Gestationsdiabetes,
- Dokumentation im Mutterpass,

Fakultativer Leistungsinhalt
- Veranlassung eines zeitnah durchzuführenden oralen Glukosetoleranztests (oGTT) einschließlich diesbezüglicher Beratung der Schwangeren bei Überschreitung des dafür in den o.g. Richtlinien des G-BA aufgeführten unteren Grenzwerts,
- Veranlassung der weiteren Betreuung der Schwangeren in enger Zusammenarbeit mit einem diabetologisch qualifizierten Arzt bei Überschreitung des in den o.g. Richtlinien des G-BA aufgeführten oberen Grenzwerts,

Abrechnungsbestimmung: höchstens zweimal im Krankheitsfall

Anmerkung: Die Gebührenordnungsposition 01776 ist nur einmal je Schwangerschaft berechnungsfähig.
In der Gebührenordnungsposition 01776 sind die Kosten für die Glukoselösung nicht enthalten.

Aufwand in Minuten:
Kalkulationszeit: 5   **Prüfzeit:** 4   **Eignung d. Prüfzeit:** Tages- und Quartalsprofil

01777	**Oraler Glukosetoleranztest (oGTT) zum Ausschluss/**	**118 Pkt.**
	Nachweis eines Gestationsdiabetes gemäß Abschnitt A	**12,96 €**
	Nr. 8 der Richtlinien des Gemeinsamen Bundesaus	
	schusses (G-BA) über die ärztliche Betreuung während	
	der Schwangerschaft und nach der Entbindung (Mutter	
	schafts-Richtlinien)	

Obligater Leistungsinhalt
- Orale Gabe von 75g Glukoselösung nach Einhaltung von mindestens 8h Nahrungskarenz,
- Dreimalige Entnahme von Venenblut (nüchtern, 1h sowie 2h nach Gabe der Glukoselösung),
- Veranlassung der Bestimmung der Plasmaglukosekonzentration,
- Beratung zum Gestationsdiabetes,
- Dokumentation im Mutterpass,

Fakultativer Leistungsinhalt

- Veranlassung der weiteren Betreuung der Schwangeren in enger Zusammenarbeit mit einem diabetologisch qualifizierten Arzt bei Überschreiten der in den o.g. Richtlinien des G-BA aufgeführten Grenzwerte,

Abrechnungsbestimmung: höchstens zweimal im Krankheitsfall

Anmerkung: Die Gebührenordnungsposition 01777 ist nur einmal je Schwangerschaft berechnungsfähig.

In der Gebührenordnungsposition 01777 sind die Kosten für die Glukoselösung nicht enthalten. Die Gebührenordnungsposition 01777 ist nur berechnungsfähig bei Schwangeren, deren Plasmaglukosekonzentration im Venenblut im Vortest auf Gestationsdiabetes nach der Gebührenordnungsposition 01776 in dem in den o.g. Richtlinien des G-BA für die Durchführung eines oGTT vorgesehenen Bereich lag.

Aufwand in Minuten:

Kalkulationszeit: 5 **Prüfzeit:** 4 **Eignung d. Prüfzeit:** Tages- und Quartalsprofil

01812	Glukosebestimmung im venösen Plasma im Rahmen des Screenings auf Gestationsdiabetes nach den Gebührenordnungspositionen 01776 und 01777 zum Ausschluss/Nachweis eines Gestationsdiabetes gemäß Abschnitt A Nr. 8 der Richtlinien des Gemeinsamen Bundesausschusses (G-BA) über die ärztliche Betreuung während der Schwangerschaft und nach der Entbindung (Mutterschafts-Richtlinien)	16 Pkt. 1,76 €

Obligater Leistungsinhalt

- Bestimmung der Plasmaglukosekonzentration im Venenblut mittels standardgerechter und qualitätsgesicherter Glukosemessmethodik,
- Angabe des Messergebnisses als Glukosekonzentration im venösen Plasma,

Abrechnungsbestimmung: je Untersuchung

Abrechnungsausschluss: am Behandlungstag 32025, 32057

Aufwand in Minuten:

Kalkulationszeit: KA **Prüfzeit:** ./. **Eignung d. Prüfzeit:** Keine Eignung

1.7.4 Empfängnisregelung

01820	Ausstellung von Wiederholungsrezepten, Überweisungsscheinen oder Übermittlung von Befunden oder ärztlichen Anordnungen an den Patienten im Auftrag des Arztes durch das Praxispersonal, auch mittels technischer Kommunikationseinrichtungen, im Zusammenhang mit Empfängnisregelung, Sterilisation oder Schwangerschaftsabbruch	11 Pkt. 1,21 €

Anmerkung: Die Gebührenordnungsposition 01820 ist nicht neben anderen Gebührenordnungspositionen und nicht mehrfach an demselben Tag berechnungsfähig.

Aufwand in Minuten:

Kalkulationszeit: KA **Prüfzeit:** ./. **Eignung d. Prüfzeit:** Keine Eignung

GOÄ entsprechend oder ähnlich: Nr. 2*

Kommentar: Nach den **Richtlinien zur Empfängnisregelung und zum Schwangerschaftsabbruch [vormals: Sonstige Hilfen-Richtlinien]** (https://www.g-ba.de/informationen/richtlinien/9/) soll die Verordnung von Arzneimitteln zur Empfängnisverhütung möglichst für einen Zeitraum von 6 Monaten erfolgen.

Die Kosten für im Rahmen dieser Richtlinien verordnete Mittel zur Empfängnisverhütung sowie deren Applikation fallen nicht unter die Leistungspflicht der gesetzlichen Krankenversicherung. Ausgenommen hiervon sind verordnungspflichtige Mittel zur Empfängnisverhütung [hormonelle Antikonzeptiva und Interzeptiva (postkoitale Antikonzeptiva, „Pille danach"), Intrauterinpessare] bei Versicherten bis zum vollendeten 22. Lebensjahr.

01821 Beratung im Rahmen der Empfängnisregelung	71 Pkt. 7,80 €

Obligater Leistungsinhalt
- Leistungen gemäß den Richtlinien zur Empfängnisregelung und zum Schwangerschaftsabbruch des Gemeinsamen Bundesausschusses,

Abrechnungsbestimmung: einmal im Krankheitsfall

Anmerkung: Vertragsärzte im hausärztlichen Versorgungsbereich können die Gebührenordnungsposition 01821 berechnen, wenn sie nachweisen, dass sie diese Leistung bereits vor dem 31.12.2002 abgerechnet haben oder über eine mindestens einjährige gynäkologische Weiterbildung verfügen.

Abrechnungsausschluss: im Behandlungsfall 01822
in derselben Sitzung 01850, 01900

Aufwand in Minuten:
Kalkulationszeit: 6   **Prüfzeit:** 6   **Eignung d. Prüfzeit:** Nur Quartalsprofil

GOÄ entsprechend oder ähnlich: Nr. 3

Kommentar: Zur Beratung im Rahmen der Empfängnisregelung führen die **Richtlinien zur Empfängnisregelung und zum Schwangerschaftsabbruch [vormals: Sonstige Hilfen-Richtlinien]** (https://www.g-ba.de/informationen/richtlinien/9/) u.a. aus

B. Empfängnisregelung
1. Die ärztliche Beratung über Fragen der Empfängnisregelung umfasst sowohl die Beratung über Hilfen, die geeignet sind, eine Schwangerschaft zu ermöglichen als auch eine Schwangerschaft zu verhüten. Eine allgemeine Sexualaufklärung oder Sexualberatung fällt nicht unter die Leistungspflicht der gesetzlichen Krankenversicherung. ...
2. Die ärztliche Beratung soll die wissenschaftlich anerkannten Methoden der Empfängnisregelung berücksichtigen, individuell erfolgen und sich – wenn erforderlich – auch auf den Partner beziehen.
3. Zur ärztlichen Beratung gehören auch die in diesen Richtlinien aufgeführten Untersuchungen und die Verordnung von empfängnisregelnden Mitteln. Dabei ist zu beachten, dass nicht jede Beratung über Maßnahmen zur Empfängnisregelung eine Untersuchung erfordert.

1.7.5 Sterilisation

01850	Beratung über Methoden, Risiken und Folgen einer Steri-	71 Pkt.
	lisation sowie über alternative Maßnahmen zur Empfäng-	7,80 €
	nisverhütung	

Obligater Leistungsinhalt
- Leistungen gemäß der Richtlinien zur Empfängnisregelung und zum Schwangerschaftsabbruch des Gemeinsamen Bundesausschusses,

Fakultativer Leistungsinhalt
- Untersuchung zur Empfehlung einer geeigneten Operationsmethode,

Abrechnungsbestimmung: einmal im Behandlungsfall

Abrechnungsausschluss: in derselben Sitzung 01821, 01822, 01900

Aufwand in Minuten:
Kalkulationszeit: 6   **Prüfzeit:** 4   **Eignung d. Prüfzeit:** Nur Quartalsprofil

GOÄ entsprechend oder ähnlich: Beratung: Nr. 3 und Untersuchung: Nr. 7, ggf. auch Nr. 8

Kommentar: Die Beratung über Methoden, Risiken und Folgen einer Sterilisation sowie über alternative Maßnahmen zur Empfängnisverhütung kann auch, wenn sie in mehreren Arzt-Patienten-Kontakten ausgeführt wird, nur einmal im Quartal abgerechnet werden.

1.7.6 Schwangerschaftsabbruch

01900	Beratung über die Erhaltung einer Schwangerschaft und	79 Pkt.
	über die ärztlich bedeutsamen Gesichtspunkte bei einem	8,68 €
	Schwangerschaftsabbruch	

Obligater Leistungsinhalt
- Leistungen gemäß den Richtlinien zur Empfängnisregelung und zum Schwangerschaftsabbruch des Gemeinsamen Bundesausschusses,

Fakultativer Leistungsinhalt
- Schriftliche Feststellung der Indikation für den Schwangerschaftsabbruch,
- Klinische Untersuchung,
- Immunologische Schwangerschaftstests,

Abrechnungsbestimmung: einmal im Behandlungsfall

Abrechnungsausschluss: in derselben Sitzung 01821, 01850

Aufwand in Minuten:
Kalkulationszeit: 6   **Prüfzeit:** 6   **Eignung d. Prüfzeit:** Nur Quartalsprofil

GOÄ entsprechend oder ähnlich: Nrn. 7, 22, 90, ggf. Schwangerschaftstests nach Nrn. 3528*, 3529*

Kommentar: Die Beratung kann auch, wenn sie in mehreren Arzt-Patienten-Kontakten ausgeführt wird, nur einmal im Quartal abgerechnet werden.
Die Richtlinien zur Empfängnisregelung und zum Schwangerschaftsabbruch [vormals: Sonstige Hilfen-Richtlinien] führen u.a. aus:

D. Schwangerschaftsabbruch

Allgemeines

Der Schwangerschaftsabbruch ist keine Methode zur Geburtenregelung. Daher hat jeder Arzt im Rahmen der von ihm durchzuführenden ärztlichen Beratung der Schwangeren darauf hinzuwirken, dass die Schwangerschaft ausgetragen wird, soweit nicht schwerwiegende Gründe entgegenstehen.

Erwägt die Schwangere gleichwohl einen Schwangerschaftsabbruch, ist auf die Möglichkeit öffentlicher und privater sozialer Hilfen für Schwangere, Mütter und Kinder hinzuweisen. Zusätzlich ist die Schwangere über die gesundheitlichen Risiken eines Schwangerschaftsabbruchs zu beraten.

Der Arzt, der einen Schwangerschaftsabbruch vornimmt, muß unabhängig von der Art des Schwangerschaftsabbruchs

- der Schwangeren Gelegenheit geben, ihm die Gründe für ihr Verlangen nach Abbruch der Schwangerschaft darzulegen (§ 218 c Strafgesetzbuch – StGB),
- die Schwangere über die Bedeutung des Eingriffs, insbesondere über Ablauf, Folgen, Risiken, mögliche physische und psychi-sche Auswirkungen ärztlich beraten (§ 218 c StGB),
- die notwendige Nachbehandlung gewährleisten (§ 13 Abs. 1 Schwangerschaftskonfliktgesetz – SchKG).

1.7.7 HIV-Präexpositionsprophylaxe

Die Gebührenordnungspositionen 01920 bis 01922 können nur von Vertragsärzten berechnet werden, die über eine Genehmigung der zuständigen Kassenärztlichen Vereinigung gemäß Anlage 33 zum BundesmantelvertragÄrzte (BMV-Ä) verfügen.

Kommentar: Auch Hausärzte können die mit der Verordnung der antiviralen Wirkstoff-Kombi Emtricitabin/Tenofovir einhergehenden Begleitleistungen unter bestimmten Voraussetzung (siehe: https://www.aerztezeitung.de/medizin/krankheiten/infektionskrankheiten/aids/article/993450/hiv-aids-darf-prep-rezept-verordnen.html) erbringen.

Die erforderlichen neuen EBM-Abrechnungsziffern sind in einem eigenen EBM-Abschnitt 1.7.8. zusammengefaßt.

Beratung, Einleitung und Kontrolle einer Präexpositionsprophylaxe werden mit den EBM Nrn. 01920 bis 01922 abgebildet. Abrechnen können diese drei Betreuungsziffern nur Ärzte, die eine KV-Genehmigung gemäß der PrEP-Anlage 33 zum Bundesmantelvertrag besitzen. Die Abrechnung einer Präexpositionsprophylaxe erfordert den persönlichen Arzt-Patienten-Kontakt.

Auf einen Blick: Die drei neuen EBM-Beratungsziffern zur PrEP:

- Die GOP **01920** (Beratung vor Beginn einer PrEP) wird je vollendete zehn Minuten mit 115 Punkten bewertet und kann bis zu dreimal im Krankheitsfall angesetzt werden.
- Die GOP **01921** (Einleitung einer PrEP) darf einmal im Krankheitsfall (= im Jahr) erbracht werden und ist gleichfalls mit 115 Punkten dotiert. Die Ziffer beinhaltet unter anderem die Indikationsstellung, eine Überprüfung des HIV- und HBV-Status' sowie die Arzneimittelverordnung.
- Die GOP **01922** (PrEP-Kontrolle) soll wenigstens fünf Minuten dauern und kann maximal dreimal im Behandlungsfall abgerechnet werden. Sie ist mit 57 Punkten dotiert und ist bei

demselben Patienten frühestens vier Wochen nach Einleitung einer PrEP erstmals zu erbringen. Die Ziffer beinhaltet unter anderem eine Überprüfung des HIV-Status' sowie therapiebedingter Neben- und Wechselwirkungen.

Zudem wurden 7 Labor-Ziffern (01930 bis 01936) in das neue EBM-Kapitel zur PrEP aufgenommen. Davon kann lediglich die 01930 zur Bestimmung der Nierenfunktion mittels Kreatininwert und Berechnung der eGFR voraussetzungslos erbracht werden.

Um die übrigen Leistungen abrechnen zu dürfen, bedarf es einer KV-Genehmigung gemäß Qualitätssicherungsvereinbarung Spezial-Labor.

Verordnung:
- zur PrEP-Verordnung ist eine Genehmigung der KV erforderlich
- entweder gemäß Qualitätssicherungsvereinbarung HIV/Aids
- oder für einige Fachgruppen – darunter auch Allgemeinmediziner – unter bestimmten Voraussetzungen: etwa Fachkundenachweisen und im Schnitt 50 HIV/Aids-Patienten pro Quartal.

Der **Bewertungsausschuss** gibt im Zusammenhang mit der Aufnahme der Leistungen des Abschnittes 1.7.8 in den EBM zum 1. September 2019 folgende Empfehlung ab:

1. Die Vergütung der Leistungen des Abschnittes 1.7.8 erfolgt bis zum 30. September2021 außerhalb der morbiditätsbedingten Gesamtvergütungen.
2. Die Überführung der Leistungen des Abschnittes 1.7.8 in die morbiditätsbedingte Gesamtvergütung erfolgt zum 1. Oktober 2021.3. Der Bewertungsausschuss kann bis zum 30. September 2021 eine Empfehlung über eine Fortführung der Vergütung außerhalb der morbiditätsbedingten Gesamtvergütung abgeben

01920	Beratung vor Beginn einer HIV-Präexpositionsprophy-laxe (PrEP) gemäß Anlage 33 zum BMV-Ä	163 Pkt. 17,91 €

Obligater Leistungsinhalt
- Persönlicher Arzt-Patienten-Kontakt,
- Prüfung der Indikation zur PrEP einschließlich Kontraindikationen,
- Beratung zu:
  - Ziel und Ablauf einer medikamentösen PrEP,
  - Prävention und Transmission von HIV und anderen sexuell übertragbaren Erkrankungen,
  - Notwendigkeit der Kombination mit anderen Präventionsmaßnahmen,
  - Risiko einer Resistenzentwicklung unter PrEP bei unerkannter HIV-Infektion,
  - Therapiebedingten Neben- und Wechselwirkungen,
  - Symptomatik einer primären HIV-Infektion,
  - Weiterführenden Beratungsangeboten,
- Dauer mindestens 10 Minuten,

Fakultativer Leistungsinhalt
- Symptombezogene Untersuchungen,

Abrechnungsbestimmung: je vollendete 10 Minuten

Anmerkung: Die Gebührenordnungsposition 01920 ist höchstens dreimal im Krankheitsfall berechnungsfähig.

Abrechnungsausschluss: am Behandlungstag 01922

Aufwand in Minuten:
Kalkulationszeit: 10   **Prüfzeit:** 10   **Eignung d. Prüfzeit:** Tages- und Quartalprofil

01921	Einleitung einer HIV-Präexpositionsprophylaxe (PrEP) gemäß Anlage 33 zum BMV-Ä	163 Pkt. 17,91 €

Obligater Leistungsinhalt
- Persönlicher Arzt-Patienten-Kontakt,
- Überprüfung des HIV- und Hepatitis-B-Status,
- Indikationsstellung zur PrEP einschließlich Prüfung der Kontraindikationen,
- Auswahl und Verordnung geeigneter Arzneimittel zur PrEP,

Abrechnungsbestimmung: einmal im Krankheitsfall

Abrechnungsausschluss: am Behandlungstag 01922

Aufwand in Minuten:
Kalkulationszeit: 10   **Prüfzeit:** 8   **Eignung d. Prüfzeit:** Tages- und Quartalprofil

01922	Kontrolle im Rahmen einer HIV-Präexpositionsprophy-laxe (PrEP) gemäß Anlage 33 des BMV-Ä	82 Pkt. 9,01 €

Obligater Leistungsinhalt
- Persönlicher Arzt-Patienten-Kontakt,
- Überprüfung der Indikation zur PrEP einschließlich Kontraindikationen,
- Überprüfung des HIV-Status,
- Kontrolle und/oder Behandlung ggf. aufgetretener therapiebedingter Neben- und Wechselwirkungen,
- Dauer mindestens 5 Minuten,

Fakultativer Leistungsinhalt
- Symptombezogene Untersuchungen,
- Beratung zu:
  - Risikoreduktion und Adhärenzstrategien,
  - Notwendigkeit der Kombination mit anderen Präventionsmaßnahmen,

Abrechnungsbestimmung: je vollendete 5 Minuten

Anmerkung: Die Gebührenordnungsposition 01922 ist höchstens dreimal im Behandlungsfall berechnungsfähig.
Die Gebührenordnungsposition 01922 ist frühestens 4 Wochen nach Einleitung einer PrEP berechnungsfähig.

Abrechnungsausschluss: am Behandlungstag 01920, 01921

Aufwand in Minuten:
Kalkulationszeit: 5   **Prüfzeit:** 5   **Eignung d. Prüfzeit:** Tages- und Quartalprofil

01930	Bestimmung des Kreatinin im Serum und/oder Plasma und Berechnung der eGFR im Rahmen einer Präexpositionsprophylaxe	3 Pkt. 0,33 €

Abrechnungsbestimmung: zweimal im Krankheitsfall

Abrechnungsausschluss: am Behandlungstag 32066, 32067

Aufwand in Minuten:
Kalkulationszeit: KA   **Prüfzeit:** ./.   **Eignung d. Prüfzeit:** Keine Eignung

1.8 Gebührenordnungspositionen bei Substitutionsbehandlung und diamorphingestützter Behandlung der Drogenabhängigkeit

1. Die Berechnung der Gebührenordnungspositionen dieses Abschnittes setzt eine Genehmigung der Kassenärztlichen Vereinigung gemäß § 2 Nr. 2 Anlage I „Anerkannte Untersuchungs- oder Behandlungsmethoden" der Richtlinie Methoden vertragsärztliche Versorgung des Gemeinsamen Bundesausschusses zur substitutionsgestützten Behandlung Opioidabhängiger voraus.

2. Sofern nur die Leistungen entsprechend den Gebührenordnungspositionen 01949, 01950 bis 01952 und 01960 erbracht werden, sind die spezifischen, auf die diamorphingestützte Behandlung bezogenen Anforderungen des § 2 Abs. 1 Satz 2, des § 2 Abs. 2 sowie des § 9 Nr. 2 Anlage I „Anerkannte Untersuchungs- oder Behandlungsmethoden" der Richtlinie Methoden vertragsärztliche Versorgung des Gemeinsamen Bundesausschusses zur substitutionsgestützten Behandlung Opioidabhängiger nicht zu erfüllen.

3. Die Berechnung der Gebührenordnungspositionen 01955 und 01956 setzt voraus, dass die Einrichtung zusätzlich über eine Genehmigung der zuständigen Landesbehörde gemäß § 5a Abs. 2 Betäubungsmittel-Verschreibungsverordnung (BtMVV) verfügt.

4. Der Leistungsbedarf, welcher der Substitutionsbehandlung und/oder der diamorphingestützten Behandlung zuzuordnen ist, umfasst ausschließlich die Gebührenordnungspositionen 01949, 01950 bis 01952, 01955, 01956 und 01960. Werden darüber hinaus bei demselben Patienten weitere Leistungen notwendig, sind diese dem übrigen kurativen Leistungsbereich zuzurechnen.

5. Eine Behandlungswoche im Sinne dieses Abschnittes ist jede Kalenderwoche, in der die Substitutionsbehandlung nach den Richtlinien des Gemeinsamen Bundesausschusses durchgeführt wird.

Kommentar: Maßgeblich für die Abrechnung von Leistungen aus diesem Abschnitt ist die Richtlinie „Methoden der vertragsärztlichen Versorgung, 2. Substitutionsgestützte Behandlung Opiatabhängiger" des Gemeinsamen Bundesausschusses in der jeweiligen Fassung, in denen Näheres zu Art, Umfang, Häufigkeit der Leistung bzw. Berechtigung zur Erbringung der Leistung usw. geregelt ist.

Dabei sind die dort genannten besonderen Bestimmungen für die diamorphingestützte Behandlung nicht für die „normale" Substitutionsbehandlung anzuwenden. Bei der diampophingestützten Behandlung ist zudem eine behördliche Genehmigung nach der BtMVV erforderlich.

Es wird klargestellt, dass Leistungen der Substitutions- oder der diamorphingestützten Behandlung nur die Nrn. 01950 bis 01952 sowie 01955 und 01956 EBM sind. Dies ist u.a. für etwaige vertragliche Regelungen mit den Kostenträgern wichtig.

Die KV Hessen informiert in unter ebm.aktuell u.a:
... „EBM Änderung in der Substitutionsbehandlung zum 1. Oktober 2017
Der Bewertungsausschuss hat mit Wirkung zum 1. Oktober 2017 drei wesentliche Änderungen im EBM zur Substitutionsbehandlung Opiatabhängiger beschlossen. Diese betreffen die Take-

Home-Vergabe, die Substitutionsbehandlung bei Hausbesuchen (unter bestimmten Voraussetzungen) und die Konsiliarverfahren.

Hinweis:

Neue GOP bei Take-Home-Vergabe

Für die Take-Home-Vergabe wird die GOP 01949 neu in den EBM eingeführt. Diese ist einmal je Behandlungstag, jedoch höchstens zweimal je Behandlungswoche berechnungsfähig. Die Behandlungswoche wird in dem Abschnitt 1.8 EBM als jede Kalenderwoche, in der die Substitutionsbehandlung nach den Richtlinien des Gemeinsamen Bundesausschusses durchgeführt wird, definiert.

Wenn der Opiatabhängige ebenfalls im Wechsel eine substitutionsgestützte Behandlung (GOP 01950) in der Arztpraxis benötigt, so ist diese am Behandlungstag nicht neben der neuen GOP 01949 berechnungsfähig. In der Behandlungswoche haben Sie jedoch die Möglichkeit beide GOP bei einem medizinischen Bedarf abzurechnen. Die medizinische Begründung vermerken Sie dann bitte in dem freien Begründungsfeld (Feldkennung 5009).

Die GOP 01949 beinhaltet den persönlichen Arzt-Patienten-Kontakt, das Gespräch sowie die Prüfung der Voraussetzungen für die Versorgung über die Take-Home-Vergabe. Im Regelfall ist die Take-Home-Vergabe für sieben Tage vorgesehen, in begründeten Einzelfällen kann sie jedoch auch für 30 Tage erfolgen.

Neue GOP für Konsiliarverfahren

Eine neue GOP wird für die konsiliarische Untersuchung und Beratung eines Patienten im Konsiliariusverfahren in den EBM aufgenommen. Die neue GOP 01960 kann alleinig von suchtmedizinisch qualifizierten Ärzten abgerechnet werden.

Die Konsultation muss bei substituierten Patienten jedes Quartal eingeholt werden, wenn der behandelnde Arzt nicht suchtmedizinisch qualifiziert ist.

Mit den Änderungen in der Betäubungsmittel-Verschreibungsverordnung (BtMVV) können Ärzte ohne zusätzliche Qualifikation nunmehr zehn statt bislang drei Patienten substituieren.

Abschnitt 1.8. EBM

EBM Nr.	Kurzlegende	Bewertung
01949	Substitutionsgestützte Behandlung Opiatabhängiger bei Take-Home-Vergabe gemäß § 5 Abs. 9 BtMVV Persönlicher Arzt-Patienten-Kontakt, je Behandlungstag, höchstens zweimal in der Behandlungswoche	7,47 €* (69 Punkte)
01960	Konsiliarische Untersuchung und Beratung eines Patienten im Rahmen des Konsiliariusverfahrens Persönlicher Arzt-Patienten-Kontakt, Dauer mindestens 10 Minuten, einmal im Behandlungsfall	9,74 € (90 Punkte)

*gemäß bundeseinheitlichem Orientierungswert 2019 (10,8226 Cent)
Die Vergütung der neuen GOP 01949 und 01960 erfolgt extrabudgetär.

Substitutionsbehandlung bei Hausbesuch

Sie können die Substitutionsbehandlung ab 1. Oktober 2017 auch im Rahmen von Hausbesuchen durchführen. Voraussetzung hierfür ist, dass der Patient die Arztpraxis **aufgrund einer chronischen Pflegebedürftigkeit (Pflegegrad) oder aufgrund einer nicht mit der Substitution im Zusammenhang stehende Krankheit** nicht aufsuchen kann. Geben Sie unbedingt den ICD-10-Kode der ausschlaggebenden Erkrankung für den Hausbesuch bei der Abrechnung an.

Eine vorliegende Pflegestufe des Patienten vermerken Sie im freien Begründungsfeld (Feldkennung 5009). Bitte beachten Sie, dass die Substitutionsbehandlung kein alleiniger Grund für den Hausbesuch darstellen kann.
Abgerechnet wird der Hausbesuch über die GOP 01410 und 01413 für Mitbesuche sowie die GOP 01950 oder 01949 für die Substitutionsbehandlung während des Hausbesuches.

Therapeutisches Gespräch nach GOP 01952
Bei Ihren substituierten Patienten können Sie nach wie vor bei Bedarf den Zuschlag (GOP 01952) für das therapeutische Gespräch bei den GOP 01950 und 01955 abrechnen. Dies ist auch bei der neuen GOP 01949 möglich. Die GOP 01952 kann höchstens viermal je Behandlungsfall abgerechnet werden.

Abrechnungsvoraussetzungen
Eine Abrechnung der neuen GOP 01949 und 01960 kann, zusätzlich zu den Bestimmungen aus der BtMVV, nur nach Genehmigung der KV Hessen erfolgen (QS-Genehmigung). Besitzen Sie bereits die Genehmigung für den Abschnitt 1.8 EBM, erhalten Sie automatisch die Genehmigung für die GOP 01949. Sind Sie zudem suchtmedizinisch qualifizierter Arzt, erhalten Sie die Genehmigung für die GOP 01960 ebenfalls automatisch..."

01949	**Substitutionsgestützte Behandlung Opioidabhängiger**	**84 Pkt.**
	gemäß Nr. 2 Anlage I „Anerkannte Untersuchungs- oder	**9,23 €**
	Behandlungsmethoden" der Richtlinie Methoden vertrags-	
	ärztliche Versorgung des Gemeinsamen Bundesaus-	
	schusses im Rahmen einer Take-Home-Vergabe gemäß	
	§ 5 Abs. 9 Betäubungsmittel-Verschreibungsverordnung	
	(BtMVV)	

Obligater Leistungsinhalt
- Persönlicher Arzt-Patienten-Kontakt,
- Prüfung der Voraussetzungen für die Behandlung im Rahmen der Take-Home-Vergabe gemäß § 5 Abs. 9 BtMVV,
- Verordnung des Substitutionsmittels,

Abrechnungsbestimmung: je Behandlungstag

Anmerkung: Die Gebührenordnungsposition 01949 ist höchstens zweimal in der Behandlungswoche berechnungsfähig.
Die Gebührenordnungsposition 01949 ist nur mit medizinischer Begründung in der Behandlungswoche neben der Gebührenordnungsposition 01950 berechnungsfähig.
Die Gebührenordnungspositionen 01411, 01412, 01414, 01415, 01420, 01430 und 01440 sind in demselben Behandlungsfall nur dann neben der Gebührenordnungsposition 01949 berechnungsfähig, wenn der Kranke aufgrund nicht in Zusammenhang mit der Substitutionsbehandlung stehenden Krankheitsbildern im Rahmen von Besuchen oder Visiten behandelt werden muss, weil er die Arztpraxis nicht aufsuchen kann.
Die Gebührenordnungspositionen 01410 und 01413 sind in demselben Behandlungsfall nur dann neben der Gebührenordnungsposition 01949 berechnungsfähig, wenn aufgrund des Vorliegens einer nachgewiesenen chronischen Pflegebedürftigkeit (Vorliegen eines Pflegegrades) bei dem Patienten eine Substitutionsbehandlung in der Arztpraxis nicht möglich ist oder wenn der Kranke aufgrund von nicht in Zusammenhang mit der Substitutionsbehandlung stehenden Krankheitsbildern im Rahmen von Besuchen oder Visiten behandelt werden muss, weil er die Arztpraxis nicht aufsuchen kann.

Die Gebührenordnungsposition 01949 ist nicht neben den Gebührenordnungspositionen 01100 bis 01102, 01205, 01207, 01210, 01212, 01214, 01216, 01218 und 01418 berechnungsfähig.

Abrechnungsausschluss: am Behandlungstag
in derselben Sitzung 01950, 01955, 01956, 01960, 01101, 01102, 01214, 01216, 01218

Berichtspflicht: Nein

Aufwand in Minuten:
Kalkulationszeit: 7   **Prüfzeit:** 7   **Eignung d Prüfzeit:** Tages- und Quartalsprofil

Kommentar: Danach können Ärzte beispielsweise in begründeten Einzelfällen ein Substitutionsmittel auch für bis zu 30 Tage zur eigenverantwortlichen Einnahme verschreiben. Bislang war ein solch langer Zeitraum für die Take-Home-Vergabe in begründeten Einzelfällen nur für Aufenthalte im Ausland möglich.
Im Regelfall ist eine Take-Home-Vergabe bis zu sechs Tagen vorgesehen, am siebten Tag muss der Patient das Substitutionsmittel in der Praxis einnehmen. Die neue GOP ist je Behandlungstag, aber höchstens zweimal in der Behandlungswoche berechnungsfähig. Kommt der Take-Home-Patient öfter in die Praxis, kann der Arzt den Kontakt bei Vorliegen einer medizinischen Begründung über die GOP 01950 zusätzlich abrechnen.
(Quelle: https://www.kvno.de/60neues/2017/17_09_verguetung_substitution/index.html)

01950	Substitutionsgestützte Behandlung Opioidabhängiger gemäß Nr. 2 Anlage I „Anerkannte Untersuchungs- oder Behandlungsmethoden" der Richtlinie Methoden vertragsärztliche Versorgung des Gemeinsamen Bundesausschusses	46 Pkt. 5,05 €

Abrechnungsbestimmung: je Behandlungstag

Anmerkung: Neben der Gebührenordnungsposition 01950 sind arztgruppenspezifische Versicherten-, Grund- und Konsiliarpauschalen sowie die Gebührenordnungspositionen 01320 und 01321 nicht berechnungsfähig.
Die Gebührenordnungsposition 01950 ist nur bei persönlichem Arzt-Patienten-Kontakt berechnungsfähig.
Die Gebührenordnungspositionen 01411, 01412, 01414, 01415, 01420, 01430 und 01440 sind in demselben Behandlungsfall nur dann neben der Gebührenordnungsposition 01950 berechnungsfähig, wenn der Kranke aufgrund von nicht in Zusammenhang mit der Substitutionsbehandlung stehenden Krankheitsbildern im Rahmen von Besuchen oder Visiten behandelt werden muss, weil er die Arztpraxis nicht aufsuchen kann.
Die Gebührenordnungspositionen 01410 und 01413 sind in demselben Behandlungsfall nur dann neben der Gebührenordnungsposition 01950 berechnungsfähig, wenn aufgrund des Vorliegens einer nachgewiesenen chronischen Pflegebedürftigkeit (Vorliegen eines Pflegegrades) bei dem Patienten eine Substitutionsbehandlung in der Arztpraxis nicht möglich ist oder wenn der Kranke aufgrund von nicht in Zusammenhang mit der Substitutionsbehandlung stehenden Krankheitsbildern im Rahmen von Besuchen oder Visiten behandelt werden muss, weil er die Arztpraxis nicht aufsuchen kann.
Die Gebührenordnungsposition 01950 ist nicht neben den Gebührenordnungspositionen 01100 bis 01102, 01205, 01207, 01210, 01212, 01214, 01216, 01218 und 01418 berechnungsfähig.

Die Gebührenordnungsposition 01950 ist am Behandlungstag nicht neben den Gebührenordnungspositionen 01949, 01955, 01956 und 01960 berechnungsfähig.

Abrechnungsausschluss: am Behandlungstag 01955, 01956
in derselben Sitzung 01100, 01101, 01102, 01210, 01214, 01216, 01218

Aufwand in Minuten:
Kalkulationszeit: 4   **Prüfzeit:** 4   **Eignung d. Prüfzeit:** Tages- und Quartalsprofil

GOÄ entsprechend oder ähnlich: Leistungskomplex in der GOÄ so nicht vorhanden. Abrechnung der einzelnen erbrachten GOÄ-Leistung(en)

Kommentar: Den Leistungsinhalt der EBM Nr. 01950 finden Sie in die Anlage I Nr. 2 der Richtlinien des Gemeinsamen Bundesausschusses „Methoden vertragsärztliche Versorgung" (ehema-
lige BUB-Richtlinien) in der Fassung vom 17. Januar 2019:: https://www.g-ba.de/richtlinien/7/.
Diese Leistung kann – wenn erforderlich – mehrmals im Quartal abgerechnet werden und ist
nicht nur für Verabreichung eines Substitutionsmittels angesetzt worden. Nicht vergessen werden sollte die Abrechnung der Fachgruppe Versichertenpauschale und ggf. die Beratungsleistung
nach Chroniker-Richtlinie EBM Nr. 01735.
Weitere Information zum Leistungsinhalt der EBM Nr. 01950 finden sich in der Anlage I Nr. 2 unter § 3 der Richtlinie Methoden vertragsärztliche Versorgung in der Fassung vom 17. Januar
2006, – zuletzt geändert am 15. Juni 2017, veröffentlicht im Bundesanzeiger (BAnz AT
29.08.2017 B5), in Kraft getreten am 30. August 2017
Im Internet: https://www.g-ba.de/downloads/62-492-1442/MVV-RL_2017-06-15_iK-2017-08-3
0.pdf
https://www.g-ba.de/downloads/62-492-960/MVV-RL_2014-11-20.pdf

01951	Zuschlag zu der Gebührenordnungsposition 01950 für die Behandlung an Samstagen, an Sonn- und gesetzlichen Feiertagen, am 24. und 31. Dezember	101 Pkt. 11,10 €

Abrechnungsausschluss: am Behandlungstag 01956
in derselben Sitzung 01100, 01101, 01102, 01210, 01214, 01216, 01218

Aufwand in Minuten:
Kalkulationszeit: KA   **Prüfzeit:** ./.   **Eignung d. Prüfzeit:** Keine Eignung

GOÄ entsprechend oder ähnlich: Nr. 1 mit Zuschlag D

01952	Zuschlag zu den Gebührenordnungspositionen 01949, 01950 oder 01955 für das therapeutische Gespräch	154 Pkt. 16,92 €

Obligater Leistungsinhalt
- Dauer mindestens 10 Minuten,

Fakultativer Leistungsinhalt
- Beratung und Instruktion der Bezugsperson(en),

Abrechnungsbestimmung: höchstens viermal im Behandlungsfall
Abrechnungsausschluss: am Behandlungstag 01960
Aufwand in Minuten:
Kalkulationszeit: 12   **Prüfzeit:** 10   **Eignung d. Prüfzeit:** Tages- und Quartalsprofil

GOÄ entsprechend oder ähnlich: Leistungskomplex in der GOÄ so nicht vorhanden. Abrechnung der einzelnen erbrachten GOÄ-Leistung(en), z.B. Nr. 1 oder 3 ggf. mit erhöhtem Steigerungssatz

Kommentar: Diese Leistung ist auf höchstens 4x im Behandlungsfall = Quartalsfall begrenzt. Im Gegensatz dazu kann die Leistung nach Nr. 01950 (unbegrenzt) mehrmals pro Quartal erbracht werden und ist damit nicht nur auf die Verabreichung der Substitutionsmittel beschränkt.

01955	**Diamorphingestützte Behandlung Opioidabhängiger gemäß Nr. 2 Anlage I „Anerkannte Untersuchungs- oder Behandlungsmethoden" der Richtlinie Methoden vertragsärztliche Versorgung des Gemeinsamen Bundesausschusses und der Betäubungsmittelverschreibungsverordnung (BtMVV), einschl. Kosten**	**331 Pkt.** **36,37 €**

Obligater Leistungsinhalt
- Parenterale Diamorphinabgabe(n),
- Alkoholatemtest (Nr. 32148) vor jeder Diamorphinabgabe,
- Postexpositionelle Überwachung nach jeder Diamorphinabgabe,
- Persönlicher Arzt-Patienten-Kontakt bei jeder Diamorphinabgabe,

Fakultativer Leistungsinhalt
- zusätzliche Methadonsubstitution (Nr. 01950)

Abrechnungsbestimmung: je Behandlungstag

Abrechnungsausschluss: in derselben Sitzung 01418
am Behandlungstag 01100, 01101, 01102, 01210, 01214, 01216, 01218, 01950, 32148

Berichtspflicht: Nein

Anmerkung: Neben der Gebührenordnungsposition 01955 sind arztgruppenspezifische Versicherten-, Grund- und Konsiliarpauschalen sowie die Gebührenordnungspositionen 01320 und 01321 nicht berechnungsfähig.
Die Gebührenordnungspositionen 01410 bis 01415, 01420, 01430 und 01440 sind in demselben Behandlungsfall nur dann neben der Gebührenordnungsposition 01955 berechnungsfähig, wenn der Kranke aufgrund nicht in Zusammenhang mit der diamorphingestützten Behandlung stehenden Krankheitsbildern im Rahmen von Besuchen oder Visiten behandelt werden muss, weil er die Arztpraxis/Einrichtung nicht aufsuchen kann.

Abrechnungsausschluss: am Behandlungstag 01100, 01101, 01102, 01210, 01214, 01216, 01218, 01950, 32148

Aufwand in Minuten:
Kalkulationszeit: KA   **Prüfzeit:** 8   **Eignung d. Prüfzeit:** Tages- und Quartalsprofil

GOÄ entsprechend oder ähnlich: Leistungskomplex in der GOÄ so nicht vorhanden. Abrechnung der einzelnen erbrachten GOÄ-Leistung(en), z.B. Nr. 1 oder 3 ggf. mit erhöhtem Steigerungssatz

01956	Zuschlag zu der Gebührenordnungsposition 01955 für die Behandlung an Samstagen, an Sonn- und gesetzlichen Feiertagen, am 24. und 31. Dezember	203 Pkt. 22,30 €

Abrechnungsbestimmung: je Behandlungstag

Abrechnungsausschluss: am Behandlungstag 01100, 01101, 01102, 01205, 01207, 01210, 01214, 01216, 01218, 01949, 01950, 01951

Aufwand in Minuten:
Kalkulationszeit: KA   **Prüfzeit:** ./.   **Eignung d. Prüfzeit:** Keine Eignung

GOÄ entsprechend oder ähnlich: Leistungskomplex in der GOÄ so nicht vorhanden. Abrechnung der einzelnen erbrachten GOÄ-Leistung(en), z.B. Nr. 1 oder 3 ggf. mit erhöhtem Steigerungssatz

01960	Konsiliarische Untersuchung und Beratung eines Patienten im Rahmen des Konsiliariusverfahrens gemäß § 5 Abs. 4 Betäubungsmittel-Verschreibungsverordnung	110 Pkt. 12,09 €

Obligater Leistungsinhalt
* Persönlicher Arzt-Patienten-Kontakt,
* Dauer mindestens 10 Minuten,

Abrechnungsbestimmung: einmal im Behandlungsfall

Anmerkung: Neben der Gebührenordnungsposition 01960 sind arztgruppenspezifische Versicherten-, Grund- und Konsiliarpauschalen sowie die Gebührenordnungspositionen 01320 und 01321 nicht berechnungsfähig.

Abrechnungsausschluss: am Behandlungstag 01949, 01950, 01952, 01955

Berichtspflicht: Nein

Aufwand in Minuten:
Kalkulationszeit: KA   **Prüfzeit:** ./.   **Eignung d Prüfzeit:** keine Eignung

Kommentar: Siehe auch Kommentar zu EBM Nr. 01950.
Eine konsiliarische Untersuchung und Beratung eines Patienten im Rahmen des Konsiliariusverfahrens gemäß § 5 Abs. 4 der BtMVV kann als EBM Nr. 01960 abgerechnet werden.
Siehe auch Betäubungsmittel-Verschreibungsverordnung (BtMVV) unter https://www.gesetze-im-internet.de/btmvv_1998/BJNR008000998.html

2 Allgemeine diagnostische und therapeutische Gebührenordnungspositionen

2.1 Infusionen, Transfusionen, Reinfusionen, Programmierung von Medikamentenpumpen

02100 Infusion	67 Pkt.
	7,36 €

Obligater Leistungsinhalt
- Infusion
- intravenös
und/oder
- in das Knochenmark
und/oder
- mittels Portsystem
und/oder
- intraarteriell
- Dauer mindestens 10 Minuten

Anmerkung: Erfolgt über denselben liegenden Zugang (z.B. Kanüle, Katheter) mehr als eine Infusion nach der Gebührenordnungsposition 02100 und/oder der Gebührenordnungsposition 02101 und/oder der Gebührenordnungsposition 30710, so sind die Gebührenordnungspositionen 02100 und/oder 02101 und/oder 30710 je Behandlungstag nur einmal berechnungsfähig.

Abrechnungsausschluss: am Behandlungstag 31800, 31801, 36800, 36801
im Behandlungsfall 04410, 13545, 13550, 26330, 34291
in derselben Sitzung 01220, 01221, 01222, 01510, 01511, 01512, 01520, 01521, 01530, 01531, 01856, 01857, 01910, 01911, 01913, 02120, 02330, 02331, 06331, 06332, 13310, 13311, 30708, 30710, 31501, 31502, 31503, 31504, 31505, 31506, 31507, 31820, 31821, 31822, 31823, 31824, 31825, 31826, 31827, 31828, 31830, 31831, 36501, 36502, 36503, 36504, 36505, 36506, 36507, 36820, 36821, 36822, 36823, 36824, 36825, 36826, 36827, 36828, 36830, 36831, 36882 und Kapitel 5, 34

Aufwand in Minuten:
Kalkulationszeit: 1   **Prüfzeit:** 1   **Eignung d. Prüfzeit:** Tages- und Quartalsprofil

GOÄ entsprechend oder ähnlich: Nrn. 271, 272, 273, 274, 277, 278, 279

Kommentar: Werden im Rahmen des organisierten Notfalldienstes Reanimationen durchgeführt, so sind Infusionen nicht gesondert abrechenbar. Sie befinden sich im Leistungskomplex der Reanimation.
Da die EBM-Ziffern 02100 bis 02200 in der Präambel zum Kapitel 03 und 04 (Kinderheilkunde) nicht als „zusätzlich zu berechnende EBM-Ziffern" aufgezählt sind, werden sie für Haus-, Kinder- und Jugendärzte nicht extra vergütet. Diese Leistungen werden mit der Versichertenpauschale pauschal vergütet.

02101 Infusionstherapie	**165 Pkt.**
	18,13 €

Obligater Leistungsinhalt
- Intravasale Infusionstherapie mit Zytostatika, Virustatika, Antimykotika und/oder Antibiotika bei einem Kranken mit konsumierender Erkrankung (fortgeschrittenes Malignom, HIV-Erkrankung im Stadium AIDS)

und/oder
- Intraperitoneale bzw. intrapleurale Infusionstherapie bei einem Kranken mit konsumierender Erkrankung (z.B. fortgeschrittenes Malignom)

und/oder
- Intravasale Infusionstherapie mit monoklonalen Antikörperpräparaten,
- Dauer mind. 60 Minuten

Anmerkung: Erfolgt über denselben liegenden Zugang (z.B. Kanüle, Katheter) mehr als eine Infusion nach der Gebührenordnungsposition 02100, der Gebührenordnungsposition 02101 und/oder der Gebührenordnungsposition 30710, so sind die Gebührenordnungspositionen 02100, 02101 und/oder 30710 je Behandlungstag nur einmal berechnungsfähig.

Abrechnungsausschluss: im Behandlungsfall 13545, 13550, 26330, 34291
am Behandlungstag 31800, 31801, 36800, 36801
in derselben Sitzung 01220, 01221, 01222, 01856, 01857, 01910, 01911, 01913, 02120, 02330, 02331, 06331, 06332, 13310, 13311, 30708, 30712, 30720, 30721, 30722, 30723, 30724, 30730, 30731, 30740, 30750, 30751, 30760, 36882 und Kapitel 31.5.3, 36.5.3, 1.5, 5, 34

Aufwand in Minuten:
Kalkulationszeit: 2   **Prüfzeit:** 2   **Eignung d. Prüfzeit:** Tages- und Quartalsprofil
GOÄ entsprechend oder ähnlich: Nrn. 275, 276
Kommentar: Siehe EBM Nr. 02100

02110* Erste Transfusion	**182 Pkt.**
	20,00 €

Obligater Leistungsinhalt
- Transfusion der ersten Blutkonserve

und/oder
- Transfusion der ersten Blutpräparation

und/oder
- Transfusion von Frischblut

Fakultativer Leistungsinhalt
- ABO-Identitätstest (Bedside-Test)

Anmerkung: Die Gabe von Humanalbumin ist nicht nach der Gebührenordnungsposition 02110 berechnungsfähig.

Abrechnungsausschluss: im Behandlungsfall 34291

Aufwand in Minuten:
Kalkulationszeit: 4   **Prüfzeit:** 4   **Eignung d. Prüfzeit:** Tages- und Quartalsprofil
GOÄ entsprechend oder ähnlich: Nr. 280

Kommentar: Die erforderliche Kreuzprobe ist für jede einzelne Blutkonserve o.ä. nach Nr. 32531 abzurechnen. Die Konserven können über Rezept zu Lasten des Patienten bezogen werden oder es werden die Kosten auf dem Behandlungsschein aufgeführt.

02111* Jede weitere Transfusion im Anschluss an die Gebüh-	**149 Pkt.**
renordnungsposition 02110	**16,37 €**

Obligater Leistungsinhalt
• Weitere Transfusion im Anschluss an die Gebührenordnungsposition 02110,

Fakultativer Leistungsinhalt
• ABO-Identitätstest (Bedside-Test),

Abrechnungsbestimmung: je Konserve bzw. Blutpräparation (auch Frischblut)

Anmerkung: Die Gabe von Humanalbumin ist nicht nach der Gebührenordnungsposition 02111 berechnungsfähig.

Abrechnungsausschluss: im Behandlungsfall 34291

Aufwand in Minuten:
Kalkulationszeit: 3   **Prüfzeit:** 3   **Eignung d. Prüfzeit:** Tages- und Quartalsprofil

GOÄ entsprechend oder ähnlich: Nr. 282

Kommentar: Die Leistung bezieht sich auf die zeitlich fortlaufenden Transfusion : eine erste Transfusion (nach Nr. 02110) und unmittelbar danach über liegendes System eine oder mehrere weitere Transfusionen. Bei längerem Zeitraum zwischen den Transfusionen (z.B. morgens und dann abends) und dem Legen eines **neuen** Zuganges kann die Nr. 2110 erneut berechnet werden. Auf dem Behandlungsschein sollten – um Nachfragen zu vermeiden – die verschiedenen Uhrzeiten aufgeführt werden.

02112* Reinfusion	**141 Pkt.**
	15,49 €

Obligater Leistungsinhalt
• Mindestens 200 ml Eigenblut oder Eigenplasma,
• ABO-Identitätstest (Bedside-Test)

Abrechnungsausschluss: im Behandlungsfall 34291

Aufwand in Minuten:
Kalkulationszeit: 2   **Prüfzeit:** 2   **Eignung d. Prüfzeit:** Tages- und Quartalsprofil

GOÄ entsprechend oder ähnlich: Nrn. 286, 286a

Tipp: Prüfen Sie in der Präambel zum Kapitel Ihrer Fachgruppe, ob diese Leistung, die auch im Anhang 1 (Verzeichnis der nicht gesondert berechnungsfähigen Leistungen) aufgelistet ist, von Ihrer Fachgruppe gesondert abgerechnet werden kann.
Finden Sie diese Leistung **nicht** in einem der Präambel-Absätze als abrechenbar aufgeführt, ist sie nicht berechnungsfähig. Die Leistung ist in der Regel dann bei Ihrer Fachgruppe Bestandteil der Versicherten- oder Grundpauschale und damit nicht gesondert berechnungsfähig.

02120*	Erstprogrammierung einer externen elektronisch programmierbaren Medikamentenpumpe zur Applikation von Zytostatika	101 Pkt. 11,10 €

Abrechnungsausschluss: in derselben Sitzung 02100, 02101, 30750 im Behandlungsfall 34291

Aufwand in Minuten:

Kalkulationszeit: 7   **Prüfzeit:** 7   **Eignung d. Prüfzeit:** Tages- und Quartalsprofil

GOÄ entsprechend oder ähnlich: Nr. 784

2.2 Tuberkulintestung

02200	Tuberkulintestung	9 Pkt. 0,99 €

Obligater Leistungsinhalt
- Intrakutane Testung nach Mendel-Mantoux

oder
- Intrakutaner TINE-Test

oder
- Testung
- kutan nach von Pirquet
- oder
- perkutan nach Moro
- oder
- mittels Pflaster (Hamburger-Test),

Abrechnungsbestimmung: je Test

Aufwand in Minuten:

Kalkulationszeit: 1   **Prüfzeit:** ./.   **Eignung d. Prüfzeit:** Keine Eignung

GOÄ entsprechend oder ähnlich: Nrn. 383, 384

Kommentar: Entsprechende Testsubstanzen können auf Rezept zu Lasten des Patienten oder eventuell über Sprechstundenbedarf verordnet werden.
Sind mehrere der in der Legende aufgeführten Tests medizinisch erforderlich, so können diese auch abgerechnet werden.

2.3 Kleinchirurgische Eingriffe, Allgemeine therapeutische Leistungen

1. Die Vereinbarung von Qualitätssicherungsmaßnahmen beim ambulanten Operieren und bei stationsersetzenden Eingriffen gemäß § 15 des Vertrages nach § 115 b Abs. 1 SGB V gilt nicht für Leistungen dieses Abschnitts, sofern die Eingriffe nicht im Katalog zum Vertrag nach § 115 b SGB V genannt sind.
2. Operative Eingriffe setzen die Eröffnung von Haut und/oder Schleimhaut bzw. eine primäre Wundversorgung voraus.

3. Lokalanästhesien und Leitungsanästhesien sind, soweit erforderlich, Bestandteil der berechnungsfähigen Gebührenordnungspositionen.
4. Die Gebührenordnungspositionen 02300 bis 02302 sind bei Patienten mit den Diagnosen Nävuszellnävussyndrom (ICD-10-GM: D22.-) und/oder mehreren offenen Wunden (ICD-10-GM: T01.-) mehrfach in einer Sitzung – auch nebeneinander, jedoch insgesamt höchstens fünfmal am Behandlungstag – berechnungsfähig.
5. Die Berechnung der Gebührenordnungspositionen 02325 bis 02328 setzt die metrische und fotografische Dokumentation vor Beginn und nach Abschluss der Therapie voraus. Sofern die Therapie nicht abgeschlossen werden kann, ist die Fotodokumentation zu Beginn der Therapie ausreichend.

Kommentar: Die Vereinbarung zwischen den Spitzenverbänden der Krankenkassen, der Deutschen Krankenhausgesellschaft und der Kassenärztlichen Bundesvereinigung ist für die Leistungen dieses Abschnitts nicht anwendbar. Inhalt dieser Vereinbarung ist die Qualitätssicherung für ambulante Operationen und stationsersetzende Eingriffe einschließlich der notwendigen Anästhesien. Sie regelt insbesondere die erforderliche fachliche Befähigung sowie die organisatorischen, baulichen, apparativ-technischen und hygienischen Anforderungen. Diese Vereinbarung ist übrigens, wie alle Regelungen der Bundesebene (Bundesmantelverträge, Richtlinien des Gemeinsamen Bundesausschusses u.ä.) im Internet einsehbar unter http://daris.kbv.de.
Die hier genannten Eingriffe der sog. „Kleinen Chirurgie" setzen die Eröffnung von Haut und/ oder Schleimhaut bzw. eine primäre Wundversorgung voraus. Eventuell erforderliche Lokal- und Leitungsanästhesien sind Bestandteil der Leistungen und somit nicht gesondert berechnungsfähig.
In den Kapiteln des Fachärztlichen Versorgungsbereiches finden sich bei einzelnen Fachgruppen auch Leistungen der „Kleinen Chirurgie". Dies ist auch der Grund dafür, dass die Liste der Leistungsausschlüsse für die EBM Nrn. 02300 und 02301 so ausgedehnt ist.
Wenn z.B. ein Allgemeinarzt oder ein Internist eine Wundversorgung am Auge vornimmt, so kann er diese Leistung nur nach den Nrn. 02300 oder 02301 abrechnen, da die Leistungen nach den Nrn. 06350 bis 06352 entsprechend Nr. 1 der Präambel zu Kapitel 6 nur von Fachärzten für Augenheilkunde berechnet werden dürfen.

02300	Kleinchirurgischer Eingriff I und/oder primäre Wundversorgung und/oder Epilation	68 Pkt. 7,47 €

Obligater Leistungsinhalt
- Operativer Eingriff mit einer Dauer von bis zu 5 Minuten
und/oder
- Primäre Wundversorgung
und/oder
- Epilation durch Elektrokoagulation im Gesicht und/oder an den Händen bei krankhaftem und entstellendem Haarwuchs,

Abrechnungsbestimmung: einmal am Behandlungstag

Anmerkung: Die Gebührenordnungsposition 02300 ist bei Neugeborenen, Säuglingen, Kleinkindern und Kindern bis zum vollendeten 12. Lebensjahr nach der Gebührenordnungsposition 31101 oder nach der Gebührenordnungsposition 36101 berechnungsfähig, sofern der Eingriff in

Narkose erfolgt. Die Voraussetzungen gemäß § 115b SGB V müssen dabei nicht erfüllt sein, sofern die Eingriffe nicht im Katalog zum Vertrag nach § 115b SGB V genannt sind. In diesen Fällen ist die postoperative Behandlung nach den Gebührenordnungspositionen des Abschnitts IV-31.4 nicht berechnungsfähig. Die in der Präambel IV-31.2.1 Nr. 8 bzw. Präambel IV-36.2.1 Nr. 4 benannten Einschränkungen entfallen in diesen Fällen, es gelten die Abrechnungsausschlüsse der Gebührenordnungsposition 02300 entsprechend.

Abrechnungsausschluss: Die Gebührenordnungsposition 02300 ist nicht neben den Gebührenordnungspositionen 01741, 02301, 02302, 02311, 02321 bis 02323, 02330, 02331, 02340 bis 02343, 02350, 02360, 03331, 04331, 04410, 04511 bis 04514, 04516, 04518, 04520, 04521, 05320, 05330, 05331, 05340, 05341, 06331, 06332, 06340, 06350 bis 06352, 07310, 07311, 07330, 07340, 08311, 08320, 08330 bis 08334, 08340, 08341, 09310, 09315 bis 09317, 09350, 09351, 09360 bis 09362, 10320, 10322, 10324, 10340 bis 10342, 13257, 13260, 13400 bis 13402, 13410 bis 13412, 13420 bis 13424, 13430, 13431, 13435, 13545, 13550, 13551, 13662, 13663, 13670, 15310, 15321 bis 15323, 16232, 20334, 26320 bis 26325, 26330, 26340, 26341, 26350 bis 26352, 30601, 30610, 30611 und 36882 und nicht neben den Gebührenordnungspositionen der Abschnitte 18.3, 30.5, 31.5.3, 34.5 und 36.5.3 berechnungsfähig.

Die Gebührenordnungsposition 02300 ist am Behandlungstag nicht neben den Gebührenordnungspositionen 09329, 10343 und 10344 berechnungsfähig.

Die Gebührenordnungsposition 02300 ist im Behandlungsfall nicht neben den Gebührenordnungspositionen 02310, 02312, 10330 und 34291 berechnungsfähig.

Die Gebührenordnungsposition 02300 ist im Zeitraum von 21 Tagen nach Erbringung einer Leistung des Abschnitts 31.2 nicht neben den Gebührenordnungspositionen des Abschnitts 31.4 berechnungsfähig.

Aufwand in Minuten:
Kalkulationszeit: 4   **Prüfzeit:** 3   **Eignung d. Prüfzeit:** Tages- und Quartalsprofil

GOÄ entsprechend oder ähnlich: Leistungskomplex in der GOÄ so nicht vorhanden, aber ggf. Wundversorgung nach Nrn. 2000 – 2006

Kommentar: Der kleinchirurgische Eingriff I ist ohne Altersbegrenzung formuliert. Er wird von Hausärzten und in der Pädiatrie vor allem zur primären Wundversorgung ohne Naht bei Jugendlichen ab dem 12.Geburtstag eingesetzt. Die kleinchirurgischen Eingriffe nach den EBM-Ziffern 02300 – 02302 sind bei mehreren Wunden bis zu 5x täglich berechenbar. Dann ist ICD-Codierung T01.x (offene Wunden) oder D22.x (Melanocyten-Nävus) erforderlich und es ist empfehlenswert die Lokalisation anzugeben.

Bei der Versorgung mehrerer Wunden ist eine „Mischung" der EBM-Ziffern 02300 – 02302 zur korrekten Wundabrechnung möglich. Auch hier ist die Angabe der jeweiligen Lokalisation zu empfehlen.

Beachten Sie den Abrechnungsausschluss zur EBM-Ziffer 31600 (postoperative Betreuung): Die EBM-Ziffern 02300-02302 sind im Zeitraum von 21 Tagen nach Erbringung einer Leistung des Abschnitts 31.2 (ambulante OP) nicht neben den EBM-Ziffern des Abschnitts 31.4 (postoperative Betreuung) berechnungsfähig. Hinweis: Werden die gleichen Wunden an den Folgetagen erneut versorgt, handelt es sich nicht mehr um eine Erstversorgung.

02301	Kleinchirurgischer Eingriff II und/oder primäre Wundversorgung mittels Naht	133 Pkt. 14,61 €

Obligater Leistungsinhalt
- Primäre Wundversorgung bei Säuglingen, Kleinkindern und Kindern
und/oder
- Primäre Wundversorgung mittels Naht und/oder Gewebekleber
und/oder
- Koagulation und/oder Kauterisation krankhafter Haut- und/oder Schleimhautveränderungen
und/oder
- Operative Entfernung einer oder mehrerer Geschwülste an der Harnröhrenmündung
und/oder
- Operative Entfernung eines unter der Oberfläche von Haut oder Schleimhaut gelegenen Fremdkörpers nach Aufsuchen durch Schnitt
und/oder
- Öffnung eines Körperkanalverschlusses an der Körperoberfläche oder Eröffnung eines Abszesses oder Exzision eines Furunkels
und/oder
- Verschiebeplastik zur Deckung eines Hautdefektes
und/oder
- Eröffnung eines subcutanen Panaritiums oder einer Paronychie,

Abrechnungsbestimmung: einmal am Behandlungstag

Anmerkung: Die Gebührenordnungsposition 02301 ist bei Neugeborenen, Säuglingen, Kleinkindern und Kindern bis zum vollendeten 12. Lebensjahr nach der Gebührenordnungsposition 31101 oder nach der Gebührenordnungsposition 36101 berechnungsfähig, sofern der Eingriff in Narkose erfolgt. Die Voraussetzungen gemäß § 115b SGB V müssen dabei nicht erfüllt sein, sofern die Eingriffe nicht im Katalog zum Vertrag nach § 115b SGB V genannt sind. In diesen Fällen ist die postoperative Behandlung nach den Gebührenordnungspositionen des Abschnitts IV-31.4 nicht berechnungsfähig. Die in der Präambel IV-31.2.1 Nr. 8 bzw. Präambel IV-36.2.1 Nr. 4 benannten Einschränkungen entfallen in diesen Fällen, es gelten die Abrechnungsausschlüsse der Gebührenordnungsposition 02301 entsprechend.

Abrechnungsausschluss: Die Gebührenordnungsposition 02301 ist nicht neben den Gebührenordnungspositionen 01741, 02300, 02302, 02311, 02321, 02322, 02331, 02340 bis 02343, 02350, 02360, 03331, 04331, 04410, 04511 bis 04514, 04516, 04518, 04520, 04521, 05320, 05330, 05331, 05340, 05341, 06331, 06332, 06340, 06350 bis 06352, 07310, 07311, 07330, 07340, 08311, 08320, 08330 bis 08334, 08340, 08341, 09310, 09315 bis 09317, 09350, 09351, 09360 bis 09362, 10320, 10322, 10324, 10340 bis 10342, 13257, 13260, 13400 bis 13402, 13410 bis 13412, 13420 bis 13424, 13430, 13431, 13545, 13550, 13551, 13662, 13663, 13670, 15310, 15321 bis 15323, 16232, 18310, 18311, 18320, 18330, 18331, 18340, 18700, 20334, 26320 bis 26325, 26330, 26340, 26341, 26350 bis 26352, 30601, 30610, 30611, 31820 bis 31828, 31830, 31831, 34500, 34501, 34503 bis 34505, 36820 bis 36828, 36830, 36831 und 36882 und nicht neben den Gebührenordnungspositionen des Abschnitts 30.5 berechnungsfähig.

Die Gebührenordnungsposition 02301 ist am Behandlungstag nicht neben den Gebührenordnungspositionen 09329, 10343 und 10344 berechnungsfähig.

Die Gebührenordnungsposition 02301 ist im Behandlungsfall nicht neben den Gebührenordnungspositionen 02310, 02312, 10330 und 34291 berechnungsfähig.
Die Gebührenordnungsposition 02301 ist im Zeitraum von 21 Tagen nach Erbringung einer Leistung des Abschnitts 31.2 nicht neben den Gebührenordnungspositionen des Abschnitts 31.4 berechnungsfähig.

Aufwand in Minuten:
Kalkulationszeit: 5   **Prüfzeit:** 5   **Eignung d. Prüfzeit:** Tages- und Quartalsprofil

GOÄ entsprechend oder ähnlich: Leistungskomplex in der GOÄ so nicht vorhanden, aber ggf. Wundversorgung nach Nrn. 2000 – 2006.

Kommentar: Der kleinchirurgische Eingriff II wird von Hausärzten und in der Pädiatrie vor Allem zur primären Wundversorgung ohne Naht bis zum 12. Geburtstag und zur primären Wundversorgung mit Naht nach dem 12. Geburtstag eingesetzt.
Die kleinchirurgischen Eingriffe nach den EBM-Ziffern 02300 – 02302 sind bei mehreren Wunden bis zu 5x täglich berechenbar. Dann ist ICD-Codierung T01.x (offene Wunden) oder D22.x (Melanocyten-Nävus) erforderlich und es ist empfehlenswert die Lokalisation anzugeben.
Bei der Versorgung mehrerer Wunden ist eine „Mischung" der EBM-Ziffern 02300 – 02302 zur korrekten Wundabrechnung möglich. Auch hier ist die Angabe der jeweiligen Lokalisation zu empfehlen.
Die mittels Schnitt erfolgende Entfernung eines festsitzenden Zecken-Stechrüssels kann mit der 02301 abgerechnet werden.
Beachten Sie den Abrechnungsausschluss zur EBM-Ziffer 31600 (postoperative Betreuung): Die EBM-Ziffern 02300-02302 sind im Zeitraum von 21 Tagen nach Erbringung einer Leistung des Abschnitts 31.2 (ambulante OP) nicht neben den EBM-Ziffern des Abschnitts 31.4 (postoperative Betreuung) berechnungsfähig.
Hinweis: Werden die gleichen Wunden an den Folgetagen erneut versorgt, handelt es sich nicht mehr um eine Erstversorgung.

02302	**Kleinchirurgischer Eingriff III und/oder primäre Wundversorgung bei Säuglingen, Kleinkindern und Kindern**	**230 Pkt.** **25,27 €**

Obligater Leistungsinhalt
* Primäre Wundversorgung mittels Naht bei Säuglingen, Kleinkindern und Kindern
und/oder
* Exzision eines Bezirkes oder einer intradermalen Geschwulst aus der Haut des Gesichts mit Wundverschluss
und/oder
* Hochtouriges Schleifen von Bezirken der Haut bei schweren Entstellungen durch Naevi oder Narben
und/oder
* Exzision eines großen Bezirkes aus Haut und/oder Schleimhaut oder einer kleinen unter der Haut und/oder Schleimhaut gelegenen Geschwulst
und/oder
* Exzision und/oder Probeexzision von tiefliegendem Körpergewebe (z.B. Fettgewebe) und/oder aus einem Organ ohne Eröffnung einer Körperhöhle
und/oder

- Emmert-Plastik

und/oder

- Venae sectio,

Abrechnungsbestimmung: einmal am Behandlungstag

Anmerkung: Die Gebührenordnungsposition 02302 ist bei Neugeborenen, Säuglingen, Kleinkindern und Kindern bis zum vollendeten 12. Lebensjahr nach der Gebührenordnungsposition 31101 oder nach der Gebührenordnungsposition 36101 berechnungsfähig, sofern der Eingriff in Narkose erfolgt. Die Voraussetzungen gemäß § 115b SGB V müssen dabei nicht erfüllt sein, sofern die Eingriffe nicht im Katalog zum Vertrag nach § 115b SGB V genannt sind. In diesen Fällen ist die postoperative Behandlung nach den Gebührenordnungspositionen des Abschnitts IV-31.4 nicht berechnungsfähig. Die in der Präambel IV-31.2.1 Nr. 8 bzw. Präambel IV-36.2.1 Nr. 4 benannten Einschränkungen entfallen in diesen Fällen, es gelten die Abrechnungsausschlüsse der Gebührenordnungsposition 02302 entsprechend.

Abrechnungsausschluss: Die Gebührenordnungsposition 02300 ist nicht neben den Gebührenordnungspositionen 01741, 02301, 02302, 02311, 02321 bis 02323, 02330, 02331, 02340 bis 02343, 02350, 02360, 03331, 04331, 04410, 04511 bis 04514, 04516, 04518, 04520, 04521, 05320, 05330, 05331, 05340, 05341, 06331, 06332, 06340, 06350 bis 06352, 07310, 07311, 07330, 07340, 08311, 08320, 08330 bis 08334, 08340, 08341, 09310, 09315 bis 09317, 09350, 09351, 09360 bis 09362, 10320, 10322, 10324, 10340 bis 10342, 13257, 13260, 13400 bis 13402, 13410 bis 13412, 13420 bis 13424, 13430, 13431, 13435, 13545, 13550, 13551, 13662, 13663, 13670, 15310, 15321 bis 15323, 16232, 20334, 26320 bis 26325, 26330, 26340, 26341, 26350 bis 26352, 30601, 30610, 30611 und 36882 und nicht neben den Gebührenordnungspositionen der Abschnitte 18.3, 30.5, 31.5.3, 34.5 und 36.5.3 berechnungsfähig.
Die Gebührenordnungsposition 02300 ist am Behandlungstag nicht neben den Gebührenordnungspositionen 09329, 10343 und 10344 berechnungsfähig.
Die Gebührenordnungsposition 02300 ist im Behandlungsfall nicht neben den Gebührenordnungspositionen 02310, 02312, 10330 und 34291 berechnungsfähig.
Die Gebührenordnungsposition 02300 ist im Zeitraum von 21 Tagen nach Erbringung einer Leistung des Abschnitts 31.2 nicht neben den Gebührenordnungspositionen des Abschnitts 31.4 berechnungsfähig.

Aufwand in Minuten:
Kalkulationszeit: 10   **Prüfzeit:** 8   **Eignung d. Prüfzeit:** Tages- und Quartalsprofil

GOÄ entsprechend oder ähnlich: Leistungskomplex in der GOÄ nicht vorhanden. Abrechnung der einzelnen erbrachten GOÄ-Leistung(en).

Kommentar: Die EBM Nrn. 02300 bis 02302 können in der Regel nur 1x am Behandlungstag und nicht nebeneinander berechnet werden. Die kleinchirurgischen Eingriffe nach den EBM-Ziffern 02300 – 02302 sind bei mehreren Wunden bis zu 5x täglich berechenbar. Dann ist ICD-Codierung T01.x (offene Wunden) oder D22.x (Melanocyten-Nävus) erforderlich und es ist empfehlenswert die Lokalisation anzugeben.Bei der Versorgung mehrerer Wunden ist eine „Mischung" der EBM-Ziffern 02300 – 02302 zur korrekten Wundabrechnung möglich. Auch hier ist die Angabe der jeweiligen Lokalisation zu empfehlen. Der kleinchirurgische Eingriff III wird von Hausärzten und in der Pädiatrie vor Allem zur primären Wundversorgung mit Naht bis zum 12. Geburtstag eingesetzt. Der Wundverschluss mittels Gewebekleber ist dem gleichgestellt.

Beachten Sie den Abrechnungsausschluss zur EBM-Ziffer 31600 (postoperative Betreuung): Die EBM-Ziffern 02300-02302 sind im Zeitraum von 21 Tagen nach Erbringung einer Leistung des Abschnitts 31.2 (ambulante OP) nicht neben den EBM-Ziffern des Abschnitts 31.4 (postoperative Betreuung) berechnungsfähig.

Hinweis: Werden die gleichen Wunden an den Folgetagen erneut versorgt, handelt es sich nicht mehr um eine Erstversorgung.

02310	Behandlung einer/eines/von sekundär heilenden Wunde(n) und/oder Decubitalulcus (-ulcera)	212 Pkt. 23,29 €

Obligater Leistungsinhalt
- Abtragung von Nekrosen

und/oder
- Wunddebridement

und/oder
- Anlage und/oder Wechsel eines Kompressionsverbandes

und/oder
- Einbringung und/oder Wechsel einer Wundtamponade,
- Mindestens 3 persönliche Arzt-Patienten-Kontakte im Behandlungsfall,

Fakultativer Leistungsinhalt
- Einbringung, Wechsel oder Entfernung von Antibiotikaketten,
- Anlage/Wechsel von Schienenverbänden,

Abrechnungsbestimmung: einmal im Behandlungsfall

Anmerkung: Die Gebührenordnungsposition 02310 kann nicht berechnet werden beim diabetischen Fuß, beim chronisch venösen Ulcus cruris, bei der chronisch venösen Insuffizienz, beim postthrombotischen Syndrom, beim Lymphödem und bei oberflächlichen sowie tiefen Beinvenenthrombosen.

Abrechnungsausschluss: in derselben Sitzung 02312, 02313, 02350, 15323
im Zeitraum von 21 Tagen nach Erbringung einer Leistung des Abschnitts 31.2 und Kapitel 31.4
im Behandlungsfall 02300, 02301, 02302, 02311, 02340, 02341, 02360, 07340, 10330, 10340, 10341, 10342, 18340, 34291

Aufwand in Minuten:
Kalkulationszeit: 9   **Prüfzeit:** 7   **Eignung d. Prüfzeit:** Nur Quartalsprofil
GOÄ entsprechend oder ähnlich: Nr. 2006

Kommentar: Es sind mindestens drei Arzt-Patienten-Kontakte im selben Abrechnungsquartal gefordert.

Bei mindestens einem der drei Arzt-Patienten-Kontakte muss eine Wundbehandlung nach EBM-Ziffer 02310 erfolgt sein.

Wichtig: Arzt-Patientenkontakte auch aus anderen Gründen als zur Wundbehandlung und vor dem Unfalltermin zählen mit!

Beachten Sie den Abrechnungsausschluss der EBM-Ziffer 02310 (sekundär heilende Wunde) neben EBM-Ziffer 02300 bis 02302 (primäre Wundbehandlung) im Behandlungsfall.

Unabhängig von der Anzahl der zu behandelnden Wunden kann die EBM-Ziffer 02310 nur einmal im Quartal abgerechnet werden.

2.5 Physikalisch-therapeutische Gebührenordnungspositionen

1. In den Gebührenordnungspositionen dieses Abschnitts sind alle Kosten enthalten mit Ausnahme der Arzneimittel und wirksamen Substanzen, die für Inhalationen, für die Thermotherapie, für die Iontophorese sowie für die Photochemotherapie erforderlich sind.

Kommentar: Zu den nach dieser Bestimmung nicht in den Leistungsbewertungen enthaltenen Kosten gehören z.B. die bei der Inhalationsbehandlung benutzten Arzneimittel, aber auch die Kosten für wirksame Substanzen in der Thermotherapie wie Moor, Fango usw. Die hierbei verwendeten Arzneimittel sind in der Regel auf den Namen des Patienten zu verordnen, die Kosten der Substanzen für die Thermotherapie können in der Regel gesondert auf dem Behandlungsausweis geltend gemacht werden. Es ist aber in jedem Fall bei der zuständigen KV zu erfragen, ob im Rahmen der Sprechstundenbedarfsregelungen oder sonstiger Abmachungen mit den Kostenträgern abweichende Berechnungsmöglichkeiten vorgesehen sind.

| 02500 | Einzelinhalationstherapie | 12 Pkt. |
| | | 1,32 € |

Obligater Leistungsinhalt
- Intermittierende Überdruckbeatmung

und/oder
- Inhalation mittels alveolengängiger Teilchen (z.B. Ultraschallvernebelung),

Abrechnungsbestimmung: je Sitzung

Abrechnungsausschluss: in derselben Sitzung 02501

Aufwand in Minuten:
Kalkulationszeit: KA   **Prüfzeit:** ./.   **Eignung d. Prüfzeit:** Keine Eignung

GOÄ entsprechend oder ähnlich: Nr. 501*
Kommentar: Auch Inhalation mit Spacer abrechenbar.

| 02501 | Einzelinhalationstherapie mit speziellem Verneblersy- | 44 Pkt. |
| | stem zur Pneumocystis carinii Prophylaxe | 4,83 € |

Obligater Leistungsinhalt
- Einzelinhalationstherapie mit speziellem Verneblersystem zur Pneumocystis carinii Prophylaxe

Abrechnungsausschluss: in derselben Sitzung 02500

Aufwand in Minuten:
Kalkulationszeit: KA   **Prüfzeit:** ./.   **Eignung d. Prüfzeit:** Keine Eignung

GOÄ entsprechend oder ähnlich: Nr. 500*

Kommentar: Entsprechende Materialkosten für die zur Inhalation erforderlichen Medikamente können auf Rezept oder eventuell über Sprechstundenbedarf verordnet oder in Rechnung gestellt werden.

02510 Wärmetherapie 21 Pkt. 2,31 €

Obligater Leistungsinhalt
- Mittels Packungen mit Paraffinen

und/oder
- Mittels Peloiden

und/oder
- Mittels Heißluft

und/oder
- Mittels Kurz-, Dezimeterwelle

und/oder
- Mittels Mikrowelle

und/oder
- Mittels Hochfrequenzstrom

und/oder
- Mittels Infrarotbestrahlung

und/oder
- Mittels Ultraschall mit einer Leistungsdichte von weniger als 3 Watt pro cm²,

Abrechnungsbestimmung: je Sitzung

Aufwand in Minuten:

Kalkulationszeit: KA **Prüfzeit:** ./. **Eignung d. Prüfzeit:** Keine Eignung

GOÄ entsprechend oder ähnlich: Nrn. 530*, 535*, 536*, 538*, 539*, 548*, 549*, 551*

02511 Elektrotherapie unter Anwendung niederfrequenter und/ oder mittelfrequenter Ströme 9 Pkt. 0,99 €

Obligater Leistungsinhalt
- Galvanisation

und/oder
- Reizstrom

und/oder
- Neofaradischer Schwellstrom

und/oder
- Iontophorese

und/oder
- Amplituden-modulierte Mittelfrequenztherapie

und/oder
- Schwellstromtherapie

und/oder
- Interferenzstromtherapie,

Abrechnungsbestimmung: je Sitzung

Anmerkung: Die Gebührenordnungsposition 02511 ist im Behandlungsfall höchstens achtmal berechnungsfähig.

Abrechnungsausschluss: in derselben Sitzung 07310, 07311, 16232, 18310, 18311

Aufwand in Minuten:
Kalkulationszeit: KA **Prüfzeit:** ./. **Eignung d. Prüfzeit:** Keine Eignung
GOÄ entsprechend oder ähnlich: Nrn. 551*, 552*

Kommentar: Im Behandlungsfall = Quartalsfall kann die Leistung insgesamt 8x berechnet werden – unabhängig von der Zahl der behandelten Erkrankungen (Diagnosen). Für eine neue Erkrankung (zweite Diagnose) ist die Leistung nicht erneut 8x berechenbar. Die für eine Iontophorese ggf. erforderlichen Medikamente können zu Lasten des Patienten verordnet oder über Sprechstundenbedarf bezogen werden.

02512 Gezielte Elektrostimulation bei spastischen und/oder schlaffen Lähmungen	**18 Pkt.** **1,98 €**

Obligater Leistungsinhalt
- Elektrostimulation,
- Festlegung der Reizparameter,

Abrechnungsbestimmung: je Sitzung
Aufwand in Minuten:
Kalkulationszeit: KA **Prüfzeit:** ./. **Eignung d. Prüfzeit:** Keine Eignung
GOÄ entsprechend oder ähnlich: Nr. 555*

02520* Phototherapie eines Neugeborenen,	**96 Pkt.** **10,55 €**

Abrechnungsbestimmung: je Tag
Aufwand in Minuten:
Kalkulationszeit: KA **Prüfzeit:** ./. **Eignung d. Prüfzeit:** Keine Eignung
GOÄ entsprechend oder ähnlich: Nr. 566*

III Arztgruppenspezifische Gebührenordnungspositionen

III.a Hausärztlicher Versorgungsbereich

3 Hausärztlicher Versorgungsbereich

Kommentar: Die Auflistung im Anhang 3 wurde gegenüber der bisherigen Fassung um eine Spalte ergänzt, in der zu den jeweiligen Gebührenordnungspositionen eine Kurzlegende angegeben wird.

3.1 Präambel

1. Die in diesem Kapitel aufgeführten Gebührenordnungspositionen können – unbeschadet der Regelung gemäß 6.2 der Allgemeinen Bestimmungen – ausschließlich von
   - Fachärzten für Allgemeinmedizin,
   - Fachärzten für Innere und Allgemeinmedizin,
   - Praktischen Ärzten,
   - Ärzten ohne Gebietsbezeichnung,
   - Fachärzten für Innere Medizin ohne Schwerpunktbezeichnung, die gegenüber dem Zulassungsausschuss ihre Teilnahme an der hausärztlichen Versorgung gemäß § 73 Abs. 1a SGB V erklärt haben,

   berechnet werden.
   Sofern sich Regelungen im Kapitel 3 auf die Anzahl der Ärzte gemäß Präambel 3.1 Nr. 1 in einer Praxis beziehen, ist für die Bestimmung der Anzahl der Ärzte der Umfang der Tätigkeit laut Zulassungs- bzw. Genehmigungsbescheid zu berücksichtigen.
2. Fachärzte für Allgemeinmedizin, Fachärzte für Innere und Allgemeinmedizin, Praktische Ärzte und Ärzte ohne Gebietsbezeichnung können – wenn sie im Wesentlichen spezielle Leistungen erbringen – gemäß § 73 Abs. 1a SGB V auf deren Antrag die Genehmigung zur ausschließlichen Teilnahme an der fachärztlichen Versorgung erhalten. Nach Erhalt der Genehmigung können sie Gebührenordnungspositionen dieses Kapitels nicht mehr berechnen.
3. Ausser den in diesem Kapitel genannten Gebührenordnungspositionen sind von den in der Präambel genannten Vertragsärzten – unbeschadet der Regelungen gemäß I-5 und I-6.2 der Allgemeinen Bestimmungen – zusätzlich nachfolgende Gebührenordnungspositionen berechnungsfähig: 01100 bis 01102, 01205, 01207, 01210, 01212, 01214 bis 01222, 01223, 01224, 01226, 01320, 01321, 01322, 01323, 01410 bis 01416, 01418, 01425, 01426, 01430, 01435, 01436, 01439, 01442, 01444, 01450, 01451, 01460, 01461, 01600 bis 01602, 01611, 01620 bis 01624, 01626, 01630, 01640, 01641, 01642, 01704, 01707, 01711 bis 01723, 01730 bis 01732, 01734, 01735, 01740, 01745, 01746, 01747, 01748, 01758,

© Springer-Verlag GmbH Deutschland, ein Teil von Springer Nature 2020
P. M. Hermanns (Hrsg.), *EBM 2020 Kommentar Allgemeinmedizin*, Abrechnung erfolgreich und optimal, https://doi.org/10.1007/978-3-662-61502-7_3

01760, 01761, 01764, 01776, 01777, 01812, 01816, 01820 bis 01822, 01828, 01840, 01915, 01949, 01950 bis 01952, 01955, 01956, 01960, 02300 bis 02302, 02310 bis 02313, 02500, 02501, 02510 bis 02512 und 02520.

4. Die Gebührenordnungspositionen 01735, 01760, 01761, 01764, 01816, 01821, 01822, 01828, 01840 und 01915, sind von den unter Nr. 1 genannten Vertragsärzten berechnungsfähig, wenn sie eine mindestens einjährige Weiterbildung im Gebiet Frauenheilkunde und Geburtshilfe nachweisen können oder wenn entsprechende Leistungen bereits vor dem 31.12.2002 durchgeführt und abgerechnet wurden.

5. Ausser den in diesem Kapitel genannten Gebührenordnungspositionen sind bei Vorliegen der entsprechenden Qualifikationsvoraussetzungen von den in der Präambel genannten Vertragsärzten – unbeschadet der Regelungen gemäß I-5 und I-6.2 der Allgemeinen Bestimmungen – zusätzlich nachfolgende Gebührenordnungspositionen berechnungsfähig: 01920 bis 01922, 30400 bis 30402, 30410, 30411, 30420, 30421, 30430, 30800, 30900, 31912, 33000 bis 33002, 33010 bis 33012, 33040 bis 33044, 33050 bis 33052, 33060 bis 33062, 33076, 33080, 33081 und 33090 bis 33092, Gebührenordnungspositionen der Abschnitte IV-30.1, IV-30.2.1, IV-30.2.2, IV-30.3, IV-30.5, IV-30.6, IV-30.7, IV-30.10, IV-30.12, IV-30.13, IV-31.1, IV-31.4.2, IV-32.1, IV-32.2, IV-36.6.2, Kap. 37 und Kap. 38 sowie Gebührenordnungspositionen des Kapitels IV-35.

6. Bei der Berechnung der zusätzlich berechnungsfähigen Gebührenordnungspositionen in den Absätzen 3, 4 und 5 sind die Maßnahmen zur Qualitätssicherung gemäß § 135 Abs. 2 SGB V, die berufsrechtliche Verpflichtung zur grundsätzlichen Beschränkung auf das jeweilige Gebiet sowie die Richtlinien des Gemeinsamen Bundesausschusses zu beachten.

7. Werden die in den Versichertenpauschalen enthaltenen Leistungen entsprechend den Gebührenordnungspositionen 01600, 01601, 01610 und 01612 erbracht, sind für die Versendung bzw. den Transport die Kostenpauschalen nach den Nrn. 40120, 40122, 40124 und 40126 berechnungsfähig. Wird die in den Versichertenpauschalen enthaltene Leistung entsprechend der Gebührenordnungsposition 02400 erbracht, ist für die Erbringung der Leistung die Kostenpauschale nach der Nr. 40154 berechnungsfähig.

8. Abweichend von 5.1 der Allgemeinen Bestimmungen erfolgt in fachgleichen (Teil-)Berufsausübungsgemeinschaften zwischen Ärzten gemäß Nr. 1 dieser Präambel und in fachgleichen Praxen von Ärzten gemäß Nr. 1 dieser Präambel mit angestelltem/n Arzt/Ärzten gemäß Nr. 1 dieser Präambel ein Aufschlag in Höhe von 22,5 % auf die Versichertenpauschalen nach den Gebührenordnungspositionen 03000 und 03030. Finden im Behandlungsfall ausschließlich Arzt-Patienten-Kontakte im Rahmen einer Videosprechstunde gemäß Anlage 31b zum Bundesmantelvertrag-Ärzte (BMV-Ä) statt, erfolgt der Aufschlag auf die Versichertenpauschale nach der Gebührenordnungsposition 03000 auf Basis der um die Abschläge gemäß Abs. 5 Nr. 1 der Allgemeinen Bestimmungen 4.3.1 reduzierten Versichertenpauschale.

9. Für die Gebührenordnungsposition 03230 wird ein Punktzahlvolumen für die gemäß der Gebührenordnungsposition 03230 erbrachten und berechneten Gespräche gebildet. Das Punktzahlvolumen beträgt 64 Punkte multipliziert mit der Anzahl

der Behandlungsfälle gemäß Nr. 10 dieser Präambel. In Berufsausübungsgemeinschaften, Medizinischen Versorgungszentren und Praxen mit angestellten Ärzten beträgt das Punktzahlvolumen 64 Punkte für jeden Behandlungsfall gemäß Nr. 10 dieser Präambel, bei dem ein Arzt gemäß Nr. 1 dieser Präambel vertragsärztliche Leistungen durchführt und berechnet. In Berufsausübungsgemeinschaften, Medizinischen Versorgungszentren und Praxen mit angestellten Ärzten beträgt das Punktzahlvolumen 64 Punkte für jeden Behandlungsfall gemäß Nr. 10 dieser Präambel, bei dem ein Arzt gemäß Nr. 1 dieser Präambel vertragsärztliche Leistungen durchführt und berechnet.

10. Relevant für die Fallzählung
    - der Vergütung der Gebührenordnungsposition 03230,
    - gemäß Nr. 1 der Präambel zum Abschnitt 3.2.1.2,
    - der Vergütung der Gebührenordnungsposition 03060
    sind alle Behandlungsfälle im Quartal gemäß § 21 Abs. 1 und Abs. 2 Bundesmantelvertrag-Ärzte (BMV-Ä) bzw. § 25 Abs. 1 und Abs. 2 Arzt-/Ersatzkassenvertrag (EKV), ausgenommen Notfälle im organisierten Notfalldienst (Muster 19 der Vordruck-Vereinbarung) und Überweisungsfälle zur Durchführung ausschließlich von Probenuntersuchungen oder zur Befundung von dokumentierten Untersuchungsergebnissen und Behandlungsfälle, in denen ausschließlich Kostenerstattungen des Kapitels 40 berechnet werden, sowie stationäre (belegärztliche) Behandlungsfälle. In Berufsausübungsgemeinschaften, Medizinischen Versorgungszentren und Praxen mit angestellten Ärzten werden nur die o. g. Behandlungsfälle berücksichtigt, in denen ein Arzt gemäß Präambel 3.1 Nr. 1 vertragsärztliche Leistungen durchführt und berechnet. In Berufsausübungsgemeinschaften, Medizinischen Versorgungszentren und Praxen mit angestellten Ärzten werden nur die o. g. Behandlungsfälle berücksichtigt, in denen ein Arzt gemäß Präambel 3.1 Nr. 1 vertragsärztliche Leistungen durchführt und berechnet.

11. Zusätzlich relevant für die Fallzählung gemäß Nr. 1 der Präambel 3.2.1.2 sowie zur Bemessung der Vergütung der Gebührenordnungsposition 03060 ist die Anzahl der selektivvertraglichen Behandlungsfälle im Quartal bei Ärzten, die an einem Selektivvertrag gemäß § 73b SGB V (HzV-Verträge) und/oder an einem Vertrag zur knappschaftsärztlichen Versorgung teilnehmen. Als Behandlungsfall werden ausschließlich selektivvertraglich eingeschriebene und/oder an der knappschaftsärztlichen Versorgung teilnehmende Versicherte mit tatsächlicher Inanspruchnahme von Leistungen eines Selektivvertrags gemäß § 73b SGB V/der knappschaftsärztlichen Versorgung gemäß Satz 1 Nr. 11 der Präambel 3.1 im jeweiligen Quartal gezählt. Dabei sind die selektivvertraglichen Behandlungsfälle von Versicherten zu zählen, bei denen im jeweiligen Quartal keine kollektivvertraglichen Leistungen gemäß § 73 SGB V von Ärzten gemäß § 73 Absatz 1a Nrn. 1, 3, 4 und 5 SGB V in derselben Praxis zusätzlich über die Kassenärztliche Vereinigung abgerechnet werden. Sofern bei diesen selektivvertraglichen Behandlungsfällen zusätzlich einzelne Leistungen des Einheitlichen Bewertungsmaßstabs erbracht werden, die nicht Bestandteil des Selektivvertrages gemäß § 73b SGB V/des Vertrages zur knappschaftsärztlichen Versorgung sind und somit grundsätzlich im Rahmen der kollektivvertraglichen Versorgung berechnet werden, sind diese nicht als kollektivvertragliche Behandlungsfälle gemäß Nr. 10 der Präambel 3.1 mitzuzählen.

Kommentar: Alle Gebührenordnungspositionen des Kapitels 3 – das sind die Nrn. 03110 bis 03335 – können grundsätzlich (s. Kommyentierung zu Kapitel I, Abschnitt 1.5) nur von folgenden Ärzten abgerechnet werden:

- Fachärzte für Allgemeinmedizin
- Fachärzte für Innere und Allgemeinmedizin
- Praktische Ärzte
- Ärzte ohne Gebietsbezeichnung
- Internisten ohne Schwerpunkt, die die Teilnahme an der hausärztlichen Versorgung gegenüber dem Zulassungsausschuss erklärt haben.

Spielt die Anzahl der Ärzte in einer Regelung eine Rolle, ist den geänderten Teilnahmemöglichkeiten an der vertragsärztlichen Versorgung dadurch Rechnung getragen worden, dass sich die Bestimmung der Anzahl nicht „stur" an der Zahl der Personen orientiert, sondern der Umfang der Tätigkeit zu berücksichtigen ist.

Kinderärzte, die an der hausärztlichen Versorgung teilnehmen, berechnen ihre Leistungen nach III Kapitel 4 und den EBM Nrn. 04110 bis 04580.

Hat ein Arzt der oben genannten Gruppen (bis auf Internisten ohne Schwerpunkt) allerdings eine Genehmigung des Zulassungsausschusses zur ausschließlichen Teilnahme an der fachärztlichen Versorgung, so kann er Gebührenordnungspositionen dieses Kapitels nicht abrechnen. Für ihn gelten die entsprechenden Abschnitte aus dem fachärztlichen Versorgungsbereich.

Zusätzlich zu den Gebührenordnungspositionen dieses Kapitels sind für die hier genannten Ärzte – ggf. nur unter bestimmten Voraussetzungen (siehe unten) – abrechnungsfähig, sofern die übrigen Abrechnungsvoraussetzungen des EBM gegeben sind:

- die nachfolgenden Gebührenordnungspositionen des Abschnitts II (arztgruppenübergreifende allgemeine Leistungen):
  - Nrn. 01100 bis 01102 Unvorhergesehene Inanspruchnahme,
  - Nr. 01210 Notfallpauschale im organisierten Not(fall)dienst,
  - Nr. 01211 Zusatzpauschale für die Besuchsbereitschaft im Notfall bez. organisierten Not(fall)dienst,
  - Nr. 01212 Notfallpauschale im organisierten Not(fall)dienst
  - Nr. 01214 bis 01222 Notfallkonsultationspauschale im organisierten Not(fall)dienst, Zusatzpauschale für die Besuchsbereitschaft im Notfall bez. organisierten Not(fall)dienst, Reanimationskomplex
  - Nrn. 01223 bis 01226 Zuschlag zur Notfallpauschale in besonderen Fällen,
  - Nrn. 01410 bis 01416 Besuche, Visite, Begleitung eines Kranken beim Transport
  - Nr. 01418 Besuch im organisierten Not(fall)dienst
  - Nrn. 01425, 01426 Verordnung spezialisierter ambulanter Palliativversorgung,
  - Nr. 01430 Verwaltungskomplex,
  - Nr. 01435 Telefonische Beratung,
  - Nr. 01436 Konsultationspauschale,
  - Nrn. 01600 bis 01602 Ärztlicher Bericht/Brief,
  - Nr. 01611 Verordnung von med. Reha
  - Nrn. 01620 bis 01623 Bescheinigung, Krankheitsbericht, Kurplan, Kurvorschlag,
  - Nr. 01630 Medikamentationsplan
  - Nr. 01704 Neugeborenen-Hörscreening
  - Nr. 01707 Erweitertes Neugeborenen-Screening

- Nrn. 01711 bis 01723 Neugeborenen-Untersuchungen Jugendgesundheitsuntersuchung, Besuch zur Früherkennung, Sonographie Säuglingshüfte,
- Nrn. 01730 bis 01732 Früherkennung Krebskrankheiten Erwachsener,
- Nr. 01735 Beratung zur Früherkennung nach der Chroniker-Richtlinie
- Nr. 01740 Beratung zur Früherkennung des kolorektalen Karzinoms,
- Nrn. 01745, 01746 Hautkrebsfrüherkennung
- Nr. 01758 Teilnahme an multidiziplinärer Fallkonferenz,
- Nr. 01776 bis 01777 Gestationsdiabetessceening
- Nr. 01812 Gestationsdiabetessscreening
- Nr. 01816 Clamydienscreening
- Nrn. 01820 bis 01822 Empfängnisregelung,
- Nr. 01828 Entnahme von Venenblut
- Nrn. 01840, 01842, 01843 Clamydienscreening
- Nrn. 01915 Clamydienscreening
- Nrn. 01950 bis 01952 Substitutionsbehandlung,
- Nrn. 01955, 01956 Diamorphingestützte Behandlung Opiatabhängiger,
- Nrn. 02300 bis 02302 Kleinchirurgischer Eingriff,
- Nr. 02310 bis 02313 Diabetischer Fuß, venöse Ulcera, Kompressionstherapie
- Nrn. 02500, 02501 Einzelinhalationen,
- Nrn. 02510 bis 02512 Wärme- u. Elektrotherapie, Elektrostimulation und
- Nr. 02520 Phototherapie eines Neugeborenen

Wichtig ist, dass auch für die nach der obigen Regelung zusätzlich abrechnungsfähigen Leistungen immer auch die Abrechnungsvoraussetzungen und -ausschlüsse beachtet werden müssen, die im EBM für die Abrechnung der jeweiligen Leistung genannt sind.

- sowie die folgenden Gebührenordnungspositionen des Abschnitts IV (arztgruppenübergreifende spezielle Leistungen):
  - Nrn. 30400 bis 30402 Massage-, Kompressions- oder Unterwassertherapie,
  - Nrn. 30410, 30411 Atemgymnastik,
  - Nrn. 30420, 30421 Krankengymnastik,
  - Nr. 30430 Selektive Phototherapie,
  - Nr. 30800 Soziotherapie – Hinzuziehen eines Leistungserbringers,
  - Nr. 30900 Kardiorespiratorische Polygraphie
  - Nr. 31912 Einrichtung von Fraktur/Luxationen des Ellenbogen-/Kniegelenks
  - Nrn. 33000 bis 33002 – 33010 bis 33012 – 33040 bis 33044 – 33050 bis 33052 – 33060 bis 33062 – 33076 – 33080 – 33081 – 33090 bis 33092 Sonographische Leistungen,
- sowie die folgenden Gebührenordnungspositionen des Abschnitts V (Kostenpauschalen):
  - Nrn. 40870, 40872 Kostenpauschale für ärztlich angeordnete Hilfeleistungen anderer Personen
- Gebührenordnungspositionen der Abschnitte
  - 30.1 Allergologie
  - 30.2 Chirotherapie
  - 30.3 Neurophysiologische Übungsbehandlung
  - 30.5 Phlebologie
  - 30.6 Proktologie
  - 30.7 Schmerztherapie
  - 30.10 spezialisierte Versorgung HIV-infizierter Patienten

- 30.12 Diagnostik und Therapie bei MRSA
- 31.1 Präoperative Gebührenordnungspositionen
- 31.4.2 Postoperativer Behandlungskomplex im Hausärztlichen Versorgungsbereich
- 32.1 Labor-Grundleistungen
- 32.2 Allgemeine Laboruntersuchungen,
- 36.6.2 Konservativ-belegärztliche Strukturpauschalen
- Gebührenordnungspositionen des Kapitels
  - 35 Psychotherapie

Hat einer der oben genannten Ärzte eine mindestens einjährige Weiterbildung im Gebiet der Frauenheilkunde und Geburtshilfe nachgewiesen, kann er ferner aus dem Bereich des Abschnitts II (arztgruppenübergreifende allgemeine Leistungen) die Gebührenordnungspositionen 01730, 01735, 01816 bis 01818, 01821, 01822, 01828, 01840, 01842, 01843, 01915, 01917 und 01918 (Krebsfrüherkennung Frauen, Beratung und Blutentnahme bei Empfängnisregelung, Clamydienscreening) abrechnen, wenn er sie bereits vor dem 31.12.2002 erbracht und abgerechnet hatte.

Wichtig ist, dass auch für die nach der obigen Regelung zusätzlich abrechnungsfähigen Leistungen immer auch die Abrechnungsvoraussetzungen und -ausschlüsse beachtet werden müssen, die im EBM für die Abrechnung der jeweiligen Leistung genannt sind.

Generell gilt, dass die übrigen Bestimmungen des EBM sowie die Maßnahmen zur Qualitätssicherung sowie die berufsrechtlichen Fachgebietsbeschränkungen zu beachten sind. Insbesondere sollte geprüft werden, ob zur Erbringung und Abrechnung bestimmter Leistungen eine Genehmigung erforderlich ist und welche Voraussetzungen hierfür nachgewiesen werden müssen.

Werden Leistungen nach den Gebührenordnungspositionen 01600, 01601, 01610 und 01612 (Bericht, Brief, Bescheinigung) erbracht, können auch dann, wenn die Leistung nicht gesondert berechnungsfähig sein sollte, da sie in der Versichertenpauschale enthalten ist, für Versendung und Transport die Kostenpauschalen nach den Nrn. 40120, 40122, 40124 oder 40126 abgerechnet werden. Ähnliches gilt für den 13C-Harnstoff-Atemtest (Nr. 02400). Hier ist für den Bezug des 13C-Harnstoffs die Kostenpauschale nach Nr. 40154 berechnungsfähig.

Für die zum 1.10.3013 im Zuge der Neuordnung eines Hausarzt-EBMs neu eingeführten hausärztlichen Versichertenpauschalen wurden Zuschlagsregelungen für fachgleiche Kooperationen eingeführt sowie ein Punktzahlvolumen für die Leistung nach Nr. 03230 (Problemorientiertes ärztliches Gespräch im Zusammenhang mit einer lebensverändernden Erkrankung).

Kommt es auf eine Fallzahl an, so sind in der Nr. 11 dezidierte Vorgaben gemacht worden, wie mit Fällen der selektivvertraglichen bzw. der knappschaftlichen Versorgung umzugehen ist.

Struktur des hausärztlichen Versorgungsbereiches ab 1.10.2013

Das **Regelleistungsvolumen** (RLV) ermittelt sich ab Okt 2013 neu aus:
- Versichertenpauschale, hausärztlicher Zusatzpauschale, Gesprächsleistung
- Chronikerpauschale 1 und 2
- Geriatrischem Basisassessment

Zusätzlich werden folgende **Freie Leistungen** vergütet:
- Geriatrischer Betreuungskomplex
- Sozialpädiatrie
- Palliativmedizin

3.2 Gebührenordnungspositionen der allgemeinen hausärztlichen Versorgung

3.2.1 Hausärztliche Versichertenpauschalen, Versorgungsbereichsspezifische Vorhaltung

3.2.1.1 Hausärztliche Versichertenpauschale

03000   Versichertenpauschale

Obligater Leistungsinhalt
- Persönlicher Arzt-Patienten-Kontakt und/oder Arzt-Patienten-Kontakt im Rahmen einer Videosprechstunde gemäß Anlage 31b zum BMV-Ä,

Fakultativer Leistungsinhalt
- Allgemeine und fortgesetzte ärztliche Betreuung eines Patienten in Diagnostik und Therapie bei Kenntnis seines häuslichen und familiären Umfeldes,
- Koordination diagnostischer, therapeutischer und pflegerischer Maßnahmen, insbesondere auch mit anderen behandelnden Ärzten, nichtärztlichen Hilfen und flankierenden Diensten,
- Einleitung präventiver und rehabilitativer Maßnahmen sowie die Integration nichtärztlicher Hilfen und flankierender Dienste in die Behandlungsmaßnahmen,
- Erhebung von Behandlungsdaten und Befunden bei anderen Leistungserbringern und Übermittlung erforderlicher Behandlungsdaten und Befunde an andere Leistungserbringer, sofern eine schriftliche Einwilligung des Versicherten, die widerrufen werden kann, vorliegt,
- Dokumentation, insbesondere Zusammenführung, Bewertung und Aufbewahrung der wesentlichen Behandlungsdaten,
- Weitere persönliche oder andere Arzt-Patienten-Kontakte gemäß I-4.3.1 und der Allgemeinen Bestimmungen,
- In Anhang VI-1 aufgeführte Leistungen,

Abrechnungsbestimmung: einmal im Behandlungsfall

Anmerkung: Die Dokumentation der ggf. erfolgten schriftlichen, widerrufbaren Einwilligung des Versicherten zur Erhebung, Dokumentation und Übermittlung von Behandlungsdaten und Befunden an andere Leistungserbringer erfolgt nach Maßgabe der zuständigen Kassenärztlichen Vereinigung auf der Grundlage des § 73 SGB V und verbleibt beim Hausarzt.
Bei Behandlung im organisierten Not(-fall)dienst sind anstelle der Versichertenpauschale nach der Gebührenordnungsposition 03000 die Notfallpauschalen nach den Gebührenordnungspositionen 01210, 01212, 01214, 01216 und 01218 zu berechnen.
Bei einer Behandlung im Rahmen einer nach Art und Umfang definierten Überweisung (Definitionsauftrag) ist die Versichertenpauschale nach der Gebührenordnungsposition 03000 nicht berechnungsfähig.
Erfolgt im Behandlungsfall lediglich eine Inanspruchnahme durch den Patienten unvorhergesehen im Zusammenhang mit der Erbringung der Leistungen entsprechend den Gebührenordnungspositionen 01100, 01101, 01411, 01412 oder 01415, so ist anstelle der Versichertenpauschale 03000 die Versichertenpauschale 03030 zu berechnen.

Abrechnungsausschluss: in derselben Sitzung 01436
im Behandlungsfall 01600, 01601, 03010, 03030

GOÄ entsprechend oder ähnlich: Eine vergleichbare Leistung ist in der GOÄ nicht aufgeführt, daher einzelne erbrachte Leistungen ansetzen.

Kommentar: Der Arzt setzt die Versichertenpauschale nach 03000 an. Die zuständige KV (oder das Praxisverwaltungssystem) setzt die entsprechend dem Alter vorgesehene Leistung und Punktzahl an.
Es werden folgende Pseudoziffern (auch in EBM-Kommentaren) verwendet, wegen der besseren Übersicht haben wir die Pseudoziffern übernommen:

03001	bis zum vollendeten 4. Lebensjahr	225 Pkt. 24,72 €

Aufwand in Minuten:
Kalkulationszeit: 21   **Prüfzeit:** 16   **Eignung d. Prüfzeit:** Nur Quartalsprofil

03002	ab Beginn des 5. bis zum vollendeten 18. Lebensjahr	142 Pkt. 15,60 €

Aufwand in Minuten:
Kalkulationszeit: 14   **Prüfzeit:** 11   **Eignung d. Prüfzeit:** Nur Quartalsprofil

03003	ab Beginn des 19. bis zum vollendeten 54. Lebensjahr	114 Pkt. 12,53 €

Aufwand in Minuten:
Kalkulationszeit: 12   **Prüfzeit:** 9   **Eignung d. Prüfzeit:** Nur Quartalsprofil

03004	ab Beginn des 55. bis zum vollendeten 75. Lebensjahr	148 Pkt. 16,26 €

Aufwand in Minuten:
Kalkulationszeit: 15   **Prüfzeit:** 11   **Eignung d. Prüfzeit:** Nur Quartalsprofil

03005	ab Beginn des 76. Lebensjahres	200 Pkt. 21,97 €

Aufwand in Minuten:
Kalkulationszeit: 21   **Prüfzeit:** 16   **Eignung d. Prüfzeit:** Nur Quartalsprofil

03008	Zuschlag zu der Versichertenpauschale nach der Gebührenordnungsposition 03000 für die Vermittlung eines aus medizinischen Gründen dringend erforderlichen Behandlungstermins gemäß § 73 Abs. 1 Satz 2 Nr. 2 SGB V i.V.m. § 17a Bundesmantelvertrag-Ärzte (BMV-Ä)	93 Pkt. 10,22 €

Obligater Leistungsinhalt
- Vermittlung eines Behandlungstermins bei einem an der fachärztlichen Versorgung teilnehmenden Vertragsarzt,
- Überweisung an einen an der fachärztlichen Versorgung teilnehmenden Vertragsarzt

Anmerkung: Die Gebührenordnungsposition 03008 ist gemäß § 17a BMV-Ä nur berechnungsfähig, sofern der vermittelte Termin beim Facharzt innerhalb eines Zeitraums von vier Kalendertagen nach Feststellung der Behandlungsnotwendigkeit liegt. Der Tag nach der Feststellung der Behandlungsnotwendigkeit gilt als erster Zähltag der vier Kalendertage.

Die Gebührenordnungsposition 03008 ist auch bei Überweisung an einen Facharzt für Kinder- und Jugendmedizin, der die Voraussetzungen zur Berechnung von Gebührenordnungspositionen des Abschnitts 4.4 oder 4.5 erfüllt, berechnungsfähig.

Die Gebührenordnungsposition 03008 ist nur dann mehrfach im Behandlungsfall berechnungsfähig, wenn der Patient in demselben Quartal zu mehreren Fachärzten unterschiedlicher Arztgruppen vermittelt wird.

Die Gebührenordnungsposition 03008 ist nicht berechnungsfähig, wenn der vermittelte Patient nach Kenntnis des vermittelnden Arztes bei der an der fachärztlichen Versorgung teilnehmenden Arztgruppe derselben Praxis in demselben Quartal bereits behandelt wurde. Der Arzt ist verpflichtet, sich zu erkundigen, ob der Patient in demselben Quartal bei dieser Arztgruppe in dieser Praxis bereits behandelt wurde.

Bei der Abrechnung der Gebührenordnungsposition 03008 ist die (Neben-)Betriebsstättennummer der Praxis, an die der Patient vermittelt wurde, anzugeben.

Aufwand in Minuten:
Kalkulationszeit: KA   **Prüfzeit:** ./.   **Eignung d. Prüfzeit:** Keine Eignung

Kommentar: Die EBM Nr. 03008 bei Hausärzten und auch die EBM Nr. 04008 bei Pädiatern wurden schon zum 1. September 2019 als Zuschlag auf die hausärztliche Versichertenpauschale für die Vermittlung eines aus medizinischen Gründen dringend erforderlichen Behandlungstermins bei einem in einer anderen Praxis fachärztlich tätigen Vertragsarzt eingeführt. **Der Termin muss spätestens 4 Kalendertage nach dem Datum des hausärztlichen Kontakts erfolgen.**

Hinweise zur Abrechnung der Zuschläge für Hausärzte, Pädiater und andere Fachgruppen
1. Hausärzte – Pädiater – Hinweise zur Abrechnung der Zuschläge
Bei EBM Nr. 03008 bei Hausärzten, bei EBM Nr. 04008 bei Pädiatern werden zur Versichertenpauschale noch entsprechende Punkte hinzu gerechnet, wenn wegen medizinischer Dringlichkeit ein Facharzttermin für einen Patienten/Patientin vereinbart wurde. **Der Termin muss spätestens 4 Kalendertage nach dem Datum des hausärztlichen Kontakts erfolgen.**

Die KBV informiert:
... „Der Hausarzt darf die Terminvermittlung an einen Praxismitarbeiter delegieren. Der Hausarzt stellt dem Patienten für die Behandlung beim Facharzt eine Überweisung aus.
Benötigt ein Patient bei unterschiedlichen Fachärzten, beispielsweise beim Orthopäden und beim Neurologen, dringend einen Termin, kann der Hausarzt den Zuschlag auch mehrfach im Quartal abrechnen. Hierzu ist vom Hausarzt jeweils ein Termin zu vermitteln und jeweils eine Überweisung auszustellen.
Nicht berechnungsfähig ist der Zuschlag, wenn der Hausarzt bei einem Facharzt einen Termin vermittelt, bei dem der Patient im laufenden Quartal bereits war. Dies ist vom Hausarzt beim Patienten zu erfragen ..."
Der Zuschlag wird auch dann gezahlt, wenn der Patient den Termin versäumt. Die oben genannten EBM Nrn. können nicht angesetzt werden, wenn an einen Facharzt – oder in BAG und MVZ an eine Arztgruppe – vermittelt wird, bei dem/der der Patient im selben Quartal schon war. Das sei beim Patienten in Erfahrung zu bringen, heißt es in der Leistungslegende.

So wird nach KBV Hinweis abgerechnet:

... „1. GOP für Zuschlag angeben: Für den 10-Euro-Zuschlag zur Versichertenpauschale rechnen Sie die GOP 03008 bzw. GOP 04008 ab.

2. BSNR der Facharztpraxis angeben: Zusätzlich geben Sie bei der Abrechnung die Betriebsstättennummer (BSNR) der Praxis an, bei der Sie für den Patienten einen Termin vereinbart haben. Hierfür gibt es ein neues Feld „BSNR des vermittelten Facharztes" im Praxis-Verwaltungssystem (PVS). Die BSNR der einzelnen Praxen finden Sie in der „Kollegensuche" im Sicheren Netz – auch erreichbar über die Telematikinfrastruktur. Hinweis: Sollten weitere Angaben nötig sein, wird Sie Ihre KV informieren..."

Siehe auch: https://www.kbv.de/html/tsvg.php

2. Andere Fachgruppen: Hinweise zur Abrechnung der Zuschläge

Für die Terminvergabe nach Anforderung einer Terminservicestelle (TSS) können die meisten Fachgruppen jetzt Zuschläge auf Versicherten-, Grund- oder Konsiliarpauschale erheben. Da deren Höhe nach Sachlage und Wartezeit gestaffelt ist, müssen die jeweiligen fachgruppenspezifischen EBM-Nummern – für Hausärzte gilt die GOP 03010, für Pädiater die 04010 – auf der Abrechnung um Kennbuchstaben (A, B, C oder D) ergänzt werden.

EBM Zuschlagsnn. für TSS-AKUTFALL und TSS-TERMINFALL (s. auch KVInfo-pdf Seite 5)

In jedes der EBM-Kapitel 3 bis 27 (ohne Kapitel 12 Labormedizin und 19 Pathologie) und in den EBM-Abschnitt 30.7 (Schmerztherapie) wird jeweils eine neue GOP als „Zusatzpauschale TSS-Terminvermittlung" aufgenommen.

Es werden für die EBM Nrn. keine Punkte oder Euro-Beträge ausgewiesen. Der Grund ist, dass die jeweilige altersgruppenspezifische Grund-, Versicherten- oder Konsiliarpauschale, auf die der Zuschlag von 50, 30 oder 20 Prozent gezahlt wird, unterschiedlich hoch ist.

Siehe folgend: KENNZEICHNUNG DER ZUSCHLÄGE MIT A, B, C ODER D

Info der KBV: Facharzt: Extrabudgetäre Vergütung

So rechnen Fachärzte ab:

1. Überweisungsschein im PVS anlegen: Für Ihre Abrechnung nutzen Sie die Überweisung, die der Hausarzt ausgestellt hat. Hinweis: Der Original-Überweisungsschein muss nicht der Abrechnung beigefügt werden.

2. Abrechnung/Überweisungsschein als „HA-Vermittlungsfall" kennzeichnen: Sie kennzeichnen Ihren Überweisungsschein im PVS als „HA-Vermittlungsfall". Dafür empfiehlt es sich, schon bei der Terminvereinbarung zu notieren, dass der Patient als „HA-Vermittlungsfall" in die Praxis kommt und wann die Feststellung der Behandlungsnotwendigkeit war. Hinweis: Sollten weitere Angaben nötig sein, wird Sie Ihre KV informieren..."

... „Behandeln Ärzte unterschiedlicher Arztgruppen in einer Praxis einen Patienten, zum Beispiel ein Orthopäde und ein Neurologe, werden grundsätzlich die Leistungen derjenigen Arztgruppe in dieser speziellen TSVG-Konstellation extrabudgetär vergütet, die den ersten Kontakt zum Versicherten hatte – andere Arztgruppen zählen nicht zu dieser speziellen TSVG-Konstellation.

Jede neue TSS-Vermittlung, jede neue Hausarzt-Terminvermittlung, jede offene Sprechstunde bei einer anderen Arztgruppe in der Praxis stellen eine neue spezielle TSVG-Konstellation dar. Eine Ausnahme ist der „Neupatient": In diesem Fall können zwei Arztgruppen eine extrabudgetäre Vergütung im Arztgruppenfall ansetzen.

Bei allen TSVG-Konstellationen erfolgt eine Kennzeichnung der Abrechnung, damit die Leistungen extrabudgetär vergütet werden können. Sollte der Patienten nun von einer weiteren Arztgruppe der Praxis behandelt werden, also außerhalb Arztgruppenfalls, muss die Praxis für ihn einen gesonderten Abrechnungsschein anlegen. Dies ist beispielsweise der Fall, wenn ein Patient in der offenen Sprechstunde des Urologen behandelt wurde und im selben Quartal den Hautarzt der Praxis konsultiert..."

KENNZEICHNUNG UND BERECHNUNG DER ZUSCHLÄGE MIT A, B, C ODER D

Zeitraum ab Kontaktaufnahme des Versicherten bei der TSS bis zum Behandlungstag	Buchstabe	Zuschlag
TSS-Akutfall: Spätestens Folgetag (nach medizinischer Ersteinschätzung durch die 116117)*	A	50%
TSS-Terminfall: 1. bis 8. Tag	B	50%
TSS-Terminfall: 9. bis 14. Tag	C	30%
TSS-Terminfall: 15. bis 35. Tag	D	20%

* Der TSS-Akutfall setzt voraus, dass am Telefon der Nr. 116117 eine medizinische Ersteinschätzung der Dringlichkeit der Behandlung erfolgt ist. Dieses Verfahren dazu wird ab Januar 2020 bundesweit etabliert sein.
Die Gebührenordnungsposition für den Zuschlag kennzeichnen Ärzte und Psychotherapeuten zusätzlich mit den Buchstaben A, B, C oder D – je nach Zeit, die zwischen dem Anruf des Versicherten bei der Terminservicestelle (TSS) und dem Behandlungstermin liegt.
Damit Praxen wissen, welchen Zuschlag sie ansetzen können, teilt ihnen die TSS per E-Mail oder Fax den Tag mit, an dem sich der Versicherte wegen des Termins an die TSS gewandt hat – ab diesem Datum wird gezählt.
Beispiel: Eine Patientin ruft am 2. September in der TSS an und erhält für den 9. September einen Termin beim Orthopäden. Es sind genau acht Tage, die Praxis erhält den 50-prozentigen Zuschlag. Das Wochenende wird hierbei mitgezählt.
Die KBV informiert ausführlich in einem Pdf: DETAILS ZU DEN NEUEN TSVG-REGELUNGEN Terminvermittlung durch die Terminservicestellen und den Hausarzt, offene Sprechstunden, neue Patienten unter: https://www.kbv.de/media/sp/PraxisInfoSpezial_TSVG_Details.pdf

---

03010   Zuschlag zu der Gebührenordnungsposition 03000 für die Behandlung aufgrund einer TSS-Vermittlung gemäß Allgemeiner Bestimmung 4.3.10.1 oder 4.3.10.2

Abrechnungsbestimmung: einmal im Arztgruppenfall

Anmerkung: Die Gebührenordnungsposition 03010 kann durch die zuständige Kassenärztliche Vereinigung zugesetzt werden.

Kommentar: Siehe unter EBM Nr. 03008 **Hinweise zur Abrechnung der Zuschläge.**

03030   Versichertenpauschale bei unvorhergesehener Inanspruchnahme zwischen 19:00 und 7:00 Uhr, an Samstagen, Sonntagen, gesetzlichen Feiertagen, am 24.12. und 31.12. bei persönlichem Arzt-Patienten-Kontakt   **77 Pkt.**   **8,46 €**

Obligater Leistungsinhalt
- Persönlicher Arzt-Patienten-Kontakt im Zusammenhang mit der Erbringung der Leistungen entsprechend den Gebührenordnungspositionen 01100, 01101, 01411, 01412, 01415.

Fakultativer Leistungsinhalt
- In Anhang 1 aufgeführte Leistungen,

Abrechnungsbestimmung: höchstens zweimal im Behandlungsfall

Anmerkung: Die Versichertenpauschale nach der Nr. 03030 ist im belegärztlich-stationären Behandlungsfall nicht berechnungsfähig.

Erfolgt im Behandlungsfall lediglich eine Inanspruchnahme durch den Patienten unvorhergesehen im Zusammenhang mit der Erbringung der Leistungen entsprechend den Gebührenordnungspositionen 01100, 01101, 01411, 01412, 01415 oder 01418 so ist anstelle der Versichertenpauschale 03000 die Versichertenpauschale 03030 zu berechnen.

Abrechnungsausschluss: in derselben Sitzung 01210, 01214, 01216, 01218, 01436, 30702
im Behandlungsfall 01600, 01601, 03000, 03010

Aufwand in Minuten:
Kalkulationszeit: KA   **Prüfzeit:** ./.   **Eignung d. Prüfzeit:** Keine Eignung

GOÄ entsprechend oder ähnlich: Eine vergleichbare Leistung ist in der GOÄ nicht aufgeführt, daher einzelne erbrachte Leistungen ansetzen.

Kommentar: Die Nr. 03030 wird für Behandlungen außerhalb des organisierten Notdienstes zu den in der Legende angegeben Zeiten abgerechnet. Wird ohne Besuch bzw. in der Praxis behandelt, können zusätzlich die Nrn. 01100 oder 01101 angesetzt werden.

3.2.1.2 Versorgungsbereichsspezifische Vorhaltung, ärztlich angeordnete Hilfeleistungen

1. Voraussetzung für die Berechnung der Gebührenordnungspositionen 03060 bis 03065 ist die Genehmigung der Kassenärztlichen Vereinigung gemäß Anlage 8 zum Bundesmantelvertrag-Ärzte (BMV-Ä). Die Genehmigung wird erteilt, wenn der Kassenärztlichen Vereinigung jährlich durch eine Erklärung der Praxis die Anstellung eines/von nicht-ärztlichen Praxisassistenten gemäß Anlage 8 zum Bundesmantelvertrag-Ärzte (BMV-Ä) mit mindestens 20 Wochenstunden angezeigt wurde. Weitere Voraussetzung für die Berechnung der Gebührenordnungspositionen 03060 bis 03065 ist die Erfüllung einer der folgenden Bedingungen:
   - Die Praxis hat in den letzten vier Quartalen durchschnittlich eine Mindestzahl von Behandlungsfällen gemäß Präambel 3.1 Nr. 10 und Nr. 11 je Quartal versorgt. Für die Bestimmung der Mindestzahl ist
     - die Anzahl der Ärzte gemäß Nr. 1 der Präambel 3.1 der Praxis unter Berücksichtigung des Tätigkeitsumfangs laut Zulassungs- bzw. Genehmigungsbescheid zu ermitteln
     und
     - je Quartal bis zu einer Anzahl von 1 (entsprechend einem Arzt gemäß Präambel 3.1 Nr. 1 mit vollem Tätigkeitsumfang) mit 700 Behandlungsfällen
     und
     - bei einer Anzahl größer 1 mit 521 Behandlungsfällen für jeden weiteren Arzt (entsprechend einem Arzt gemäß Präambel 3.1 Nr. 1 mit vollem Tätigkeitsumfang) zu multiplizieren.

oder
- Die Praxis hat in den letzten vier Quartalen durchschnittlich eine Mindestzahl von Behandlungsfällen gemäß Präambel 3.1 Nr. 10 und Nr. 11 je Quartal, die mindestens das 75. Lebensjahr vollendet haben, versorgt. Für die Bestimmung der Mindestzahl ist
- die Anzahl der Ärzte gemäß Nr. 1 der Präambel 3.1 der Praxis unter Berücksichtigung des Tätigkeitsumfangs laut Zulassungs- bzw. Genehmigungsbescheid zu ermitteln

und
- je Quartal bis zu einer Anzahl von 1 (entsprechend einem Arzt gemäß Präambel 3.1 Nr. 1 mit vollem Tätigkeitsumfang) mit 120 und bei einer Anzahl größer 1 mit 80 Behandlungsfällen für jeden weiteren Arzt (entsprechend einem Arzt gemäß Präambel 3.1 Nr. 1 mit vollem Tätigkeitsumfang) zu multiplizieren.

Sofern bei einem Arzt gemäß Präambel 3.1 Nr. 1 kein voller Tätigkeitsumfang laut Zulassungs- bzw. Genehmigungsbescheid vorliegt, ist die Mindestzahl von Behandlungsfällen gemäß Präambel 3.1 Nr. 10 und Nr. 11 entsprechend dem Tätigkeitsumfang anteilig zu ermitteln. Neu oder kürzer als 18 Monate zugelassene Ärzte gemäß Präambel 3.1 Nr. 1 werden in den auf die Zulassung folgenden sechs Quartalen mit einem Tätigkeitsumfang von null berücksichtigt.

Die Auflösung des Beschäftigungsverhältnisses mit dem angestellten nicht-ärztlichen Praxisassistenten ist gemäß § 8 Abs. 5 der Anlage 8 zum BMV-Ä der Kassenärztlichen Vereinigung anzuzeigen.

2. Voraussetzung für die Berechnung der Gebührenordnungspositionen 03060 bis 03065 durch Ärzte, die an einem Selektivvertrag gemäß § 73b SGB V (HzV-Verträge) und/oder einem Vertrag zur knappschaftsärztlichen Versorgung teilnehmen, ist der Nachweis aller selektivvertraglichen/knappschaftsärztlichen Behandlungsfälle gemäß Nr. 11 der Präambel 3.1 im Quartal gegenüber der Kassenärztlichen Vereinigung anhand der Gebührenordnungsposition 88194.

3. Erstmals zwei Jahre nach Erteilung der Genehmigung wird durch die Kassenärztliche Vereinigung geprüft, ob die Kriterien der Voraussetzung für die Berechnung der Gebührenordnungspositionen 03060 bis 03065 weiterhin erfüllt sind. Anschließend daran erfolgt eine jährliche Prüfung durch die Kassenärztliche Vereinigung.

4. Die Gebührenordnungspositionen 03060 bis 03065 können nur von delegierenden Vertragsärzten unter Berücksichtigung
- der berufsrechtlichen Bestimmungen,
- der Anlage 8 zu § 15 Abs. 1 BMV-Ä und
- der Voraussetzungen dieser Präambel

berechnet werden, sofern die in diesen Gebührenordnungspositionen erbrachten Leistungen von entsprechend qualifizierten nicht-ärztlichen Praxisassistenten erbracht werden.

5. Die Gebührenordnungspositionen 03060 bis 03065 können vom delegierenden Vertragsarzt nur unter der Voraussetzung berechnet werden, dass die Tätigkeit des nicht-ärztlichen Praxisassistenten in ausreichender Form vom Arzt überwacht wird und dieser jederzeit erreichbar ist. Der Arzt ist im Falle des Hausbesuches regelmäßig, spätestens an dem auf den Besuch folgenden Werktag (außer Samstag), über die von dem nicht-ärztlichen Praxisassistenten erhobenen Befunde und

Anweisungen zu informieren. Die von dem nicht-ärztlichen Praxisassistenten erhobenen Befunde, gegebenen Anweisungen bzw. durchgeführten Maßnahmen sind zu dokumentieren.

6. Neben den Gebührenordnungspositionen 03062 und 03063 können nur die folgenden Leistungen berechnet werden: Leistungen des Abschnitts 32.2 sowie die Gebührenordnungspositionen 03064, 03065, 03322 und 31600.

7. Die Gebührenordnungspositionen 03062 bis 03065 können nur in Fällen berechnet werden, in denen eine Versichertenpauschale berechnet wurde.

Kommentar: Die Möglichkeit der Berechnung von Leistungen nicht-ärztlicher Praxisassistenten im Rahmen des EBM als „ärztlich delegierte Leistungen" ist an eine Reihe von zum Teil kompliziert zu ermittelnde Voraussetzungen geknüpft. Sowohl Anstellung als auch Beendigung von Beschäftigungsverhältnissen nicht-ärztlicher Praxisassistenten sind der KV anzuzeigen.

An erster Stelle steht eine Genehmigung der Kassenärztlichen Vereinigung, die an bestimmte Mindestvoraussetzungen hinsichtlich von Fallzahlen geknüpft ist. Nehmen Ärzte an selektivvertraglicher oder knappschaftlicher Versorgung teil, sieht Nr. 11 der Präambel 3.1 einen komplizierten Anrechnungs- bzw. Ausschließungsmechanismus vor, der letztlich nur von den Kassenärztlichen Vereinigungen nachvollzogen werden kann. Hierfür ist allerdings erforderlich, dass diesen die entsprechenden Fälle auch übermittelt werden. Das soll mit Hilfe der Nr. 88194 erfolgen. Beachten Sie hier die Informationen Ihrer regionalen KV, so setzt bspw. die KV Bayerns die „Zähl-GOP 88192" automatisch in die 88194 um.

Eine Überprüfung der Genehmigungskriterien durch die KV ist erstmals zwei Jahre nach Erteilung der Genehmigung, daran anschließen jährlich vorgesehen. Das kann aber nicht bedeuten, dass eine Genehmigung, bei der auch vor Ablauf dieses Zeitraumes der Wegfall der Voraussetzungen bekannt wird, aufrechterhalten werden darf, bis der reguläre Prüfungszeitraum ansteht. Ist bekannt – aus welchen Gründen auch immer – dass die Voraussetzungen für die Genehmigung nicht (mehr) vorliegen, ist diese zu entziehen.

Im Übrigen gelten neben den speziellen Voraussetzungen der Anlage 8 zum BMV-Ä und der Präambel die üblichen bei der Heranziehung nicht-ärztlicher Mitarbeiter geltenden berufs- und vertragsarztrechlichen Voraussetzungen hinsichtlich der Überwachung, Erreichbarkeit und Dokumentation.

Neben der Leistungen nach den Nrn. 03062 und 03063, die nur berechnet werden können, wenn auch eine Versichertenpauschale abgerechnet wurde, können nur noch Allgemeine Laboruntersuchungen (Abschnitt 32.2), die postoperative Behandlung durch den Hausarzt (Nr. 31600) und die Aufzeichnung des Langzeit-EKG (Nr. 03322) abgerechnet werden.

Hinweis:
Hausärztliche Zusatzpauschale EBM Nr. 03040
Wird von der KV zur Versichertenpauschale nach GOP 03000 und nach 03030 automatisch zugesetzt bei allen Patienten, bei denen keine der folgenden „hausarztuntypischen" Leistungen abgerechnet werden:

- Schmerztherapie (Abschnitte 30.7.1 und 30.7.2 EBM)
- Akupunktur (Abschnitt 30.7.3 EBM)
- Psychotherapie (Abschnitte 35.1 und 35.2 EBM), außer Psychosomatik
- Phlebologie (Abschnitt 30.5 EBM)
- Schlafstörungsdiagnostik (Abschnitt 30.9 EBM)
- „Onkologie-Vereinbarung" (Symbol-Nr. 86510 ff.)

- Fachärztliche Leistungen („KO-Katalog")
- Transcodierungsliste der K.O.-Leistungen gemäß § 6 Anlage 5 BMV-Ä

Zu beachten

- Bei Ansatz der 03030 bei einmaligem Ansatz erfolgt ein Abschlag von 50 Prozent
- Aufschlag für Praxen mit mehr als 1.200 Patienten je Arzt von 14 Punkten
- Abschlag für Praxen mit weniger als 400 Patienten je Arzt mit 14 Punkten
- Für diabetologische Schwerpunktpraxen und HIV-Schwerpunktpraxen 50 Prozent der Pauschale, wenn sie bei Überweisung durch einen Hausarzt die GOP 03010 abrechnen

(Quelle: KV Nordrhein – https://www.kvno.de/downloads/honorar/EBM-Booklet.pdf)

03040	**Zusatzpauschale zu den Gebührenordnungspositionen 03000 und 03030 für die Wahrnehmung des hausärztlichen Versorgungsauftrags gemäß § 73 Abs. 1 SGB V**	**138 Pkt.** **15,16 €**

Obligater Leistungsinhalt

- Vorhaltung der zur Erfüllung von Aufgaben der hausärztlichen Grundversorgung notwendigen Strukturen,

Abrechnungsbestimmung: einmal im Behandlungsfall

Anmerkung: Bei der Nebeneinanderberechnung der Gebührenordnungsposition 03040 und der Gebührenordnungsposition 03030 in demselben Behandlungsfall ist ein Abschlag in Höhe von 50 % auf die Gebührenordnungsposition 03040 vorzunehmen. Bei zweimaliger Berechnung der Gebührenordnungsposition 03030 im Behandlungsfall neben der Gebührenordnungsposition 03040 ist kein Abschlag auf die Gebührenordnungsposition 03040 vorzunehmen.

Neben den Gebührenordnungspositionen des Abschnitts 1.2 ist für die Berechnung der Gebührenordnungsposition 03040 in demselben Behandlungsfall mindestens ein weiterer persönlicher Arzt-Patienten-Kontakt außerhalb des organisierten Not(-fall)dienstes gemäß der Gebührenordnungsposition 03000 notwendig.

Die Gebührenordnungsposition 03040 ist im Behandlungsfall nicht neben den Gebührenordnungspositionen der „Onkologie-Vereinbarung" (Anlage 7 des Bundesmantelvertrags-Ärzte (BMV-Ä)) berechnungsfähig. Diese Ausschlüsse finden in versorgungsbereichsübergreifenden Berufsausübungsgemeinschaften, Medizinischen Versorgungszentren und Praxen mit angestellten Ärzten keine Anwendung, sofern diese Leistungen von Vertragsärzten des fachärztlichen Versorgungsbereiches erbracht werden.

Die Gebührenordnungsposition 03040 ist im Behandlungsfall nicht neben Leistungen gemäß § 6 (Abgrenzungen der fachärztlichen Versorgung) Anlage 5 des Bundesmantelvertrags-Ärzte (BMV-Ä) berechnungsfähig. Diese Ausschlüsse finden in versorgungsbereichsübergreifenden Berufsausübungsgemeinschaften, Medizinischen Versorgungszentren und Praxen mit angestellten Ärzten keine Anwendung, sofern diese Leistungen von Vertragsärzten des fachärztlichen Versorgungsbereiches erbracht werden.

Bei Praxen mit weniger als 400 Behandlungsfällen je Arzt gemäß Nr. 10 der Präambel 3.1, in denen ein Arzt gemäß Nr. 1 der Präambel 3.1 vertragsärztliche Leistungen durchführt und berechnet (Behandlungsfälle der Praxis gemäß Nr. 10 der Präambel 3.1, in denen ein Arzt gemäß Nr. 1 der Präambel 3.1 vertragsärztliche Leistungen durchführt und berechnet, dividiert durch Anzahl der Ärzte gemäß Nr. 1 der Präambel 3.1) ist ein Abschlag in Höhe von 14 Punkten auf die Gebührenordnungsposition 03040 vorzunehmen.

Bei Praxen mit mehr als 1200 Behandlungsfällen je Arzt gemäß Nr. 10 der Präambel 3.1, in denen ein Arzt gemäß Nr. 1 der Präambel 3.1 vertragsärztliche Leistungen durchführt und berechnet, ist ein Aufschlag in Höhe von 14 Punkten auf die Gebührenordnungsposition 03040 vorzunehmen. Für die Bestimmung der Anzahl der Ärzte gemäß Nr. 1 der Präambel 3.1 ist der Umfang der Tätigkeit laut Zulassungs- bzw. Genehmigungsbescheid zu berücksichtigen.
Die Gebührenordnungsposition 03040 wird durch die zuständige Kassenärztliche Vereinigung zugesetzt.
Die Gebührenordnungsposition 03040 ist im Behandlungsfall nicht neben den Gebührenordnungspositionen 35111 bis 35113, 35120, 35130, 35131, 35140 bis 35142 und 35150 und nicht neben den Gebührenordnungspositionen der Abschnitte 30.5, 30.7, 30.9 und 35.2 berechnungsfähig. Diese Ausschlüsse finden in versorgungsbereichsübergreifenden Berufsausübungsgemeinschaften, Medizinischen Versorgungszentren und Praxen mit angestellten Ärzten keine Anwendung, sofern diese Leistungen von Vertragsärzten des fachärztlichen Versorgungsbereiches erbracht werden.

Abrechnungsausschluss: in derselben Sitzung 34270, 34271, 34273, 34275

Aufwand in Minuten:
Kalkulationszeit: KA   **Prüfzeit:** ./.   **Eignung d. Prüfzeit:** Keine Eignung

Kommentar: Fallzahl entscheidet über Zuschlag: Je nach Fallzahl werden bei Ansatz der Vorhaltepauschale (EBM-Nr. 03040/04040) Zu- oder Abschläge gezahlt: Bei mehr als 1200 Behandlungsfällen je Arzt gibt es einen Zuschlag von 10 Prozent und einen Abschlag von 10 Prozent bei weniger als 400 Behandlungsfällen je Arzt.
Bei Kooperationen ist die Berechnung relativ kompliziert: Für den Zu- oder Abschlag berechnet sich die Behandlungsfallzahl je Arzt, indem man die Gesamtbehandlungsfallzahl der Praxis durch die Anzahl der Zulassungen teilt; dabei spielt es keine Rolle, wer wie viele Fälle behandelt. Dieses Ergebnis entscheidet über Zu- oder Abschlag. Im zweiten Schritt werden dann die Behandlungsfälle von der Gesamtbehandlungsfallzahl abgezogen, für die aufgrund spezieller Leistungen die Pauschale nicht vergütet wird. Auch wenn dadurch die Behandlungsfallzahlen je Arzt unter 1200 oder unter 400 Fälle rutscht, hat dies keine Auswirkung auf Zu- oder Abschlag.
Ein Beispiel: In einer Zweier-BAG mit zwei vollen Sitzen liegt die Gesamtfallzahl bei 2450. Damit kommen 1225 Behandlungsfälle auf jeden Arzt, es wird ein Zuschlag von 10 Prozent gezahlt. Angenommen, durch Spezialbehandlungen, etwa Akupunktur, wird die Nr. 03040/04040 für 150 Fälle nicht gezahlt. Dennoch bleibt es bei dem Zuschlag von 10 Prozent – allerdings wird dieser dann nur auf 1150 Behandlungsfälle gewährt, nicht auf alle Behandlungsfälle..."
Ausgeschlossen sind neben der EBM Nr. 03040:
- Behandlung von Patienten nach der Onkologie-Vereinbarung (Anlage 7 BMV)
- Phlebologie (EBM-Abschnitt 30.5)
- Schmerztherapie (EBM-Abschnitt 30.7, z.B. Akupunktur)
- Schlafstörungsdiagnostik (EBM-Abschnitt 30.9)
- Autogenes Training, Relaxationsbehandlung nach Jacobson (Gebührenordnungspositionen 35111 bis 35113)
- Hypnose (Gebührenordnungsposition 35120)
- Feststellung der Leistungspflicht zur Einleitung einer psychotherapeutischen Kurzzeit- und zur Einleitung/Verlängerung einer Langzeittherapie (Gebührenordnungspositionen 35130/35131)
- biographische Anamnese, vertiefte Exploration, Zuschlag zur Erhebung neurologischer und psychiatrischer Befunde (Gebührenordnungspositionen 35 140 bis 35 142)

- probatorische Sitzung (Gebührenordnungsposition 35 150)
- antragspflichtige Psychotherapie (EBM-Abschnitt 35.2)
- fachärztliche Leistungen (§ 6 Anlage 5 BMV)

GOÄ entsprechend oder ähnlich: Keine vergleichbare Leistung.

03060 Zuschlag zu der Gebührenordnungsposition 03040	22 Pkt. 2,42 €

Obligater Leistungsinhalt
- Unterstützung der hausärztlichen Versorgung durch qualifizierte nicht-ärztliche Praxisassistenten gemäß Anlage 8 und/oder Anlage 24 zum Bundesmantelvertrag-Ärzte (BMV-Ä),

Fakultativer Leistungsinhalt
- Unterstützung bei der Betreuung von Patienten,
- Unterstützung bei der Koordination diagnostischer, therapeutischer und pflegerischer Maßnahmen, insbesondere auch mit anderen behandelnden Ärzten, nichtärztlichen Hilfen und flankierenden Diensten,
- Information und Beratung von Patienten, Angehörigen und Bezugspersonen,

Abrechnungsbestimmung: je Behandlungsfall gemäß Präambel 3.1 Nr. 10

Anmerkung: Der Höchstwert für die Gebührenordnungsposition 03060 und 03061 beträgt insgesamt je Praxis 23.800 Punkte im Quartal.

Sofern Fälle der tatsächlichen Inanspruchnahmen einer Arztpraxis gemäß Präambel 3.1 Nr. 11 mit in die Fallzählung einfließen, reduziert sich der Höchstwert für die Gebührenordnungspositionen 03060 und 03061 um 34 Punkte je Fall gemäß Präambel 3.1 Nr. 11, jedoch auf nicht weniger als 0 Punkte.

Die Gebührenordnungsposition 03060 wird entsprechend der Erklärung der Praxis durch die zuständige Kassenärztliche Vereinigung bis zum Höchstwert zugesetzt.

EBM-Leistungen für nichtärztliche Praxisassistenten (Stand 2018)
(http://www.kbv.de/html/12491.php)

Die KBV informiert sehr ausgedehnt

... „Praxisassistenten sollen vor allem in Hausarztpraxen zum Einsatz kommen, die viele Patienten betreuen. Hausärzte, die die neuen Leistungen abrechnen wollen, müssen deshalb bestimmte Voraussetzungen erfüllen. Sie erhalten eine Genehmigung ihrer KV, wenn sie:

- gegenüber der KV erklären, dass sie einen nichtärztlichen Praxisassistenten mit der geforderten Qualifikation (gemäß Anlage 8 Bundesmantelvertrag-Ärzte/„Delegations-Vereinbarung") für mindestens 20 Wochenstunden in der Praxis beschäftigen und
- eine der folgenden Bedingungen erfüllen:
  - in den letzten vier Quartalen durchschnittlich mindestens 860 Fälle je Hausarzt (mit vollen Zulassung) und Quartal (bei mehreren Hausärzten in der Praxis erhöht sich die Fallzahl um 640 Fälle je weiterem Hausarzt mit vollem Tätigkeitsumfang: d.h. bei einem Arztsitz 860, bei zwei Sitzen 1.500, bei 2,5 Sitzen 1.820 Fälle, bei drei Sitzen 2.140 usw.)
  - in den letzten vier Quartalen im Schnitt mindestens 160 Fälle je Hausarzt bei Patienten, die älter als 75 Jahre sind (bei mehreren Hausärzten in der Praxis erhöht sich die Fallzahl um 120 Fälle je weiterem Hausarzt (mit vollem Tätigkeitsumfang): d.h. bei einem Sitz 160, bei zwei Sitzen 280, bei 2,5 Sitzen 340 Fälle, bei drei Sitzen 400 Fälle usw.)

Hinweise zur Fallzählung

Sofern ein Hausarzt nicht in Vollzeit tätig ist, wird die Fallzahl anteilig ermittelt. Nicht berücksichtigt werden Fälle im organisierten Bereitschaftsdienst, Überweisungsfälle ohne Patienten-Kontakt und stationäre (belegärztliche) Fälle. Behandlungsfälle aus Selektivverträgen (HzV-Verträge nach Paragraf 73b SGB V) und/oder aus Verträgen zur knappschaftsärztlichen Versorgung werden ebenfalls mitgezählt. Hierbei sind die Regelungen in der neuen Nr. 11 der Präambel 3.1 des EBM (gültig seit 1. Januar 2015) zu berücksichtigen.

Die Genehmigung gilt zunächst für zwei Jahre, danach wird jährlich geschaut, ob die Kriterien weiterhin erfüllt sind.

Sonderregelung für Neupraxen und Praxisübernahme

Die Sonderregelung gilt für alle neu und kürzer als 18 Monate zugelassenen Hausärzte, die eine Praxis eröffnen oder eine bestehende Praxis übernehmen.

Die Regelung sieht vor, dass bei diesen Hausärzten die Vorgaben zu den Mindestfallzahlen in den auf die Zulassung folgenden sechs Quartalen nicht angewendet werden. Bei der Berechnung der Anzahl der Ärzte der Praxis zur Bestimmung der Mindestfallzahlen werden diese Ärzte mit einem Tätigkeitsumfang von 0 berücksichtigt – anstatt mit dem Tätigkeitsumfang, der im individuellen Zulassungs- beziehungsweise Genehmigungsbescheid steht.

Vergütung und Abrechnung

Hausärzte erhalten für einen nichtärztlichen Praxisassistenten einen Zuschlag von bis zu 1.320 Euro pro Praxis im Quartal. Außerdem werden die Hausbesuche des Assistenten vergütet. Das sind die neuen Leistungen:

Leistung	GOP	Vergütung
Zuschlag zur GOP 03040 (hausärztliche Strukturpauschale)	03060	22 Punkte (2,42 Euro)
Zuschlag zur GOP 03060	03061	12 Punkte (1,32 Euro)
Hausbesuch des Assistenten einschließlich Wegekosten	03062	166 Punkte (18,24 Euro)
Mitbesuch des Assistenten einschließlich Wegekosten	03063	122 Punkte (13,40 Euro)

Erläuterungen zu den neuen Leistungen:
- Jeder Haus- und Mitbesuch wird zu einem festen Preis extrabudgetär vergütet. Es gibt keine Mengenbegrenzung.
- Mit dem Zuschlag (GOP 03060) sollen vor allem Ausgaben für Weiterbildung, höhere Personalkosten und zusätzliche Praxisausstattung wie Mobiltelefon für Hausbesuche finanziert werden.
- Der Zuschlag (GOP 03060) wird je Behandlungsfall gezählt, maximal für 600 Fälle (bis zu einem Höchstwert von 12.851 Punkten) im Quartal, aber:
  - Fälle im organisierten Bereitschaftsdienst, Überweisungsfälle ohne Patienten-Kontakt und stationäre (belegärztliche) Fälle erhalten keinen Zuschlag.
  - Die Anzahl der Zuschläge verringert sich um die Zahl der Behandlungsfälle aus Selektivverträgen ohne Beteiligung der KV (HzV-Verträge nach Paragraf 73b SGB V) und/oder aus Verträgen zur knappschaftsärztlichen Versorgung. Beispiel: Eine Praxis mit 200 Selektivvertragsfällen erhält statt für 600 Fälle nur für 400 Fälle einen Zuschlag. Der Grund ist, dass in diesen Verträgen häufig bereits eine Vergütung des Praxisassistenten vorgesehen ist.

- Neben den GOPen 03062 und 03063 können auch Leistungen des Abschnitts 32.2 sowie die GOP 31600 abgerechnet werden.
- Die neuen GOPen 03062 und 03063 ersetzten die alten Kostenpauschalen 40870 und 40872, die bisher nur für Hausbesuche von nicht-ärztlichen Praxisassistenten in unterversorgten Regionen abgerechnet werden konnten.

Fragen und Antworten zum nichtärztlichen Praxisassistenten:
https://www.kbv.de/html/12735.php

Aufwand in Minuten:
Kalkulationszeit: KA   **Prüfzeit:** ./.   **Eignung d. Prüfzeit:** Keine Eignung

03061	Zuschlag zur Gebührenordnungsposition 03060,	12 Pkt.
		1,32 €

Abrechnungsbestimmung: je Behandlungsfall gemäß Präambel 3.1 Nr. 10

Anmerkung: Der Höchstwert für die Gebührenordnungspositionen 03060 und 03061 beträgt insgesamt je Praxis 23.800 Punkte im Quartal.
Sofern Fälle der tatsächlichen Inanspruchnahmen einer Arztpraxis gemäß Präambel 3.1 Nr. 11 mit in die Fallzählung einfließen, reduziert sich der Höchstwert für die Gebührenordnungspositionen 03060 und 03061 um 34 Punkte je Fall gemäß Präambel 3.1 Nr. 11, jedoch auf nicht weniger als 0 Punkte.
Die Gebührenordnungsposition 03061 wird durch die zuständige Kassenärztliche Vereinigung bis zum Höchstwert zugesetzt.

Berichtspflicht: Nein

Aufwand in Minuten:
Kalkulationszeit: KA   **Prüfzeit:** ./.   **Eignung d. Prüfzeit:** Keine Eignung

03062	Gebührenordnungsposition einschl. Wegekosten – entfernungsunabhängig – für gemäß § 87 Abs. 2b Satz 5 SGB V ärztlich angeordnete Hilfeleistungen anderer Personen nach § 28 Abs. 1 Satz 2 SGB V, die in der Häuslichkeit der Patienten in Abwesenheit des Arztes erbracht werden, wenn die Voraussetzungen des § 3 der Anlage 8 zum Bundesmantelvertrag-Ärzte (BMV-Ä) vorliegen.	166 Pkt.
		18,24 €

Obligater Leistungsinhalt
- Persönlicher nicht-ärztlicher Praxisassistent-Patienten-Kontakt,
- Aufsuchen eines Patienten zum Zweck der Versorgung – in der Häuslichkeit

und/oder
- in Alten- oder Pflegeheimen

und/oder
- in anderen beschützenden Einrichtungen

und/oder
- Aufsuchen eines Patienten zum Zweck der postoperativen Versorgung im Rahmen der Gebührenordnungsposition 31600 (1. Besuch),
- Dokumentation gemäß Nr. 5 der Präambel des Abschnitts 3.2.1.2,

Fakultativer Leistungsinhalt
- Leistungen gemäß § 5 Abs. 1 der Anlage 8 zum BMV-Ä,
- In Anhang 1 Spalte VP aufgeführte Leistungen,

Abrechnungsbestimmung: je Sitzung

Anmerkung: Der mit dem gesonderten Aufsuchen beauftragte nicht-ärztliche Praxisassistent darf nur Leistungen erbringen, die vom Arzt im Einzelfall angeordnet worden sind.
Die Gebührenordnungsposition 03062 ist in begründetem Einzelfall neben Besuchen nach den Gebührenordnungspositionen 01410 bis 01413 und 01418 berechnungsfähig.

Abrechnungsausschluss: in derselben Sitzung 03063
am Behandlungstag 38100 und 38105

Aufwand in Minuten:
Kalkulationszeit: KA   **Prüfzeit:** ./.   **Eignung d. Prüfzeit:** Keine Eignung

03063 Gebührenordnungsposition einschl. Wegekosten – entfernungsunabhängig – für gemäß § 87 Abs. 2b Satz 5 SGB V ärztlich angeordnete Hilfeleistungen anderer Personen nach § 28 Abs. 1 Satz 2 SGB V, die in der Häuslichkeit der Patienten in Abwesenheit des Arztes erbracht werden, für einen weiteren Patienten in derselben sozialen Gemeinschaft und/oder für Patienten im Rahmen der weiteren postoperativen Behandlung gemäß der Gebührenordnungsposition 31600 bei Vorliegen der Voraussetzungen des § 3 der Anlage 8 zum Bundesmantelvertrag-Ärzte (BMV-Ä)	**122 Pkt.** **13,40 €**

Obligater Leistungsinhalt
- Persönlicher nicht-ärztlicher Praxisassistent-Patienten-Kontakt,
- Aufsuchen eines weiteren Patienten in derselben sozialen Gemeinschaft (z.B. Familie) zum Zweck der Versorgung in der Häuslichkeit

und/oder
- in Alten- oder Pflegeheimen

und/oder
- in anderen beschützenden Einrichtungen,

und/oder
- Aufsuchen eines Patienten zum Zweck der weiteren postoperativen Versorgung im Rahmen der Gebührenordnungsposition 31600 (ab dem 2. Besuch),
- Dokumentation gemäß Nr. 5 der Präambel des Abschnitt 3.2.1.2,

Fakultativer Leistungsinhalt
- Leistungen gemäß § 5 Abs. 1 der Anlage 8 zum BMV-Ä,
- In Anhang 1 Spalte VP aufgeführte Leistungen,

Abrechnungsbestimmung: je Sitzung

Anmerkung: Der mit dem gesonderten Aufsuchen beauftragte nicht-ärztliche Praxisassistent darf nur Leistungen erbringen, die vom Arzt im Einzelfall angeordnet worden sind.

Die Gebührenordnungsposition 03063 ist in begründetem Einzelfall neben Besuchen nach den Gebührenordnungspositionen 01410 bis 01413, 01415 und 01418 berechnungsfähig.

Abrechnungsausschluss: in derselben Sitzung 03062
am Behandlungstag 38100 und 38105

Aufwand in Minuten:
Kalkulationszeit: KA   **Prüfzeit:** ./.   **Eignung d. Prüfzeit:** Keine Eignung

03064 Zuschlag zur Gebührenordnungsposition 03062	20 Pkt.
	2,20 €

Anmerkung: Die Gebührenordnungsposition 03064 wird durch die zuständige Kassenärztliche Vereinigung zugesetzt.

Berichtspflicht: Nein

Aufwand in Minuten:
Kalkulationszeit: KA   **Prüfzeit:** ./.   **Eignung d. Prüfzeit:** Keine Eignung

03065 Zuschlag zur Gebührenordnungsposition 03063	14 Pkt.
	1,54 €

Anmerkung: Die Gebührenordnungsposition 03065 wird durch die zuständige Kassenärztliche Vereinigung zugesetzt.

Berichtspflicht: Nein

Aufwand in Minuten:
Kalkulationszeit: KA   **Prüfzeit:** ./.   **Eignung d. Prüfzeit:** Keine Eignung

3.2.2 Chronikerpauschale, Gesprächsleistung

Die Gebührenordnungspositionen 03220 bis 03222 sind nur bei Patienten berechnungsfähig, die folgende Kriterien erfüllen:
* Vorliegen mindestens einer lang andauernden, lebensverändernden Erkrankung,
* Notwendigkeit einer kontinuierlichen ärztlichen Behandlung und Betreuung.
  Eine kontinuierliche ärztliche Behandlung liegt vor, wenn im Zeitraum der letzten vier Quartale unter Einschluss des aktuellen Quartals wegen derselben gesicherten chronischen Erkrankung(en) jeweils mindestens ein Arzt-Patienten-Kontakt gemäß 4.3.1 der Allgemeinen Bestimmungen pro Quartal in mindestens drei Quartalen in derselben Praxis stattgefunden hat. Hierbei müssen in mindestens zwei Quartalen persönliche Arzt-Patienten-Kontakte stattgefunden haben, wobei davon ein persönlicher Arzt-Patienten-Kontakt auch als Arzt-Patienten-Kontakt im Rahmen einer Videosprechstunde gemäß Anlage 31b zum BMV-Ä erfolgen kann. Die Gebührenordnungspositionen 03220 bis 03222 können bei Neugeborenen und Säuglingen auch ohne die Voraussetzung der kontinuierlichen ärztlichen Behandlung berechnet werden. Eine kontinuierliche ärztliche Behandlung liegt auch vor, wenn der Patient mit mindestens einer lebensverändernden chronischen Erkrankung seinen ihn betreuenden Hausarzt gewechselt hat. In diesem Fall muss der die hausärztliche Betreuung übernehmende Hausarzt die bei einem anderen Hausarzt stattgefundenen Arzt-Patienten-Kontakte dokumentieren. Die Dokumentation ist mit der Abrechnung mittels einer kodierten Zusatznummer nachzuweisen.

Kommentar: Der sog. „Chroniker-Komplex" wurde dahin geändert, dass der Zuschlag für die Behandlung und Betreuung eines Patienten mit chronischer Erkrankung entsprechend des Aufwandes vergütet wird.

Erläuterungen zur Berechnung der Chronikerpauschale – Info der KBV 224/2014 und auch https://www.kbv.de/html/1150_37181.php

Da es wiederholt Nachfragen gab, wie die Formulierung „im Zeitraum der letzten vier Quartale" für die Beurteilung der Chronikerpauschale zu interpretieren ist, informierten GKV-Spitzenverband und KBV in einer Kurzinformation:

Das laufende Quartal und die drei vorherigen Quartale

Geregelt wird die Berechnung der Chronikerpauschale in den Bestimmungen zum Abschnitt 3.2.2 beziehungsweise 4.2.2 des Einheitlichen Bewertungsmaßstabes (EBM). Demnach liegt eine kontinuierliche ärztliche Behandlung vor, wenn „im Zeitraum der letzten vier Quartale wegen derselben gesicherten chronischen Erkrankung(en) jeweils mindestens ein Arzt-Patienten-Kontakt pro Quartal in mindestens drei Quartalen in derselben Praxis stattgefunden hat." Der angegebene Zeitraum schließt das aktuelle Quartal mit ein. Zu den vier Quartalen zählen also das laufende Quartal und die drei vorherigen Quartale.

Ein Beispiel dazu:

Der Patient kommt im Dezember 2019 in die Praxis. Der Arzt kann die Chronikerpauschale abrechnen, da – wie nachfolgend dargestellt – in den letzten vier Quartalen in mindestens drei Quartalen ein Arzt-Patienten-Kontakt stattgefunden hat:

1. Quartal 2019: Persönlicher Arzt-Patienten-Kontakt

2. Quartal 2019: Kein Kontakt

3. Quartal 2019: Mittelbarer Arzt-Patienten-Kontakt (telefonisch oder Ausstellung eines Wiederholungsrezeptes)

4. u. laufendes Quartal 2019 (Prüfquartal): Persönlicher Arzt-Patienten-Kontakt zu Beginn des Quartals. Abrechnung der Gebührenordnungsposition (GOP) 03220 möglich.

Siehe: Chroniker-Richtlinie

Stand: 20. August 2008 des Gemeinsamen Bundesausschusses zur Umsetzung der Regelungen in § 62 für schwerwiegend chronisch Erkrankte („Chroniker-Richtlinie") – https://www.g-ba.de/richtlinien/8/ in Kraft getreten 06.03.2018

§ 1 Allgemeines

(1) Diese Richtlinie bestimmt das Nähere zur Definition von schwerwiegenden chronischen Krankheiten und Ausnahmen gemäß § 62 Abs. 1 Sätze 5 und 10 i.V.m. § 92 Abs. 1 Satz 1 SGB V.

(2) Die Feststellung, dass Versicherte an einer schwerwiegenden chronischen Krankheit i.S.d. Richtlinie leiden, wird durch die Krankenkasse getroffen.

§ 2 Schwerwiegende chronische Krankheit

(1) Eine Krankheit i.S.d. § 62 Abs. 1 Satz 2 SGB V ist ein regelwidriger körperlicher oder geistiger Zustand, der Behandlungsbedürftigkeit zur Folge hat. Gleiches gilt für die Erkrankung nach § 62 Abs. 1 Satz 4 SGB V.

(2) Eine Krankheit ist schwerwiegend chronisch, wenn sie wenigstens ein Jahr lang, mindestens einmal pro Quartal ärztlich behandelt wurde (Dauerbehandlung) und eines der folgenden Merkmale vorhanden ist:

a) Es liegt eine Pflegebedürftigkeit der Pflegestufe 2 oder 3 nach dem zweiten Kapitel SGB XI vor.
b) Es liegt ein Grad der Behinderung (GdB) von mindestens 60 oder eine Minderung der Erwerbsfähigkeit (MdE) von mindestens 60% vor, wobei der GdB oder die MdE nach den Maßstäben des § 30 Abs. 1 BVG oder des § 56 Abs. 2 SGB VII festgestellt und zumindest auch durch die Krankheit nach Satz 1 begründet sein muss.
c) Es ist eine kontinuierliche medizinische Versorgung (ärztliche oder psycho-therapeutische Behandlung, Arzneimitteltherapie, Behandlungspflege, Versorgung mit Heil- und Hilfsmitteln) erforderlich, ohne die nach ärztlicher Einschätzung eine lebensbedrohliche Verschlimmerung, eine Verminderung der Lebenserwartung oder eine dauerhafte Beeinträchtigung der Lebensqualität durch die aufgrund der Krankheit nach Satz 1 verursachte Gesundheitsstörung zu erwarten ist

03220	**Zuschlag zu der Versichertenpauschale nach der Gebührenordnungsposition 03000 für die Behandlung und Betreuung eines Patienten mit mindestens einer lebensverändernden chronischen Erkrankung**	**130 Pkt.** **14,28 €**

Obligater Leistungsinhalt
• Persönlicher Arzt-Patienten-Kontakt,

Fakultativer Leistungsinhalt
• Fortlaufende Beratung hinsichtlich Verlauf und Behandlung der chronischen Erkrankung(en),
• Leitliniengestützte Behandlung der chronischen Erkrankung(en),
• Anleitung zum Umgang mit der/den chronischen Erkrankung(en),
• Koordination ärztlicher und/oder pflegerischer Maßnahmen im Zusammenhang mit der Behandlung der chronischen Erkrankung(en),
• Erstellung und ggf. Aktualisierung eines Medikationsplans und ggf. Anpassung der Selbstmedikation und der Arzneimittelhandhabung,
• Überprüfung und fortlaufende Kontrolle der Arzneimitteltherapie mit dem Ziel des wirtschaftlichen und versorgungsgerechten Umgangs mit Arzneimitteln,

Abrechnungsbestimmung: einmal im Behandlungsfall

Anmerkung: Die Berechnung der Gebührenordnungsposition 03220 setzt die Angabe der gesicherten Diagnose(n) der chronischen Erkrankung(en) gemäß ICD-10-GM voraus.
Die Gebührenordnungsposition 03220 ist im Behandlungsfall nicht neben den Gebührenordnungspositionen der „Onkologie-Vereinbarung" (Anlage 7 des Bundesmantelvertrags-Ärzte (BMV-Ä)) berechnungsfähig. Diese Ausschlüsse finden in versorgungsbereichsübergreifenden Berufsausübungsgemeinschaften, Medizinischen Versorgungszentren und Praxen mit angestellten Ärzten keine Anwendung, sofern diese Leistungen von Vertragsärzten des fachärztlichen Versorgungsbereiches erbracht werden.
Die Gebührenordnungsposition 03220 ist im Behandlungsfall nicht neben Leistungen gemäß § 6 (Abgrenzungen der fachärztlichen Versorgung) Anlage 5 des Bundesmantelvertrags-Ärzte (BMV-Ä) berechnungsfähig. Diese Ausschlüsse finden in versorgungsbereichsübergreifenden Berufsausübungsgemeinschaften, Medizinischen Versorgungszentren und Praxen mit angestellten Ärzten keine Anwendung, sofern diese Leistungen von Vertragsärzten des fachärztlichen Versorgungsbereiches erbracht werden.

Die Gebührenordnungsposition 03220 ist im Behandlungsfall nicht neben den Gebührenordnungspositionen 35111 bis 35113, 35120, 35130, 35131, 35140 bis 35142 und 35150 bis 35152 und nicht neben den Gebührenordnungspositionen der Abschnitte 30.5, 30.7, 30.9 und 35.2 berechnungsfähig. Diese Ausschlüsse finden in versorgungsbereichsübergreifenden Berufsausübungsgemeinschaften, Medizinischen Versorgungszentren und Praxen mit angestellten Ärzten keine Anwendung, sofern diese Leistungen von Vertragsärzten des fachärztlichen Versorgungsbereiches erbracht werden.

Abrechnungsausschluss: nicht neben 03370 bis 03373, 37300, 37302, 37305 und 37306 im Behandlungsfall: 01630

Aufwand in Minuten:
Kalkulationszeit: 10   **Prüfzeit:** 8   **Eignung d. Prüfzeit:** Nur Quartalsprofil

GOÄ entsprechend oder ähnlich: Eine vergleichbare Leistung ist in der GOÄ nicht aufgeführt, ggf. Nr. 15* .

Kommentar: Chronikerzuschlag zur Versichertenpauschale GOP 03220/03221
Voraussetzung: Patient war innerhalb der letzten vier Quartale in Behandlung
- in mindestens drei Quartalen in derselben hausärztlichen Praxis oder in einer Vorgängerpraxis
- wegen derselben chronischen Erkrankung(en) mit gesicherter Diagnose(n)
- in mindestens zwei Quartalen hat ein persönlicher Arzt-Patienten-Kontakt stattgefunden
- Chronikerzuschlag 1 (GOP 03220): bei einem persönlichen Arzt-Patienten-Kontakt im Quartal
- Chronikerzuschlag 2 (GOP 03221): bei mindestens zwei persönl. Arzt Patienten-Kontakten im Quartal
- Nicht, wenn „hausarztuntypische" Leistungen abgerechnet werden (siehe GOP 03040)
Zu beachten
- Die Leistung muss entgegen anders lautenden Aussagen in den betreffenden Fällen von der Praxis angesetzt werden
- **Bei Hausarztwechsel muss die GOP 03220/03221 mit „H" gekennzeichnet werden. Das „H" muss für insgesamt 4 Quartale gesetzt werden.**
- Auch für diabetologische Schwerpunktpraxen (DSP) und HIV-Schwerpunktpraxen, wenn sie bei Überweisung durch einen Hausarzt die GOP 03010 (DSP) abrechnen

03221	Zuschlag zu der Versichertenpauschale nach der Gebührenordnungsposition 03220 für die intensive Behandlung und Betreuung eines Patienten mit mindestens einer lebensverändernden chronischen Erkrankung	40 Pkt. 4,39 €

Obligater Leistungsinhalt
- Mindestens zwei persönliche Arzt-Patienten-Kontakte,
- Überprüfung und/oder Anpassung und/oder Einleitung von Maßnahmen der leitliniengestützten Behandlung der chronischen Erkrankung(en),

Fakultativer Leistungsinhalt
- Fortlaufende Beratung hinsichtlich Verlauf und Behandlung der chronischen Erkrankung(en),
- Anleitung zum Umgang mit der/den chronischen Erkrankung(en),
- Koordination ärztlicher und/oder pflegerischer Maßnahmen im Zusammenhang mit der Behandlung der chronischen Erkrankung(en),

- Erstellung und ggf. Aktualisierung eines Medikationsplans und ggf. Anpassung der Selbstmedikation und der Arzneimittelhandhabung,
- Überprüfung und fortlaufende Kontrolle der Arzneimitteltherapie mit dem Ziel des wirtschaftlichen und versorgungsgerechten Umgangs mit Arzneimitteln,

Abrechnungsbestimmung: einmal im Behandlungsfall

Abrechnungsausschluss: im Behandlungsfall: 01630

Aufwand in Minuten:
Kalkulationszeit: 3   **Prüfzeit:** 2   **Eignung d. Prüfzeit:** Nur Quartalsprofil

03222	Zuschlag zu der Gebührenordnungsposition 03220,	10 Pkt.
	einmal im Behandlungsfall	1,10 €

Die Gebührenordnungsposition 03222 wird durch die zuständige Kassenärztliche Vereinigung zugesetzt.
Die Gebührenordnungsposition 03222 ist im Behandlungsfall nicht neben der Gebührenordnungsposition 01630 und 03362 berechnungsfähig.

Aufwand in Minuten:
Kalkulationszeit: KA   **Prüfzeit:** ./.   **Eignung d. Prüfzeit:** Keine Eignung

Kommentar: Hausärzte und auch Kinder- und Jugendärzte erhalten seit schon 1. Oktober 2016 für die EBM-Nr. 01630 (Erstellung des Medikationsplans) eine außerbudgetäre Vergütung für die Patienten.
Bei Patienten mit Chronikerpauschale wird der pauschale Zusatz von der KV zu Gesetz – unabhängig davon, ob ein Medikationsplan zu erstellen ist oder nicht.
Auch Fachärzte können in seltenen Fällen einen Medikationsplan erstellen nach Nr. 01630.

03230	Problemorientiertes ärztliches Gespräch, das aufgrund	128 Pkt.
	von Art und Schwere der Erkrankung erforderlich ist	14,06 €

Obligater Leistungsinhalt
- Gespräch von mindestens 10 Minuten Dauer,
- mit einem Patienten
und/oder
- einer Bezugsperson,

Fakultativer Leistungsinhalt
- Beratung und Erörterung zu den therapeutischen, familiären, sozialen oder beruflichen Auswirkungen und deren Bewältigung im Zusammenhang mit der/den Erkrankung(en), die aufgrund von Art und Schwere das Gespräch erforderlich macht (machen),

Abrechnungsbestimmung: je vollendete 10 Minuten

Anmerkung: Die Gebührenordnungsposition 03230 ist auch bei Durchführung der Leistung im Rahmen einer Videosprechstunde berechnungsfähig und dies durch Angabe einer bundeseinheitlich kodierten Zusatzkennzeichnung zu dokumentieren. Für die Abrechnung gelten die Anforderungen gemäß Anlage 31b zum BMV-Ä entsprechend.
Die Gebührenordnungsposition 03230 ist im Notfall und im organisierten Not(-fall)dienst nicht berechnungsfähig.

Bei der Nebeneinanderberechnung diagnostischer bzw. therapeutischer Gebührenordnungs-positionen und der Gebührenordnungsposition 03230 ist eine mindestens 10 Minuten längere Arzt-Patienten-Kontaktzeit als in den entsprechenden Gebührenordnungspositionen angegeben Voraussetzung für die Berechnung der Gebührenordnungsposition 03230.

Abrechnungsausschluss: im Behandlungsfall: 30700
nicht neben: 03370, 03372, 03373, 35100, 35110, 35150 bis 35152, 37300, 37302, 37305 und 37306 und nicht neben Gebührenordnungspositionen der Abschnitte 35.2.1 und 35.2.2

Aufwand in Minuten:
Kalkulationszeit: 10   **Prüfzeit:** 10   **Eignung d. Prüfzeit:** Tages- und Quartalsprofil
GOÄ entsprechend oder ähnlich: 3

3.2.3 Besondere Leistungen

03241* Computergestützte Auswertung eines kontinuierlich aufgezeichneten Langzeit-EKG von mindestens 18 Stunden Dauer	**86 Pkt.** **9,45 €**

Anmerkung: Die Berechnung der Gebührenordnungsposition 03241 setzt eine Genehmigung der Kassenärztlichen Vereinigung nach der Vereinbarung zur Durchführung von Langzeitelektro-kardiographischen Untersuchungen gemäß § 135 Abs. 2 SGB V voraus.

Abrechnungsausschluss: in derselben Sitzung 13253, 27323
im Behandlungsfall 13250, 13545

Aufwand in Minuten:
Kalkulationszeit: 7   **Prüfzeit:** 7   **Eignung d. Prüfzeit:** Tages- und Quartalsprofil

GOÄ entsprechend oder ähnlich: Nr. 659* (in GOÄ allerdings Untersuchung + Auswertung)

Kommentar: Wer die Genehmigung zur Auswertung von Langzeit-EKGs hat, kann die beiden Nrn. für das EKG-Aufzeichnen nach Nr. 03322 und die Auswertung nach Nr. 03241abrechnen. In einer Apparategemeinschaft zur Auswertung von Langzeit-EKGs können keine Versandkosten ab-gerechnet werden.

03242 Testverfahren bei Demenzverdacht	**23 Pkt.** **2,53 €**

Obligater Leistungsinhalt
* Beurteilung von Hirnleistungsstörungen mittels standardisierter Testverfahren bei Patienten mit Demenzverdacht (z.B. SKT, MMST, TFDD), je Test,

Abrechnungsbestimmung: bis zu dreimal im Behandlungsfall

Abrechnungsausschluss: im Behandlungsfall 03360

Aufwand in Minuten:
Kalkulationszeit: KA   **Prüfzeit:** 1   **Eignung d. Prüfzeit:** Nur Quartalsprofil

GOÄ entsprechend oder ähnlich: Eine vergleichbare Leistung ist in der GOÄ nicht aufgeführt.

Kommentar: Zur Abrechnung ist es nicht erforderlich, dass die Leistung nach Nr. 03242 d.h. alle 3 vom Arzt ausgewählten Tests an einem Tag erbracht werden. Die angeführten Tests sind beispielhaft genannt; es können auch entsprechende andere standardisierte Testverfahren gewählt werden.

Syndrom Kurztest (SKT)
Ausführlicher Test zum Demenz-Screening. Es wird mit bunten Bildern und Spielsteinen gearbeitet wird. Der Test dauert ca.15 Minuten und kann auch von geschultem Praxispersonal abgenommen werden. Um bei einer Verlaufskontrolle Lerneffekte auszuschließen, gibt es den SKT in neun Parallelformen.

Mini-Mental-Status-Test (MMST)
Häufiger Test, der aber für die Frühdiagnostik von Demenz-Erkrankungen nicht sehr geeignet ist. Ab einer mittelschweren Demenz leistet der MMST aussagekräftige Ergebnisse. Test im Internet:

Test zur Früherkennung von Demenzen mit Depressionsabgrenzung (TFDD)
Leicht durchführ- und auswertbarer Test für die Praxis
* Alle Test finden Sie über gängige Suchmaschinen im Internet, meist als PDF-Datei zum Download.
Bezug von verschiedenen Testbögen kostenpflichtig über den Hogrefe-Verlag: http://www.testz entrale.de

03321* Belastungs-Elektrokardiographie (Belastungs-EKG)	**198 Pkt.**
	21,75 €

Obligater Leistungsinhalt
- Untersuchung in Ruhe und nach Belastung mit mindestens 12 Ableitungen sowie während physikalisch definierter und reproduzierbarer Belastung mit mindestens 3 Ableitungen und fortlaufender Kontrolle des Kurvenverlaufes,
- Wiederholte Blutdruckmessung

Abrechnungsausschluss: nicht neben 13252, 27322
im Behandlungsfall 13250, 13545

Aufwand in Minuten:
Kalkulationszeit: 7　　　　**Prüfzeit:** 6　　　　**Eignung d. Prüfzeit:** Tages- und Quartalsprofil
GOÄ entsprechend oder ähnlich: Nr. 652

Kommentar: Eine kontinuierliche Überwachung des EKG-Kurvenverlaufes ist am Monitor erforderlich. Ein kontinuierliches Schreiben eines Papierstreifens allerdings nicht. Diese Leistung darf nur in Anwesenheit des Arztes in der Praxis durchgeführt werden.

03322* Aufzeichnung eines Langzeit-EKG von mindestens 18	**48 Pkt.**
Stunden Dauer	**5,27 €**

Anmerkung: Die Berechnung der Gebührenordnungsposition 03322 setzt eine Genehmigung der Kassenärztlichen Vereinigung nach der Vereinbarung zur Durchführung von Langzeitelektrokardiographischen Untersuchungen gemäß § 135 Abs. 2 SGB V voraus.

Abrechnungsausschluss: Nicht neben 13252, 27322
im Behandlungsfall 13350,13545 und 13550

Aufwand in Minuten:
Kalkulationszeit: 1   **Prüfzeit:** 1   **Eignung d. Prüfzeit:** Tages- und Quartalsprofil
GOÄ entsprechend oder ähnlich: Nr. 659* (in GOÄ mit Auswertung)

Kommentar: Eine ebenfalls durchgeführte Langzeit-Blutdruckmessung, bei der allerdings der Zeitraum zwei Stunden länger sein muss, ist zusätzlich nach Nr. 03324 abrechenbar.

03324* Langzeit-Blutdruckmessung	57 Pkt.
	6,26 €

Obligater Leistungsinhalt
- Automatisierte Aufzeichnung von mindestens 20 Stunden Dauer,
- Computergestützte Auswertung,
- Aufzeichnung der Blutdruckwerte mindestens alle 15 Minuten während der Wach- und mindestens alle 30 Minuten während der Schlafphase mit gleichzeitiger Registrierung der Herzfrequenz,
- Auswertung und Beurteilung des Befundes

Abrechnungsausschluss: in derselben Sitzung 13254, 27324
im Behandlungsfall 13250, 13545

Aufwand in Minuten:
Kalkulationszeit: 2   **Prüfzeit:** 2   **Eignung d. Prüfzeit:** Tages- und Quartalsprofil
GOÄ entsprechend oder ähnlich: Nr. 654*

Kommentar: Ein ebenfalls durchgeführtes Langzeit-EKG, bei dem allerdings der Zeitraum nur 18 Stunden betragen muß, ist zusätzlich nach Nr. 03322 – und ggf. bei Auswertung auch noch mit Nr. 03241 – abrechenbar.

03330* Spirographische Untersuchung	53 Pkt.
	5,82 €

Obligater Leistungsinhalt
- Darstellung der Flussvolumenkurve,
- In- und exspiratorische Messungen,
- Graphische Registrierung

Abrechnungsausschluss: In derselben Sitzung 13255, 27330
am Behandlungstag 31013
im Behandlungsfall 13250

Aufwand in Minuten:
Kalkulationszeit: 2   **Prüfzeit:** 2   **Eignung d. Prüfzeit:** Tages- und Quartalsprofil
GOÄ entsprechend oder ähnlich: Nrn. 605* + 605a*

Kommentar: Um diese Nr. abzurechnen, müssen alle obligaten Leistungsinhalte erbracht werden. In der Leistungslegende findet sich keine Begrenzung der Häufigkeit zur Anwendung diese Untersuchung, so dass ein mehrmaliger Ansatz im Quartal, wenn medizinisch erforderlich, abrechnungsfähig ist.

03331* Prokto-/Rektoskopischer Untersuchungskomplex	94 Pkt. 10,33 €

Obligater Leistungsinhalt
- Rektale Untersuchung,
- Proktoskopie

und/oder
- Rektoskopie,
- Patientenaufklärung,
- Information zum Ablauf der vorbereitenden Maßnahmen vor dem Eingriff und zu einer möglichen Sedierung und/oder Prämedikation,
- Nachbeobachtung und -betreuung

Fakultativer Leistungsinhalt
- Prämedikation/Sedierung

Abrechnungsausschluss: im Behandlungsfall 13250
nicht neben 02300 bis 02302, 04516, 08333, 13257, 30600

Aufwand in Minuten:
Kalkulationszeit: 4   **Prüfzeit:** 3   **Eignung d. Prüfzeit:** Tages- und Quartalsprofil

GOÄ entsprechend oder ähnlich: Leistungskomplex in der GOÄ nicht vorhanden. Abrechnung der einzelnen erbrachten GOÄ-Leistung(en).

03335 Orientierende audiometrische Untersuchung nach vorausgegangener, dokumentierter, auffälliger Hörprüfung	90 Pkt. 9,89 €

Obligater Leistungsinhalt
- Untersuchung(en) ein und/oder beidseitig,
- Binaurikulare Untersuchung,
- Bestimmung(en) der Hörschwelle in Luftleitung mit mindestens 8 Prüffrequenzen

Fakultativer Leistungsinhalt
- Otoskopie,
- Kontinuierliche Frequenzänderung

Anmerkung: Die Gebührenordnungsposition 03335 ist nur berechnungsfähig bei Verwendung eines von der PTB bzw. eines entsprechend der EU-Richtlinie 93/42/EWG zugelassenen Audiometers mit mindestens einmal jährlich durchgeführter messtechnischer Kontrolle gemäß § 11 der Verordnung über das Errichten, Betreiben und Anwenden von Medizinprodukten (MPBetreibV) durch einen zugelassenen Wartungsdienst entsprechend der MPBetreib V. Der Vertragsarzt hat der zuständigen Kassenärztlichen Vereinigung die Bestätigung über die Durchführung der Wartung mit der nach dem Wartungsdienst erfolgenden Quartalsabrechnung beizulegen.
Entgegen Nr. 4.3.2 der Allgemeinen Bestimmungen kann die Gebührenordnungsposition 03335 auch dann berechnet werden, wenn durch die Arztpraxis die kontinuierliche Frequenzänderung nicht vorgehalten wird.

Abrechnungsausschluss:
nicht neben 01711 bis 01719, 01723, 03351, 03352

Aufwand in Minuten:
Kalkulationszeit: 3   **Prüfzeit:** 2   **Eignung d. Prüfzeit:** Tages- und Quartalsprofil

GOÄ entsprechend oder ähnlich: Nr. 1401*

Kommentar: Erläuterung: PTB = Physikalisch-technische Bundesanstalt

03350	Orientierende entwicklungsneurologische Untersu-chung eines Neugeborenen, Säuglings, Kleinkindes oder Kindes	123 Pkt. 13,51 €

Obligater Leistungsinhalt
* Beurteilung der altersgemäßen Haltungs- und Bewegungskontrolle,
* Beurteilung des Muskeltonus, der Eigen- und Fremdreflexe sowie der Hirnnerven

Anmerkung: Vertragsärzte des Hausärztlichen Versorgungsbereiches können die Gebühren-ordnungsposition 03350 berechnen, wenn sie nachweisen, dass sie diese Leistungen bereits vor dem 31.12.2002 abgerechnet haben und/oder über eine mindestens einjährige pädiatrische Weiterbildung verfügen.

Abrechnungsausschluss:
nicht neben 01711 bis 01719, 01723, 03352, 35142

Aufwand in Minuten:
Kalkulationszeit: 9   **Prüfzeit:** 8   **Eignung d. Prüfzeit:** Tages- und Quartalsprofil

GOÄ entsprechend oder ähnlich: Nrn. 715 bis 718

Kommentar: Die Leistung nach Nr. 03350 wird innerhalb des Regelleistungsvolumens (RVL) vergütet.

03351	Orientierende Untersuchung der Sprachentwicklung eines Säuglings, Kleinkindes, Kindes oder Jugendlichen	170 Pkt. 18,68 €

Obligater Leistungsinhalt
* Standardisiertes Verfahren,
* Prüfung aktiver und passiver Wortschatz,
* Prüfung des Sprachverständnisses,
* Prüfung der Fein- und Grobmotorik,

Fakultativer Leistungsinhalt
* Orientierende audiometrische Untersuchung entsprechend der Leistung nach der Nr. 03335,

Abrechnungsbestimmung: einmal im Behandlungsfall

Anmerkung: Vertragsärzte des hausärztlichen Versorgungsbereiches können die Gebühren-ordnungsposition 03351 berechnen, wenn sie nachweisen, dass sie diese Leistungen bereits vor dem 31.12.2002 abgerechnet haben und/oder über eine mindestens einjährige pädiatrische Weiterbildung verfügen.

Abrechnungsausschluss:
in derselben Sitzung 01711 bis 01719, 01720, 01723, 03335, 03352

Aufwand in Minuten:
Kalkulationszeit: 11   **Prüfzeit:** 10   **Eignung d. Prüfzeit:** Nur Quartalsprofil

GOÄ entsprechend oder ähnlich: Nr. 715 bis 718

Kommentar: Die Leistung nach Nr. 03350 wird innerhalb des Regelleistungsvolumens (RVL) vergütet.

03352	**Zuschlag zu den Gebührenordnungspositionen 01712 bis 01720 und 01723 für die Erbringung des Inhalts der Gebührenordnungspositionen 03350 und/oder 03351 bei pathologischem Ergebnis einer Kinderfrüherkennungs- bzw. Jugendgesundheitsuntersuchung**	**76 Pkt.** **8,35 €**

Abrechnungsausschluss:
in derselben Sitzung 03335, 03350, 03351

Aufwand in Minuten:
Kalkulationszeit: 5   **Prüfzeit:** 4   **Eignung d. Prüfzeit:** Tages- und Quartalsprofil

GOÄ entsprechend oder ähnlich: Keine ähnliche Leistung in der GOÄ vorhanden.

Kommentar: Die Leistung nach 03352 wird innerhalb des Regelleistungsvolumens (RVL) vergütet.

03355	**Anleitung zur Selbstanwendung eines Real-Time-Mess-gerätes zur kontinuierlichen interstitiellen Glukosemes-sung (rtCGM)**	**72 Pkt.** **7,91 €**

Obligater Leistungsinhalt
- Anleitung eines Patienten und/oder einer Bezugsperson zur Selbstanwendung eines rtCGM gemäß § 3 Nr. 3 der Nr. 20 der Anlage I „Anerkannte Untersuchungs- oder Behandlungsmethoden" der Richtlinie Methoden vertragsärztliche Versorgung des Gemeinsamen Bundesausschusses von mindestens 10 Minuten Dauer,

Abrechnungsbestimmung: je vollendete 10 Minuten

Anmerkung: Die Gebührenordnungsposition 03355 ist höchstens 10-mal im Krankheitsfall berechnungsfähig.

Aufwand in Minuten:
Kalkulationszeit: KA   **Prüfzeit:** 2   **Eignung d. Prüfzeit:** Tages- und Quartalsprofil

Kommentar: Siehe im Internet unter „Richtlinie Methoden vertragsärztliche Versorgung, Stand: 7. Juni 2017 des Gemeinsamen Bundesausschusses zu Untersuchungs- und Behandlungsmethoden der vertragsärztlichen Versorgung" (https://www.g-ba.de/downloads/62-492-1409/MVV-RL_2017-03-16_iK-2017-06-07.pdf) – in der Anlage I Punkt 20: Kontinuierliche interstitielle Glukosemessung mit Real-Time-Messgeräten (rtCGM) zur Therapiesteuerung bei Patientinnen und Patienten mit insulinpflichtigem Diabetes mellitus

3.2.4 Hausärztliche geriatrische Versorgung

1. Die Gebührenordnungspositionen 03360 und 03362 sind nur bei Patienten berechnungsfähig, die aufgrund ihrer Krankheitsverläufe einen geriatrischen Versorgungsbedarf aufweisen und folgende Kriterien erfüllen:

- Höheres Lebensalter (ab vollendetem 70. Lebensjahr)
und
- Geriatrietypische Morbidität (Patienten, bei denen mindestens ein nachfolgendes geriatrisches Syndrom dokumentiert ist) und/oder Vorliegen eines Pflegegrades
  – Multifaktoriell bedingte Mobilitätsstörung einschließlich Fallneigung und Altersschwindel,
  – Komplexe Beeinträchtigung kognitiver, emotionaler oder verhaltensbezogener Art,
  – Frailty-Syndrom (Kombinationen von unbeabsichtigtem Gewichtsverlust, körperlicher und/oder geistiger Erschöpfung, muskulärer Schwäche, verringerter Ganggeschwindigkeit und verminderter körperlicher Aktivität),
  – Dysphagie,
  – Inkontinenz(en),
  – Therapierefraktäres chronisches Schmerzsyndrom
  oder
  – Vorliegen einer der folgenden Erkrankungen: F00-F02 dementielle Erkrankungen, G30 Alzheimer-Erkrankung, G20.1 Primäres Parkinson-Syndrom mit mäßiger bis schwerer Beeinträchtigung und G20.2 Primäres Parkinson-Syndrom mit schwerster Beeinträchtigung auch bei Patienten, die das 70. Lebensjahr noch nicht vollendet haben.
2. Die Berechnung der Gebührenordnungspositionen 03360 und 03362 setzt die Angabe eines ICD-Kodes gemäß der ICD-10-GM voraus, der den geriatrischen Versorgungsbedarf dokumentiert.

Kommentar: Im Zuge der Neuregelung eines „Hausarzt-EBM" wurde zum 1.10.2013 die hausärztliche geriatrische Betreuung neu eingeführt, für die Krankenkassen nach einem Beschluss des Bewertungsausschusses vom 22.10.2012 zusätzliche Finanzmittel zur Verfügung stellen.
Aufschlussreiche Informationen zum Thema Geriatrie liefert frei zugänglich:
https://www.awmf.org/uploads/tx_szleitlinien/053-015l_S1_Geriatrisches_Assessment_in_der_Hausarztpraxis_2018-05-verlaengert.pdf
Beispielhaft einige relevante ICDs: R26.2, U51.ff, F06.7, E44.ff, R29.6, R13.9, N39.3 ff, R52.2

03360 Hausärztlich-geriatrisches Basisassessment	113 Pkt. 12,42 €

Obligater Leistungsinhalt
- Persönlicher Arzt-Patienten-Kontakt
- Erhebung und/oder Monitoring organbezogener und übergreifender motorischer, emotioneller und kognitiver Funktionseinschränkungen,
- Beurteilung der Selbstversorgungsfähigkeiten mittels standardisierter, wissenschaftlich validierter Testverfahren (z.B. Barthel-Index, PGBA, IADL nach Lawton/Brody, geriatrisches Screening nach LACHS),
- Beurteilung der Mobilität und Sturzgefahr durch standardisierte Testverfahren (z.B. Timed „up & go", Tandem-Stand, Esslinger Sturzrisikoassessment),

Fakultativer Leistungsinhalt
- Beurteilung von Hirnleistungsstörungen mittels standardisierter Testverfahren (z.B. MMST, SKT oder TFDD),

- Anleitung zur Anpassung des familiären und häuslichen Umfeldes an die ggf. vorhandene Fähigkeits- und Funktionsstörung,
- Anleitung zur Anpassung des Wohnraumes, ggf. Arbeitsplatzes,
- Abstimmung mit dem mitbehandelnden Arzt,

Abrechnungsbestimmung: einmal im Behandlungsfall

Anmerkung: Die Gebührenordnungsposition 03360 ist im Krankheitsfall höchstens zweimal berechnungsfähig.

Abrechnungsausschluss: nicht neben 03370 bis 03373, 30984, 37300, 37302, 37305 und 37306

im Behandlungsfall 03242

Aufwand in Minuten:
Kalkulationszeit: 5   **Prüfzeit:** 4   **Eignung d. Prüfzeit:** Nur Quartalsprofil

GOÄ entsprechend oder ähnlich: Eine vergleichbare Leistung ist in der GOÄ nicht aufgeführt.

Kommentar: Zur Abrechnung der Leistungen nach EBM Nrn. 03360 und/oder 03362 ist keine besondere Qualifikation erforderlich. Die Patienten müssen allerdings einen geriatrischen Versorgungsbedarf (siehe: Allgemeine Bestimmungen im EBM-Abschnitt 3.2.4), aufweisen:

- Lebensalter ab vollendetem 70. Lebensjahr
- Geriatrietypische Morbidität und/oder Vorliegen einer Pflegestufe.
- F00-F02 dementielle Erkrankungen,
- G30 Alzheimer-Erkrankung,
- G20.1 Primäres Parkinson-Syndrom mit mäßiger bis schwerer Beeinträchtigung und
- G20.2 Primäres Parkinson-Syndrom mit schwerster Beeinträchtigung auch bei Patienten, die das 70. Lebensjahr noch nicht vollendet haben.

Die **EBM-Ziffer 03360** darf 1x im Behandlungsfall (d.h. 1x im Quartal) abgerechnet werden, höchstens zweimal im Krankheitsfall (in vier aufeinander folgenden Quartalen). Wird das Assessment an nichtärztliche Mitarbeiter delegiert ist zur Abrechnung ein persönlicher Arzt-Patienten-Kontakt erforderlich.

03362	Hausärztlich-geriatrischer Betreuungskomplex	174 Pkt.
		19,12 €

Obligater Leistungsinhalt

- Persönlicher Arzt-Patienten-Kontakt,
- Einleitung und/oder Koordination der Behandlung, ggf. Durchführung therapeutischer Maßnahmen zur Behandlung von geriatrischen Syndromen, z.B.
  - Stuhl- und/oder Harninkontinenz
  - Sturz, lokomotorische Probleme (z.B. Schwindel, Gangunsicherheit)
  - Frailty-Syndrom
  - Immobilität und verzögerte Remobilität
  - Hemiplegiesyndrom
  - Kognitive und neuropsychologische Störungen einschließlich Depression und Demenz
  - Metabolische Instabilität,
- Überprüfung, ggf. Priorisierung und Anpassung aller verordneten Arzneimittel und der Selbstmedikation sowie ggf. Überprüfung der Arzneimittelhandhabung,
- Erstellung und/oder Aktualisierung eines Medika-tionsplans,

Fakultativer Leistungsinhalt
- Verordnung und/oder Einleitung von physio- und/oder ergotherapeutischen und/oder logopä-dischen Maßnahmen,
- Koordination der pflegerischen Versorgung,

Abrechnungsbestimmung: einmal im Behandlungsfall

Anmerkung: Für die Berechnung der Gebührenordnungsposition 03362 neben der Versicher-tenpauschale nach den Gebührenordnungspositionen 03000 oder 03030 ist in demselben Be-handlungsfall mindestens ein weiterer persönlicher Arzt-Patienten-Kontakt notwendig.

Die Berechnung der Gebührenordnungsposition 03362 setzt das Vorliegen der Ergebnisse eines geriatrischen Basisassessments entsprechend den Inhalten der Gebührenordnungsposition 03360 und/oder eines weiterführenden geriatrischen Assessments nach der Gebührenordnungs-position 30984 voraus. Die Durchführung des geriatrischen Basisassessments darf nicht länger als vier Quartale zurückliegen.

Abrechnungsausschluss:
nicht neben 03370 bis 03373, 30984, 37300, 37302, 37305 und 37306
im Behandlungsfall 01630 und 03222

Aufwand in Minuten:
Kalkulationszeit: 11   **Prüfzeit:** 9   **Eignung d. Prüfzeit:** Nur Quartalsprofil

Kommentar: Voraussetzungen zur Abrechnung sind:
- Vorliegen des hausärztlichen-geriatrischen Basisassessments nach EBM Nr. 03360 oder wei-terführenden Assessments nach 30984, das nicht länger als vier Quartale zurückliegen darf. Es darf aber auf fremd (z.B. in Kliniken, auf der Reha etc.) angefertigte Assessmentergebnisse zurückgegriffen werden.
- mindestens 2 Arzt-Patienten-Kontakte im Behandlungsfall

Erforderliche Leistungen zur Abrechnung von EBM Nr. 03362 sind:
- Einleitung und/oder Koordination der Behandlung,
- ggf. therapeutische Maßnahmen zur Therapie geriatrischer Syndromen
- Überprüfung, ggf. Priorisierung und Anpassung aller verordneten Arzneimittel und Selbstme-dikation sowie
- ggf. Überprüfung derrArzneimittelhandhabung
- Erstellung/Aktualisierung eines Medikationsplans

Wichtig: Sie dürfen die EBM-Ziffer 03362 nur einmal im Behandlungsfall abrechnen.

3.2.5 Palliativmedizinische Versorgung

1. Die Gebührenordnungspositionen 03370 bis 03373 sind für die Behandlung von schwerstkranken und sterbenden Patienten in jedem Alter berechnungsfähig, die an einer nicht heilbaren, fortschreitenden und so weit fortgeschrittenen Erkran-kung leiden, dass dadurch nach fachlicher Einschätzung des behandelnden Arz-tes die Lebenserwartung auf Tage, Wochen oder Monate gesunken ist. Eine Er-krankung ist nicht heilbar, wenn nach dem allgemein anerkannten Stand der Medi-zin Behandlungsmaßnahmen nicht zur Beseitigung dieser Erkrankung führen kön-nen. Sie ist fortschreitend, wenn ihrem Verlauf trotz medizinischer Maßnahmen nach dem allgemein anerkannten Stand der Medizin nicht nachhaltig entgegenge-wirkt werden kann. Der behandelnde Arzt ist verpflichtet, in jedem Einzelfall zu

überprüfen, ob eine angemessene ambulante Versorgung in der Häuslichkeit (darunter fallen auch Pflege- und Hospizeinrichtungen) möglich ist.

2. Der grundsätzliche Anspruch eines Patienten auf eine spezialisierte ambulante Palliativversorgung (SAPV) im Sinne des § 37b SGB V wird durch das Erbringen der nachfolgenden Gebührenordnungspositionen nicht berührt.

3. Die Gebührenordnungspositionen 03371, 03372 und 03373 sind nicht bei Patienten berechnungsfähig, die eine Vollversorgung nach § 5 Abs. 2 der Richtlinie zur Verordnung von spezialisierter ambulanter Palliativversorgung (SAPV) des Gemeinsamen Bundesausschusses erhalten.

4. Die Gebührenordnungspositionen 03370 bis 03373 sind nicht berechnungsfähig, wenn der behandelnde Vertragsarzt äquivalente Leistungen bei dem Patienten im Rahmen der spezialisierten ambulanten Palliativversorgung gemäß § 37b SGB V i.V.m. § 132d Abs. 1 SGB V erbringt.

Kommentar: Die Aufnahme der palliativmedizinischen Versorgung in den EBM ist ausdrücklich als eine Ergänzung neben der spezialisierten ambulanten Palliativversorgung (SAPV) nach den Richtlinien des Gemeinsamen Bundesausschusses konzipiert. Die SAPV beruht auf folgenden Grundlagen:

---

§ 37b SGB V Spezialisierte ambulante Palliativversorgung

(1) Versicherte mit einer nicht heilbaren, fortschreitenden und weit fortgeschrittenen Erkrankung bei einer zugleich begrenzten Lebenserwartung, die eine besonders aufwändige Versorgung benötigen, haben Anspruch auf spezialisierte ambulante Palliativversorgung. Die Leistung ist von einem Vertragsarzt oder Krankenhausarzt zu verordnen. Die spezialisierte ambulante Palliativversorgung umfasst ärztliche und pflegerische Leistungen einschließlich ihrer Koordination insbesondere zur Schmerztherapie und Symptomkontrolle und zielt darauf ab, die Betreuung der Versicherten nach Satz 1 in der vertrauten Umgebung des häuslichen oder familiären Bereichs zu ermöglichen; hierzu zählen beispielsweise Einrichtungen der Eingliederungshilfe für behinderte Menschen und der Kinder- und Jugendhilfe. Versicherte in stationären Hospizen haben einen Anspruch auf die Teilleistung der erforderlichen ärztlichen Versorgung im Rahmen der spezialisierten ambulanten Palliativversorgung. Dies gilt nur, wenn und soweit nicht andere Leistungsträger zur Leistung verpflichtet sind. Dabei sind die besonderen Belange von Kindern zu berücksichtigen.

(2) Versicherte in stationären Pflegeeinrichtungen im Sinne von § 72 Abs. 1 des Elften Buches haben in entsprechender Anwendung des Absatzes 1 einen Anspruch auf spezialisierte Palliativversorgung. Die Verträge nach § 132d Abs. 1 regeln, ob die Leistung nach Absatz 1 durch Vertragspartner der Krankenkassen in der Pflegeeinrichtung oder durch Personal der Pflegeeinrichtung erbracht wird; § 132d Abs. 2 gilt entsprechend.

(3) Der Gemeinsame Bundesausschuss bestimmt in den Richtlinien nach § 92 das Nähere über die Leistungen, insbesondere

1. die Anforderungen an die Erkrankungen nach Absatz 1 Satz 1 sowie an den besonderen Versorgungsbedarf der Versicherten,

2. Inhalt und Umfang der spezialisierten ambulanten Palliativversorgung einschließlich von deren Verhältnis zur ambulanten Versorgung und der Zusammenarbeit der Leistungserbringer mit den bestehenden ambulanten Hospizdiensten und stationären Hospizen (integrativer Ansatz); die gewachsenen Versorgungsstrukturen sind zu berücksichtigen,

3. Inhalt und Umfang der Zusammenarbeit des verordnenden Arztes mit dem Leistungserbringer.

03370 **Palliativmedizinische Ersterhebung inkl. Behandlungs-**   **341 Pkt.**
      plan des Patienten   **37,47 €**

Obligater Leistungsinhalt
- Untersuchung des körperlichen und psychischen Zustandes des Patienten,
- Beratung und Aufklärung des Patienten und/oder der betreuenden Person zur Ermittlung des Patientenwillens und ggf. Erfassung des Patientenwillens,
- Erstellung und Dokumentation eines palliativmedizinischen Behandlungsplans unter Berücksichtigung des Patientenwillens,

Abrechnungsbestimmung: einmal im Krankheitsfall

Abrechnungsausschluss:
nicht neben 03220, 03221, 03230, 03360, 03362
im Krankeitsfall 37300

Aufwand in Minuten:
Kalkulationszeit: KA   **Prüfzeit:** ./.   **Eignung d. Prüfzeit:** Keine Eignung

GOÄ entsprechend oder ähnlich: Eine vergleichbare Leistung ist in der GOÄ nicht aufgeführt.

03371 **Zuschlag zu der Versichertenpauschale 03000 für die**   **159 Pkt.**
      palliativmedizinische Betreuung des Patienten in der   **17,47 €**
      Arztpraxis

Obligater Leistungsinhalt
- Persönlicher Arzt-Patienten-Kontakt,
- Dauer mindestens 15 Minuten,
- Palliativmedizinische Betreuung des Patienten
- (z.B. Schmerztherapie, Symptomkontrolle),

Fakultativer Leistungsinhalt
- Koordinierung der palliativmedizinischen und -pflegerischen Versorgung in Zusammenarbeit mit anderen spezialisierten Leistungserbringern wie z.B. Vertragsärzten, Psychotherapeuten, Pflegediensten, psychosozialen Betreuungsdiensten, Hospizen,
- Anleitung und Beratung der Betreuungs- und Bezugspersonen,

Abrechnungsbestimmung: einmal im Behandlungsfall

Abrechnungsausschluss:
nicht neben 03220, 03221, 03360, 03362, 03372, 03373, 37505, 37306 und 37400
im Behandlungsfall 37302

Aufwand in Minuten:
Kalkulationszeit: KA   **Prüfzeit:** 12   **Eignung d. Prüfzeit:** Tages- und Quartalsprofil

03372 **Zuschlag zu den Gebührenordnungspositionen 01410**   **124 Pkt.**
      oder 01413 für die palliativmedizinische Betreuung in der   **13,62 €**
      Häuslichkeit

Obligater Leistungsinhalt
- Persönlicher Arzt-Patienten-Kontakt,
- Dauer mindestens 15 Minuten,

- Palliativmedizinische Betreuung des Patienten
- (z.B. Schmerztherapie, Symptomkontrolle),

Fakultativer Leistungsinhalt
- Koordinierung der palliativmedizinischen und -pflegerischen Versorgung in Zusammenarbeit mit anderen spezialisierten Leistungserbringern wie z.B. Vertragsärzten, Psychotherapeuten, Pflegediensten, psychosozialen Betreuungsdiensten, Hospizen,
- Anleitung und Beratung der Betreuungs- und Bezugspersonen,

Abrechnungsbestimmung: je vollendete 15 Minuten

Anmerkung: Der Höchstwert für die Gebührenordnungsposition 03372 beträgt am Behandlungstag 620 Punkte.

Abrechnungsausschluss:
nicht neben 03220, 03221, 03230, 03360, 03362, 03371, 03373, 37505, 37306 und 37400

Aufwand in Minuten:
Kalkulationszeit: KA   **Prüfzeit:** 12   **Eignung d. Prüfzeit:** Tages- und Quartalsprofil

03373	Zuschlag zu den Gebührenordnungspositionen 01411,	124 Pkt.
	01412 oder 01415 für die palliativmedizinische	13,62 €
	Betreuung in der Häuslichkeit	

Obligater Leistungsinhalt
- Persönlicher Arzt-Patienten-Kontakt,
- Palliativmedizinische Betreuung des Patienten
- (z.B. Schmerztherapie, Symptomkontrolle),

Abrechnungsbestimmung: je Besuch

Anmerkung: Die Gebührenordnungsposition 03373 ist für Besuche im Rahmen des organisierten Not(-fall)dienstes, für Besuche im Rahmen der Notfallversorgung durch nicht an der vertragsärztlichen Versorgung teilnehmende Ärzte, Institute und Krankenhäuser sowie für dringende Visiten auf der Belegstation nicht berechnungsfähig.

Abrechnungsausschluss: nicht neben 01100 bis 01102, 01205, 01207, 01210, 01214, 01216, 01218, 03220, 03221, 03230, 03360, 03362, 03371, 03372, 37505, 37306 und 37400

Aufwand in Minuten:
Kalkulationszeit: KA   **Prüfzeit:** ./.   **Eignung d. Prüfzeit:** Keine Eignung

14.3 Diagnostische und therapeutische Gebührenordnungspositionen

14312	Untersuchung und Beurteilung der funktionellen	183 Pkt.
	Entwicklung eines Neugeborenen, Säuglings, Klein-	20,11 €
	kindes oder Kindes bis zum vollendeten 6. Lebensjahr	

Obligater Leistungsinhalt
- Untersuchung von mindestens 4 Funktionsbereichen (Grobmotorik, Handfunktion, geistige Entwicklung, Perzeption, Sprache, Sozialverhalten oder Selbständigkeit) nach standardisierten Verfahren,

Abrechnungsbestimmung: je Sitzung

Aufwand in Minuten:
Kalkulationszeit: 13 **Prüfzeit:** 10 **Eignung d. Prüfzeit:** Tages- und Quartalsprofil
GOÄ entsprechend oder ähnlich: Nr. 715

Kommentar: Nach **Wezel/Liebold** kann mit dieser Leistung auch eine Untersuchung mittels **Denverskalen** (Erfassung von: Grobmotorik, Sprache, Feinmotorik-Adaptation, Sozialkontakten) abgerechnet werden.

18.3 Diagnostische und therapeutische Gebührenordnungspositionen

18310 **Zusatzpauschale Behandlung und ggf. Diagnostik von** **233 Pkt.**
Erkrankungen des Stütz- und Bewegungsapparates **25,60 €**
(angeboren, traumatisch, posttraumatisch, perioperativ)
und/oder von (einer) entzündlichen Erkrankung(en) des
Stütz- und Bewegungsapparates und/oder von (einer)
Skelettanomalie(n) bei Neugeborenen, Säuglingen,
Kleinkindern und Kindern

Obligater Leistungsinhalt
• Funktionsdiagnostik (ggf. segmental) und Differentialdiagnostik,
• Dokumentation von Bewegungseinschränkungen (z.B. nach der Neutral-Null-Methode),
• Weiterführende neurologische Diagnostik,
• Mindestens 3 Arzt-Patienten-Kontakte im Behandlungsfall,

Fakultativer Leistungsinhalt
• Anlage und/oder Wiederanlage eines immobilisierenden Verbandes unter Einschluss mindestens eines großen Gelenkes und/oder einer/mehrerer Fraktur(en),
• Anlage und/oder Wiederanlage eines Schienenverbandes,
• Anlage und/oder Wiederanlage einer Orthese,
• Mobilisation(en) nach Funktionsdiagnostik,
• Anleitung zur Durchführung von Bewegungsübungen,
• Durchführung einer Thromboseprophylaxe,
• Gelenkpunktion(en) und/oder intraarticuläre Injektionen,

Abrechnungsbestimmung: einmal im Behandlungsfall

Abrechnungsausschluss: im Zeitraum von 21 Tagen nach Erbringung einer Leistung des Abschnitts 31.2 31601, 31602, 31608, 31609, 31610, 31611, 31612, 31613, 31614, 31615, 31616, 31617, 31618, 31619, 31620, 31621, 31622, 31623, 31624, 31625, 31626, 31627, 31628, 31629, 31630, 31631, 31632, 31633, 31634, 31635, 31636, 31637
in derselben Sitzung 02300, 02301, 02302, 02511
am Behandlungstag 31614, 31615, 31616, 31617, 31618, 31619, 31620, 31621
im Behandlungsfall 02311, 02312, 02340, 02341, 02350, 02360, 07310, 18311, 18320, 18330, 18340, 18700

Bericht: Berichtspflicht – Übermittlung der Behandlungsdaten siehe Allg. Bestimmungen 2.1.4 Berichtspflicht

Aufwand in Minuten:
Kalkulationszeit: 15   **Prüfzeit:** 14   **Eignung d. Prüfzeit:** Nur Quartalsprofil

GOÄ entsprechend oder ähnlich: Leistungskomplex in der GOÄ nicht vorhanden. Abrechnung der einzelnen erbrachten GOÄ-Leistung(en)

Kommentar: Für die Abrechnung dieses Leistungskomplexes sind mind. 3 persönliche Arzt-Patienten-Kontakte erforderlich.

18311	**Zusatzpauschale Behandlung und ggf. Diagnostik von Erkrankungen des Stütz- und Bewegungsapparates (angeboren, erworben, degenerativ, posttraumatisch, perioperativ) und/oder einer entzündlichen Erkrankung des Stütz- und Bewegungsapparates bei Jugendlichen und bei Erwachsenen(außer degenerativen und funktionellen Erkrankungen der Wirbelsäule)**	**218 Pkt.** **23,95 €**

Obligater Leistungsinhalt
- Funktionsdiagnostik (ggf. segmental) und Differentialdiagnostik,
- Dokumentation von Bewegungseinschränkungen (z.B. nach der Neutral-Null-Methode),
- Weiterführende neurologische Diagnostik,
- Mindestens 3 Arzt-Patienten-Kontakte im Behandlungsfall,

Fakultativer Leistungsinhalt
- Anlage und/oder Wiederanlage eines immobilisierenden Verbandes unter Einschluss mindestens eines großen Gelenkes und/oder einer/mehrerer Fraktur(en),
- Anlage und/oder Wiederanlage eines Schienenverbandes,
- Anlage und/oder Wiederanlage einer Orthese,
- Mobilisation(en) nach Funktionsdiagnostik,
- Anleitung zur Durchführung von Bewegungsübungen,
- Durchführung einer Thromboseprophylaxe,
- Gelenkpunktion(en) und/oder intraarticuläre Injektionen,

Abrechnungsbestimmung: einmal im Behandlungsfall

Abrechnungsausschluss: am Behandlungstag 31614, 31615, 31616, 31617, 31618, 31619, 31620, 31621
im Zeitraum von 21 Tagen nach Erbringung einer Leistung des Abschnitts 31.2 31601, 31602, 31608, 31609, 31610, 31611, 31612, 31613, 31614, 31615, 31616, 31617, 31618, 31619, 31620, 31621, 31622, 31623, 31624, 31625, 31626, 31627, 31628, 31629, 31630, 31631, 31632, 31633, 31634, 31635, 31636, 31637
in derselben Sitzung 02300, 02301, 02302, 02511
im Behandlungsfall 02311, 02312, 02340, 02341, 02350, 02360, 07311, 18310, 18320, 18330, 18340, 18700

Bericht: Berichtspflicht – Übermittlung der Behandlungsdaten siehe Allg. Bestimmungen 2.1.4 Berichtspflicht

Aufwand in Minuten:
Kalkulationszeit: 13   **Prüfzeit:** 12   **Eignung d. Prüfzeit:** Nur Quartalsprofil

GOÄ entsprechend oder ähnlich: Leistungskomplex in der GOÄ nicht vorhanden. Abrechnung der einzelnen erbrachten GOÄ-Leistung(en)

Kommentar: Die Behandlung und ggf. Diagnostik degenerativer Erkrankungen der Wirbelsäule ist nach Nr. 18331 abzurechnen.

IV Arztgruppenübergreifende bei spezifischen Voraussetzungen berechnungsfähige Gebührenordnungspositionen

30 Spezielle Versorgungsbereiche

30.1 Allergologie

1. Die Gebührenordnungspositionen der Abschnitte 30.1.1 und 30.1.2 nur von
   - Fachärzten für Hals-Nasen-Ohrenheilkunde,
   - Fachärzten für Haut- und Geschlechtskrankheiten,
   - Vertragsärzten mit der Zusatzbezeichnung Allergologie,
   - Fachärzten für Innere Medizin mit Schwerpunkt Pneumologie und Lungenärzte,
   - Fachärzten für Kinder- und Jugendmedizin

   berechnet werden.
2. Die Gebührenordnungspositionen des Abschnitts 30.1.3 können von allen Vertragsärzten – soweit dies berufsrechtlich zulässig ist – berechnet werden.

Kommentar: Die Gebührenordnungspositionen des Kapitels 30.1 nach den Nrn. 30110 bis 30123 können grundsätzlich (s. Kommentierung zu Kapitel I, Abschnitt 1.3 und 1.5) nur von den oben angegeben Ärzten abgerechnet werden.

Für die Leistung nach Nr. 30130 und 30131 (Hyposensibilisierungsbehandlung) gilt die Begrenzung auf die oben genannten Arztgruppen nicht, dafür ist aber zu beachten, ob diese Behandlung berufsrechtlich dem Fachgebiet des ausführenden Arztes zugehört. Nur dann darf diese Leistung auch in der ambulanten vertragsärztlichen Versorgung erbracht und abgerechnet werden.

30.1.1 Allergologische Anamnese

30100	Spezifische allergologische Anamnese und/oder Beratung	65 Pkt. 7,14 €

Obligater Leistungsinhalt
- Persönlicher Arzt-Patienten-Kontakt,
- Durchführung einer spezifischen allergologischen Anamnese

und/oder
- Beratung und Befundbesprechung nach Vorliegen der Ergebnisseder Allergietestung,

Fakultativer Leistungsinhalt
- Anwendung eines schriftlichen Anamnesebogens,
- Indikationsstellung zu einer Allergietestung,

Abrechnungsbestimmung: je vollendete 5 Minuten

Anmerkung: Die Gebührenordnungsposition 30100 ist höchstens viermal imKrankheitsfall berechnungsfähig.

Die Gebührenordnungsposition 30100 ist im Behandlungsfall nicht nebenden Gebührenordnungspositionen 13250 und 13258 berechnungsfähig

© Springer-Verlag GmbH Deutschland, ein Teil von Springer Nature 2020
P. M. Hermanns (Hrsg.), *EBM 2020 Kommentar Allgemeinmedizin*, Abrechnung erfolgreich und optimal, https://doi.org/10.1007/978-3-662-61502-7_4

Kommentar: Seit 1.4.2020 ist die spezifische allergologische Anamnese in den EBM neu auf-
genommen. Im Gegenzug kam zu einer deutlichen Abwertung der allergologisch-diagnostischen
Komplexe (EBM-Ziffern 30110, 30111), aus deren Leistungsbeschreibung die anamnestischen
Inhalte ausgegliedert wurden. Insofern kommt der EBM-Ziffer 30100 eine wichtige Funktion zu.
Die spezifische allergologische Anamnese darf höchstens viermal im Krankheitsfall, jedoch mehrfach in einer Sitzung berechnet werden. Sie ist je vollendete 5 Minuten berechnungsfähig.
Zu beachten ist die fehlende Bindung an allergologische Testverfahren (z.B. Pricktestung, Spiro-
metrie). Damit eignet sich die EBM-Ziffer 30100 auch für die, häufig neben einer Vorsorgeuntersu-
chung oder Impfung angefragten „kleinen" allergologischen Beratungen, für Beratungen ohne Tes-
tungen und für Befundbesprechungen. Die fünfminütige Zeittaktung, passt in diesem Sinne sehr
gut. Die Leistung wird nicht auf das Gesprächsbudget (siehe EBM-Ziffer 04230) angerechnet.

Aufwand in Minuten:
Kalkulationszeit: 5   **Prüfzeit:** 5   **Eignung d. Prüfzeit:** Nur Quartalprofil

30.1.2 Allergie-Testungen

30110	Allergologisch-diagnostischer Komplex zur Diagnostik und/oder zum Ausschluss einer (Kontakt-)Allergie vom Spättyp (Typ IV)	258 Pkt. 28,35 €

Obligater Leistungsinhalt
• Spezifische allergologische Anamnese,
• Epikutan-Testung,
• Überprüfung der lokalen Hautreaktion,

Fakultativer Leistungsinhalt
• Hautfunktionstests (z.B. Alkaliresistenzprüfung, Nitrazingelbtest),
• ROAT-Testung (wiederholter offener Expositionstest),
• Okklusion,

Abrechnungsbestimmung: einmal im Krankheitsfall

Abrechnungsausschluss: im Behandlungsfall 13250, 13258, 30111

Bericht: Berichtspflicht – Übermittlung der Behandlungsdaten siehe Allg. Bestimmungen 2.1.4
Berichtspflicht

Aufwand in Minuten:
Kalkulationszeit: 3   **Prüfzeit:** 2   **Eignung d. Prüfzeit:** Nur Quartalprofil

GOÄ entsprechend oder ähnlich: Nrn. 380, 381, 382

Kommentar: Im Rahmen der EBM Reform 2020 kam es zum 1.4.2020 zu einer deutlichen Ab-
wertung technischer Leistungen – die Bewertung der EBM-Ziffer 30110 wurde um 52% reduziert.
Die anamnestischen Inhalte wurden in die EBM-Ziffer 30100 (spezifische allergologische Anam-
nese) ausgegliedert, der damit eine wichtige kompensatorische Funktion zukommt.
Neben dieser Leistung ist die EBM-Ziffer 30111 (Typ-I-Diagnostik) im gesamten Quartal gesperrt.
Ein erneuter Ansatz der EBM-Ziffer 30110 ist erst nach vier Quartalen möglich (Arztfall).
Eine evtl. erforderliche Nachüberwachung des Patienten ist integraler Bestandteil der EBM-Ziffer
30110 und kann nicht zusätzlich abgerechnet werden.
Zu beachten: Seit dem 1.4.2020 wurde die EBM-Ziffer 40350 als Sachkostenpauschale (Bewer-
tung 16,14.-EUR) zur Durchführung des Allergologischen Komplexes 1 nach EBM-Ziffer 30110
eingeführt.

30111 Allergologisch-diagnostischer Komplex zur Diagnostik und/oder zum Ausschluss einer Allergie vom Soforttyp (Typ I)

220 Pkt.
24,17 €

Obligater Leistungsinhalt
* Spezifische allergologische Anamnese,
* Prick-Testung,
und/oder
* Scratch-Testung
und/oder
* Reibtestung
und/oder
* Skarifikationstestung
und/oder
* Intrakutan-Testung
und/oder
* Konjunktivaler Provokationstest
und/oder
* Nasaler Provokationstest,
* Vergleich zu einer Positiv- und Negativkontrolle,
* Überprüfung der lokalen Hautreaktion,
* Vorhaltung notfallmedizinischer Versorgung,

Abrechnungsbestimmung: einmal im Krankheitsfall

Abrechnungsausschluss: im Behandlungsfall 13250, 13258, 30110

Bericht: Berichtspflicht – Übermittlung der Behandlungsdaten siehe Allg. Bestimmungen 2.1.4 Berichtspflicht

Aufwand in Minuten:
Kalkulationszeit: 3   **Prüfzeit:** 3   **Eignung d. Prüfzeit:** Nur Quartalsprofil

GOÄ entsprechend oder ähnlich: Leistungskomplex in der GOÄ nicht vorhanden. Abrechnung der einzelnen erbrachten GOÄ-Leistung(en) z.B. Auswahl aus Nrn. 385 – 391.

Kommentar: Die Zusatzpauschale fachinternistischer Behandlung und die allergologische Basisdiagnostik der fachärztlich tätigen Internisten kann neben der Leistung nach Nr. 30111 im gesamten Quartal nicht zusätzlich berechnet werden. Siehe auch Kommentar zur 30110, vice versa ist die 30110 im Krankheitsfall gegen die 30111 gesperrt.

30121* Subkutaner Provokationstest

162 Pkt.
17,80 €

Obligater Leistungsinhalt
* Subkutaner Provokationstest in mindestens 2 Stufen (Kochsalz, Allergen) zum Aktualitätsnachweis von Allergenen,
* Testung mit Einzel- und/oder Gruppenallergenen,
* Vorhaltung notfallmedizinischer Versorgung,
* Mindestens 2 Stunden Nachbeobachtung,

Fakultativer Leistungsinhalt
* Testung mit unterschiedlichen Konzentrationen der Extrakte,

Abrechnungsbestimmung: je Test, höchstens fünfmal im Behandlungsfall

Abrechnungsausschluss: im Behandlungsfall 13250, 13258

Aufwand in Minuten:
Kalkulationszeit: 1   **Prüfzeit:** 1   **Eignung d. Prüfzeit:** Tages- und Quartalsprofil

GOÄ entsprechend oder ähnlich: Leistungskomplex in der GOÄ nicht vorhanden.

Kommentar: Die Zusatzpauschale fachinternistischer Behandlung und die allergologische Basisdiagnostik der fachärztlich tätigen Internisten kann neben der Leistung nach Nr. 30121 im gesamten Quartal nicht zusätzlich berechnet werden. Die mindestens zweistündige Nachbeobachtung ist obligater Leistungsbestandteil und somit nicht zusätzlich berechenbar.

30123* Oraler Provokationstest	**143 Pkt.**
	15,71 €

Obligater Leistungsinhalt
* Oraler Provokationstest in mindestens 2 Stufen (Leerwert oder Trägersubstanz, Allergen) zur Ermittlung von allergischen oder pseudoallergischen Reaktionen auf nutritive Allergene oder Arzneimittel,
* Vorhaltung notfallmedizinischer Versorgung,
* Mindestens 2 Stunden Nachbeobachtung,

Abrechnungsbestimmung: je Test

Abrechnungsausschluss: im Behandlungsfall 13250, 13258

Aufwand in Minuten:
Kalkulationszeit: 2   **Prüfzeit:** 2   **Eignung d. Prüfzeit:** Tages- und Quartalsprofil

GOÄ entsprechend oder ähnlich: Nr. 399

Kommentar: Die Zusatzpauschale fachinternistischer Behandlung und die allergologische Basisdiagnostik der fachärztlich tätigen Internisten kann neben der Leistung nach Nr. 30123 im gesamten Quartal nicht zusätzlich berechnet werden. Die mindestens zweistündige Nachbeobachtung ist obligater Leistungsbestandteil und somit nicht zusätzlich berechenbar.

30.1.3 Hyposensibilisierungsbehandlung

30130 Hyposensibilisierungsbehandlung	**102 Pkt.**
	11,21 €

Obligater Leistungsinhalt
* Hyposensibilisierungsbehandlung (Desensibilisierung) durch subkutane Allergeninjektion(en),
* Nachbeobachtung von mindestens 30 Minuten Dauer

Anmerkung: Voraussetzung für die Berechnung der Gebührenordnungsposition 30130 ist die Erfüllung der notwendigen sachlichen und personellen Bedingungen für eine gegebenenfalls erforderliche Schockbehandlung und Intubation.

Aufwand in Minuten:
Kalkulationszeit: 3   **Prüfzeit:** 3   **Eignung d. Prüfzeit:** Tages- und Quartalsprofil

GOÄ entsprechend oder ähnlich: Nr. 263

Kommentar: Nicht für orale Hypo- bzw. Desensibilisierung (sublinguale Therapie)

30131	**Zuschlag zu der Gebührenordnungsposition 30130 für jede weitere Hyposensibilisierungsbehandlung durch Injektio(en) zu unterschiedlichen Zeiten am selben Behandlungstag (zum Beispiel bei Injektion verschiedener nicht mischbarer Allergene oder Clusteroder Rush-Therapie)**	**80 Pkt.** **8,79 €**

Obligater Leistungsinhalt
* Hyposensibilisierungsbehandlung (Desensibilisierung) durch subkutane Allergen-injektion(en),
* Nachbeobachtung von mindestens 30 Minuten Dauer,

Abrechnungsbestimmung: je Hyposensibilisierungsbehandlung

Anmerkung: Die Gebührenordnungsposition 30131 ist mit Angabe des jeweiligen Injektionszeitpunkts bis zu viermal am Behandlungstag berechnungsfähig.

Die Berechnung der Gebührenordnungsposition 30131 neben der Gebührenordnungsposition 30130 und die mehrmalige Berechnung der Gebührenordnungsposition 30131 setzen jeweils eine Desensibilisierungsbehandlung durch Allergeninjektion(en) mit jeweils mindestens 30minütigem Nachbeobachtungsintervall sowie die Angabe des jeweiligen Behandlungszeitpunktes auch bei der Gebührenordnungsposition 30130 voraus.

Voraussetzung für die Berechnung der Gebührenordnungsposition 30131 ist die Erfüllung der notwendigen, sachlichen und personellen Bedingungen für eine gegebenenfalls erforderliche Schockbehandlung und Intubation.

Aufwand in Minuten:
Kalkulationszeit: 2   **Prüfzeit:** 2   **Eignung d. Prüfzeit:** Tages- und Quartalsprofil

Berichtspflicht: Nein

Ausschluss der Berechnungsfähigkeit der Pauschale für die fachärztliche Grundversorgung: Nein

Kommentar: Die EBM-Ziffer 30131 ist mit Angabe des jeweiligen Injektionszeitpunkts (Uhrzeitangabe!) bis zu viermal am Behandlungstag berechnungsfähig. Bei mehrfachen Behandlungen am Tag zu unterschiedlichen Zeitpunkten kann maximal 1 × EBM-Ziffer 30130 + 4 × EBM-Ziffer 30131 berechnet werden. Nicht für orale Hypo- bzw. Desensibilisierung (sublinguale Therapie).

30.2 Chirotherapie und Hyperbare Sauerstofftherapie

30.2.1 Chirotherapie

Die Berechnung der Gebührenordnungspositionen dieses Abschnitts setzt eine besondere ärztliche Qualifikation – bei Erstantrag die Zusatzbezeichnung Chirotherapie – und eine Genehmigung der zuständigen Kassenärztlichen Vereinigung voraus.

Kommentar: Alle Gebührenordnungspositionen des Kapitels 30.2 können grundsätzlich nur von Ärzten abgerechnet werden, die
* die über eine besondere ärztliche Qualifikation verfügen und
* im Besitz einer Genehmigung ihrer Kassenärztlichen Vereinigung zur Erbringung und Abrechnung chirotherapeutischer Leistungen sind.

Wird erstmals die Abrechnung chirotherapeutischer Leistungen beantragt, ist die „besondere ärztliche Qualifikation" durch die Zusatzbezeichnung Chirotherapie nachzuweisen.
Im übrigen ist die Erbringung und Abrechnung eines chirotherapeutischen Eingriffs an der Wirbelsäule in der Regel auf eine zweimalige Erbringung beschränkt. Darüber hinausgehende Anwendungen dieser Leistung sind nur im Ausnahmefall unter bestimmten Voraussetzungen möglich.

30200 **Chirotherapeutischer Eingriff**	**48 Pkt.**
	5,27 €

Obligater Leistungsinhalt
- Chirotherapeutischer Eingriff an einem oder mehreren Extremitätengelenken,
- Dokumentation der Funktionsanalyse,

Abrechnungsbestimmung: je Sitzung

Anmerkung: Die Gebührenordnungsposition 30200 ist im Behandlungsfall höchstens zweimal berechnungsfähig.

Abrechnungsausschluss: in derselben Sitzung 30201

Aufwand in Minuten:
Kalkulationszeit: 4 **Prüfzeit:** 4 **Eignung d. Prüfzeit:** Tages- und Quartalsprofil

GOÄ entsprechend oder ähnlich: Analog Ansatz der Nr. 3306 entsprechend GOÄ § 6 (2).

30201 **Chirotherapeutischer Eingriff an der Wirbelsäule**	**71 Pkt.**
	7,80 €

Obligater Leistungsinhalt
- Chirotherapeutischer Eingriff an der Wirbelsäule,
- Dokumentation der Funktionsanalyse,

Fakultativer Leistungsinhalt
- Leistungsinhalt entsprechend der Gebührenordnungsposition 30200,

Abrechnungsbestimmung: je Sitzung

Anmerkung: Die Gebührenordnungsposition 30201 ist im Behandlungsfall zweimal berechnungsfähig. Ist ein ausreichender Behandlungseffekt mit der zweimaligen Erbringung der Gebührenordnungsposition 30201 im Quartal nicht erzielt worden, kann im Ausnahmefall jede weitere Behandlung nur mit ausführlicher Begründung zur Segmenthöhe, Blockierungsrichtung, muskulären reflektorischen Fixierung und den vegetativen und neurologischen Begleiterscheinungen erfolgen.

Abrechnungsausschluss: in derselben Sitzung 30200

Aufwand in Minuten:
Kalkulationszeit: 5 **Prüfzeit:** 5 **Eignung d. Prüfzeit:** Tages- und Quartalsprofil

GOÄ entsprechend oder ähnlich: Analog Ansatz der Nr. 3306 entsprechend GOÄ § 6 (2*).

Kommentar: Eine mobilisierende Behandlung an Wirbelsäule oder Gelenken der Extremitäten durch Weichteiltechnik kann nicht gesondert berechnet werden, da sie Bestandteil der hausärztlichen Versichertenpauschale und der fachärztlichen Grundpauschale ist. Im Übrigen ist die Erbringung und Abrechnung eines chirotherapeutischen Eingriffs an der Wirbelsäule in der Regel auf eine zweimalige Erbringung beschränkt. Darüber hinausgehende Anwendungen dieser Leistung sind nur im Ausnahmefall unter bestimmten Voraussetzungen und mit ausführlicher Begründung (Segmenthöhe, Blockierungsrichtung etc.) möglich.

30.2.2 Hyperbare Sauerstofftherapie bei diabetischem Fußsyndrom

1. Die Leistungen dieses Abschnitts sind nur bei Patienten berechnungsfähig, bei denen bei Einleitung der Behandlung ein diabetisches Fußsyndrom mindestens mit einer Läsion bis zur Gelenkkapsel und/oder den/einer Sehne(n) vorliegt und bei denen alle anderen Maßnahmen der Standardtherapie (mindestens Stoffwechseloptimierung, Revaskularisation, medikamentöse Behandlung, leitliniengerechte Wundversorgung, Wunddebridement, Verbände, Druckentlastung, chirurgische Maßnahmen) nachweisbar erfolglos geblieben sind.
2. Die Gebührenordnungsposition 30210 kann nur im Rahmen einer interdisziplinären Fallkonferenz zur Indikationsprüfung nach Nr. 1 für Patienten mit diabetischem Fußsyndrom vor Überweisung an ein Druckkammerzentrum gemäß der Richtlinie des Gemeinsamen Bundesausschusses (Nr. 22 der Anlage I „Anerkannte Untersuchungsoder Behandlungsmethoden" der Richtlinie Methoden vertragsärztliche Versorgung) unter Teilnahme der folgenden Arztgruppen
   * Fachärzte für Innere Medizin und Endokrinologie und Diabetologie
   oder
   * Fachärzte im Gebiet Innere Medizin oder Fachärzte für Allgemeinmedizin, jeweils mit der Zusatzweiterbildung „Diabetologie" oder der Bezeichnung „Diabetologe Deutsche Diabetes Gesellschaft (DDG)"
   und
   * Fachärzte für Innere Medizin mit Schwerpunkt Angiologie oder Fachärzte für Gefäßchirurgie
   und
   * sofern verfügbar Fachärzte für Radiologie mit einer Genehmigung der Kassenärztlichen Vereinigung nach der Qualitätssicherungsvereinbarung zur interventionellen Radiologie nach § 135 Abs. 2 SGB V
   berechnet werden.
3. Die Gebührenordnungsposition 30212 kann nur zur Indikationsprüfung nach Nr. 1 für Patienten mit diabetischem Fußsyndrom vor Überweisung an ein Druckkammerzentrum gemäß der Richtlinie des Gemeinsamen Bundesausschusses (Nr. 22 der Anlage I „Anerkannte Untersuchungsoder Behandlungsmethoden" der Richtlinie Methoden vertragsärztliche Versorgung) von
   * Fachärzten für Innere Medizin und Endokrinologie und Diabetologie,
   * Fachärzten im Gebiet Innere Medizin oder Fachärzten für Allgemeinmedizin, jeweils mit der Zusatzweiterbildung
   „Diabetologie" oder der Bezeichnung „Diabetologe Deutsche Diabetes Gesellschaft (DDG)"
   berechnet werden
4. Eine Einrichtung gilt für die Behandlung des diabetischen Fußsyndroms nach der Gebührenordnungsposition 30214 als qualifiziert, wenn sie folgende Mindeststandards erfüllt:

- mindestens ein diabetologisch qualifizierter Arzt gemäß Nr. 3 oder ein Arzt, der
  – im Durchschnitt der letzten vier Quartale vor Antragstellung – je Quartal die
  Behandlung von mindestens 100 Patienten mit Diabetes mellitus durchgeführt
  hat und die Qualifikation zur Durchführung von programmierten Schulungen für
  Diabetiker nachweisen kann. Fachärzte für Chirurgie, Orthopädie und Derma-
  tologie müssen die Qualifikation zur Durchführung von programmierten Schu-
  lungen für Diabetiker nicht nachweisen können.
- Medizinisches Fachpersonal mit Kompetenz in lokaler Wundversorgung, nach-
  zuweisen durch von der DDG anerkannte Kurse für Wundversorgung oder
  gleichwertige Kurse,
- Räumlichkeiten gemäß § 6 Absatz 2 Nr. 2 Qualitätssicherungsvereinbarung
  Ambulantes Operieren,
- Ausstattung für angiologische und neurologische Basisdiagnostik,
- Voraussetzungen für entsprechende therapeutische Maßnahmen,
- Zusammenarbeit mit entsprechend qualifizierten Fachdisziplinen und –berufen
  (z.B. Fachärzte für Chirurgie oder Gefäßmedizin, Angiologie, orthopädische
  Schuhmacher, Podologen).

Die Erfüllung der Mindeststandards ist der Kassenärztlichen Vereinigung nachzuweisen. Die Mindeststandards gelten nicht für die Betreuung im Rahmen der Bestätigung der Notwendigkeit einer Weiterbehandlung nach jeder 10. Druckkammerbehandlung durch den überweisenden Facharzt nach Nr. 6.

5. Die Gebührenordnungspositionen 30216 und 30218 können nur von einem Arzt
   berechnet werden, der von der zuständigen Kassenärztlichen Vereinigung eine
   Genehmigung zur Durchführung der hyperbaren Sauerstofftherapie besitzt. Die
   Genehmigung wird erteilt, wenn die Anforderungen der Vereinbarung von Qualitätssicherungsmaßnahmen nach § 135 Abs. 2 SGB V zur hyperbaren Sauerstofftherapie bei diabetischem Fußsyndrom erfüllt sind.
6. Ein Behandlungszyklus der hyperbaren Sauerstofftherapie ist definiert als die
   aufeinanderfolgende Druckkammerbehandlung an wöchentlich mindestens
   drei Tagen. Liegen mehrere behandlungsrelevante Wunden gleichzeitig vor, so
   gehören diese zum gleichen Behandlungszyklus. Insgesamt sind in einem Behandlungszyklus höchstens 40 Behandlungen berechnungsfähig. Eine einmalige Unterbrechung von maximal einer Woche ist je Behandlungszyklus möglich.
   Im Krankheitsfall sind mit schriftlicher Begründung bis zu zwei Behandlungszy-
   klen berechnungsfähig. Ein zweiter Behandlungszyklus im Krankheitsfall für die
   gleiche(n) Wunde(n) setzt eine ausführliche Begründung der medizinischen
   Notwendigkeit im Einzelfall voraus. Jeweils nach 10 Druckkammerbehandlungen muss der überweisende Facharzt oder seine Vertretung gemäß § 17 Abs. 3
   Bundesmantelvertrag-Ärzte (BMV-Ä) die Notwendigkeit einer Weiterbehandlung basierend auf der Fotodokumentation und einer Beurteilung der Wundhei-
   lungstendenz schriftlich bestätigen. Hierfür gelten die Anforderungen nach Nr. 4
   nicht.

Kommentar: Die KBV informiert unter http://www.kbv.de/html/1150_37285.php und:
unter: http://www.kbv.de/html/1150_31277.php. Es wurden hier die neuen Preise zum 1.4.2020
eingefügt.

... „Hyperbare Sauerstofftherapie bei diabetischem Fußsyndrom im EBM

Die hyperbare Sauerstofftherapie bei diabetischem Fußsyndrom wird nun zum 1. Oktober als neuer Abschnitt 30.2.2 in den EBM aufgenommen. Die ärztlichen Aufwände werden durch fünf neue Gebührenordnungspositionen (GOP) abgebildet.

Dabei handelt es sich um die GOP 30210 (86 Punkte/6,45 Euro) für die Teilnahme an einer multidisziplinären Fallkonferenz zur Indikationsprüfung, die GOP 30212 (343 Punkte/37,69 Euro) für die Indikationsprüfung selbst und die GOP 30214 (138 Punkte/15,16 Euro) für die Betreuung des Patienten zwischen den Druckkammerbehandlungen.

Für die Feststellung der Druckkammertauglichkeit wird die GOP 30216 (343 Punkte/37,69 Euro) eingeführt und für die hyperbare Sauerstofftherapie selbst die GOP 30218 (1173 Punkte/ 128,88 Euro) ..."

... Extrabudgetär vergütet

Die Leistungen werden zunächst – mit Ausnahme der GOP 30214 – für zwei Jahre extrabudgetär vergütet. Dann wird der Bewertungsausschuss anhand der Entwicklung der neuen GOP – insbesondere der Leistungsmenge und des Leistungsbedarfs sowie der Anzahl und der regionalen Verteilung der abrechnenden Ärzte – überprüfen, ob eine weitere extrabudgetäre Vergütung gerechtfertigt ist.

Übersicht: GOP für die hyperbare Sauerstofftherapie bei diabetischem Fußsyndrom

GOP	Inhalt	Bewertung
30210	Teilnahme an einer Fallkonferenz zur Indikationsprüfung vor Überweisung an ein Druckkammerzentrum	86 Punkte/9,45 Euro
30212	Indikationsprüfung vor Überweisung an ein Druckkammerzentrum	343 Punkte/37,69 Euro
30214	Betreuung eines Patienten zwischen den Druckkammerbehandlungen	138 Punkte/15,16 Euro
30216	Feststellung der Druckkammertauglichkeit vor der ersten Sitzung	343 Punkte/37,69 Euro
30218	Hyperbare Sauerstofftherapie	1173 Punkte/128,88 Euro

30210   **Teilnahme an einer multidisziplinären Fallkonferenz zur Indikationsüberprüfung eines Patienten mit diabetischem Fußsyndrom vor Überweisung an ein Druckkammerzentrum gemäß der Richtlinie des Gemeinsamen Bundesausschusses (Nr. 22 der Anlage I „Anerkannte Untersuchungs- oder Behandlungsmethoden" der Richtlinie Methoden vertragsärztliche Versorgung)**   **86 Pkt.**
        9,45 €

Obligater Leistungsinhalt

- Teilnahme an einer multidisziplinären Fallkonferenz,
- Abwägung und Feststellung oder Ausschluss des Bestehens von Therapiealternativen (insbesondere Evaluation der Möglichkeit einer gefäßchirurgischen oder interventionellradiologischen Gefäßintervention/-rekonstruktion, leitliniengerechte Wundversorgung von mindestens 4–5 Wochen, alternative adjuvante Verfahren),

Abrechnungsbestimmung: einmal im Krankheitsfall

Anmerkung: Die Teilnahme an der Fallkonferenz kann auch durch telefonische Zuschaltung erfolgen, sofern allen Teilnehmern die erforderlichen Dokumentationen vorliegen.
Eine zweifache Berechnung der Gebührenordnungsposition 30210 im Krankheitsfall ist mit schriftlicher Begründung bei Vorliegen (einer) zum Zeitpunkt der Erstberechnung nicht behandlungsrelevanter/n Wunde(n) zulässig. Die zweifache Berechnung der Gebührenordnungsposition 30210 im Krankheitsfall für die gleiche(n) Wunde(n) ist mit ausführlicher Begründung der medizinischen Notwendigkeit im Einzelfall zulässig.
Die Gebührenordnungsposition 30210 ist auch bei Durchführung der Fallkonferenz als Videofallkonferenz berechnungsfähig. Für die Abrechnung gelten die Anforderungen gemäß Anlage 31b zum BMV-Ä entsprechend.

Berichtspflicht: Nein

Aufwand in Minuten:
Kalkulationszeit: KA   **Prüfzeit:** ./.   **Eignung d. Prüfzeit:** Keine Eignung

30212	Indikationsüberprüfung eines Patienten mit diabetischem Fußsyndrom vor Überweisung an ein Druckkammerzentrum gemäß der Richtlinie des Gemeinsamen Bundesausschusses (Nr. 22 der Anlage I „Anerkannte Untersuchungs- oder Behandlungsmethoden" der Richtlinie Methoden vertragsärztliche Versorgung)	**343 Pkt.** **37,69 €**

Obligater Leistungsinhalt
* Beratung und Erörterung des Befundes,
* Berücksichtigung des Ergebnisses der interdisziplinären Fallkonferenz nach der Gebührenordnungsposition 30210,
* Dokumentation des Fußstatus einschließlich Sensibilitätsprüfung, Beurteilung von Fußdeformitäten/Hyperkeratose(n),
* Beurteilung des Lokalbefundes einschließlich Tiefe des Ulkus und Beurteilung einer Wundinfektion,
* Überprüfung der bisher durchgeführten Wundversorgung in einer zur Behandlung des diabetischen Fußes qualifizierten Einrichtung gemäß Nr. 4 dieses Abschnitts,
* Beurteilung der Wundheilungstendenzen der bisherigen leitliniengerechten Wundversorgung,
* Beurteilung der Wirksamkeit bereits durchgeführter antibiotischer Therapien,
* Beurteilung der bereits durchgeführten angioplastischen Maßnahmen,
* Beurteilung der vorliegenden Befunde der bereits durchgeführten chirurgischen Maßnahmen,
* Dokumentation (u.a. des Wundabstrichs, eines ggf. vorhandenen Infektionsverlaufs inklusive Laborparametern und des Behandlungskonzeptes) und Fotodokumentation,
* Feststellung der Transportfähigkeit,
* Befundbericht,

Fakultativer Leistungsinhalt
* Verbandswechsel,
* Überweisung an ein Druckkammerzentrum zur Feststellung der Druckkammertauglichkeit und ggf. zur Druckkammerbehandlung, Übermittlung der Dokumentation,
* Überweisung zur Betreuung eines Patienten zwischen den Druckkammerbehandlungen gemäß der Richtlinie des Gemeinsamen Bundesausschusses (Nr. 22 der Anlage I „Anerkannte

Untersuchungs- oder Behandlungsmethoden" der Richtlinie Methoden vertragsärztliche Versorgung) nach der Gebührenordnungsposition 30214, Übermittlung der Dokumentation,

Abrechnungsbestimmung: einmal im Krankheitsfall

Anmerkung: Eine zweifache Berechnung der Gebührenordnungsposition 30212 im Krankheitsfall ist mit schriftlicher Begründung bei Vorliegen (einer) zum Zeitpunkt der Erstberechnung nicht behandlungsrelevanter/n Wunde(n) zulässig. Die zweifache Berechnung der Gebührenordnungsposition 30212 im Krankheitsfall für die gleiche(n) Wunde(n) ist mit ausführlicher Begründung der medizinischen Notwendigkeit im Einzelfall zulässig.

Berichtspflicht: Nein

Aufwand in Minuten:
Kalkulationszeit: 15   **Prüfzeit:** 12   **Eignung d. Prüfzeit:** Nur Quartalprofil

| 30214 | Betreuung eines Patienten zwischen den Druckkammerbehandlungen gemäß der Richtlinie des Gemeinsamen Bundesausschusses (Nr. 22 der Anlage I „Anerkannte Untersuchungs- oder Behandlungsmethoden" der Richtlinie Methoden vertragsärztliche Versorgung) | 138 Pkt. 15,16 € |

Obligater Leistungsinhalt
* Leitliniengerechte Wundversorgung, Wundkontrolle und Verbandswechsel während eines Behandlungszyklus der hyperbaren Sauerstofftherapie,
* Überprüfung und Dokumentation der Wundgröße und -heilungstendenz,
* Fußinspektion einschließlich Kontrolle des Schuhwerks,

Fakultativer Leistungsinhalt
* Fotodokumentation nach jeder 10. Druckkammerbehandlung,
* Bestätigung der Notwendigkeit einer Weiterbehandlung nach jeder 10. Druckkammerbehandlung,
* Abtragung ausgedehnter Nekrosen der unteren Extremität,
* Einleitung einer wirksamen antibiotischen Therapie bei Infektion der Läsion,

Abrechnungsbestimmung: je Bein, je Sitzung

Anmerkung: Die Gebührenordnungsposition 30214 kann nur dann berechnet werden, wenn der Arzt die arztbezogenen Anforderungen gemäß Nr. 4 dieses Abschnitts erfüllt. Dies gilt nicht für die Betreuung im Rahmen der Bestätigung der Notwendigkeit einer Weiterbehandlung nach jeder 10. Druckkammerbehandlung gemäß Nr. 6 dieses Abschnitts durch den überweisenden Facharzt oder seine Vertretung gemäß § 17 Abs. 3 Bundesmantelvertrag-Ärzte (BMV-Ä).

Abrechnungsausschluss: in derselben Sitzung 02300, 02301, 02302, 02311, 02313, 02350, 02360, 10340, 10341, 10342, 30500, 30501
im Behandlungsfall 02310, 02312, 07310, 07311, 07340, 10330, 18310, 18311, 18340

Berichtspflicht: Nein

Aufwand in Minuten:
Kalkulationszeit: 15   **Prüfzeit:** 12   **Eignung d. Prüfzeit:** Nur Quartalprofil

30.4 Physikalische Therapie

1. Die Gebührenordnungspositionen dieses Abschnitts können nur von
   - Fachärzten für Haut- und Geschlechtskrankheiten (ausschließlich Gebühren-ordnungspositionen 30401, 30430 und 30431),
   - Fachärzten für Orthopädie,
   - Fachärzten für Neurologie,
   - Fachärzten für Nervenheilkunde,
   - Fachärzten für Chirurgie,
   - Fachärzten für Physikalische und Rehabilitative Medizin,
   - Fachärzten für Kinder- und Jugendmedizin (ausschließlich Gebührenordnungs-positionen 30410, 30411 und 30430),
   - Fachärzten für Innere Medizin mit Schwerpunkt Angiologie, sowie Ärzten mit der Zusatzbezeichnung Phlebologe (ausschließlich die Gebührenordnungs-position 30401),
   - Fachärzten für Innere Medizin mit Schwerpunkt Pneumologie und Lungenärzten (ausschließlich Gebührenordnungspositionen 30410 und 30411),
   - Ärzten mit der (den) Zusatzbezeichnung(en) Physikalische Therapie und/oder Chirotherapie,
   - Ärzten, die einen entsprechend qualifizierten nichtärztlichen Mitarbeiter (staatl. geprüfter Masseur, Krankengymnast, Physiotherapeut) angestellt und dessen Qualifikation gegenüber der Kassenärztlichen Vereinigung nachgewiesen haben,
   berechnet werden.
2. Die Berechnung der Gebührenordnungspositionen 30420 und 30421 setzt abweichend von 1. voraus, dass der entsprechend qualifizierte Mitarbeiter mindestens die Qualifikation Physiotherapeut und/oder Krankengymnast besitzt.
3. Die Berechnung der Gebührenordnungsposition 30430 setzt abweichend von 1. voraus, dass der Vertragsarzt die berufsrechtliche Berechtigung zum Führen der Gebietsbezeichnung Haut- und Geschlechtskrankheiten, Kinder- und Jugendmedizin und/oder Physikalische und Rehabilitative Medizin hat.
4. Die Berechnung der Gebührenordnungsposition 30431 setzt abweichend von 1. voraus, dass der Vertragsarzt die berufsrechtliche Berechtigung zum Führen der Gebietsbezeichnung Haut- und Geschlechtskrankheiten hat.
5. Die Gebührenordnungspositionen dieses Abschnittes sind nicht neben Gebühren-ordnungspositionen des Abschnittes IV-30.3 berechnungsfähig.
6. Von Fachärzten für Haut- und Geschlechtskrankheiten sind die Gebührenord-nungspositionen 30400 bis 30402, 30410, 30411, 30420 und 30421 nicht berech-nungsfähig.
7. Von Fachärzten für Kinder- und Jugendmedizin sind die Gebührenordnungsposi-tionen 30400 bis 30402 und 30420, 30421, 30431 nicht berechnungsfähig.

Kommentar: Die Gebührenordnungspositionen des Kapitels 30.4 können – vorbehaltlich der nachfolgenden zusätzlichen Bestimmungen – grundsätzlich von den nachfolgend angegebenen Ärzten wie folgt abgerechnet werden:
- Fachärzte für Orthopädie, Fachärzte für Neurologie, Fachärzte für Nervenheilkunde, Fachärzte für Chirurgie, Fachärzte für Physikalische und Rehabilitative Medizin, Ärzte mit der (den) Zu-

satzbezeichnung(en) Physikalische Therapie und/oder Chirotherapie, Ärzte, die einen entsprechend qualifizierten nichtärztlichen Mitarbeiter (staatl. geprüfter Masseur, Krankengymnast, Physiotherapeut) angestellt haben: alle Gebührenordnungspositionen des Kapitels 30.4; Werden Leistungen nach den Nrn. 30420 und 30421 von nichtärztlichen Mitarbeitern erbracht, ist die Abrechnung nur dann möglich, wenn diese mindestens die Qualifikation Physiotherapeut und/oder Krankengymnast besitzen.

Gebührenordnungspositionen der Neurophysiologischen Übungsbehandlungen (Kapitel 30.3) dürfen neben Gebührenordnungspositionen der Physikalischen Therapie nicht abgerechnet werden.

30400* Massagetherapie	**74 Pkt.**
	8,13 €

Obligater Leistungsinhalt

* Massagetherapie lokaler Gewebeveränderungen eines oder mehrerer Körperteile

und/oder

* Manuelle Bindegewebsmassage

und/oder

* Periostmassage

und/oder

* Kolonmassage

und/oder

* Manuelle Lymphdrainage,

Abrechnungsbestimmung: je Sitzung

Anmerkung: Die Gebührenordnungsposition 30400 ist am Tag nur einmal berechnungsfähig.

Abrechnungsausschluss: nicht neben 30300, 30301, 30401, 30402, 30410, 30411, 30420, 30421

Aufwand in Minuten:

Kalkulationszeit: KA   **Prüfzeit:** 4   **Eignung d. Prüfzeit:** Tages- und Quartalsprofil

GOÄ entsprechend oder ähnlich: Nrn. 520*, 521*, 523*

Kommentar: Nach **Wezel/Liebold** kann mit Nr. 32400 auch die klassische Reflexzonenmassage abgerechnet werden.

Nach Wezel/Liebold sind ... „als Körperteile anzusehen":

* Schultergürtel mit Hals
* übrige dorsale Rumpfseite
* rechte oder linke Schulter mit Oberarm
* rechter oder linker Ellenbogen mit Oberarm und Unterarm
* rechte und linke Hand mit Unterarm
* rechte oder linke Hüfte mit Oberschenkel
* rechtes oder linkes Knie mit Oberschenkel und Unterschenkel
* rechter oder linker Fuß mit Unterschenkel

Pro Arzt-Patienten-Begegnung kann die Nr. 30400 nur 1x berechnet werden, auch wenn mehrere Körperteile/-regionen behandelt werden oder unterschiedliche Massageverfahren angewendet werden.

Massagen mittels Geräten können nicht abgerechnet werden.

30401* Intermittierende apparative Kompressionstherapie 34 Pkt. 3,74 €

Abrechnungsbestimmung: je Bein, je Sitzung

Anmerkung: Die Gebührenordnungsposition 30401 ist nur bei Vorliegen einer der im Folgenden genannten Diagnosen gemäß ICD-10-GM berechnungsfähig:

- I70.20 und I70.21 Artherosklerose der Extremitätenarterien i.V.m.
- R60.0 Umschriebenes Ödem,
- I83.0 Varizen der unteren Extremitäten mit Ulzeration,
- I87.0 Postthrombotisches Syndrom,
- I87.2 Venöse Insuffizienz (chronisch) (peripher),
- I89.0 Lymphödem, andernorts nicht klassifiziert,
- L97 Ulcus cruris venosum,
- M34.0 Progressive systemische Sklerose,
- Q27.8 Sonstige näher bezeichnete angeborene Fehlbildungen des peripheren Gefäßsystems,
- Q82.0 Hereditäres Lymphödem,
- T93 Folgen von Verletzungen der unteren Extremität i.V.m.
- R60.0 Umschriebenes Ödem.

Abrechnungsausschluss: in derselben Sitzung 30300, 30301, 30400, 30402, 30410, 30411, 30420, 30421

Aufwand in Minuten:
Kalkulationszeit: KA **Prüfzeit:** 2 **Eignung d. Prüfzeit:** Tages- und Quartalsprofil
GOÄ entsprechend oder ähnlich: Nrn. 525*, 526*

30410* Atemgymnastik (Einzelbehandlung) 74 Pkt. 8,13 €

Obligater Leistungsinhalt
- Atemgymnastik und Atmungsschulung,
- Einzelbehandlung,
- Dauer mindestens 15 Minuten

Fakultativer Leistungsinhalt
- Intermittierende Anwendung manueller Weichteiltechniken

Abrechnungsausschluss: in derselben Sitzung 30300, 30301, 30400, 30401, 30402, 30411, 30420, 30421

Aufwand in Minuten:
Kalkulationszeit: KA **Prüfzeit:** 12 **Eignung d. Prüfzeit:** Tages- und Quartalsprofil
GOÄ entsprechend oder ähnlich: Nr. 505*

30411* Atemgymnastik (Gruppenbehandlung) 34 Pkt. 3,74 €

Obligater Leistungsinhalt
- Atemgymnastik und Atmungsschulung,
- Gruppenbehandlung mit mindestens 3, höchstens 5 Teilnehmern,
- Dauer mindestens 20 Minuten,

Abrechnungsbestimmung: je Teilnehmer

Abrechnungsausschluss: in derselben Sitzung 30300, 30301, 30400, 30401, 30402, 30410, 30420, 30421

Aufwand in Minuten:
Kalkulationszeit: KA   **Prüfzeit:** 4   **Eignung d. Prüfzeit:** Tages- und Quartalsprofil
GOÄ entsprechend oder ähnlich: Nr. 509*, in der GOÄ nur Einzelbehandlung

30420* Krankengymnastik (Einzelbehandlung)	94 Pkt.
	10,33 €

Obligater Leistungsinhalt
* Krankengymnastische Behandlung,
* Einzelbehandlung,
* Dauer mindestens 15 Minuten

Fakultativer Leistungsinhalt
* Intermittierende Anwendung manueller Weichteiltechniken,
* Anwendung von Geräten,
* Durchführung im Bewegungsbad

Abrechnungsausschluss: in derselben Sitzung 08310, 26313, 30300, 30301, 30400, 30401, 30402, 30410, 30411, 30421

Aufwand in Minuten:
Kalkulationszeit: KA   **Prüfzeit:** 12   **Eignung d. Prüfzeit:** Tages- und Quartalsprofil
GOÄ entsprechend oder ähnlich: Nrn. 506*, 507*

Tipp: Schwangerschaftsgymnastik als erforderliche Einzelbehandlung ist – ohne Zuzahlung – nach Nr. 30420 berechenbar.

30421* Krankengymnastik (Gruppenbehandlung)	48 Pkt.
	5,27 €

Obligater Leistungsinhalt
* Krankengymnastische Behandlung,
* Gruppenbehandlung mit 3 bis 5 Teilnehmern,
* Dauer mindestens 20 Minuten,

Fakultativer Leistungsinhalt
* Intermittierende Anwendung manueller Weichteiltechniken,
* Anwendung von Geräten,
* Durchführung im Bewegungsbad,

Abrechnungsbestimmung: je Teilnehmer und Sitzung

Abrechnungsausschluss: in derselben Sitzung 08310, 26313, 30300, 30301, 30400, 30401, 30402, 30410, 30411, 30420

Aufwand in Minuten:
Kalkulationszeit: KA   **Prüfzeit:** 4   **Eignung d. Prüfzeit:** Tages- und Quartalsprofil
GOÄ entsprechend oder ähnlich: Nr. 509*

Kommentar: Schwangerschaftsgymnastik als Gruppenbehandlung ist, wenn erforderlich – ohne Zuzahlung – nach Nr. 30421 berechenbar.

Tipp: Schwangerschaftsgymnastik als Gruppenbehandlung ist – ohne Zuzahlung – nach Nr. 30421 berechenbar.

30.5 Phlebologie

1. Die Gebührenordnungspositionen dieses Abschnitts können nur von
   - Fachärzten für Haut- und Geschlechtskrankheiten,
   - Fachärzten für Chirurgie,
   - Fachärzten für Innere Medizin,
   - Vertragsärzten mit der Zusatzbezeichnung Phlebologie,
   berechnet werden.

Kommentar: Alle Gebührenordnungspositionen des Kapitels 30.5 können grundsätzlich nur von den oben angegeben Ärzten abgerechnet werden.

30500* Phlebologischer Basiskomplex	155 Pkt. 17,03 €

Obligater Leistungsinhalt
- Verschlussplethysmograpische Untersuchung(en) der Extremitätenvenen mit graphischer Registrierung

und/oder
- Lichtreflexionsrheographische Untersuchung(en) der Extremitätenvenen,
- Doppler-sonographische Untersuchung(en) der Venen und/oder Arterien,
- Untersuchung(en) ein- und/oder beidseitig,

Fakultativer Leistungsinhalt
- Doppler-sonographische Druckmessungen an den Extremitätenarterien,
- Thrombusspaltung einschließlich -expression,

Abrechnungsbestimmung: einmal im Behandlungsfall

Abrechnungsausschluss: nicht neben 02300 bis 02302, 02311, 10340 bis 10342 und 30214
im Behandlungsfall 03040, 03220, 03221, 04040, 04220, 04221, 13300, 13545, 13550, 33061, 36882

Bericht: mind. Befundkopie (Nr. 01602) an Hausarzt

Aufwand in Minuten:
Kalkulationszeit: 10   **Prüfzeit:** 8   **Eignung d. Prüfzeit:** Nur Quartalsprofil

GOÄ entsprechend oder ähnlich: Leistungskomplex in der GOÄ nicht vorhanden. Abrechnung der einzelnen erbrachten GOÄ-Leistung(en) z.B. Nrn. 635*, 639*, 641* – 644*, 763

Kommentar: Untersuchungen mit CW-Doppler der Extremitätengefäße ist im Quartal neben 30500 nicht möglich.

30501* Verödung von Varizen	**107 Pkt.**
	11,76 €

Obligater Leistungsinhalt
- Verödung von Varizen,
- Entstauender phlebologischer Funktionsverband,

Abrechnungsbestimmung: je Bein höchstens fünfmal im Behandlungsfall

Abrechnungsausschluss: in derselben Sitzung 02300, 02301, 02302, 02311, 02313, 10340, 10341, 10342
im Behandlungsfall 03040, 03220, 03221, 04040, 04220, 04221

Bericht: mind. Befundkopie (Nr. 01602) an Hausarzt

Aufwand in Minuten:

Kalkulationszeit: 3   **Prüfzeit:** 3   **Eignung d. Prüfzeit:** Tages- und Quartalsprofil

GOÄ entsprechend oder ähnlich: Nr. 764

30.6 Proktologie

1. Die Gebührenordnungsposition 30600 ist nur von
   - Fachärzten für Chirurgie,
   - Fachärzten für Haut- und Geschlechtskrankheiten,
   - Fachärzten für Innere Medizin mit Schwerpunkt Gastroenterologie,
   - Fachärzten für Allgemeinmedizin,
   - Fachärzten für Innere und Allgemeinmedizin,
   - Fachärzten für Innere Medizin und Fachärzten für Urologie, die einen durch die zuständige Kassenärztliche Vereinigung genehmigten Versorgungsschwerpunkt nachweisen können, berechnungsfähig.

Kommentar: Die Leistung nach der Nr. 30600 kann grundsätzlich nur von den oben angegeben Ärzten abgerechnet werden. Das gilt dann auch für die Leistung nach Nr. 30601, die lediglich ein Zuschlag zur Leistung nach Nr. 30600 ist.

Für die übrigen Gebührenordnungspositionen dieses Abschnitts gibt es keine aus der Präambel folgende Einschränkung.

30600* Zusatzpauschale Prokto-/Rektoskopie	**94 Pkt.**
	10,33 €

Obligater Leistungsinhalt
- Rektale Untersuchung,
- Proktoskopie

und/oder
- Rektoskopie,
- Patientenaufklärung,
- Information zum Ablauf der vorbereitenden Maßnahmen vor dem Eingriff und zu einer möglichen Sedierung und/oder Prämedikation,
- Nachbeobachtung und -betreuung

Fakultativer Leistungsinhalt
- Prämedikation/Sedierung

Abrechnungsausschluss: im Behandlungsfall 13260
nicht neben 03331, 04331, 04516, 08333, 10340 bis 10342, 13250, 13257, 26350 bis 26352

Bericht: mind. Befundkopie (Nr. 01602) an Hausarzt

Aufwand in Minuten:
Kalkulationszeit: 4   **Prüfzeit:** 3   **Eignung d. Prüfzeit:** Tages- und Quartalsprofil

GOÄ entsprechend oder ähnlich: Leistungskomplex in der GOÄ nicht vorhanden. Abrechnung der einzelnen erbrachten GOÄ-Leistung(en) z.B. Nrn. 690, 705

30601* Zuschlag zu der Gebührenordnungsposition 30600 für die Polypentfernung(en)	**62 Pkt.** **6,81 €**	

Obligater Leistungsinhalt
- Vollständige Entfernung eines oder mehrerer Polypen mittels Hochfrequenzdiathermieschlinge
- Veranlassung einer histologischen Untersuchung

Abrechnungsausschluss: im Behandlungsfall 13260
in derselben Sitzung 02300, 02301, 02302, 08334, 10340, 10341, 10342, 26350, 26351, 26352

Aufwand in Minuten:
Kalkulationszeit: 5   **Prüfzeit:** 4   **Eignung d. Prüfzeit:** Tages- und Quartalsprofil

GOÄ entsprechend oder ähnlich: Nr. 696

30610* Behandlung(en) von Hämorrhoiden im anorektalen Bereich durch Sklerosierung am anorektalen Übergang mittels Injektion,	**81 Pkt.** **8,90 €**	

Abrechnungsbestimmung: höchstens viermal im Behandlungsfall

Abrechnungsausschluss: nicht neben 02300 bis 02302, 10340 bis 10342, 26350 bis 26352

Bericht: mind. Befundkopie (Nr. 01602) an Hausarzt

Aufwand in Minuten:
Kalkulationszeit: 5   **Prüfzeit:** 3   **Eignung d. Prüfzeit:** Tages- und Quartalsprofil

GOÄ entsprechend oder ähnlich: Nr. 764

Kommentar: Die Leistungen nach 30610 oder 30611 sind nebeneinander berechnungsfähig, wenn entsprechend unterschiedliche Behandlungen durchgeführt werden.

30611* Entfernung von Hämorrhoiden am anorektalen Übergang und/oder eines inneren Schleimhautvorfalls mittels elastischer Ligatur nach Barron,	**186 Pkt.** **20,44 €**	

Abrechnungsbestimmung: höchstens viermal im Behandlungsfall

Anmerkung: Die Kosten für im Rahmen der Leistungserbringung verbrauchte Ligaturringe sind in der Bewertung der Gebührenordnungsposition 30611 enthalten.

Abrechnungsausschluss: nicht neben 02300 bis 02302, 10340 bis 10342, 26350 bis 26352

Bericht: mind. Befundkopie (Nr. 01602) an Hausarzt

Aufwand in Minuten:

Kalkulationszeit: KA   **Prüfzeit:** 4   **Eignung d. Prüfzeit:** Tages- und Quartalsprofil

GOÄ entsprechend oder ähnlich: Nr. 766

Kommentar: Die Leistungen nach 30610 oder 30611 sind nebeneinander berechnungsfähig, wenn entsprechend unterschiedliche Behandlungen durchgeführt werden.

30.7 Schmerztherapie

1. Voraussetzung für die Abrechnung der Gebührenordnungspositionen 30700 und/ oder 30702 ist eine Genehmigung der zuständigen Kassenärztlichen Vereinigung gemäß Qualitätssicherungsvereinbarung zur schmerztherapeutischen Versorgung **chronisch schmerzkranker Patienten** (Qualitätssicherungsvereinbarung Schmerztherapie) gemäß § 135 Abs. 2 SGB V und der Nachweis der regelmäßigen Teilnahme an interdisziplinären Schmerzkonferenzen gemäß § 5 Abs. 3 der Qualitätssicherungsvereinbarung Schmerztherapie.

2. Kommt es im Verlauf der schmerztherapeutischen Behandlung nach sechs Monaten zu keiner nachweisbaren Verbesserung der Beschwerdesymptomatik, soll der Arzt prüfen, ob der Patient von einer psychiatrischen bzw. psychotherapeutischen Mitbehandlung profitiert. Die Behandlung von chronisch schmerzkranken Patienten (mit Ausnahme von Malignompatienten) nach den Vorgaben der Qualitätssicherungsvereinbarung Schmerztherapie soll einen Zeitraum von zwei Jahren nicht überschreiten. Die Kassenärztliche Vereinigung kann den Arzt auffordern, diejenigen Patienten zu benennen, die sich über diesen Zeitraum hinaus in seiner Behandlung befinden. Hinsichtlich der weiteren Behandlung dieser Patienten kann die Kassenärztliche Vereinigung den Arzt zu einer Stellungnahme auffordern und/ oder zu einem Beratungsgespräch einladen.

3. Die Berechnung der Gebührenordnungsposition 30702 ist auf höchstens 300 Behandlungsfälle je Vertragsarzt, der über eine Genehmigung gemäß Qualitätssicherungsvereinbarung Schmerztherapie gemäß § 135 Abs. 2 SGB V verfügt, pro Quartal begrenzt. Die vorgenannte Begrenzung auf 300 Behandlungsfälle kann aus Gründen der Sicherstellung der Versorgung chronisch schmerzkranker Patienten auf Antrag durch die zuständige Kassenärztliche Vereinigung modifiziert werden.

4. Voraussetzung für die Berechnung der Gebührenordnungsposition 30704 ist eine Genehmigung als schmerztherapeutische Einrichtung gemäß der Qualitätssicherungsvereinbarung zur schmerztherapeutischen Versorgung chronisch schmerzkranker Patienten gemäß § 135 Abs. 2 SGB V durch die zuständige Kassenärztliche Vereinigung.

5. Voraussetzung für die Berechnung der Gebührenordnungsposition 30704 ist weiterhin, dass die Anforderungen an ein schmerztherapeutisches Zentrum sowie an den Vertragsarzt vollständig erfüllt sind:

- Das Behandlungsspektrum des schmerztherapeutischen Zentrums umfasst mindestens folgende Schmerzkrankheiten bzw. -störungen
  - chronische muskuloskelettale Schmerzen
  - chronische Kopfschmerzen
  - Gesichtsschmerzen
  - Ischämieschmerzen
  - medikamenteninduzierte Schmerzen
  - neuropathische Schmerzen
  - sympathische Reflexdystrophien
  - somatoforme Schmerzstörungen
  - Tumorschmerzen
- In einem schmerztherapeutischen Zentrum sind sämtliche der unter § 6 Abs. 1 und mindestens drei der in § 6 Abs. 2 der Qualitätssicherungsvereinbarung Schmerztherapie genannten Verfahren eigenständig vorzuhalten.
- Der Vertragsarzt hat an mindestens zehn interdisziplinären Schmerzkonferenzen mit Patientenvorstellung im Kalenderjahr teilzunehmen. Die regelmäßige Teilnahme an Schmerzkonferenzen nebst vorgestellten Patienten sind der zuständigen Kassenärztlichen Vereinigung auf deren Verlangen nachzuweisen.
- Der Vertragsarzt hat mindestens 30 Stunden schmerztherapeutische Fortbildung je Kalenderjahr nachzuweisen. Die Teilnahme an schmerztherapeutischen Fortbildungen ist der zuständigen Kassenärztlichen Vereinigung auf deren Verlangen nachzuweisen.

6. Voraussetzung für die Berechnung der Gebührenordnungsposition 30704 ist weiterhin, dass in der schmerztherapeutischen Einrichtung ausschließlich bzw. weit überwiegend chronisch schmerzkranke Patienten entsprechend der Definition der Präambel und des § 1 Abs. 1 der Qualitätssicherungsvereinbarung Schmerztherapie behandelt werden. Es sind regelmäßig mindestens 150 chronisch schmerzkranke Patienten im Quartal zu betreuen. Die schmerztherapeutische Einrichtung muss an vier Tagen pro Woche mindestens je 4 Stunden schmerztherapeutische Sprechstunden vorhalten, in denen ausschließlich chronisch schmerzkranke Patienten behandelt werden. Der Anteil der schmerztherapeutisch betreuten Patienten an der Gesamtzahl der Patienten muss mindestens 75 % betragen. Die Gesamtzahl der schmerztherapeutisch betreuten Patienten darf die Höchstzahl von 300 Behandlungsfällen pro Vertragsarzt pro Quartal nicht überschreiten. Die vorgenannte Begrenzung auf 300 Behandlungsfälle kann aus Gründen der Sicherstellung der Versorgung chronisch schmerzkranker Patienten auf Antrag durch die zuständige Kassenärztliche Vereinigung modifiziert werden.

7. Die Gebührenordnungspositionen 30790 und 30791 sind nur von
   - Fachärzten für Allgemeinmedizin, Fachärzten für Innere und Allgemeinmedizin, praktischen Ärzten und Ärzten ohne Gebietsbezeichnung,
   - Fachärzten für Kinder- und Jugendmedizin,
   - Fachärzten für Kinderchirurgie,
   - Fachärzten für Innere Medizin,
   - Fachärzten für Chirurgie,
   - Fachärzten für Orthopädie bzw. Fachärzten für Orthopädie und Unfallchirurgie,

– Fachärzten für Neurologie, Fachärzten für Nervenheilkunde sowie Fachärzten für Neurologie und Psychiatrie,
– Fachärzten für Neurochirurgie,
– Fachärzten für Anästhesiologie,
– Fachärzten für Physikalische und Rehabilitative Medizin

mit einer Genehmigung der zuständigen Kassenärztlichen Vereinigung gemäß der Qualitätssicherungs-Vereinbarung Akupunktur nach § 135 Abs. 2 SGB V berechnungsfähig.

Kommentar: Die Abrechnungsmöglichkeiten der Gebührenordnungspositionen dieses Abschnitts sind sehr differenziert geregelt.

Die Abrechnung der schmerztherapeutischen Grund- und Zusatzpauschale setzt zunächst einmal eine Genehmigung der zuständigen Kassenärztlichen Vereinigung gemäß der Qualitätssicherungsvereinbarung Schmertherapie voraus. sowie den Nachweis regelmäßiger Teilnahme an interdisziplinären Schmerzkonferenzen.

Ferner ist die schmerztherapeutischen Behandlung zeitlich und fallzahlmäßig begrenzt, wobei diese Begrenzungen im Einzelfall unter bestimmten Bedingungen modifiziert werden können.

Die Abrechnung der Nr. 30704 ist an eine Vielzahl zusätzlicher Voraussetzungen geknüpft, wie z.B. die Genehmigung als schmerztherapeutischer Einrichtung gemäß den Bestimmungen der Qualitätssicherungsvereinbarung Schmerztherapie durch die Kassenärztliche Vereinigung.

Die Abrechnung der Leistungen der Körperakupunktur sind für die unter Nr. 7 der Präambel genannten Ärzte abrechnungsfähig, wenn sie eine entsprechende Genehmigung der Kassenärztlichen Vereinigung haben.

Für die übrigen Gebührenordnungspositionen dieses Abschnitts, sofern es sich nicht um Ergänzungen bzw. Zuschläge zu den oben genannten Leistungen handelt, gibt es keine aus der Präambel folgende Einschränkung, d.h. bei Abschnitt 30.7.2 ist eine Genehmigung nach der Qualitätssicherungsvereinbarung **nicht** erforderlich.

30.7.1 Schmerztherapeutische Versorgung chronisch schmerzkranker Patienten gemäß der Qualitätssicherungsvereinbarung zur schmerztherapeutischen Versorgung chronisch schmerzkranker Patienten nach § 135 Abs. 2 SGB V

Kommentar: Die **Qualitätssicherungsvereinbarung zur schmerztherapeutischen Versorgung chronisch schmerzkranker Patienten gem. § 135 Abs. 2 SGB V (Qualitätssicherungsvereinbarung Schmerztherapie)** informiert über fachliche Voraussetzungen und Anforderungen zum Erbringen der Leistungen und über die Verfahren (Ausschnitte) http://www.kbv.de/media/sp/Schmerztherapie.pdf

§ 1 Ziel und Inhalt
(1) Diese Vereinbarung dient der Sicherung von Qualität und Wirtschaftlichkeit in der Versorgung chronisch Schmerzkranker im Rahmen der vertragsärztlichen Leistungserbringung.

Die Vereinbarung regelt die Voraussetzungen für die Ausführung und Abrechnung von Leistungen der Schmerztherapie folgender Patientengruppen:

• **Chronisch schmerzkranke Patienten, bei denen der Schmerz seine Leit- und Warnfunktion verloren und eigenständigen Krankheitswert erlangt hat. Diese Verselbstständigung des Schmerzleidens führt zu psychopathologischen Veränderungen. Der Schmerz wird für diese Patienten zum Mittelpunkt ihres Denkens und Verhaltens.**

- **Chronisch schmerzkranke Patienten, bei denen der Schmerz zu einem beherrschenden Krankheitssymptom geworden ist (z.B. bei einem inkurablen Grundleiden).**
(2) Die Vereinbarung regelt die Anforderungen an die fachliche Befähigung, die Organisation sowie die räumliche und apparative Ausstattung als Voraussetzung für die Ausführung und Abrechnung von Leistungen zur schmerztherapeutischen Versorgung chronisch schmerzkranker Patienten nach den Nrn. 30700 und 30701 des Einheitlichen Bewertungsmaßstabes (EBM).

§ 2 Genehmigungspflicht
Die Ausführung und Abrechnung von Leistungen zur schmerztherapeutischen Versorgung chronisch schmerzkranker Patienten im Rahmen dieser Vereinbarung durch die an der vertragsärztlichen Versorgung teilnehmenden Ärzte ist erst nach Erteilung der Genehmigung durch die Kassenärztliche Vereinigung zulässig. Die Genehmigung ist zu erteilen, wenn der Arzt die nachstehenden Voraussetzungen gemäß Abschnitt B und C im Einzelnen erfüllt.

§ 3 Genehmigungsvoraussetzung
Die Erfüllung der in § 2 genannten Voraussetzungen ist gegenüber der Kassenärztlichen Vereinigung nachzuweisen. Das Verfahren richtet sich nach Abschnitt D dieser Vereinbarung.
Das Nähere zur Durchführung des Genehmigungsverfahrens (z.B. Inhalte der Kolloquien, Zusammensetzung der Qualitätssicherungs-Kommissionen) bestimmt sich nach den Richtlinien der Kassenärztlichen Bundesvereinigung nach § 75 Abs. 7 SGB V.

Abschnitt B
§ 4 Fachliche Befähigung
(1) Die fachliche Befähigung für die Ausführung und Abrechnung von Leistungen zur schmerztherapeutischen Versorgung chronisch schmerzkranker Patienten gilt als nachgewiesen, wenn folgende Voraussetzungen erfüllt und durch Zeugnisse und Bescheinigungen gemäß § 10 nachgewiesen werden:

a) Für alle Fachgebiete:
- Berechtigung zum Führen der Gebietsbezeichnung für ein klinisches Fach
- Erhebung einer standardisierten Schmerzanamnese einschließlich der Auswertung von Fremdbefunden bei 100 Patienten
- Durchführung der Schmerzanalyse einschließlich der gebietsbezogenen differentialdiagnostischen Abklärung der Schmerzkrankheiten bei 100 Patienten
- Eingehende Beratung und gemeinsame Festlegung der Therapieziele bei 100 Patienten
- Aufstellung eines inhaltlich und zeitlich gestuften Therapieplanes ein-schließlich der zur Umsetzung des Therapieplanes erforderlichen interdisziplinären Koordination der Ärzte und sonstigen am Therapieplan zu beteiligenden Personen und Einrichtungen bei 50 Patienten
- Standardisierte Dokumentation des schmerztherapeutischen Behandlungsverlaufes bei 50 Patienten
- Medikamentöse Therapie über Kurzzeit, Langzeit und als Dauertherapie sowie in der terminalen Behandlungsphase bei jeweils 25 Patienten
- Spezifische Pharmakotherapie bei 50 Patienten
- Stimulationstechniken (z.B. TENS) bei 50 Patienten
- Diagnostische und therapeutische Lokal- und Leitungsanästhesie bei 200 Patienten

- Spezifische Verfahren der manuellen Diagnostik und physikalischen Therapie bei 50 Patienten
- Teilnahme an einem von der Ärztekammer anerkannten interdisziplinären Kurs über Schmerztherapie von 80 Stunden Dauer

b) Zusätzlich für Fachgebiete mit konservativen **Weiterbildungsinhalten:**
- Entzugsbehandlung bei Medikamentenabhängigkeit bei 20 Patienten
- Spezifische psychosomatische und übende Verfahren bei 25 Patienten

c) Zusätzlich für Fachgebiete mit operativen **Weiterbildungsinhalten:**
- Denervationsverfahren und/oder augmentative Verfahren (z.B. Neurolyse, zentrale Stimulation) bei 20 Patienten

d) Zusätzlich für Fachgebiete mit konservativ-interventionellen **Weiterbildungsinhalten:**
- Plexus- und rückenmarksnahe Analgesien bei 50 Patienten
- Sympathikusblockaden bei 50 Patienten

(2) Die in Absatz 1 geforderte Anzahl von Untersuchungen und Behandlungen muss selbständig und unter der Anleitung eines Arztes, welcher die Voraussetzungen zur Erlangung der Weiterbildungsbefugnis nach dem Weiterbildungsrecht der Ärztekammern für die Zusatz-Weiterbildung ‚Spezielle Schmerztherapie' erfüllt, absolviert werden.

(3) Zusätzlich zu den Anforderungen nach Absatz 1 ist der Kassenärztlichen Vereinigung die Erfüllung der nachfolgend aufgeführten Anforderungsvoraussetzungen nachzuweisen:
- Ganztägige 12-monatige Tätigkeit in einer entsprechend qualifizierten Schmerzpraxis, Schmerzambulanz oder einem Schmerzkrankenhaus (vgl. Anlage I).Tätigkeiten im Rahmen der Weiterbildung im Fachgebiet werden nicht anerkannt.
- Regelmäßige Teilnahme – mindestens achtmal – an einer interdisziplinären Schmerzkonferenz gem. § 5 Abs. 3 innerhalb von 12 Monaten vor Antrag-stellung.
- Genehmigung zur Teilnahme an der psychosomatischen Grundversorgung gem. § 5 Abs. 6 der Psychotherapie-Vereinbarung (Anlage 1 BMV-Ä/EKV).
- Erfolgreiche Teilnahme an einem Kolloquium vor der Schmerztherapie-Kommission der Kassenärztlichen Vereinigung.

Abschnitt C – Anforderungen an den schmerztherapeutisch tätigen Arzt

§ 5 Schmerztherapeutische Versorgung

(1) Der Arzt ist verpflichtet, die chronisch schmerzkranken Patienten umfassend ärztlich zu versorgen. Die schmerztherapeutische Versorgung nach dieser Vereinbarung umfasst insbesondere:
- Erhebung einer standardisierten Anamnese einschließlich Auswertung von Fremdbefunden, Durchführung einer Schmerzanalyse, differentialdiagnostische Abklärung der Schmerzkrankheit
- Aufstellung eines inhaltlich und zeitlich gestuften Therapieplans unter Berücksichtigung des ermittelten Chronifizierungsstadiums
- Eingehende Beratung des Patienten und gemeinsame Festlegung der Therapieziele sowie Vermittlung bio-psycho-sozialer Zusammenhänge und von Schmerzbewältigungsstrategien
- Indikationsbezogen den Einsatz der unter § 6 festgelegten schmerztherapeutischen Behandlungsverfahren

(2) Der Arzt muss an vier Tagen pro Woche mindestens je 4 Stunden schmerztherapeutische Sprechstunden vorhalten, in denen er ausschließlich Patienten mit chronischen

Schmerzkrankheiten behandelt. Die ständige Rufbereitschaft während der Praxiszeiten zur Beratung der Schmerzpatienten muss gewährleistet sein. Der Arzt muss den zuständigen Hausarzt des Patienten über den Behandlungsverlauf zeitnah, mindestens aber halbjährlich informieren. Weiterhin steht er zur konsiliarischen Beratung der gem. § 6 Abs. 2 kooperierenden Ärzte zur Verfügung.

(3) Der Arzt muss mindestens achtmal im Jahr an einer interdisziplinären Schmerzkonferenz teilnehmen. Folgende Anforderungen müssen von einer interdisziplinären Schmerzkonferenz erfüllt werden:

- die Konferenzen müssen mindestens achtmal im Jahr stattfinden
- Ort, Daten und Uhrzeit der Schmerzkonferenzen stehen fest, so dass sich die Ärzte auf die regelmäßige Teilnahme einrichten können
- die Konferenzleiter müssen die Voraussetzungen zur Teilnahme an der Schmerztherapie-Vereinbarung erfüllen
- Vertreter mehrerer Fachgebiete sollen an den Sitzungen teilnehmen (können)
- ausgewählte Patienten sollen in den Sitzungen vorgestellt werden und anwesend sein
- die Schmerzkonferenzen sind zu dokumentieren (Datum, Teilnehmer, vor-gestellte Patienten mit Diagnosen und weiterem Vorgehen)

(4) Der Arzt muss nachweisen, dass er in seiner Praxis überwiegend chronisch schmerzkranke Patienten gemäß § 1 Abs. 1 behandelt.

(5) Die Erfüllung der Anforderungen gemäß den Absätzen 3 und 4 ist gegenüber der Kassenärztlichen Vereinigung in jährlichen Abständen – erstmalig ein Jahr nach Erteilung der Schmerztherapiegenehmigung – nachzuweisen.

(6) Kommt es im Verlauf der schmerztherapeutischen Behandlung nach sechs Monaten zu keiner nachweisbaren Verbesserung der Beschwerdesymptomatik, soll der Arzt prüfen, ob der Patient von einer psychiatrischen bzw. psychotherapeutischen Mitbehandlung profitiert.

(7) Die Behandlung von chronisch schmerzkranken Patienten (mit Ausnahme von Malignompatienten) nach den Vorgaben dieser Vereinbarung soll einen Zeitraum von zwei Jahren nicht überschreiten. Der Arzt benennt der Kassenärztlichen Vereinigung diejenigen Patienten, die sich über diesen Zeitraum hinaus in seiner schmerztherapeutischen Behandlung befinden. Die Kassenärztliche Vereinigung kann die weitere Behandlung dieser Patienten von der erfolgreichen Teilnahme an einem Kolloquium vor der Schmerztherapie-Kommission abhängig machen.

§ 6 Schmerztherapeutische Behandlungsverfahren

(1) Der Einsatz der nachfolgenden schmerztherapeutischen Behandlungsverfahren ist für den an dieser Vereinbarung teilnehmenden Arzt verpflichtend. Diese Behandlungsverfahren sind nicht delegationsfähig (obligate schmerztherapeutische Behandlungsverfahren):

- Pharmakotherapie
- Therapeutische Lokalanästhesie
- Psychosomatische Grundversorgung gemäß der Vereinbarung über die Anwendung von Psychotherapie in der vertragsärztlichen Versorgung (Psychotherapie-Vereinbarung) (Anlage 1 BMV-Ä/EKV)
- Stimulationstechniken (z.B. TENS)
- Koordination und Einleitung von psycho- und physiotherapeutischen Maßnahmen

(2) Der an dieser Vereinbarung teilnehmende Arzt muss weiterhin die Einleitung und Koordination der nachstehenden flankierenden therapeutischen Maßnahmen bzw. deren Durchfüh-

rung jeweils indikationsbezogen gewährleisten (fakultative schmerztherapeutische Behandlungsverfahren):
- Manuelle Untersuchungs- und Behandlungsverfahren
- Physikalische Therapie
- Therapeutische Leitungs- Plexus- und rückenmarksnahe Anästhesien
- Sympathikusblockaden
- Rückenmarksnahe Opioidapplikation
- Denervationsverfahren und/oder augmentative Verfahren (z.B. Neurolyse, zentrale Stimulation)
- Übende Verfahren (z.B. Autogenes Training)
- Hypnose
- Ernährungsberatung
- minimal-invasive Interventionen
- operative Therapie
- Entzugsbehandlung bei Medikamentenabhängigkeit

Der Arzt muss mindestens drei dieser Behandlungsverfahren vorhalten und in geeigneter Form gegenüber der Kassenärztlichen Vereinigung nachweisen. Die nicht vorgehaltenen fakultativen schmerztherapeutischen Behandlungsverfahren können in Kooperation mit anderen Vertragsärzten erbracht werden. Diese Vertragsärzte sind der Kassenärztlichen Vereinigung zu benennen.

§ 7 Dokumentation

(1) Jeder Behandlungsfall muss mit folgenden Angaben, einschließlich Schmerzanamnese und Behandlungsverlauf, standardisiert dokumentiert sein.
- Art, Schwere und Ursache der zu Grunde liegenden Erkrankung und der bestehenden Komorbiditäten
- Zeitdauer des Schmerzleidens mit Angabe des Chronifizierungsstadiums
- Psychosomatische bzw. psychopathologische Auswirkungen und Behandlungsverlauf
- Therapeutische Maßnahmen
- Kontrolle des Verlaufes nach standardisierten Verfahren (Schmerzfragebogen)
- Verwendung von standardisierten und evaluierten Schmerztagebüchern

(2) Die Dokumentation ist der Kassenärztlichen Vereinigung auf Verlangen vorzulegen.

§ 8 Räumliche und apparative Voraussetzungen

(1) Räumliche Voraussetzungen:
- Rollstuhlgeeignete Praxis
- Überwachungs- und Liegeplätze

(2) Apparative Voraussetzungen:
- Reanimationseinheit einschließlich Defibrillator
- EKG- und Pulsmonitoring an jedem Behandlungsplatz, an dem invasive Verfahren durchgeführt werden

Anlage I

Anforderungen an eine schmerztherapeutische Einrichtung gem. § 4 Abs. 3 Nr. 1 Als schmerztherapeutische Einrichtung gem. § 4 Abs. 3 Nr. 1 gelten Schmerzkliniken, Schmerzabteilungen an Allgemeinkrankenhäusern, Schmerzambulanzen und Schmerzpraxen niedergelassener Vertragsärzte, welche die Anforderungen nach Abschnitt C der Vereinbarung erfüllen und die ausschließlich bzw. weit überwiegend Schmerzpatienten behandeln.

Die Anerkennung wird auf Antrag von der Kassenärztlichen Vereinigung widerruflich erteilt. Zuständig ist jeweils die Kassenärztliche Vereinigung, in deren Bereich die Einrichtung gelegen ist. Die Anerkennung setzt die zusätzliche Erfüllung folgender Anforderungen voraus:

1. Die Einrichtung muss von einem Arzt geleitet werden, der persönlich an der Schmerztherapie-Vereinbarung teilnimmt bzw. die Voraussetzungen für eine solche Teilnahme erfüllt.

2. Die Einrichtung muss eine kontinuierliche interdisziplinäre Zusammenarbeit verschiedener Fachdisziplinen (Anästhesiologie, Neurologie, Neurochirurgie, Orthopädie/Chirurgie, Psychiatrie, Rheumatologie, interventionelle Radiologie) und mit Physiotherapeuten nachweisen. Sofern diese in der Einrichtung nicht beschäftigt sind, sind die Kooperationspartner unter Angabe von Qualifikation, Name und Anschrift zu benennen.

3. Das Patientengut muss ausschließlich bzw. weit überwiegend aus chronisch Schmerzkranken entsprechend der Definition der Präambel und des § 1 Abs. 1 der Schmerztherapie-Vereinbarung bestehen. Es müssen regelmäßig mindestens 150 chronisch schmerzkranke Patienten im Quartal behandelt werden. Es müssen an mindestens 4 Tagen pro Woche jeweils mindestens 4 Stunden ausschließlich solche Schmerzpatienten betreut werden.

   Die Kassenärztliche Vereinigung kann entsprechende Diagnosen- und Leistungsstatistiken anfordern.

   Das Behandlungsspektrum muss die wichtigsten Schmerzkrankheiten umfassen, wie

   - chronisch muskuloskelettale Schmerzen
   - chronische Kopfschmerzen
   - Gesichtsschmerzen
   - Ischämieschmerzen
   - medikamenteninduzierte Schmerzen
   - Neuropathische Schmerzen
   - Sympathische Reflexdystrophien
   - Somatoforme Schmerzstörungen
   - Tumorschmerzen

4. Es müssen mindestens zwölfmal im Jahr nach außen offene, interdisziplinäre Schmerzkonferenzen mit Patientenvorstellung durchgeführt werden. Thema und Teilnehmer sind zu dokumentieren, die Patienten werden persönlich vorgestellt, die Teilnehmer unterliegen der Schweigepflicht, Ort, Daten und Uhrzeit dieser Konferenzen stehen fest.

5. Die Einrichtung hat sicherzustellen, dass eingehende Kenntnisse und Erfahungen in den in § 6 der Schmerztherapie-Vereinbarung genannten Behandlungsverfahren erworben werden können. Hierzu sind die unter § 6 Abs. 1 sowie zusätzlich mindestens 3 der unter § 6 Abs. 3 der Schmerztherapie-Vereinbarung genannten Verfahren selbst vorzuhalten. Die übrigen Verfahren sind im Konsiliardienst sicherzustellen.

   Tägliche interne Fallbesprechungen und wöchentliche interne Teamsitzungen sind gewährleistet.

6. Die Einrichtung hat die Anwendung schmerztherapeutischer Standards sicherzustellen. Hierzu gehören:

   - Erhebung einer standardisierten Schmerzanamnese einschließlich Sichtung und Wertung aller verfügbaren Vorbefunde, funktionelle Betrachtung der Röntgenbilder

- eingehende körperliche (mit Einschluss neurologisch-orthopädisch-funktioneller) Untersuchung und eingehende psychosoziale und -psychiatrische Exploration
- Durchführung einer Schmerzanalyse
- Feststellung des Chronifizierungsstadiums (nach Gerbershagen – Mainzer Staging)
- differentialdiagnostische Abklärung der Schmerzkrankheit
- eingehende Beratung des Patienten
- Gemeinsame Festlegung der Therapieziele
- Aufstellung eines zeitlich und inhaltlich gestuften Therapieplanes (einschließlich der zu dessen Umsetzung erforderlichen interdisziplinären Koordination der Ärzte und komplementären Berufe)
- Einsatz schmerztherapeutischer Behandlungsverfahren
- Standardisierte Dokumentation mit Angaben zur psychosomatischen Auswirkung und Kontrolle des Verlaufs. Das in der Einrichtung eingesetzte Dokumentationsinstrumentarium ist vorzulegen.

30700* Grundpauschale für einen Patienten im Rahmen der Versorgung gemäß der Qualitätssicherungsvereinbarung zur schmerztherapeutischen Versorgung chronisch schmerzkranker Patienten nach § 135 Abs. 2 SGB V	**394 Pkt.** **43,29 €**

Obligater Leistungsinhalt
- Persönlicher Arzt-Patienten-Kontakt, und/oder Arzt-Patienten-Kontakt im Rahmen einer Videosprechstunde gemäß Anlage 31b zum BMV-Ä,

Fakultativer Leistungsinhalt
- Weitere persönliche oder andere Arzt-Patienten-Kontakte gemäß I-4.3.1 der Allgemeinen Bestimmungen,
- Ärztlicher Bericht entsprechend der Gebührenordnungsposition 01600,
- Individueller Arztbrief entsprechend der Gebührenordnungsposition 01601,
- In Anhang VI-1 aufgeführte Leistungen,

Abrechnungsbestimmung: einmal im Behandlungsfall

Anmerkung: Die Grundpauschale 30700 ist in demselben Arztfall nicht neben einer Versichertenpauschale, sonstigen Grundpauschale bzw. Konsiliarpauschale berechnungsfähig.

Abrechnungsausschluss: nicht neben 01436
im Behandlungsfall 01600, 01601, 03040, 03220, 03221, 03230, 04040, 04220, 04221, 04230 und 04231

Aufwand in Minuten:
Kalkulationszeit: 22 **Prüfzeit:** 18 **Eignung d. Prüfzeit:** Nur Quartalsprofil

GOÄ entsprechend oder ähnlich: Leistungskomplex so in der GOÄ nicht vorhanden, erbrachte Untersuchungs- und Beratungsleistungen abrechnen.

Kommentar: Siehe: Qualitätssicherungsvereinbarung zur schmerztherapeutischen Versorgung chronisch schmerzkranker Patienten gem. § 135 Abs. 2 SGB V (Qualitätssicherungsvereinbarung Schmerztherapie) Stand 1. Januar 2015

30701* Zuschlag zur Gebührenordnungsposition 30700   **9 Pkt.**
                                                                  0,99 €

Abrechnungsbestimmung: einmal im Behandlungsfall

Anmerkung: Die Gebührenordnungsposition 30701 wird durch die zuständige Kassenärztliche Vereinigung zugesetzt.

Abrechnungsausschluss: im Behandlungsfall 01630
Die Abrechnung der mit * gekennzeichneten Leistung, schließt den Ansatz der fachärztlichen Grundpauschale aus.

Berichtspflicht: Nein

Aufwand in Minuten:
Kalkulationszeit: KA   **Prüfzeit:** ./.   **Eignung der Prüfzeit:** Keine Eignung

Kommentar: Hausärzte müssen einen Medikationsplan ausstellen. Fachärzte nur dann, wenn der Patient keinen Hausarzt hat.
In den vorgesehenen Fällen, in den Fachärzte einen Medikationsplan erstellen, können sie ebenfalls die EBM Nr. 01630 ansetzen.
Der Arzt, der den Medikationsplan als erster ausstellt, ist auch für die stete Aktualisierung verpflichtet. Die zusätzlichen Ärzte – eingeschlossen die Ärzte eines behandelnden Krankenhauses – ergänzen den Plan.
Auch Apotheker müssen Aktualisierungen machen, wenn es der Patient wünscht.
Siehe Informationen der KBV: http://www.kbv.de/html/medikationsplan.php
Weitere Informationen:
• Überarbeitung der Qualitätssicherungsvereinbarung Schmerztherapie gemäß § 135 Abs. 2 SGB V
• Vereinbarung von Qualitätssicherungsmaßnahmen nach § 135 Abs. 2 SGB V zur schmerztherapeutischen Versorgung chronisch schmerzkranker Patienten (Qualitätssicherungsvereinbarung Schmerztherapie)
Beide Themen finden Sie im Deutschen Ärzteblatt unter dem Link:
https://www.aerzteblatt.de/pdf/113/38/a1669.pdf?ts=20.09.2016+07%253A31%253A53

30702* Zusatzpauschale für die schmerztherapeutische Versor-   **498 Pkt.**
gung gemäß der Qualitätssicherungsvereinbarung zur   **54,72 €**
schmerztherapeutischen Versorgung chronisch
schmerzkranker Patienten nach § 135 Abs. 2 SGB V

Obligater Leistungsinhalt
• Basisabklärung und umfassende schmerztherapeutische Versorgung chronisch schmerzkranker Patienten gemäß der Qualitätssicherungsvereinbarung zur schmerztherapeutischen Versorgung chronisch schmerzkranker Patienten nach § 135 Abs. 2, einschließlich
  – Erhebung einer standardisierten Schmerzanamnese einschließlich Auswertung von Fremdbefunden,
  – Durchführung einer Schmerzanalyse,
  – Differentialdiagnostische Abklärung der Schmerzkrankheit,
  – Eingehende Beratung des Patienten einschließlich Festlegung der Therapieziele,
  – Aufstellung eines inhaltlich und zeitlich gestuften Therapieplans unter Berücksichtigung des ermittelten Chronifizierungsstadiums,

- Vermittlung von bio-psycho-sozialen Zusammenhängen und von Schmerzbewältigungsstrategien,
- Gewährleistung der Einleitung und Koordination der flankierenden therapeutischen Maßnahmen

und/oder

• Fortführung einer umfassenden schmerztherapeutischen Versorgung chronisch schmerzkranker Patienten gemäß der Qualitätssicherungsvereinbarung zur schmerztherapeutischen Versorgung chronisch schmerzkranker Patienten nach § 135 Abs. 2, einschließlich
  - Zwischenanamnese einschließlich Auswertung von Fremdbefunden,
  - Eingehende Beratung des Patienten und ggf. Überprüfung der Therapieziele und des Therapieplans,
  - Weitere Koordination und ggf. Überprüfung der flankierenden therapeutischen Maßnahmen,
• Standardisierte Dokumentation(en),
• Bericht an den Hausarzt über den Behandlungsverlauf,
• Persönlicher Arzt-Patienten-Kontakt,

Fakultativer Leistungsinhalt

• Konsiliarische Beratung der gemäß § 6 Abs. 2 der Qualitätssicherungsvereinbarung zur schmerztherapeutischen Versorgung chronisch schmerzkranker Patienten kooperierenden Ärzte,
• Weitere persönliche oder andere Arzt-Patienten-Kontakte gemäß 4.3.1 der Allgemeinen Bestimmungen,

Abrechnungsbestimmung: einmal im Behandlungsfall

Anmerkung: Die Zusatzpauschale 30702 ist in demselben Arztfall nur neben der Grundpauschale 30700, nicht neben einer anderen Versichertenpauschale, Grundpauschale bzw. Konsiliarpauschale berechnungsfähig.

Abrechnungsausschluss: im Behandlungsfall 01600, 01601, 03040, 03220, 03221, 04040, 04220, 04221
nicht neben 03030, 04030, 05360, 30930 bis 30933 und Gebührenordnungspositionen der Abschnitte 35.1 und 35.2

Bericht: Berichtspflicht – Übermittlung der Behandlungsdaten siehe Allg. Bestimmungen 2.1.4 Berichtspflicht

Aufwand in Minuten:
Kalkulationszeit: 28   **Prüfzeit:** 22   **Eignung d. Prüfzeit:** Nur Quartalsprofil

GOÄ entsprechend oder ähnlich: Leistungskomplex so in der GOÄ nicht vorhanden, erbrachte Untersuchungs- und Beratungsleistungen abrechnen.

Kommentar: Siehe unter Nr. 30.7.1 zahlreiche Ausschnitte aus der **Qualitätssicherungsvereinbarung zur schmerztherapeutischen Versorgung chronisch schmerzkranker Patienten gem. § 135 Abs. 2 SGB V (Qualitätssicherungsvereinbarung Schmerztherapie) vgl. Ziffer 3 der Präambel zu 30.7.**
http://www.kbv.de/media/sp/Schmerztherapie.pdf

30704* **Zuschlag für die Erbringung der Zusatzpauschale 30702**   **299 Pkt.**
in schmerztherapeutischen Einrichtungen gemäß   **32,85 €**
Anlage I der Qualitätssicherungsvereinbarung Schmerz-
therapie und Erfüllung der Voraussetzungen gemäß
Präambel Nr. 4.-6.

Abrechnungsbestimmung: einmal im Behandlungsfall

Abrechnungsausschluss: in derselben Sitzung 05360
im Behandlungsfall 03040, 03220, 03221, 04040, 04220, 04221

Bericht: Berichtspflicht – Übermittlung der Behandlungsdaten siehe Allg. Bestimmungen 2.1.4
Berichtspflicht

Aufwand in Minuten:
Kalkulationszeit: 17   **Prüfzeit:** 13   **Eignung d. Prüfzeit:** Nur Quartalsprofil

GOÄ entsprechend oder ähnlich: Leistungskomplex so in der GOÄ nicht vorhanden, erbrachte
Untersuchungs- und Beratungsleistungen abrechnen.

Kommentar: Siehe unter Nr. 30.7.1 zahlreiche Ausschnitte aus der **Qualitätssicherungsvereinbarung zur schmerztherapeutischen Versorgung chronisch schmerzkranker Patienten gem.
§ 135 Abs. 2 SGB V (Qualitätssicherungsvereinbarung Schmerztherapie) vgl. Ziffer 4, 5 und
6 der Präambel zu 30.7.**
http://www.kbv.de/media/sp/Schmerztherapie.pdf

30705 **Zuschlag zu der Gebührenordnungsposition 30700 für**
die Behandlung aufgrund einer TSS-Vermittlung gemäß
Allgemeiner Bestimmung 4.3.10.1 oder 4.3.10.2

Abrechnungsbestimmung: einmal im Arztgruppenfall

Abrechnungsausschluss: im Arztgruppenfall 01710

Anmerkung: Die Gebührenordnungsposition 30705 kann durch die zuständige Kassenärztliche Vereinigung zugesetzt werden.

Aufwand in Minuten:
Kalkulationszeit: KA   **Prüfzeit:** ./.   **Eignung d. Prüfzeit:** Keine Eignung

Kommentar: Siehe unter EBM Nr. 03008 **Hinweise zur Abrechnung der Zuschläge**.

30706* **Teilnahme an einer schmerztherapeutischen Fallkonfe-**   **86 Pkt.**
renz gemäß Anlage I Nr. 4 der Qualitätssicherungsver-   **9,45 €**
einbarung Schmerztherapie

Obligater Leistungsinhalt
• Teilnahme an einer multidisziplinären Fallkonferenz

Anmerkung: Die Gebührenordnungsposition 30706 ist nur in Behandlungsfällen berechnungsfähig, in denen die Grundpauschale 30700 berechnet worden ist. Hausärzte sowie weitere
komplementär behandelnde Ärzte dürfen die Gebührenordnungsposition unter Angabe des primär schmerztherapeutisch verantwortlichen Arztes berechnen.
Die Gebührenordnungsposition 30706 ist auch bei Durchführung der Fallkonferenz als Videofallkonferenz berechnungsfähig. Für die Abrechnung gelten die Anforderungen gemäß Anlage 31b
zum BMV-Ä entsprechend.

Abrechnungsausschluss: im Behandlungsfall 03040, 03220, 03221, 04040, 04220, 04221, 37320
nicht neben 01442

Aufwand in Minuten:
Kalkulationszeit: 5   **Prüfzeit:** ./.   **Eignung d. Prüfzeit:** Keine Eignung

GOÄ entsprechend oder ähnlich: Leistungskomplex in der GOÄ nicht vorhanden

Kommentar: Siehe unter Nr. 30.7.1 zahlreiche Ausschnitte aus der **Qualitätssicherungsvereinbarung zur schmerztherapeutischen Versorgung chronisch schmerzkranker Patienten gem. § 135 Abs. 2 SGB V (Qualitätssicherungsvereinbarung Schmerztherapie).**
http://www.kbv.de/media/sp/Schmerztherapie.pdf

30708*	**Beratung und Erörterung und/oder Abklärung im Rahmen der Schmerztherapie, Dauer mindestens 10 Minuten,**	**169 Pkt.** **18,57 €**

Abrechnungsbestimmung: je vollendete 10 Minuten

Anmerkung: Die Gebührenordnungsposition 30708 ist auch bei Durchführung der Leistung im Rahmen einer Videosprechstunde berechnungsfähig und dies durch Angabe einer bundeseinheitlich kodierten Zusatzkennzeichnung zu dokumentieren. Für die Abrechnung gelten die Anforderungen gemäß Anlage 31b zum BMV-Ä entsprechend.
Bei der Nebeneinanderberechnung der Gebührenordnungsposition 30708 neben der 30702 ist eine Arzt-Patienten-Kontaktzeit von mindestens 70 Minuten Voraussetzung für die Berechnung der Gebührenordnungsposition 30708.
Die Gebührenordnungsposition 30708 ist nur in Behandlungsfällen berechnungsfähig, in denen die Grundpauschale 30700 berechnet worden ist.

Abrechnungsausschluss: nicht neben 01440, 01510 bis 01512, 01520, 01521, 01530, 01531, 01856, 02100, 02101, 05320, 05330, 05331, 05340, 05341, 05350, 05372, 31820 bis 31828, 31840, 31841, 36820 bis 36829, 36840 und 36841
im Behandlungsfall 03040, 03220, 03221, 04040, 04220, 04221

Aufwand in Minuten:
Kalkulationszeit: 10   **Prüfzeit:** 10   **Eignung d. Prüfzeit:** Tages- und Quartalsprofil

Kommentar: Nr. 30708 ist nur abrechenbar, wenn eine Genehmigung nach der Qualitätssicherungsvereinbarung vorliegt.

30.7.2 Andere schmerztherapeutische Behandlungen

30710*	**Infusion von nach der Betäubungsmittelverschreibungsverordnung verschreibungspflichtigen Analgetika oder von Lokalanästhetika unter systemischer Anwendung in überwachungspflichtiger Konzentration**	**119 Pkt.** **13,07 €**

Obligater Leistungsinhalt
• Dauer mindestens 30 Minuten

Anmerkung: Erfolgt über denselben liegenden Zugang (z.B. Kanüle, Katheder) mehr als eine Infusion entsprechend der Gebührenordnungsposition 02100, der Gebührenordnungsposition

02101 und/oder der Gebührenordnungsposition 30710, so sind die Gebührenordnungspositionen 02100, 02101 und/oder 30710 je Behandlungstag nur einmal berechnungsfähig.
Abrechnungsausschluss: im Behandlungsfall 03040, 03220, 03221, 04040, 04220, 04221
nicht neben 01910, 01911, 02100, 05360, 05372, 34503 bis 34505 und nicht neben den Gebührenordnungspositionen der Abschnitte 5.3, 31.5, 36.5
Bericht: mind. Befundkopie (Nr. 01602) an Hausarzt
Aufwand in Minuten:
Kalkulationszeit: KA   **Prüfzeit:** 3   **Eignung d. Prüfzeit:** Tages- und Quartalsprofil
GOÄ entsprechend oder ähnlich: Leistungskomplex in der GOÄ nicht vorhanden, ggf. analoger Ansatz der Nr. 272 entsprechend GOÄ § 6 (2*).
Kommentar: Ist im Anschluss an die Leistung nach Nr. 30710 eine weitere (dokumentierte) Überwachung erforderlich, so kann diese nach Nr. 30760 für weitere mind. 30 Min. berechnet werden.

30712* Anleitung des Patienten zur Selbstanwendung der trans- kutanen elektrischen Nervenstimulation (TENS)	**72 Pkt.** **7,91 €**

Obligater Leistungsinhalt
• Einsatz des für die Selbstanwendung bestimmten Gerätetyps,

Abrechnungsbestimmung: je Sitzung
Anmerkung: Die Gebührenordnungsposition 30712 ist im Krankheitsfall höchstens fünfmal berechnungsfähig.
Abrechnungsausschluss: im Behandlungsfall 03040, 03220, 03221, 04040, 04220, 04221
nicht neben 02101, 05360, 05372, 31840, 31841, 34503 bis 34505 und nicht neben den Gebührenordnungspositionen der Abschnitte 5.3, 31.5 und 36.5
Aufwand in Minuten:
Kalkulationszeit: KA   **Prüfzeit:** 3   **Eignung d. Prüfzeit:** Tages- und Quartalsprofil
GOÄ entsprechend oder ähnlich: Analoger Ansatz der Nr. 551* entsprechend GOÄ § 6 (2*)
Kommentar: Da es zahlreiche TENS-Geräte zur Selbstanwendung gibt, sollte die Auswahl nach der Erkrankung und auch der Bedienungsfreundlichkeit für den jeweiligen Patienten erfolgen.

30.7.3 Körperakupunktur gemäß den Qualitätssicherungsvereinbarungen nach § 135 Abs. 2 SGB V

Kommentar: Der Gemeinsame Bundesausschuss hat zur Akupunktur-Behandlung die folgenden Indikationen festgelegt:
• Chronische Schmerzen der Lendenwirbelsäule, die seit mindestens 6 Monaten bestehen und gegebenenfalls nicht-segmental bis maximal zum Kniegelenk ausstrahlen (pseudoradikulärer Schmerz) oder
• Chronische Schmerzen in mindestens einem Kniegelenk durch Gonarthrose, die seit mindestens sechs Monaten bestehen

Zum Erbringen und Abrechnen der Leistung ist eine Genehmigung der KV erforderlich. Weitere wichtige Informationen finden sich in der **Qualitätssicherungsvereinbarung zur Akupunktur bei chronisch schmerzkranken Patienten nach § 135 Abs. 2 SGB V (Qualitätssicherungsvereinbarung Akupunktur)**

Abschnitt B – Genehmigungsvoraussetzungen

§ 3 Fachliche Befähigung

Die fachliche Befähigung für die Ausführung und Abrechnung von Leistungen der Akupunktur nach § 1 gilt als nachgewiesen, wenn folgende Anforderungen erfüllt und durch Zeugnisse und Bescheinigungen nach § 7 nachgewiesen werden:

1. Kenntnisse der allgemeinen Grundlagen der Akupunktur, nachgewiesen durch die erfolgreiche Teilnahme an einer Zusatz-Weiterbildung „Akupunktur" gemäß den Vorgaben im Abschnitt C: Zusatz-Weiterbildungen der (Muster-) Weiterbildungsordnung der Bundesärztekammer vom Mai 2005 beziehungsweise Nachweis einer in Struktur und zeitlichem Umfang der (Muster-) Weiterbildungsordnung der Bundesärztekammer gleichwertigen Qualifikation in den Bundesländern, in denen dieser Teil der (Muster-) Weiterbildungsordnung nicht umgesetzt ist, und

2. Kenntnisse in der psychosomatischen Grundversorgung, nachgewiesen durch die erfolgreiche Teilnahme an einer Fortbildung gemäß den Vorgaben des Curriculums Psychosomatische Grundversorgung der Bundesärztekammer (80 Stunden-Curriculum „Kern (Basis) Veranstaltung") und 3. Teilnahme an einem von der Ärztekammer anerkannten interdisziplinären Kurs über Schmerztherapie von 80 Stunden Dauer.

Abschnitt C – Anforderungen an die Durchführung und an die Dokumentation

§ 5 Schmerztherapeutische Versorgung durch Akupunktur

(1) Die Durchführung der Akupunktur bei chronisch schmerzkranken Patienten ist an folgende Maßgaben gebunden:

1. Feststellung einer Symptomatik beziehungsweise Diagnose nach Anlage I Nr. 12 der Richtlinie Methoden vertragsärztliche Versorgung des Gemeinsamen Bundesausschusses

2. Überprüfung, dass vor der Akupunktur ein mindestens sechsmonatiges ärztlich dokumentiertes Schmerzintervall vorliegt

3. Erstellung beziehungsweise Überprüfung eines inhaltlich und zeitlich gestaffelten Therapieplans unter Einbeziehung der Akupunktur im Rahmen eines schmerztherapeutischen Gesamtkonzepts unter Beurteilung der bisher gegebenenfalls durchgeführten Maßnahmen und der bestehenden Therapieoptionen

4. Durchführung einer standardisierten fallbezogenen Eingangserhebung (Eingangsdokumentation) zur Schmerzevaluation mit den Parametern Lokalisation des Hauptschmerzes an der Lendenwirbelsäule beziehungsweise am betroffenen Kniegelenk, Schmerzdauer, Schmerzstärke, Schmerzhäufigkeit, Beeinträchtigung der Alltagstätigkeiten durch den Schmerz.B.einträchtigung der Stimmung durch den Schmerz

5. Durchführung einer standardisierten Verlaufserhebung (Verlaufsdokumentation) bei Abschluss der Behandlung mit den Dimensionen Lokalisation des Hauptschmerzes an der Lendenwirbelsäule beziehungsweise am betroffenen Kniegelenk, Zufriedenheit mit der Schmerzbehandlung, Stärke des Hauptschmerzes, Schmerzhäufigkeit, Beeinträchtigung der Alltagstätigkeiten durch den Schmerz.B.einträchtigung der Stimmung durch den Schmerz

6. Regelmäßige Teilnahme (mindestens viermal im Jahr) an Fallkonferenzen beziehungsweise an Qualitätszirkeln zum Thema „chronische Schmerzen", wobei mindestens einmal im Jahr Fälle behandelter Patienten vorzustellen sind. Folgende Anforderungen sind dabei zu erfüllen:

a) mindestens zwei Teilnehmer müssen über eine Genehmigung nach dieser Vereinbarung verfügen

b) Vertreter verschiedener Fachgebiete sollen an den Sitzungen teilnehmen

(2) Die regelmäßige Teilnahme an Fallkonferenzen beziehungsweise an Qualitätszirkeln ist zu dokumentieren (Datum, Teilnehmer, Themen, gegebenenfalls vorgestellte Fälle). Die Teilnahmebestätigungen sind der Kassenärztlichen Vereinigung in jährlichen Abständen – erstmalig ein Jahr nach Erteilung der Genehmigung – vorzulegen.

(3) Die Akupunktur bei chronischen Schmerzen der Lendenwirbelsäule nach § 1 Nr. 1 erfolgt mit jeweils bis zu zehn Sitzungen innerhalb von maximal sechs Wochen und in begründeten Ausnahmefällen mit bis zu 15 Sitzungen innerhalb von maximal zwölf Wochen, jeweils mindestens 30 Minuten Dauer, mit jeweils 14 – 20 Nadeln.

(4) Die Akupunktur bei chronischen Schmerzen in mindestens einem Kniegelenk durch Gonarthrose nach § 1 Nr. 2 erfolgt mit jeweils bis zu zehn Sitzungen innerhalb von maximal 6 Wochen und in begründeten Ausnahmefällen mit bis zu 15 Sitzungen innerhalb von maximal zwölf Wochen, jeweils mindestens 30 Minuten Dauer, mit jeweils 7 – 15 Nadeln je behandeltem Knie.

§ 6 Überprüfung der Dokumentation

(1) Die Überprüfung der Dokumentation einer Akupunkturbehandlung bezieht sich auf die Dokumentation des Therapieplans sowie der Eingangs- und Verlaufserhebung nach § 5 Abs. 1 Nrn. 3 bis 5 sowie auf die Begründung der Ausnahmefälle nach § 5 Abs. 3 oder 4.

(2) Die Kassenärztliche Vereinigung fordert jährlich von mindestens fünf Prozent der Ärzte, die Leistungen nach § 1 erbringen und abrechnen, Dokumentationen zu zwölf abgerechneten Fällen und zu 18 abgerechneten Ausnahmefällen mit bis zu 15 Sitzungen nach § 5 Abs. 3 oder Abs. 4 an. Die Auswahl der Fälle erfolgt nach dem Zufallsprinzip durch die Kassenärztliche Vereinigung unter Angabe des Namens des Patienten und des Tages, an dem die Akupunktur durchgeführt wurde. Wurden weniger als 18 Ausnahmefälle abgerechnet, bezieht sich die Überprüfung auf alle abgerechneten Ausnahmefälle.

(3) Die eingereichten Dokumentationen sind daraufhin zu überprüfen, ob die nach § 5 Abs. 1 Nr. 3 bis 5 vorgegebenen Dokumentationsinhalte vollständig oder unvollständig dokumentiert sind. Sie sind weiterhin daraufhin zu überprüfen, ob sie nachvollziehbar beziehungsweise eingeschränkt nachvollziehbar oder nicht nachvollziehbar begründet sind. Die eingereichten Dokumentationen der Ausnahmefälle sind darüber hinaus daraufhin zu überprüfen, ob sie hinsichtlich der Indikation für eine Verlängerung der Akupunkturbehandlung nach § 5 Abs. 3 oder 4 nachvollziehbar beziehungsweise eingeschränkt nachvollziehbar oder nicht nachvollziehbar begründet sind.

(4) Die Überprüfung der Dokumentation gilt als nicht bestanden, wenn mindestens zehn Prozent der Dokumentationen als unvollständig beziehungsweise als nicht nachvollziehbar beurteilt wurden.

(5) Das Ergebnis der Überprüfung der Dokumentation wird dem Arzt durch die Kassenärztliche Vereinigung innerhalb von vier Wochen mitgeteilt. Der Arzt soll über bestehende Män-

gel informiert und gegebenenfalls eingehend beraten werden, wie diese behoben werden können.

(6) Werden die Anforderungen an die Dokumentation nach Absatz 4 nicht erfüllt, muss der Arzt innerhalb von zwölf Monaten an einer erneuten Überprüfung der Dokumentation teilnehmen. Werden die Anforderungen auch dann nicht erfüllt, hat der Arzt die Möglichkeit, innerhalb von drei Monaten an einem Kolloquium bei der Kassenärztlichen Vereinigung teilzunehmen. Hat der Arzt an dem Kolloquium nicht teilgenommen oder war die Teilnahme an dem Kolloquium nicht erfolgreich, ist die Genehmigung zur Ausführung und Abrechnung von Leistungen der Akupunktur zu widerrufen.

(7) Der Antrag auf Wiedererteilung der Genehmigung zur Ausführung und Abrechnung von Leistungen der Akupunktur kann frühestens nach Ablauf von sechs Monaten nach Widerruf der Genehmigung gestellt werden. Die Wiedererteilung der Genehmigung richtet sich nach § 2.

30790* **Eingangsdiagnostik und Abschlussuntersuchung zur Behandlung mittels Körperakupunktur gemäß den Qualitätssicherungsvereinbarungen nach § 135 Abs. 2 SGB V bei folgenden Indikationen:**	**516 Pkt.** **56,69 €**

• chronische Schmerzen der Lendenwirbelsäule,
und/oder
• chronische Schmerzen eines oder beider Kniegelenke durch Gonarthrose

Obligater Leistungsinhalt
• Schmerzanalyse zu Lokalisation, Dauer, Stärke und Häufigkeit,
• Bestimmung der Beeinträchtigung in den Alltagstätigkeiten durch den Schmerz,
• Beurteilung des Schmerzeinflusses auf die Stimmung,
• Integration der Akupunkturbehandlung in ein schmerztherapeutisches Gesamtkonzept,
• Schmerzanalyse und Diagnostik nach den Regeln der traditionellen chinesischen Medizin (z.B. anhand von Leitbahnen, Störungsmustern, konstitutionellen Merkmalen oder mittels Syndromdiagnostik),
• Erstellung des Therapieplans zur Körperakupunktur mit Auswahl der Leitbahnen, Spezifizierung der Akupunkturlokalisationen, Berücksichtigung der optimalen Punktekombinationen, Verteilung der Akupunkturlokalisationen,
• eingehende Beratung des Patienten einschließlich Festlegung der Therapieziele,
• Durchführung einer Verlaufserhebung bei Abschluss der Behandlung,
• Dokumentation,
• Dauer mindestens 40 Minuten,
• Bericht an den Hausarzt,

Fakultativer Leistungsinhalt
• Erläuterung zusätzlicher, flankierender Therapiemaßnahmen,

Abrechnungsbestimmung: einmal im Krankheitsfall

Abrechnungsausschluss: im Behandlungsfall 03040, 03220, 03221, 04040, 04220, 04221 nicht neben 05360

Aufwand in Minuten:
Kalkulationszeit: 40 **Prüfzeit:** 29 **Eignung d. Prüfzeit:** Nur Quartalsprofil
GOÄ entsprechend oder ähnlich: Entsprechende Untersuchungsleistungen und Nrn. 269, 269a.
Kommentar: Siehe unter **30.7.3 Körperakupunktur gemäß den Qualitätsvereinbarungen nach 135 Abs. 2 SGB V**

30791* Durchführung einer Körperakupunktur und ggfs. Revision des Therapieplans gemäß den Qualitätssicherungsvereinbarungen nach § 135 Abs. 2 SGB V zur Behandlung bei folgenden Indikationen:	**166 Pkt.** **18,24 €**

• Chronische Schmerzen der Lendenwirbelsäule,
oder
• Chronische Schmerzen eines oder beider Kniegelenke durch Gonarthrose

Obligater Leistungsinhalt
• Durchführung der Akupunktur gemäß dem erstellten Therapieplan,
• Aufsuchen der spezifischen Akupunkturpunkte und exakte Lokalisation,
• Nadelung akupunkturspezifischer Punkte mit sterilen Einmalnadeln,
• Verweildauer der Nadeln von mindestens 20 Minuten,

Fakultativer Leistungsinhalt
• Beruhigende oder anregende Nadelstimulation,
• Hervorrufen der akupunkturspezifischen Nadelwirkung (De-Qui-Gefühl),
• Berücksichtigung der adäquaten Stichtiefe,
• Adaption des Therapieplanes und Dokumentation,
• Festlegung der neuen Punktekombination, Stimulationsart und Stichtiefe,

Abrechnungsbestimmung: je dokumentierter Indikation bis zu zehnmal, mit besonderer Begründung bis zu 15-mal im Krankheitsfall

Anmerkung: Die Sachkosten inklusive der verwendeten Akupunkturnadeln sind in der Gebührenordnungsposition 30791 enthalten.

Abrechnungsausschluss: nicht neben 05360
im Behandlungsfall 03040, 03220, 03221, 04040, 04220, 04221

Aufwand in Minuten:
Kalkulationszeit: 5 **Prüfzeit:** 4 **Eignung d. Prüfzeit:** Tages- und Quartalsprofil
GOÄ entsprechend oder ähnlich: Nrn. 269, 269a.

Kommentar: Die Akupunktur-Behandlung eines oder beider Kniegelenke kann im Krankheitsfall (Krankheitsfall = Fall über 4 Quartale) nur 1x (entsprechend der Abrechnungsbestimmungen 10 Anwendungen, mit Begründung bis zu 15 Anwendungen) berechnet werden und dann erst wieder nach 4 Quartalen.

Beispiel: Wenn am. 02.01.2008 das rechte Knie Akupunktur-behandlungsbedürftig wäre und in z.B. 6 Wochen das linke Knie, wäre eine Akupunktur des linken Knies erst wieder ab 02.01.2009 abrechenbar. Zum Erbringen und Abrechnen der Leistung ist eine Genehmigung der KV erforderlich.

Wichtig:
Die Kassenärztliche Vereinigung Nord informiert im Internet unter https://www.kvno.de/downlo ads/honorar/abrechnung_akupunktur2020.pdf über das Vorliegen mindestens einer der folgenden Diagnosen (siehe PDF), mit denen die Indikation für die Akupunktur ausreichend nachgewiesen ist. Liegt keine der nachfolgenden Diagnosen im Abrechnungsfall vor, ist der Fall unplausibel.

Rechtsprechung zur Schmerztherapie:

▶ **Schmerztherapie – EBM Nr. 30704, einrichtungsbezogene Genehmigung**
Aus dem Wortlaut der EBM-Nr. 30704 in Verbindung mit den Ziffern 4 – 6 der Vorbemerkungen zu Kapitel 30.7 ergibt sich:
Die EBM-Nr. 30704 sieht zur Abrechnung keine Genehmigung für den Arzt vor, sondern eine Genehmigung als schmerztherapeutisches Zentrum. Das Sozialgericht München führt aus: „... Bei der Nr. 30704 handelt es sich um eine Pauschale, die nach der Qualitätssicherungsvereinbarung für das Vorhalten der besonderen schmerztherapeutischen Anforderungen in der gesamten Arztpraxis bezahlt wird. Insofern erfordert die Abrechnung der Nr. 30704 eine einrichtungsbezogene Genehmigung und keine personenbezogene Genehmigung.
Aktenzeichen: SG München, 25.07.2012, AZ: S 38 KA 1079/11
Entscheidungsjahr: 2012

▶ **Schmerztherapie nach den EBM Nrn. 30700 ff.: Beurteilung von Schmerzen**
Die Beurteilung von Schmerzen fällt nicht in ein spezielles Fachgebiet. Nach der ständigen Rechtsprechung des Bundessozialgerichts kann die Beurteilung von Schmerzzuständen nicht vorrangig einer besonderen fachärztlichen Ausrichtung zugewiesen werden.
Für die Qualifikation eines Gutachters kommt es nicht darauf an, ob er von Haus aus als Internist, Rheumatologe, Orthopäde, Neurologe, Psychiater oder Schmerztherapeut tätig ist. Notwendig sind vielmehr fachübergreifende Erfahrungen hinsichtlich der Diagnostik und Beurteilung von Schmerzstörungen (vgl. LSG Baden-Württemberg, 20. Oktober 2009 , AZ: L 11 R 4832/08).
Aktenzeichen: LSG Baden-Württemberg, 02.03.2011, AZ: I 6 SB 4878/08
Entscheidungsjahr: 2011

▶ **Schmerztherapie – Anspruch eines erkrankten Patienten auf Erteilung einer Erlaubnis für den Eigenanbau von Cannabis zu therapeutischen Zwecken**
Ein seit 1985 an Multipler Sklerose erkrankter Patient stellt im Mai 2000 beim Bundesinstitut für Arzneimittel und Medizinprodukte (BfArM) einen Antrag auf Erlaubnis zum Anbau von Cannabis zur medizinischen Selbstversorgung nach § § 3 Abs.2 BtMG.
Das OVG führt in dem Urteil aus: die Behandlung eines einzelnen schwer erkrankten Patienten mit Cannabis kann im öffentlichen Interesse liegen, wenn so die Heilung oder Linderung der Erkrankung möglich ist, und dem Patienten kein gleich wirksames und erschwingliches Arzneimittel zur Verfügung steht. In einem solchen Fall ist ein Anspruch auf Eigenanbau gerechtfertigt.
Das OVG Nordrhein-Westfalen hat dann in dem konkreten Fall entschieden:
1. Steht einem an Multipler Sklerose erkrankten Patienten, dessen Erkrankung durch Cannabis gelindert werden kann, ein gleich wirksames zugelassenes und für ihn erschwingliches Arzneimittel zur Verfügung, besteht kein öffentliches Interesse, stattdessen im Wege der Ausnahmeerlaubnis den Eigenanbau von Cannabis zuzulassen.

2. Nach derzeitigem Kenntnisstand kann das aus dem Cannabis-Hauptwirkstoff Delta-9-THC bestehende Arzneimittel „Dronabinol" bei Multipler Sklerose im Einzelfall eine mit Cannabis vergleichbare therapeutische Wirksamkeit aufweisen. Diese Behandlungsalternative ist für einen Patienten, der die Kosten hierfür nicht aus eigenen Mitteln bestreiten kann, auch erschwinglich, wenn eine Kostenübernahmeerklärung der zuständigen Krankenkasse vorliegt. Hinweis: in dem Verfahren hatte die AOK (plötzlich) die Kostenübernahme für eine Behandlung mit Dronabinol erklärt.

3. Die Versagungsgründe des § 5 Abs. 1 BtmG sind auf den Eigenanbau von Cannabis zu therapeutischen Zwecken modifiziert anzuwenden.

Aktenzeichen: OVG Nordrhein-Westfalen. 07.12.2012, AZ: 13 A 414/11

Entscheidungsjahr: 2012

▶ **Arzneimittelregress: Veranlasste Überdosierung vonTilidin plus Tropfen und Trancopal Dolo Kapseln**

Ein Arzt, Allgemeinmediziner und zur vertragsärztlichen Versorgung zugelassen, verordnete zwei Patienten die Präparate Tilidin plus Tropfen und Trancopal Dolo Kapseln. Bei beiden Präparaten war vom Arzt eine Überdosierung veranlasst worden. Zu der Zulassung nach dem Arzneimittelgesetz (AMG) gehört auch die Vorgabe der Dosierung (§ 22 Absatz 1 Nr. 10, § 29 Absatz 1 in Verbindung mit Absatz 2a Nr. 1 AMG).

Der Einsatz eines Arzneimittels abweichend von dem Inhalt der Zulassung stellt einen Off-Label-Use dar. Welche Kriterien für einen ausnahmsweise rechtmäßigen Off-Label-Use gelten, hat das BSG in seiner Rechtsprechung wiederholt dargelegt. Nach seiner ständigen Rechtsprechung kann ein zugelassenes Arzneimittel grundsätzlich nicht zu Lasten der gesetzlichen Krankenversicherung in einem Anwendungsgebiet verordnet werden, auf das sich die Zulassung nicht erstreckt. Davon kann ausnahmsweise abgewichen werden, wenn es um die Behandlung einer schwerwiegenden (lebensbedrohlichen oder die Lebensqualität auf Dauer nachhaltig beeinträchtigenden) Erkrankung geht, keine andere Therapie verfügbar ist und auf Grund der Datenlage die begründete Aussicht besteht, dass mit dem betreffenden Präparat ein Behandlungserfolg (kurativ oder palliativ) erzielt werden kann. Die Voraussetzungen eines Off-Label-Use sind in diesem Fall nicht ersichtlich.

Eine Leistungspflicht der Kasse kommt auch nicht unter Berücksichtigung des Verfassungsrechts in Betracht.

Zwar folgt aus Art. 2 Abs.1 GG in Verbindung mit dem Sozialstaatsprinzip regelmäßig kein verfassungsmäßiger Anspruch auf bestimmte Leistungen der Krankenbehandlung.

Es bedarf jedoch dann einer grundrechtsorientierten Auslegung der maßgeblichen Vorschriften des Krankenversicherungsrechts, wenn eine lebensbedrohliche oder regelmäßig tödlich verlaufende oder wertungsmäßig damit vergleichbare Erkrankung vorliegt, bei der die Anwendung der üblichen Standardbehandlung aus medizinischen Gründen ausscheidet und andere Behandlungsmöglichkeiten nicht zur Verfügung stehen (BSG,27. März 2007, Az. B 1 KR 17/06 R).

Damit hat das BVerfG strengere Voraussetzungen umschrieben, als sie im Rahmen des Off-label-use formuliert sind. Gerechtfertigt ist eine verfassungskonforme Auslegung der einschlägigen gesetzlichen Regelungen daher nur, wenn eine notstandsähnliche Situation im Sinne einer in einem gewissen Zeitdruck zum Ausdruck kommenden Problematik vorliegt, bei der nach den konkreten Umständen des Falles bereits drohen muss, dass sich der voraussichtlich tödliche Krankheitsverlauf innerhalb eines kürzeren, überschaubaren Zeitraums mit großer Wahrscheinlichkeit verwirklichen wird.

Vorliegend ist in keiner Weise ersichtlich, dass bei den Patienten ein lebensbedrohlicher Zustand vorlag, für den keine andere Behandlungsmöglichkeit als diejenige einer (deutlichen) Überdosierung dieser beiden Medikamente bestand.

Somit kommt eine Rechtfertigung der erfolgten Überdosierungen von Tilidin plus und Trancopal Dolo Kapseln weder unter dem Gesichtspunkt des Off-Label-Use, noch unter demjenigen der notstandsähnlichen Lage in Betracht.

Aktenzeichen: SG Berlin, 14.12.2011, AZ: S KA 161/11
Entscheidungsjahr: 2011

30.8 Soziotherapie

1. Die Gebührenordnungspositionen 30810 und 30811 können nur von
   - Fachärzten für Nervenheilkunde,
   - Fachärzten für Neurologie und Psychiatrie,
   - Fachärzten für Neurologie,
   - Fachärzten für Psychosomatische Medizin und Psychotherapie
   - Fachärzten für Psychiatrie und Psychotherapie,
   - Fachärzten für Kinder- und Jugendpsychiatrie und -psychotherapie,
   - Psychologischen Psychotherapeuten,
   - Kinder- und Jugendlichenpsychotherapeuten
   berechnet werden.

30800* Hinzuziehung eines soziotherapeutischen Leistungs- erbringers	**67 Pkt.** **7,36 €**

Obligater Leistungsinhalt
- Hinzuziehung eines soziotherapeutischen Leistungserbringers durch den Vertragsarzt, der keine Genehmigung zur Verordnung von Soziotherapie besitzt,
- Beachtung der Richtlinie des Gemeinsamen Bundesausschusses über die Durchführung von Soziotherapie in der vortragsärztlichen Versorgung,
- Motivation des Patienten zur Wahrnehmung von Soziotherapie,
- Verordnung von bis zu 5 Therapieeinheiten

Fakultativer Leistungsinhalt
- Überweisung zu einem bzgl. der Soziotherapie verordnungsbefugten Leistungserbringer

Aufwand in Minuten:
Kalkulationszeit: KA   **Prüfzeit:** 1   **Eignung d. Prüfzeit:** Tages- und Quartalsprofil

GOÄ entsprechend oder ähnlich: Leistungskomplex in der GOÄ nicht vorhanden, analoger Ansatz der Nr. 15.

Kommentar: Soziotherapie dürfen verordnen:
- Fachärzte für Neurologie oder Nervenheilkunde
- Ärzte für Psychosomatische Medizin und Psychotherapie
- Ärzte für Psychiatrie und Psychotherapie
- Ärzte für Kinder- und Jugendpsychiatrie und -psychotherapie (in therapeutisch begründeten Fällen in der Übergangsphase ab dem 18. Lebensjahr bis zur Vollendung des 21. Lebensjahrs)
- Psychologische Psychotherapeutin oder Psychologischer Psychotherapeut

- Ärzte für Kinder- und Jugendlichenpsychotherapeutin oder Kinder- und Jugendlichenpsychotherapeut (in therapeutisch begründeten Fällen in der Übergangsphase ab dem 18. Lebensjahr bis zur Vollendung des 21. Lebensjahrs).

Eingeschlossen sind auch die Ärztinnen und Ärzte ein, welche eine entsprechende Bezeichnung nach altem Recht in den jeweiligen Bundesländern führen. Weitere Informationen erhalten Sie bei Ihrer KV.

Die Leistung nach Nr. 30800 ist Bestandteil der hausärztlichen und fachärztlichen Versorgung.

Die Indikationen finden sich beschrieben in den „Richtlinien des Bundesausschusses der Ärzte und Krankenkassen über die Durchführung von Soziotherapie in der vertragsärztlichen Versorgung (Soziotherapie-Richtlinien) – im Internet auf den Seiten des Gemeinsamen Bundesausschusses unter: https://www.g-ba.de/informationen/richtlinien/24/

Diesen aktualisierten Text sollten Sie ggf. ausdrucken.

30.9 Schlafstörungsdiagnostik

Kommentar: Siehe: Qualitätssicherungsvereinbarung gemäß § 135 Abs. 2 SGB V zur Diagnostik und Therapie schlafbezogener Atmungsstörungen (http://www.kbv.de/media/sp/Schlafapnoe.pdf) (hier Ausschnitte)

§ 5 Apparative Voraussetzungen

(1) Die sachgerechte Durchführung der Polygraphie nach der Nr. 30900 des Einheitlichen Bewertungsmaßstabes (EBM) erfordert die Verwendung von Geräten, die geeignet sind, die klinisch relevanten Parameter abzuleiten. Die Geräte müssen so ausgestattet sein, dass mindestens folgende Messungen durchgeführt und die zugehörigen Messgrößen über einen Zeitraum von mindestens sechs Stunden simultan auf einem Datenträger registriert werden können:

1. Registrierung der Atmung (Atemfluss, Schnarchgeräusche)
2. Oxymetrie (Sättigung des oxygenierbaren Hämoglobins)
3. Aufzeichnung der Herzfrequenz (z.B. mittels EKG oder pulsoxymetrischer Pulsmessung)
4. Aufzeichnung der Körperlage
5. Messung der abdominalen und thorakalen Atembewegungen
6. Maskendruckmessung (bei Überdrucktherapie mit CPAP- oder verwandten Geräten)

(2) Die abgeleiteten Rohdaten müssen für eine visuelle Auswertung zur Verfügung stehen.

(3) Die Erfüllung der Voraussetzungen ist gegenüber der Kassenärztlichen Vereinigung nachzuweisen.

Abschnitt C – Voraussetzungen zur kardiorespiratorischen Polysomnographie

§ 6 Fachliche Befähigung

(1) Die fachliche Befähigung für die Ausführung und Abrechnung von Leistungen der kardiorespiratorischen Polysomnographie (einschl. Polygraphie) nach der Nr. 30901 des Einheitlichen Bewertungsmaßstabes (EBM) im Rahmen der Diagnostik und Therapie schlafbezogener Atmungsstörungen gilt als nachgewiesen, wenn der Arzt berechtigt ist, die Zusatzbezeichnung ‚Schlafmedizin' zu führen. Dabei sind folgende Voraussetzungen zu erfüllen und durch Zeugnisse und Bescheinigungen gemäß § 9 Abs. 3 nachzuweisen:

1. Eine mindestens sechsmonatige ganztägige oder eine mindestens zweijährige begleitende Tätigkeit in einem Schlaflabor unter Anleitung
2. Selbständige Durchführung und Dokumentation von mindestens 50 abgeschlossenen Behandlungsfällen bei Patienten mit schlafbezogenen Atmungsstörungen unter Anleitung
3. Selbständige Indikationsstellung, Durchführung, Befundung und Dokumentation von mindestens 100 auswertbaren Polysomnographien zur Differentialdiagnostik schlafbezogener Atmungsstörungen unter Anleitung
4. Selbständige Einleitung der Überdrucktherapie mit CPAP- oder verwandten Geräten bei mindestens 50 Patienten mit schlafbezogenen Atmungsstörungen unter Anleitung
5. Selbständige Durchführung, Befundung und Dokumentation von 20 MSLT-Untersuchungen (Multipler-Schlaflatenz-Test) oder vergleichbarer objektiver psychometrischer Wachheits- oder Schläfrigkeitstests unter Anleitung
6. Die Anleitung nach den Nrn. 1 bis 5 hat bei einem Arzt stattzufinden, der mindestens seit drei Jahren ein Schlaflabor leitet und in diesem Zeitraum Patienten mit schlafbezogenen Atmungsstörungen selbständig betreut und behandelt hat.

(2) Sofern die Weiterbildungsordnung die Zusatzbezeichnung ‚Schlafmedizin' nicht vorsieht, gelten die Anforderungen an die fachliche Befähigung für die Ausführung und Abrechnung der kardiorespiratorischen Polysomnographie (einschl. Polygraphie) als erfüllt, wenn die Kriterien nach Abs. 1 Nrn. 1 bis 6 erfüllt und die Befähigung durch die erfolgreiche Teilnahme an einem Kolloquium gemäß § 9 Abs. 4 vor der Kassenärztlichen Vereinigung nachgewiesen wurde.

§ 7 Apparative, räumliche und organisatorische Voraussetzungen

(1) Die sachgerechte Durchführung der Polysomnographie (einschl. Polygraphie) nach der Nr. 30901 des Einheitlichen Bewertungsmaßstabes (EBM) erfordert die Verwendung von Geräten, die geeignet sind, die klinisch relevanten Parameter ableiten und den Patienten während des Schlafs im Schlaflabor überwachen zu können.

Die Geräte im Schlaflabor zur Durchführung von Polysomnographien müssen so ausgestattet sein, dass mindestens folgende Messungen durchgeführt und die zugehörigen Messgrößen über einen Zeitraum von mindestens sechs Stunden simultan auf einem Datenträger registriert werden können:

1. Registrierung der Atmung
2. Oxymetrie (Sättigung des oxygenierbaren Hämoglobins)
3. Elektrokardiographie (EKG)
4. Aufzeichnung der Körperlage
5. Messung der abdominalen und thorakalen Atembewegungen
6. Atemfluss oder Maskendruckmessung (bei Überdrucktherapie mit CPAP- oder verwandten Geräten)
7. Elektrookulographie (EOG) mit mindestens 2 Ableitungen
8. Elektroenzephalographie (EEG) mit mindestens 2 Ableitungen
9. Elektromyographie (EMG) mit mindestens 3 Ableitungen
10. Optische und akustische Aufzeichnung des Schlafverhaltens

(2) Das Schlaflabor muss über geeignete Räumlichkeiten verfügen. Hierzu sind mindestens folgende Anforderungen zu erfüllen:

1. Für jeden Patienten muss ein eigener Schlafraum zur Verfügung stehen.
Der Schlafraum muss räumlich getrennt vom Ableitraum sein, in dem die Aufzeichnungsgeräte stehen.
2. Der Schlafraum muss über eine entsprechend seiner Funktion angemessene Größe, eine Möglichkeit zur Verdunklung und eine Gegensprechanlage verfügen sowie so schallgeschützt sein, dass ein von äußeren Einflüssen ungestörter Schlaf gewährleistet ist.
(3) Während der Polysomnographie muss eine medizinische Fachkraft im Schlafla-bor anwesend sein. Während der Einstellung auf eine Überdrucktherapie mit CPAP- oder verwandten Geräten muss bei Notfällen ein Arzt zur unmittelbaren Hilfestellung zur Verfügung stehen. Die Namen des Arztes und der medizinischen Fachkraft sowie die Uhrzeiten der Durchführung der Polysomnographie sind zu dokumentieren.
(4) Die Erfüllung der Voraussetzungen ist gegenüber der Kassenärztlichen Vereinigung nachzuweisen

30900* Kardiorespiratorische Polygraphie gemäß Stufe 3 der Richtlinien des Gemeinsamen Bundesausschusses	**640 Pkt.** **70,32 €**

Obligater Leistungsinhalt
• Kardiorespiratorische Polygraphie gemäß Stufe 3 der Richtlinien des Gemeinsamen Bundesausschuses bei Patienten, bei denen die Anamnese und die klinische Untersuchung die typischen Befunde einer schlafbezogenen Atmungsstörung ergeben

oder

• Kardiorespiratorische Polygraphie gemäß Stufe 3 der Richtlinien des Gemeinsamen Bundesausschuses bei Patienten zur Therapieverlaufskontrolle der Atemwegs-Überdrucktherapie (CPAP oder verwandte Verfahren),
• Kontinuierliche simultane Registrierung während einer mindestens sechsstündigen Schlafphase,
– der Atmung (Atemfluss, Schnarchgeräusche),
– der Oxymetrie (Sättigung des oxygenierbaren Hämoglobins),
– der Herzfrequenz,
– der Körperlage,
– der abdominalen und thorakalen Atembewegungen,
• Computergestützte Auswertung(en) der aufgezeichneten Befunde einschließlich visueller Auswertung(en)
• Dokumentation und patientenbezogene Beurteilung

Fakultativer Leistungsinhalt
• Maskendruckmessung(en) bei Einsatz eines CPAP-Gerätes während einer mindestens sechsstündigen Schlafphase,
• Feststellung einer ausreichenden Gerätenutzung durch den Patienten,
• Weitergabe der Untersuchungsergebnisse an den Arzt, der die weitere polysomnographische Diagnostik durchführt

Anmerkung: Die Berechnung der Gebührenordnungsposition 30900 setzt eine Genehmigung der Kassenärztlichen Vereinigung nach der Qualitätssicherungsvereinbarung zur Diagnostik und Therapie schlafbezogener Atmungsstörungen gemäß § 135 Abs. 2 SGB V voraus.

Abrechnungsausschluss: nicht neben 04434, 04435, 14320, 14321, 16310, 16311, 21310, 21311, 30901
im Behandlungsfall 03040, 03220, 03221, 04040, 04220, 04221

Bericht: mind. Befundkopie (Nr. 01602) an Hausarzt

Aufwand in Minuten:
Kalkulationszeit: 22   **Prüfzeit:** 17   **Eignung d. Prüfzeit:** Tages- und Quartalsprofil

GOÄ entsprechend oder ähnlich: Leistungskomplex so in der GOÄ nicht vorhanden, siehe aber Nr. 653* (Kardiorespiratorische Polysomnographie – „Kleines Schlaflabor"–, weitere GOÄ-Nrn. 602*, 605*, 714, 5295*, 427) und ggf. analoger Ansatz der Nr. 659* (siehe dazu die Empfehlungen der BÄK).

30901*	**Kardiorespiratorische Polysomnographie gemäß Stufe 4**	**3171 Pkt.**
	der Richtlinien des Gemeinsamen Bundesausschusses	**348,40 €**

Obligater Leistungsinhalt

- Kardiorespiratorische Polysomnographie gemäß Stufe 4 der Richtlinien des Gemeinsamen Bundesausschusses bei Patienten, bei denen trotz sorgfältiger klinisch-anamnestischer Abklärung und nach einer erfolgten Polygraphie entsprechend der Gebührenordnungsposition 30900 keine Entscheidung zur Notwendigkeit mittels CPAP möglich ist

oder

- Kardiorespiratorische Polysomnographie gemäß Stufe 4 der Richtlinien des Gemeinsamen Bundesausschusses bei Patienten mit gesicherter Indikation zur Ersteinstellung oder bei schwerwiegenden Therapieproblemen einer Atemwegs-Überdrucktherapie (CPAP oder verwandte Verfahren),
- Kontinuierliche Simultanregistrierung während einer mindestens sechsstündigen Schlafphase in einem räumlich vom Ableitraum getrennten Schlafraum, in dem sich während der kardiorespiratorischen Polysomnographie nur ein Patient befinden darf
  - der Atmung,
  - der Oxymetrie (Sättigung des oxygenierbaren Hämoglobins),
  - des EKG,
  - der Körperlage,
  - der abdominalen und thorakalen Atembewegungen,
  - des Atemflusses oder des Maskendruckes bei Einsatz eines CPAP-Gerätes,
  - elektookulographische Untersuchung(en) (EOG) mit zwei Ableitungen,
  - elektroenzephalographische Untersuchung(en) (EEG) mit zwei Ableitungen,
  - elektromyographische Untersuchung(en) (EMG) mit drei Ableitungen,
  - optische und akustische Aufzeichnung(en) des Schlafverhaltens
- Visuelle Auswertung(en) der aufgezeichneten Befunde einschließlich visueller Validierung nach Rechtschaffen und Kales, Dauer mindestens 40 Minuten,
- Dokumentation und patientenbezogene Beurteilung

Fakultativer Leistungsinhalt

- Weitergabe der Untersuchungsergebnisse an den Arzt, der die Überdrucktherapie einleitet

Anmerkung: Die Berechnung der Gebührenordnungsposition 30901 setzt eine Genehmigung der Kassenärztlichen Vereinigung nach der Qualitätssicherungsvereinbarung zur Diagnostik und Therapie schlafbezogener Atmungsstörungen gemäß § 135 Abs. 2 SGB V voraus.

Abrechnungsausschluss: nicht neben 04434, 04435, 14320, 14321, 16310, 16311, 21310, 21311, 30900
im Behandlungsfall 03040, 03220, 03221, 04040, 04220, 04221
Bericht: Berichtspflicht – Übermittlung der Behandlungsdaten siehe Allg. Bestimmungen 2.1.4 Berichtspflicht

Aufwand in Minuten:
Kalkulationszeit: 46   **Prüfzeit:** 40   **Eignung d. Prüfzeit:** Tages- und Quartalsprofil
GOÄ entsprechend oder ähnlich: Leistungskomplex in der GOÄ nicht vorhanden, daher Abrechnung der erbrachten Einzelleistungen.

30.10 Leistungen der spezialisierten Versorgung HIV-infizierter Patienten gemäß Qualitätssicherungsvereinbarung nach § 135 Abs. 2 SGB V

1. Voraussetzung für die Berechnung der Gebührenordnungspositionen 30920, 30922 und 30924 ist die Genehmigung der zuständigen Kassenärztlichen Vereinigung gemäß Qualitätssicherungsvereinbarung zur spezialisierten Versorgung von Patienten mit HIV-Infektionen (Qualitätssicherungsvereinbarung HIV gemäß § 135 Abs. 2 SGB V).
2. Die Gebührenordnungspositionen 30920, 30922 und 30924 sind nur vom behandlungsführenden Arzt berechnungsfähig. Der behandlungsführende HIV-Schwerpunktarzt erklärt gegenüber der zuständigen Kassenärztlichen Vereinigung mit der Abrechnung dass er der alleinige behandlungsführende und abrechnende Arzt im jeweiligen Fall ist.

Kommentar: zu 1.
Alle Gebührenordnungspositionen des Kapitels II-1.7.7.1 können nur von Ärzten abgerechnet werden, die im Besitz einer Genehmigung ihrer Kassenärztlichen Vereinigung nach der Qualitätssicherungsvereinbarung HIV sind.

zu 2.
Zur Vermeidung Unklarheiten über die Abrechnungsberechtigung muss der behandlungsführende HIV-Schwerpunktarzt schriftlich bestätigen, dass nur er als behandlungsführender abrechnungsberechtigt ist.
Siehe: Vereinbarung von Qualitätssicherungsmaßnahmen nach § 135 Abs. 2 SGB V zur spezialisierten Versorgung von Patienten mit HIV-Infektion/Aids-Erkrankung (Qualitätssicherungsvereinbarung HIV/Aids) (http://www.kbv.de/media/sp/HIV_Aids.pdf) (Hier Ausschnitte)

§ 5 Patientengruppenspezifische spezialisierte Versorgung
(1) Über die in § 4 beschriebenen Aufgaben hinaus koordiniert und steuert der behandlungsführende Arzt die antiretrovirale Therapie bei Patienten nach § 1 Abs. 2 Nr. 2 und 3. Die Durchführung der antiretroviralen Therapie umfasst grundsätzlich folgende Einzelaufgaben:
• Indikationsstellung,
• Medikamentenauswahl,
• Erstellung des Behandlungsplans,

- Kontrolle der Nebenwirkungen und Wechselwirkungen,
- Vermeidung metabolischer Komplikationen,
- Analyse des Therapieverlaufs,
- Resistenztestung unter Berücksichtigung der Anlage I Nr. 10 „Anerkannte

Untersuchungs- und Behandlungsmethoden „der „Richtlinie Methoden vertragsärztliche Versorgung" nach § 135 Abs. 1 SGB V, Prophylaxe opportunistischer Infektionen.

(2) Neben der Koordination der antiretroviralen Therapie diagnostiziert und behandelt der behandlungsführende Arzt insbesondere bei Patienten nach § 1 Abs. 2 Nr. 3 HIV-assoziierte Erkrankungen, Aids-definierendeErkrankungen und Koinfektionen. Hierbei stellt er auch die Steuerung und Koordination der Behandlung insbesondere durch Fachärzte sicher.

Anlage 1 QS-Vereinbarung HIV/AIDS – Inhalte der ärztlichen Dokumentation nach § 7

- Patientendaten
- Patientenidentifikation
- ggf. Sterbedatum
- vermutetes bzw. bekanntes Infektionsrisiko
- Labor (alle im Berichtsquartal erhobenen Werte)
- erstmaliger Nachweis der HIV-Infektion (Monat/Jahr)
- Letzter negativer HIV-Antikörpertest (Monat/Jahr)
- CD4-T-Zellzahl je ìl (Datum im Berichtsquartal)
- Viruslast je ml (Dat
- um im Berichtsquartal)
- Therapiebedürftige Diagnosen (außer Aids) im Berichtquartal (mit ICD-10 Kodierung)
- Beobachtungs-/behandlungsbedürftige HIV-assoziierte Erkrankungen im Berichtquartal (mit ICD-10 Kodierung)
- Beobachtungs-/behandlungsbedürftige Aids-definierende Erkrankungen im Berichtquartal (mit ICD-10 Kodierung)
- Opportunistische Infektionen
- Malignome
- sonstige opportunistische Erkrankungen z.B. HIV-Enzephalopathie, Kachexie-Syndrom
- Krankheitsbild nur bei Kindern (< 13 Jahre) z.B. bakterielle Infektionen (multiple, rezidivierend und mehr als eine Infektion in 2 Jahren), chronische lymphoide interstitielle Pneumonie
- Koinfektionen (Hepatitis B, Hepatitis C)
- Prophylaxemaßnahmen z.B. zur Verhinderung von Pneumocystis jioveci-Pneumonie (PJP), Candidiasis, zerebrale Toxoplasmose, ggf. sonstige
- erhobener Impfstatus (Datum): Tetanus, Diphtherie, Polio, Hepatitis A, Hepatitis B, Pneumokokken, Influenza
- durchgeführte Impfungen
- Veranlassung von Screening-Maßnahmen (zu Tuberkulose, Hepatitis, CMV-Retinitis, Analkarzinom, Hautkrebs, Zervixkarzinom)
- Antiretrovirale Therapie
- das durchgeführte Regime (z.B. TVD/ATV/r) im Berichtsquartal (jeweils Da-tum von Beginn und Ende, gegebenenfalls Grund der jeweiligen Beendigung sowie Angabe, ob in den angegebenen Regimen ein Firstline-Regime enthalten ist)

- Resistenztestung (Monat/Jahr)
- Besonderheiten

30920* **Zusatzpauschale für die Behandlung eines Patienten im** **460 Pkt.**
Rahmen der qualitätsgesicherten Versorgung von HIV- **50,54 €**
Infizierten entsprechend der Qualitätssicherungsverein-
barung gemäß § 135 Abs. 2 SGB V

Obligater Leistungsinhalt
- Mindestens ein persönlicher Arzt-Patienten-Kontakt,
- Beratung(en) zum Umgang mit der Erkrankung,

Fakultativer Leistungsinhalt
- Erhebung von Behandlungsdaten und Befunden bei anderen Leistungserbringern und Übermittlung erforderlicher Behandlungsdaten und Befunde an andere Leistungserbringer, sofern
eine schriftliche Einwilligung des Versicherten, die jederzeit widerrufen werden kann, vorliegt
- Koordination diagnostischer, therapeutischer und pflegerischer Maßnahmen, insbesondere
auch mit anderen behandelnden Ärzten, nichtärztlichen Hilfen und flankierenden Diensten

Abrechnungsbestimmung: einmal im Behandlungsfall

Aufwand in Minuten:
Kalkulationszeit: KA   **Prüfzeit:** ./.   **Eignung d. Prüfzeit:** Keine Eignung

GOÄ entsprechend oder ähnlich: Leistung in der GOÄ nicht vorhanden, daher Abrechnung der
einzelnen erbrachten Leistungen.

30922* **Zuschlag zur Gebührenordnungsposition 30920 zur** **309 Pkt.**
Behandlung eines Patienten im Rahmen der qualitätsge- **33,95 €**
sicherten Versorgung von HIV-Infizierten entsprechend
der Qualitätssicherungsvereinbarung gemäß § 135
Abs. 2 SGB V bei Behandlung mit antiretroviralen Medi-
kamenten

Obligater Leistungsinhalt
- Mindestens zwei persönliche Arzt-Patienten-Kontakte,
- Beratung(en) zum Umgang mit der Erkrankung,

Abrechnungsbestimmung: einmal im Behandlungsfall

Abrechnungsausschluss: im Behandlungsfall 30924

Aufwand in Minuten:
Kalkulationszeit: KA   **Prüfzeit:** ./.   **Eignung d. Prüfzeit:** Keine Eignung

GOÄ entsprechend oder ähnlich: Leistung in der GOÄ nicht vorhanden, daher Abrechnung der
einzelnen erbrachten Leistungen.

Kommentar: Die Gebührenordnungsposition 30922 ist im Behandlungsfall nicht neben der
Gebührenordnungsposition 30924 berechnungsfähig

30924* **Zuschlag zur Gebührenordnungsposition 30920 zur Behandlung eines Patienten im Rahmen der qualitätsgesicherten Versorgung von HIV-Infizierten entsprechend der Qualitätssicherungsvereinbarung gemäß § 135 Abs. 2 SGB V bei Vorliegen HIV-assoziierter Erkrankungen und/oder AIDS-definierender Erkrankungen und/oder bei Vorliegen von behandlungsbedürftigen Koinfektionen (z.B. Hepatitis B/C, Tuberkulose), ggf. bei Behandlung mit antiretroviralen Medikamenten**	**619 Pkt.** **68,01 €**

Obligater Leistungsinhalt
- Mindestens drei persönliche Arzt-Patienten-Kontakte,
- Beratung(en) zum Umgang mit der Erkrankung,

Abrechnungsbestimmung: einmal im Behandlungsfall

Abrechnungsausschluss: im Behandlungsfall 30922

Aufwand in Minuten:
Kalkulationszeit: KA   **Prüfzeit:** ./.   **Eignung d. Prüfzeit:** Keine Eignung

GOÄ entsprechend oder ähnlich: Leistung in der GOÄ nicht vorhanden, daher Abrechnung der einzelnen erbrachten Leistungen.

Kommentar: Die Gebührenordnungsposition 30924 ist im Behandlungsfall nicht neben der Gebührenordnungsposition 30922 berechnungsfähig.

30.12 Spezielle Diagnostik und Eradikationstherapie im Rahmen von MRSA

1. Voraussetzung für die Berechnung der Gebührenordnungspositionen des Abschnitts IV-30.12, mit Ausnahme der Laborziffern gemäß den Gebührenordnungspositionen 30954 und 30956, ist die Genehmigung der Kassenärztlichen Vereinigung. Die Genehmigung wird erteilt, wenn die Anforderungen der Qualitätssicherungsvereinbarung MRSA gemäß § 135 Abs. 2 SGB V erfüllt sind.

2. Die Leistungen gemäß den Gebührenordnungspositionen 30954 und 30956 können nur von Ärzten berechnet werden, denen eine Genehmigung zur Berechnung von Gebührenordnungspositionen des Unterabschnitts 32.3.10 erteilt wurde.

3. Die Gebührenordnungspositionen dieses Abschnitts sind nur bei Risikopatienten für eine/mit einer MRSA-Kolonisation/MRSA-Infektion sowie bei deren Kontaktperson(en) bis zum dritten negativen Kontrollabstrich (11–13 Monate) nach Abschluss der Eradikationstherapie berechnungsfähig. Ein MRSA-Risikopatient muss in den letzten sechs Monaten stationär (mindestens 4 zusammenhängende Tage Verweildauer) behandelt worden sein und zusätzlich die folgenden Risikokriterien erfüllen:
   - Patient mit positivem MRSA-Nachweis in der Anamnese
   und/oder
   - Patient mit chronischer Pflegebedürftigkeit (Vorliegen eines Pflegegrades) und einem der nachfolgenden Risikofaktoren:

- Antibiotikatherapie in den zurückliegenden 6 Monaten,
- liegende Katheter (z.B. Harnblasenkatheter, PEG-Sonde), Trachealkanüle, und/oder
- Patient mit Hautulkus, Gangrän, chronischer Wunde und/oder tiefer Weichteilinfektionen und/oder
- Patient mit Dialysepflichtigkeit,
- Hautulcus, Gangrän, chronische Wunden, tiefe Weichteilinfektionen.
4. Die Sanierungsbehandlung beginnt mit der Eradikationstherapie. Die Eradikationstherapie umfasst die notwendigen medizinischen Maßnahmen zur Eradikation des MRSA. Die weitere Sanierungsbehandlung umfasst den Zeitraum, in dem die Kontrollabstrichentnahmen durchgeführt werden bis zum dritten negativen oder einem positiven Kontrollabstrich.
5. Die Gebührenordnungsposition 30942 ist nur in Behandlungsfällen berechnungsfähig, in denen eine Eradikationstherapie erfolgt und darf nur einmal je Sanierungsbehandlung berechnet werden.
6. Sofern ein Patient im Laufe der weiteren Sanierungsbehandlung einen positiven Kontrollabstrich aufweist, kann nach Prüfung des medizinischen Erfordernisses eine zweite Eradikationstherapie vorgenommen werden, auch wenn der Patient die Voraussetzungen gemäß Nr. 3 Satz 2 der Präambel des Abschnitts IV-30.12 nicht mehr erfüllt. Sofern eine weitere Eradikationstherapie erforderlich ist, kann diese nur nach Vorstellung des Falles in einer Fall- und/oder Netzwerkkonferenz erfolgen, auch wenn der Patient die Voraussetzungen gemäß Nr. 3 Satz 2 der Präambel des Abschnitts IV-30.12 nicht mehr erfüllt. Soweit keine Fall-/Netzwerkkonferenz erreichbar ist, hat der behandelnde Arzt sich bei der zuständigen Stelle des öffentlichen Gesundheitsdienstes entsprechend zu informieren.
7. Bei den Gebührenordnungspositionen 30942, 30944, und 30950 darf der ICD-10-GM Sekundärkode U80.00 bzw. U80.01 nur zusätzlich zu einem Diagnosekode nach ICD-10-GM angegeben werden.

Kommentar:

zu 1.
Alle Gebührenordnungspositionen des Kapitels 30.12.1 – also die Leistungen nach den Nrn. 30940 bis 30952 – können nur von Ärzten abgerechnet werden, die im Besitz einer Genehmigung ihrer Kassenärztlichen Vereinigung nach der Qualitätssicherungsvereinbarung MRSA gemäß § 135 Abs. 2 SGB V verfügen.

30.12.1 Diagnostik und ambulante Eradikationstherapie bei Trägern mit Methicillin-resistentem Staphylococcus aureus (MRSA)

Kommentar: Die KBV informiert zu den Leistungen für MRSA-Patienten (http://www.kbv.de/thmen_1288.php)
Resistente Keime sind nicht nur ein Problem von Krankenhäusern und Pflegeheimen. Durch die zunehmende Zahl von Patienten, die sich mit einem Methicillin-resistenten Staphylococcus aureus (MRSA) infizieren, wächst der Behandlungsbedarf auch im ambulanten Bereich.
Die Kassenärztliche Bundesvereinigung (KBV) und der GKV-Spitzenverband hatten deshalb im Jahr 2012 eine spezielle Vergütungsvereinbarung für MRSA-Leistungen abgeschlossen. Seit dem

1. April 2014 sind diese Leistungen nun Bestandteil des Einheitlichen Bewertungsmaßstabs (EBM)..."
Was sich durch die Anschlussregelung ändert und welche Regelungen bleiben, finden Sie unter https://www.kbv.de/html/themen_22706.php.

30940	**Erhebung des MRSA-Status eines Risikopatienten**	**38 Pkt.**
	gemäß Nr. 3 der Präambel des Abschnitts IV-30.12 bis	**4,18 €**
	sechs Monate nach Entlassung aus einer stationären	
	Behandlung	

Obligater Leistungsinhalt
* Persönlicher Arzt-Patienten-Kontakt,
* Erhebung und Dokumentation der Risikofaktoren gemäß Nr. 3 der Präambel des Abschnitts IV-30.12

Fakultativer Leistungsinhalt
* Erhebung und Dokumentation von sanierungshemmenden Faktoren,
* sektorenübergreifende (ambulant, stationär) interdisziplinäre Abstimmung und Information,
* Indikationsstellung zur Eradikationstherapie,

Abrechnungsbestimmung: einmal im Behandlungsfall

Anmerkung: Die Gebührenordnungsposition 30940 ist nicht im kurativ-stationären Behandlungsfall berechnungsfähig.

Aufwand in Minuten:
Kalkulationszeit: 3   **Prüfzeit:** 2   **Eignung d. Prüfzeit:** Nur Quartalsprofil

GOÄ entsprechend oder ähnlich: GOÄ Nr. 1, bei eingehender Befragung und Beratung ggf. GOÄ Nr. 3 darf aber nur neben Untersuchungsleistungen nach den GOÄ Nrn. 5, 6, 7, 8, 800, 801 berechnet werden. Neben Nr. 3 sind weitere Nrn. nicht abrechnungsfähig.

30942	**Behandlung und Betreuung eines Risikopatienten**	**128 Pkt.**
	gemäß Nr. 3 der Präambel des Abschnitts IV-30.12 der	**14,06 €**
	Träger von MRSA ist, oder einer positiv nachgewiesenen	
	MRSA-Kontaktperson gemäß der Gebührenordnungs-	
	position 30946	

Obligater Leistungsinhalt
* Persönlicher Arzt-Patienten-Kontakt,
* Durch-/Weiterführung der Eradikationstherapie, ausgenommen der Wundversorgung,
* Einleitung, Anleitung bzw. Überwachung der Standardsanierung,
* Aufklärung und Beratung zu Hygienemaßnahmen, der Eradikationstherapie und der weiteren Sanierungsbehandlung, ggf. unter Einbeziehung der Kontakt-/Bezugsperson(en),
* Aushändigung des MRSA-Merkblattes,
* Dokumentation,

Fakultativer Leistungsinhalt
* Bereitstellung von Informationsmaterialien,

Abrechnungsbestimmung: einmal im Behandlungsfall

Anmerkung: Die Gebührenordnungsposition 30942 ist nicht im kurativ-stationären Behandlungsfall berechnungsfähig.
Die Gebührenordnungsposition 30942 ist nur bei Versicherten mit der gesicherten Diagnose ICD-10-GM U80.00 oder U80.01 berechnungsfähig. Die Diagnose muss durch eine mikrobiologische Untersuchung gesichert sein, die entweder vom Vertragsarzt veranlasst oder aus dem Krankenhaus übermittelt wurde.

Aufwand in Minuten:
Kalkulationszeit: 10   **Prüfzeit:** 8   **Eignung d. Prüfzeit:** Nur Quartalsprofil

GOÄ entsprechend oder ähnlich: GOÄ Nr. 3 darf aber nur neben Untersuchungsleistungen nach den GOÄ Nrn. 5, 6,7, 8, 800, 801 berechnet werden. Neben Nr. 3 sind weitere Nrn. nicht abrechnungsfähig.

30944	**Aufklärung und Beratung eines Risikopatienten gemäß Nr. 3 der Präambel des Abschnitts IV-30.12.1, der Träger von MRSA ist, oder einer positiv nachgewiesenen MRSA-Kontaktperson gemäß der Gebührenordnungsposition 30946 im Zusammenhang mit der Durchführung der Leistung der Gebührenordnungsposition 30946**	**128 Pkt.** **14,06 €**

Obligater Leistungsinhalt
- Persönlicher Arzt-Patienten-Kontakt,
- Aufklärung und/oder Beratung des Patienten, ggf. unter Einbeziehung der Kontakt-/Bezugsperson(en)

oder

- Aufklärung und/oder Beratung einer Kontaktperson des Patient gemäß der Gebührenordnungsposition 30946,
- Dauer mindestens 10 Minuten,

Abrechnungsbestimmung: je vollendete 10 Minuten, höchstens zweimal je Sanierungsbehandlung

Anmerkung: Bei der Nebeneinanderberechnung diagnostischer bzw. therapeutischer Gebührenordnungspositionen und der Gebührenordnungsposition 30944 ist eine mindestens 10 Minuten längere Arzt-Patienten-Kontaktzeit, als in den entsprechenden Gebührenordnungspositionen angegeben, Voraussetzung für die Berechnung der Gebührenordnungsposition 30944.
Bei der Nebeneinanderberechnung der Gebührenordnungspositionen 30942 und 30944 ist eine Arzt-Patienten-Kontaktzeit von mindestens 25 Minuten Voraussetzung für die Berechnung der Gebührenordnungsposition 30944.
Die Gebührenordnungsposition 30944 ist nicht im kurativ-stationären Behandlungsfall berechnungsfähig.
Die Gebührenordnungsposition 30944 ist nur bei Versicherten mit der gesicherten Diagnose ICD-10-GM U80.00 oder U80.01 berechnungsfähig. Die Diagnose muss durch eine mikrobiologische Untersuchung gesichert sein, die entweder vom Vertragsarzt veranlasst oder aus dem Krankenhaus übermittelt wurde.

Aufwand in Minuten:
Kalkulationszeit: 10   **Prüfzeit:** 10   **Eignung d. Prüfzeit:** Tages- und Quartalsprofil

GOÄ entsprechend oder ähnlich: GOÄ Nr. 3 – Nr. 3 darf aber nur neben Untersuchungsleistungen nach den GOÄ Nrn. 5, 6, 7, 8, 800, 801 berechnet werden. Neben Nr. 3 sind weitere Nrn. nicht abrechnungsfähig

| 30946 | Abklärungs-Diagnostik einer Kontaktperson nach erfolg- | 30 Pkt. |
| | loser Sanierung eines MRSA-Trägers | 3,30 € |

Obligater Leistungsinhalt
- Persönlicher Arzt-Patienten-Kontakt,
- Abklärungsdiagnostik,
- Dokumentation,

Fakultativer Leistungsinhalt
Bereitstellung von Informationsmaterialien,

Abrechnungsbestimmung: einmal im Behandlungsfall

Anmerkung: Die Kontaktperson muss in dem Zeitraum gemäß Nr. 3 der Präambel des Abschnitts IV-30.12.1 mindestens über vier Tage den Schlafraum und/oder die Einrichtung(en) zur Körperpflege mit dem MRSA-Träger, bei dem die Eradikationstherapie oder die weitere Sanierungsbehandlung erfolglos verlief, gemeinsam nutzen und/oder genutzt haben.

Die Gebührenordnungsposition 30946 ist nicht im kurativ-stationären Behandlungsfall berechnungsfähig.

Die Gebührenordnungsposition 30946 ist nicht berechnungsfähig für Beschäftigte in Pflegeheimen und/oder in der ambulanten Pflege im Rahmen ihrer beruflichen Ausübung.

Abrechnungsausschluss: in derselben Sitzung 32837

Aufwand in Minuten:
Kalkulationszeit: 2 **Prüfzeit:** 2 **Eignung d. Prüfzeit:** Nur Quartalsprofil

GOÄ entsprechend oder ähnlich: GOÄ Nr. 1, bei eingehender Befragung und Beratung ggf. GOÄ Nr. 3. – Nr. 3 darf aber nur neben Untersuchungsleistungen nach den GOÄ Nrn. 5, 6, 7, 8, 800, 801 berechnet werden. Neben Nr. 3 sind weitere Nrn. nicht abrechnungsfähig.

30948	Teilnahme an einer MRSA-Fall- und/oder regionalen	86 Pkt.
	Netzwerkkonferenz gemäß der Qualitätssicherungsver-	9,45 €
	einbarung MRSA nach § 135 Abs. 2 SGB V	

Abrechnungsbestimmung: einmal im Behandlungsfall

Anmerkung: Die Gebührenordnungsposition 30948 ist nur berechnungsfähig, wenn die Fallkonferenz und/oder regionale Netzwerkkonferenz von der zuständigen Kassenärztlichen Vereinigung anerkannt ist.

Die Gebührenordnungsposition 30948 ist nur in Behandlungsfällen in Zusammenhang mit der Durchführung der Leistung der Gebührenordnungsposition 30942 berechnungsfähig, in denen der abrechnende Arzt eine Eradikationstherapie durchführt, und darf nur einmal je Sanierungsbehandlung berechnet werden.

Ärzte, die aus dem Abschnitt 30.12 ausschließlich Leistungen gemäß den Gebührenordnungspositionen 30954 und 30956 erbringen und berechnen, können bei Erfüllung der Voraussetzungen der Qualitätssicherungsvereinbarung MRSA gemäß § 135 Abs. 2 SGB V für die Teilnahme an der Netzwerk- und/oder Fallkonferenz zusätzlich die Gebührenordnungsposition 30948 je Behandlungsfall mit der Erbringung der Gebührenordnungspositionen 30954 und/oder 30956 berechnen. Dabei gilt ein Höchstwert von 919 Punkten je Praxis und je Netzwerk- und/oder Fallkonferenz.

Abweichend davon gilt für den Arzt, der gemäß der Qualitätssicherungsvereinbarung MRSA gemäß § 135 Abs. 2 SGB vorträgt, ein Höchstwert von 1515 Punkten je Netzwerk- und/oder Fallkonferenz.

Die Gebührenordnungsposition 30948 ist auch bei Durchführung der Fallkonferenz als Videofallkonferenz berechnungsfähig. Für die Abrechnung gelten die Anforderungen gemäß Anlage 31b zum BMV-Ä entsprechend.

Aufwand in Minuten:
Kalkulationszeit: 7   **Prüfzeit:** 5   **Eignung d. Prüfzeit:** Nur Quartalsprofil

GOÄ entsprechend oder ähnlich: Die GOÄ kennt keine vergleichbare Leistung. **Wezel/Lieold** ... „rät bei Vorstellung eines Patienten und Diskussion ..." zur Abrechnung der GOÄ Nr. 60.

30950	Bestätigung einer MRSA-Besiedelung durch Abstrich(e)	19 Pkt. 2,09 €

Obligater Leistungsinhalt

- Abstrichentnahme(n) (z.B. Nasenvorhöfe, Rachen, Wunde(n)) im Zusammenhang mit der Gebührenordnungsposition 30940 oder 30946

oder

- Abstrichentnahme(n) (z.B. Nasenvorhöfe, Rachen, Wunde(n)) zur ersten Verlaufskontrolle frühestens 3 Tage und spätestens 4 Wochen nach abgeschlossener Eradikationstherapie gemäß der Gebührenordnungspositionen 30942 und 30944

oder

- Abstrichentnahme(n) (z.B. Nasenvorhöfe, Rachen, Wunde(n)) zur zweiten Verlaufskontrolle frühestens 3 Monate und spätestens 6 Monate nach abgeschlossener Eradikationstherapie gemäß der Gebührenordnungspositionen 30942 und 30944

oder

- Abstrichentnahme(n) (z.B. Nasenvorhöfe, Rachen, Wunde(n)) zur dritten Verlaufskontrolle frühestens 11 Monate und spätestens 13 Monate nach abgeschlossener Eradikationstherapie gemäß der Gebührenordnungspositionen 30942 und 30944,

Abrechnungsbestimmung: einmal am Behandlungstag, höchstens zweimal im Behandlungsfall

Anmerkung: Die Gebührenordnungsposition 30950 ist nur bei Versicherten mit der gesicherten Diagnose ICD-10-GM U80.00 oder U80.01 berechnungsfähig, wenn das Ergebnis der (des) Abstriche(s) vorliegt.

Aufwand in Minuten:
Kalkulationszeit: 1   **Prüfzeit:** 1   **Eignung d. Prüfzeit:** Tages- und Quartalsprofil
GOÄ entsprechend oder ähnlich: GOÄ NR. 298

30952	Ausschluss einer MRSA-Besiedelung durch Abstrich(e)	19 Pkt. 2,09 €

Obligater Leistungsinhalt

- Abstrichentnahme(n) (z.B. Nasenvorhöfe, Rachen, Wunde(n)) im Zusammenhang mit der Gebührenordnungsposition 30940 oder 30946 oder

- Abstrichentnahme(n) (z.B. Nasenvorhöfe, Rachen, Wunde(n)) zur ersten Verlaufskontrolle frühestens 3 Tage und spätestens 4 Wochen nach abgeschlossener Eradikationstherapie gemäß der Gebührenordnungspositionen 30942 und 30944

oder

- Abstrichentnahme(n) (z.B. Nasenvorhöfe, Rachen, Wunde(n)) zur zweiten Verlaufskontrolle frühestens 3 Monate und spätestens 6 Monate nach abgeschlossener Eradikationstherapie gemäß der Gebührenordnungspositionen 30942 und 30944

oder

- Abstrichentnahme(n) (z.B. Nasenvorhöfe, Rachen, Wunde(n)) zur dritten Verlaufskontrolle frühestens 11 Monate und spätestens 13 Monate nach abgeschlossener Eradikationstherapie gemäß der Gebührenordnungspositionen 30942 und 30944,

Abrechnungsbestimmung: einmal am Behandlungstag, höchstens zweimal im Behandlungsfall

Anmerkung: Die Gebührenordnungsposition 30952 ist nur berechnungsfähig, wenn die Abstrichuntersuchung keinen Nachweis von MRSA aufweist.

Abrechnungsausschluss: in derselben Sitzung 32837

Aufwand in Minuten:

Kalkulationszeit: 1   **Prüfzeit:** 1   **Eignung d. Prüfzeit:** Tages- und Quartalsprofil

GOÄ entsprechend oder ähnlich: Abrechnung der durchgeführten Abstriche und Laboruntersuchungen.

30.13 Spezialisierte geriatrische Diagnostik und Versorgung

1. Die Gebührenordnungspositionen 30980 und 30988 können nur von
   - Ärzten gemäß Präambel 3.1 Nr. 1 EBM
   und in Kooperation mit Ärzten gemäß Präambel 3.1 Nr. 1 EBM im Ausnahmefall von
   - Fachärzten für Neurologie,
   - Fachärzten für Nervenheilkunde,
   - Fachärzten für Neurologie und Psychiatrie,
   - Fachärzten für Psychiatrie und Psychotherapie,
   - Vertragsärzten mit der Zusatzbezeichnung Geriatrie
   berechnet werden.
2. Die Gebührenordnungspositionen 30981 und 30984 bis 30986 können nur von
   - Fachärzten für Innere Medizin und Geriatrie,
   - Fachärzten für Innere Medizin mit der Schwerpunktbezeichnung Geriatrie,
   - Vertragsärzten mit der Zusatzbezeichnung Geriatrie,
   - Fachärzten für Innere Medizin, Fachärzten für Allgemeinmedizin und Fachärzten für Physikalische und Rehabilitative Medizin, die eine geriatrische Qualifikation gemäß Anlage 1 zu § 1 der Vereinbarung nach § 118a SGB V nachweisen können,
   - ermächtigten geriatrischen Institutsambulanzen gemäß § 118a SGB V
   berechnet werden, die über eine Genehmigung der Kassenärztlichen Vereinigung gemäß der Qualitätssicherungsvereinbarung zur spezialisierten geriatrischen Diagnostik nach § 135 Abs. 2 SGB V verfügen.

3. Die Gebührenordnungsposition 30984 kann nur berechnet werden, wenn die Leistung auf Überweisung eines Vertragsarztes gemäß Nr. 1 erfolgt und eine Vorabklärung gemäß der Gebührenordnungspositionen 30980 und 30981 stattgefunden hat. In Berufsausübungsgemeinschaften und Medizinischen Versorgungszentren, in denen ein geriatrisch spezialisierter Arzt gemäß Nr. 2 zusammen mit einem Vertragsarzt gemäß Nr. 1 tätig ist, ist die Gebührenordnungsposition 30984 auch ohne Überweisung berechnungsfähig, sofern sich die Notwendigkeit aufgrund eines hausärztlichen geriatrischen Basisassessments gemäß der Gebührenordnungsposition 03360 ergibt. In diesen Fällen ist ein Abschlag in Höhe von 50 % auf die Gebührenordnungspositionen 30980 und 30981 vorzunehmen.

4. Die Gebührenordnungsposition 30988 kann nur berechnet werden, wenn die Leistung nach Durchführung eines weiterführenden geriatrischen Assessments gemäß der Gebührenordnungsposition 30984 erbracht wurde. Die Durchführung des weiterführenden geriatrischen Assessments darf nicht länger als vier Wochen zurückliegen.

5. Die Gebührenordnungspositionen dieses Abschnitts sind ausschließlich bei Patienten berechnungsfähig, die aufgrund der Art, Schwere und Komplexität ihrer Krankheitsverläufe einen besonders aufwändigen geriatrischen Versorgungsbedarf aufweisen und folgende Kriterien erfüllen:
   – Höheres Lebensalter (ab Beginn des 71. Lebensjahres)
   und
   – Vorliegen von mindestens zwei der nachfolgenden geriatrischen Syndrome oder mindestens ein nachfolgendes geriatrisches Syndrom und ein Pflegegrad gemäß § 15 SGB XI:
   • Multifaktoriell bedingte Mobilitätsstörung einschließlich Fallneigung und Altersschwindel,
   • Komplexe Beeinträchtigung kognitiver, emotionaler oder verhaltensbezogener Art,
   • Frailty-Syndrom (Kombinationen von unbeabsichtigtem Gewichtsverlust, körperlicher und/oder geistiger Erschöpfung, muskulärer Schwäche, verringerter Ganggeschwindigkeit und verminderter körperlicher Aktivität),
   • Dysphagie,
   • Inkontinenz(en),
   • Therapierefraktäres chronisches Schmerzsyndrom.

6. Die Berechnung der Gebührenordnungspositionen dieses Abschnitts setzt das Vorliegen der Ergebnisse eines geriatrischen Basisassessments entsprechend den Inhalten der Gebührenordnungsposition 03360 voraus. Die Durchführung des geriatrischen Basisassessments darf nicht länger als ein Quartal zurückliegen.

7. Die Berechnung der Gebührenordnungspositionen dieses Abschnitts setzt die Angabe von ICD-Kodes gemäß der ICD-10-GM, die den geriatrischen Versorgungsbedarf dokumentieren, voraus.

8. Sofern ein Arzt die Voraussetzungen gemäß Nr. 1 und Nr. 2 erfüllt, kann er abweichend von Nr. 3 für Patienten, die von ihm hausärztlich behandelt werden, ein weiterführendes geriatrisches Assessment nach der Gebührenordnungsposition 30984 auch ohne Überweisung durchführen und abrechnen, sofern ein anderer Arzt gemäß Nr. 2 die Notwendigkeit bescheinigt. In diesem Fall ist für den mitbeur-

teilenden Arzt die Gebührenordnungsposition 30981 berechnungsfähig. Vom Arzt, der die Voraussetzungen gemäß Nr. 1 und Nr. 2 erfüllt, ist die Gebührenordnungsposition 30980 berechnungsfähig.

30980	**Abklärung vor der Durchführung eines weiterführenden geriatrischen Assessments nach der Gebührenordnungsposition 30984 durch einen Arzt gemäß Nr. 1 in Absprache mit einem Arzt gemäß Nr. 2 der Präambel des Abschnitts 30.13**	**193 Pkt.** **21,21 €**

Obligater Leistungsinhalt
* Persönlicher Arzt-Patienten-Kontakt,
* Abklärung und konsiliarische Beratung vor der Durchführung eines weiterführenden geriatrischen Assessments zwischen einem Arzt gemäß Nr. 1 und einem geriatrisch spezialisierten Arzt gemäß Nr. 2 der Präambel des Abschnitts 30.13,
* Überprüfung der Notwendigkeit eines weiterführenden geriatrischen Assessments und der hierfür ggf. erforderlichen Informationen und Untersuchungsbefunde,

Fakultativer Leistungsinhalt
* Abklärung offener Fragen mit Angehörigen, Bezugs- und Betreuungspersonen,

Abrechnungsbestimmung: einmal im Krankheitsfall

Anmerkung: Die Gebührenordnungsposition 30980 ist nur nach Abklärung und konsiliarischer Beratung durch einen Arzt gemäß Nr. 1 mit einem Arzt gemäß Nr. 2 der Präambel des Abschnitts 30.13 berechnungsfähig.

Berichtspflicht: Nein

Aufwand in Minuten:
Kalkulationszeit: 15   **Prüfzeit:** 12   **Eignung der Prüfzeit:** Nur Quartalsprofil

30981*	**Abklärung vor der Durchführung eines weiterführenden geriatrischen Assessments nach der Gebührenordnungsposition 30984 durch einen Arzt gemäß Nr. 2 in Absprache mit einem Arzt gemäß Nr. 2 der Präambel des Abschnitts 30.13**	**128 Pkt.** **14,06 €**

Obligater Leistungsinhalt
* Abklärung und konsiliarische Beratung vor der Durchführung eines weiterführenden geriatrischen Assessments zwischen einem Arzt gemäß Nr. 1 und einem geriatrisch spezialisierten Arzt gemäß Nr. 2 der Präambel des Abschnitts 30.13,
* Überprüfung der Notwendigkeit eines weiterführenden geriatrischen Assessments und der hierfür ggf. erforderlichen Informationen und Untersuchungsbefunde,

Fakultativer Leistungsinhalt
* Abklärung offener Fragen mit Angehörigen, Bezugs- und Betreuungspersonen,

Abrechnungsbestimmung: einmal im Krankheitsfall

Anmerkung: Die Gebührenordnungsposition 30981 ist nur nach Abklärung und konsiliarischer Beratung durch einen Arzt gemäß Nr. 1 mit einem Arzt gemäß Nr. 2 der Präambel des Abschnitts 30.13 berechnungsfähig.

Berichtspflicht: Nein

Aufwand in Minuten:
Kalkulationszeit: 10   **Prüfzeit:** 8   **Eignung der Prüfzeit:** Nur Quartalsprofil

30988	**Zuschlag zu den Gebührenordnungspositionen 03362, 16230, 16231, 21230 und 21231 für die Einleitung und Koordination der Therapiemaßnahmen gemäß multiprofessioneller geriatrischer Diagnostik nach Durchführung eines weiterführenden geriatrischen Assessments gemäß Gebührenordnungsposition 30984**	**65 Pkt.** **7,14 €**

Obligater Leistungsinhalt
- Persönlicher Arzt-Patienten-Kontakt,
- Einleitung und/oder Koordination der Behandlung, ggf. Durchführung therapeutischer Maßnahmen gemäß dem Therapieplan, nach Durchführung eines multiprofessionellen geriatrischen Assessments,

Fakultativer Leistungsinhalt
- Konsiliarische Beratung mit anderen behandelnden Ärzten,

Abrechnungsbestimmung: einmal im Krankheitsfall

Anmerkung: Die Berechnung der Gebührenordnungsposition 30988 setzt das Vorliegen der Ergebnisse eines weiterführenden geriatrischen Assessments nach der Gebührenordnungsposition 30984 voraus.
Die Gebührenordnungsposition 30988 ist nur in einem Zeitraum von vier Wochen nach Durchführung eines weiterführenden geriatrischen Assessments nach der Gebührenordnungsposition 30984 berechnungsfähig.

Abrechnungsausschlüsse: in derselben Sitzung 30984

Berichtspflicht: Nein

Aufwand in Minuten:
Kalkulationszeit: 5   **Prüfzeit:** 4   **Eignung der Prüfzeit:** Nur Quartalsprofil

31 Gebührenordnungspositionen für ambulante Operationen, Anästhesien, präoperative, postoperative und orthopädisch-chirurgisch konservative Leistungen

Informationen der Herausgeber:
Aufgenommen wurden aus diesem Kapitel nur die Bereiche
31.1 Präoperative Gebührenpositionen
31.4 Postoperative Behandlungskomplexe (nur Nr. 31600)

Die nicht in diesem Buch der Fachgruppe der Hausärzte im Kapitel 31 und 36 aufgeführten EBM-Nummern der Operationen und alle dazu gehörigen weiteren EBM-Nrn. der Anästhesien, Überwachungskomplexe und postoperative Behandlungskomplexe und **OPS-Codierungen** finden Sie – wenn individuell notwendig- – im Internet im unkommentierten aber stets aktuellen vollständigen EBM unter www.springermedizin. de/ops-codierungen.

1. Ambulante Operationen sind in vier Abschnitte unterteilt:
   - Der präoperative Abschnitt, in dem Hausarzt, ggf. zuweisender Vertragsarzt, ggf. andere auf Überweisung tätige Vertragsärzte, ggf. Anästhesist und Operateur zusammenwirken, um den Patienten für die ambulante oder belegärztliche Operation ggf. einschließlich Anästhesien vorzubereiten.
   - Der operative Abschnitt, in dem der Operateur ggf. mit dem Anästhesisten die Operation einschließlich Anästhesie durchführt.
   - Der Abschnitt der postoperativen Überwachung, der in unmittelbarem Anschluss an die Operation entweder vom Anästhesisten oder vom Operateur durchgeführt wird.
   - Der Abschnitt der postoperativen Behandlung vom 1. bis zum 21. postoperativen Tag, der entweder vom Operateur oder auf Überweisung durch den weiterbehandelnden Vertragsarzt erfolgt.

Kommentar: Der gesamte Komplex der ambulanten Operationen ist in vier Abschnitte unterteilt. Diese beinhalten:
- **31.1** den präoperativen Abschnitt – hier wirken Hausärzte, ggf. weitere überweisende Vertragsärzte, Anästhesist und Operateur zusammen mit dem Ziel der Vorbereitung des Patienten für die Operation,
- **31.2** den ambulanten operativen Abschnitt – hier wird die Operation einschließlich der Anästhesie vom Operateur, ggf. in Kooperation mit dem Anästhesisten durchgeführt,
- **31.3** die postoperative Überwachung – diese erfolgt unmittelbar im Anschluss an die Operation durch den Anästhesisten oder den Operateur und
- **31.4** die postoperative Behandlung – diese erfolgt ab dem 1. bis zum 21. postoperativen Tag durch den Operateur oder auf Überweisung durch einen anderen, den weiterbehandelnden Vertragsarzt.
- **31.5** Anästhesien im Zusammenhang mit Eingriffen des Abschnitts 31.2.

31.1 Präoperative Gebührenordnungspositionen

31.1.1 Präambel

1. Die in Abschnitt IV-31.1.2 genannten Gebührenordnungspositionen können nur von:
   - Fachärzten für Allgemeinmedizin,
   - Fachärzten für Innere und Allgemeinmedizin,
   - Praktischen Ärzten,
   - Ärzten ohne Gebietsbezeichnung,
   - Fachärzten für Innere Medizin ohne Schwerpunktbezeichnung, die gegenüber dem Zulassungsausschuss ihre Teilnahme an der hausärztlichen Versorgung gemäß § 73 Abs. 1a SGB V erklärt haben,
   - Fachärzten für Kinder- und Jugendmedizin
   berechnet werden.
2. Die Berechnung einer präoperativen Gebührenordnungsposition des Abschnitts 31.1.1 vor Durchführung einer intravitrealen Medikamenteneingabe nach den Gebührenordnungspositionen 31371, 31372, 31373, 36371, 36372 oder 36373 setzt die Begründung der medizinischen Notwendigkeit zur Operationsvorbereitung im Einzelfall voraus.

Kommentar: Zu Pkt. 1
Alle Gebührenordnungspositionen des Abschnitts 31.1 – also die Leistungen nach den Nrn. 31010 bis 31013 – können grundsätzlich (s. Kommentierung zu Kapitel I, Abschnitt 1.5) nur von den oben angegebenen Ärzten abgerechnet werden.

Zu Pkt 2.
Vor Durchführung einer Injektion von Medikamenten in den hinteren Augenabschnitt ist die Abrechnung der präopeartiven Leistungen des Abschnitts 31.1.1 daran geknüpft, dass die medizinische Notwendigkeit einer Operationsvorbereitung im Einzelfall begründet wird. Dies kann als gegeben vorausgesetzt werden, wenn der Patient eine entsprechende Anforderung des Operateurs überbringt. Hier ist auf eine entsprechende Dokumentation zu achten.

31.1.2 Präoperative Gebührenordnungspositionen

31010	Operationsvorbereitung für ambulante und belegärztliche Eingriffe bei Neugeborenen, Säuglingen, Kleinkindern und Kindern	304 Pkt. 33,40 €

Obligater Leistungsinhalt
- Beratung und Erörterung ggf. unter Einbeziehung einer Bezugsperson,
- Überprüfung der Eignung des häuslichen, familiären oder sozialen Umfeldes,
- Aufklärung über Vor- und Nachteile einer ambulanten oder belegärztlichen Operation,
- Ganzkörperstatus,
- Dokumentation und schriftliche Befundmitteilung für den Operateur und/oder Anästhesisten,
- Ärztlicher Brief (Nr. 01601),

Fakultativer Leistungsinhalt
- Überprüfung der Operationsfähigkeit,
- Laboruntersuchungen (Nrn. 32101, 32125 und/oder 32110 bis 32116),

Abrechnungsbestimmung: einmal im Behandlungsfall

Abrechnungsausschluss: nicht neben 01600, 01601 und Abschnitte 32.2, 32.3

Aufwand in Minuten:

Kalkulationszeit: 25 **Prüfzeit:** 19 **Eignung d. Prüfzeit:** Nur Quartalsprofil

GOÄ entsprechend oder ähnlich: Leistungskomplex in der GOÄ nicht vorhanden. Abrechnung der einzelnen erbrachten GOÄ-Leistung(en).

Kommentar: Im obligaten Leistungsinhalt sind Beratungs- und Erörterungsleistungen sowie der Ganzkörperstatus beschrieben und damit zur Abrechnung gefordert.

Als fakultativer Bestandteil sind folgende Laboruntersuchungen genannt:

EBM Nr. 32101 TSH

EBM Nr. 32125 Präoperative Labordiagnostik – Bestimmung von **mindestens 6** der folgenden Parameter:

- Erythrozyten, Leukozyten, Thrombozyten, Hämoglobin, Hämatokrit, Kalium, Glukose im Blut, Kreatinin, Gamma-GT

vor Eingriffen in Narkose oder in rückenmarksnaher Regionalanästhesie (spinal, peridural) und/oder Leistungen nach EBM Nrn.

- **32110** Blutungszeit (standardisiert)
- **32111** Rekalzifizierungszeit
- **32112** PTT
- **32113** Quick-Wert, Plasma
- **32114** Quick-Wert, Kapillarblut
- **32115** Thrombinzeit
- **32116** Fibrinogen

Die Leistung nach Nr. 31010 – 31013 sind nur ansetzbar für Operationen, die als gestattete Kassenleistung durchgeführt werden. Werden Operationen vom Patienten auf Wunsch privat gezahlt dann kann die Operationsvorbereitung nicht nach EBM abgerechnet werden, sondern nur privat nach GOÄ.

Die Nrn. 31010 bis 31013 sind nicht neben Leistungen des Kapitels 32 abrechenbar.

31011	**Operationsvorbereitung für ambulante und belegärztliche Eingriffe bei Jugendlichen und Erwachsenen bis zum vollendeten 40. Lebensjahr**	**304 Pkt.** **33,40 €**

Obligater Leistungsinhalt

- Beratung und Erörterung,
- Überprüfung der Eignung des häuslichen, familiären oder sozialen Umfeldes,
- Aufklärung über Vor- und Nachteile einer ambulanten oder belegärztlichen Operation,
- Ganzkörperstatus,
- Dokumentation und schriftliche Befundmitteilung für den Operateur und/oder Anästhesisten,
- Ärztlicher Brief (Nr. 01601),

Fakultativer Leistungsinhalt

- Überprüfung der Operationsfähigkeit,
- Ruhe-EKG,
- Laboruntersuchungen (Nrn. 32101, 32125 und/oder 32110 bis 32116),

Abrechnungsbestimmung: einmal im Behandlungsfall

Abrechnungsausschluss: nicht neben 01600, 01601 und Abschnitte 32.2, 32.3

Aufwand in Minuten:

Kalkulationszeit: 25   **Prüfzeit:** 21   **Eignung d. Prüfzeit:** Nur Quartalsprofil

GOÄ entsprechend oder ähnlich: Leistungskomplex in der GOÄ nicht vorhanden. Abrechnung der einzelnen erbrachten GOÄ-Leistung(en).

Kommentar: Im obligaten Leistungsinhalt sind Beratungs- und Erörterungsleistungen sowie der Ganzkörperstatus beschrieben und damit zur Abrechnung gefordert.

Zum fakultativen Bestandteil Laboruntersuchungen siehe Ausführungen zu GOP 31010

31012	Operationsvorbereitung bei ambulanten und belegärzt-lichen Eingriffen bei Patienten nach Vollendung des 40. Lebensjahres bis zur Vollendung des 60. Lebensjahres	389 Pkt. 42,74 €

Obligater Leistungsinhalt

- Beratung und Erörterung,
- Überprüfung der Eignung des häuslichen, familiären oder sozialen Umfeldes,
- Aufklärung über Vor- und Nachteile einer ambulanten oder belegärztlichen Operation,
- Ganzkörperstatus,
- Ruhe-EKG,
- Dokumentation und/oder schriftliche Befundmitteilung für den Operateur und/oder Anästhesisten,
- Ärztlicher Brief (Nr. 01601),

Fakultativer Leistungsinhalt

- Überprüfung der Operationsfähigkeit,
- Laboruntersuchung (Nrn. 32101, 32125 und/oder 32110 bis 32116),

Abrechnungsbestimmung: einmal im Behandlungsfall

Abrechnungsausschluss: nicht neben 01600, 01601 und Abschnitte 32.2, 32.3

Aufwand in Minuten:

Kalkulationszeit: 27   **Prüfzeit:** 22   **Eignung d. Prüfzeit:** Nur Quartalsprofil

GOÄ entsprechend oder ähnlich: Leistungskomplex in der GOÄ nicht vorhanden. Abrechnung der einzelnen erbrachten GOÄ-Leistung(en).

Kommentar: Siehe Kommentar zu 31010 ff.

31013	Operationvorbereitung bei ambulanten und belegärzt-lichen Eingriffen bei Patienten nach Vollendung des 60. Lebensjahres	416 Pkt. 45,71 €

Obligater Leistungsinhalt

- Beratung und Erörterung,
- Aufklärung über Vor- und Nachteile einer ambulanten oder belegärztlichen Operation,
- Überprüfung der Eignung des häuslichen, familiären oder sozialen Umfeldes,
- Ganzkörperstatus,
- Ruhe-EKG,

- Laboruntersuchungen (Nrn. 32125 und/oder 32110 bis 32116),
- Dokumentation und Befundmitteilung an den Operateur und/oder Anästhesisten,
- Ärztlicher Brief (Nr. 01601),

Fakultativer Leistungsinhalt
- Laboruntersuchungen (Nr. 32101),
- Überprüfung der Operationsfähigkeit,
- Weiterführende Labordiagnostik (Abschnitt IV-32.2),
- Spirographische Untersuchung mit Darstellung der Flußvolumenkurve, einschl. in- und exspiratorischer Messung, graphischer Registrierung und Dokumentation,

Abrechnungsbestimmung: einmal im Behandlungsfall

Abrechnungsausschluss: nicht neben 01600, 01601, 03330, 04330 und Abschnitte 32.2, 32.3

Aufwand in Minuten:
Kalkulationszeit: 28   **Prüfzeit:** 23   **Eignung d. Prüfzeit:** Nur Quartalsprofil

GOÄ entsprechend oder ähnlich: Leistungskomplex in der GOÄ nicht vorhanden. Abrechnung der einzelnen erbrachten GOÄ-Leistung(en).

Kommentar: Siehe Kommentar zu 31010 ff.

31.4 Postoperative Behandlungskomplexe

31.4.2 Postoperativer Behandlungskomplex im Hausärztlichen Versorgungsbereich

31600 Postoperative Behandlung durch den Hausarzt	159 Pkt.
	17,47 €

Postoperative Behandlung durch den Hausarzt nach der Erbringung eines Eingriffs des Abschnitts IV-31.2 bei Überweisung durch den Operateur

Obligater Leistungsinhalt
- Befundkontrolle(n),
- Befundbesprechung(en),

Fakultativer Leistungsinhalt
- Verbandswechsel,
- Anlage und/oder Wechsel und/oder Ändern eines immobilisierenden Verbandes,
- Drainagenwechsel,
- Drainagenentfernung,
- Einleitung und/oder Kontrolle der medikamentösen Therapie,

Abrechnungsbestimmung: einmalig im Zeitraum von 21 Tagen nach Erbringung einer Leistung des Abschnitts 31.2

Abrechnungsausschluss: Leistung(en)
im Zeitraum von 21 Tagen nach Erbringung einer Leistung des Abschnitts 31.2 02300 bis 02302, 02310, 02340, 02341, 02350, 02360

Kommentar: Nur auf Überweisung des Operateurs möglich – der Überweisungsschein muss vorliegen unter Angabe des OPS-Kodes. Achten Sie auf zusätzliche Regelungen der einzelnen KVen.

Zu beachten: Im Zeitraum von 21 Tagen nach Erbringung einer Leistung des Abschnitts 31.2 sind Wundbehandlungsziffern (02300 bis 02302, 02310, 02340, 02341, 02350 und 02360) ausgeschlossen. Dies gilt auch für Wundbehandlungen aus anderem Grund, die keinen Bezug zur durchgeführten Operation haben.

Berichtspflicht: Nein

Aufwand in Minuten:
Kalkulationszeit: 10   **Prüfzeit:** 9   **Eignung der Prüfzeit:** Nur Quartalsprofil

31.6.2 Orthopädisch-chirurgisch konservative Gebührenordnungspositionen

31941 **Abdrücke und Modelle I**	**57 Pkt.**
	6,26 €

Obligater Leistungsinhalt
- Abdrücke oder Modellherstellung durch Gips oder andere Werkstoffe für eine Hand oder für einen Fuß, mit oder ohne Positiv – nicht für Kopieabdrücke -

Fakultativer Leistungsinhalt
- Gespräch mit dem Orthopädiemechaniker und dem Patienten zur Erstellung des Konstruktionsplanes für ein großes orthopädisches Hilfsmittel (z.B. Kunstglied)

Aufwand in Minuten:
Kalkulationszeit: KA   **Prüfzeit:** 2   **Eignung d. Prüfzeit:** Tages- und Quartalsprofil

GOÄ entsprechend oder ähnlich: Leistungskomplex nicht eindeutig übertragbar. Abrechnung der erbrachten Leistungen.

32 In-vitro-Diagnostik der Laboratoriumsmedizin, Mikrobiologie, Virologie und Infektionsepidemiologie sowie Transfusionsmedizin

1. Quantitative Laborleistungen sind nur dann berechnungsfähig, wenn ihre Durchführung nach Maßgabe der Richtlinie der Bundesärztekammer zur Qualitätssicherung quantitativer laboratoriumsmedizinischer Untersuchungen erfolgt. Näheres bestimmen die Richtlinien der Kassenärztlichen Bundesvereinigung für Verfahren zur Qualitätssicherung gemäß § 75 Abs. 7 SGB V. Alle Maßnahmen zur Qualitätssicherung sind Bestandteil der einzelnen Untersuchungen.

2. Werden Untersuchungsergebnisse im Rahmen eines programmierten Profils oder einer nicht änderbaren Parameterkombination gewonnen, so können nur die Parameter berechnet werden, die indiziert sind.

3. Auch wenn zur Erbringung einer Laborleistung aus demselben menschlichen Körpermaterial mehrfache Untersuchungen, Messungen oder Probenansätze erforderlich sind, kann die entsprechende Gebührenordnungsposition nur einmal berechnet werden. Werden aus mehr als einem Körpermaterial dieselben Leistungen erbracht, sind die Gebührenordnungspositionen entsprechend mehrfach berechnungsfähig.

4. Die Bestimmung einer Bezugsgröße für die Konzentration eines anderen berechnungsfähigen Parameters (z.B. Kreatinin für die Harnkonzentration) ist Bestandteil dieser Gebührenordnungsposition und nicht gesondert berechnungsfähig.

5. Werden alle Bestandteile eines Leistungskomplexes bestimmt, so kann nur die für den Leistungskomplex angegebene Gebührenordnungsposition abgerechnet werden. Die Summe der Kostenbeträge für einzeln abgerechnete Gebührenordnungspositionen, die Bestandteil eines Komplexes sind, darf den für die Komplexleistung festgelegten Kostenbetrag nicht überschreiten.

6. „Ähnliche Untersuchungen" können nur dann berechnet werden, wenn dies die entsprechende Leistungsbeschreibung vorsieht und für den betreffenden Parameter (Messgröße) keine eigenständige Gebührenordnungsposition vorhanden ist. Die Art der Untersuchung ist anzugeben.

7. Die rechnerische Ermittlung von Ergebnissen aus anderen Messwerten ist nicht berechnungsfähig.

8. Die im Kapitel 32 enthaltenen Höchstwerte für die entsprechenden Kataloge oder Einzelleistungen umfassen alle Untersuchungen aus demselben Körpermaterial, auch wenn dieses an einem oder an zwei aufeinanderfolgenden Tagen entnommen und an mehreren Tagen untersucht wurde. Das gilt sinngemäß auch, wenn die Nebeneinanderberechnung von Gebührenordnungspositionen aus demselben Untersuchungsmaterial durch Begrenzungsregelungen eingeschränkt ist.

9. Vorbereitende Maßnahmen (Aufbereitungen, Vorbehandlungen) am Untersuchungsmaterial oder an Proben davon, z.B. Serumgewinnung, Antikoagulation, Extraktion, Anreicherung, sind Bestandteil der jeweiligen Gebührenordnungsposition, soweit nichts anderes bestimmt ist.

10. Die Kosten für die Beschaffung und ggf. die Aufbereitung von Reagenzien, Substanzen und Materialien für in-vitro- und in-vivo-Untersuchungen, die mit ihrer Anwendung verbraucht sind, sowie die Kosten dieser Substanzen selbst sind in den Gebührenordnungspositionen enthalten, soweit nichts anderes bestimmt ist.

11. Die Kosten für zu applizierende Substanzen bei Funktionsprüfungen sind in den Gebührenordnungspositionen nicht enthalten.

12. Die Kosten für eine sachgemäße Beseitigung bzw. Entsorgung aller Materialien sind in den Gebührenordnungspositionen enthalten.

13. In den Gebührenordnungspositionen der Abschnitte 32.2 und 32.3 sind die Gebührenordnungspositionen 01600 und 01601 enthalten.

14. Bei Aufträgen zur Durchführung von Untersuchungen des Kapitels 32 hat der überweisende Vertragsarzt grundsätzlich Diagnose, Verdachtsdiagnose oder Befunde mitzuteilen und Art und Umfang der Leistungen durch Angabe der Gebührenordnungsposition bzw. der Legende der Gebührenordnungsposition zu definieren (Definitionsauftrag) oder durch Angabe des konkreten Untersuchungsziels einzugrenzen (Indikationsauftrag). Der ausführende Vertragsarzt darf nur diese Gebührenordnungspositionen berechnen. Eine Erweiterung des Auftrages bedarf der Zustimmung des Vertragsarztes, der den Auftrag erteilt hat. (gemäß § 24 Abs. 7 und 8 Bundesmantelvertrag-Ärzte (BMV-Ä))

15. Die Arztpraxis, die auf Überweisung kurativ-ambulante Auftragsleistungen des Kapitels 32 durchführt, teilt der überweisenden Arztpraxis zum Zeitpunkt der abgeschlossenen Untersuchung die Gebührenordnungspositionen dieser Leistungen und die Höhe der Kosten in Euro gemäß der regionalen Euro-GO getrennt nach Leistungen der Abschnitte 32.2 und 32.3 EBM mit. Dies gilt sinngemäß für die Mitteilung der Kosten über die in einer Laborgemeinschaft veranlassten Leistungen an den Veranlasser. Im Falle der Weiterüberweisung eines Auftrages oder eines Teilauftrages hat jede weiter überweisende Arztpraxis dem vorhergehenden Überweiser d9ie Angaben nach Satz 1 sowohl über die selbst erbrachten Leistungen als auch über die Leistungen mitzuteilen, die ihr von der Arztpraxis gemeldet wurden, an die sie weiterüberwiesen hatte.

16. In Anhang 4 zum EBM sind Laborleistungen aufgeführt, die nicht bzw. nicht mehr berechnungsfähig sind. Diese Leistungen sind auch nicht als „Ähnliche Untersuchungen" berechnungsfähig.

17. Im Zusammenhang mit einer Screening-Untersuchung dürfen Tumormarker nicht verwendet werden.

Der EBM Kommentar von Wezel/Liebold führt noch an:

... „Beschluss Nr. 800 (Abs.1 bis 3) der AG Ärzte/Ersatzkassen:

1. Laborleistungen sowie physikalisch-medizinische Leistungen, die ein Krankenhaus als Institutsleistungen durchführt, dürfen von einem ermächtigten Krankenhausarzt nicht berechnet werden.

2. Gebietsbezogene Leistungen, die ein ermächtigter Krankenhausarzt oder Belegarzt im Krankenhaus von Angestellten des Krankenhauses für seine ambulante Praxis erbringen lässt, können von ihm nicht berechnet werden, auch wenn dem Krankenhausarzt oder Belegarzt vom Krankenhausträger die allgemeine Aufsicht über diese Angestellten übertragen wurde.

3. Solche gebietsbezogenen Leistungen sind nur dann berechnungsfähig, wenn das Krankenhaus seine Angestellten den genannten Ärzten zur jeweiligen Leistungserbringung ausdrücklich zuordnet, der Arzt die für die Leistungserbringung notwendigen Kenntnisse hat, die Leistungen vom Arzt angeordnet und unter seiner persönlichen Aufsicht und unmittelbaren Verantwortung erbracht werden..."

Kommentar: Siehe Informationenen der BÄK und KBV:

- Richtlinie der Bundesärztekammer zur Qualitätssicherung laboratoriumsmedizinischer Untersuchungen. Gemäß dem Beschluss des Vorstands der Bundesärztekammer vom 11.04.2014 und 20.06.2014 (https://www.bundesaerztekammer.de/fileadmin/user_upload/downloads/pdf-Ordner/RL/Ri li-BAEK-Laboratoriumsmedizin.pdf)
- Richtlinie der Kassenärztlichen Bundesvereinigung nach § 75 Absatz 7 SGB V zur Vergabe der Arzt-,Betriebsstätten- sowie der Praxis netznummern (http://www.kbv.de/media/sp/Arzt nummern_Richtlinie.pdf)

Voraussetzung für die Abrechnung aller quantitativen Laborleistungen ist die Beachtung der Richtlinien der Kassenärztlichen Bundesvereinigung für die Durchführung von Laboratoriumsuntersuchungen in der kassenärztlichen/vertragsärztlichen Versorgung. Alle Qualitätssicherungsmaßnahmen sind obligater Bestandteil der Untersuchungen.

Auch bei programmierten und/oder automatisierten Untersuchungsprofilen können entsprechend dem Wirtschaftlichkeitsgrundsatz nur die medizinisch indizierten (d.h. notwendigen) Parameter abgerechnet werden.

Werden Untersuchungen, Messungen oder Probenansätze, aus welchen Gründen auch immer, mehrfach erforderlich, können sie nur dann auch mehrfach berechnet werden, wenn sie aus mehr als einem Körpermaterial erbracht werden. Ist das nicht der Fall, ist eine mehrfache Berechnung nicht zulässig.

Bei der Erbringung einzelner Leistungen, die Bestandteil eines Komplexes sind, gilt:

- werden alle Leistungen des Komplexes erbracht, kann nur die Komplexleistung abgerechnet werden,
- werden nur einzelne Leistungen des Komplexes erbracht, sind diese isoliert abrechnungsfähig, jedoch nur bis zur Erreichung des für den Komplex festgelegten Kostenbetrages. Dieser gilt damit als Höchstbetrag.

Es gilt grundsätzlich das in der vertragsärztlichen Abrechnung bestehende Verbot einer analogen Bewertung, wie sie aus der GOÄ bekannt ist. Allerdings gibt es im Bereich der Laborleistungen hiervon Ausnahmen, die aber ausdrücklich in der Leistungsbeschreibung genannt sein müssen (z.B. bei den mikroskopischen Untersuchungen eines Körpermaterials auf Krankheitserreger nach differenzierender Färbung die Nr. 32182).

Die Errechnungen von MCV, MCH und MCHC sind durch Errechnung aus den Werten der Blutbildparameter möglich und daher NICHT berechnungsfähig. Dies gilt auch für die rechnerische Ermittlung des LDL Cholesterins.

Die Höchstwertregelungen im Laborkapitel gelten für alle Untersuchungen aus demselben Körpermaterial unabhängig davon, ob die Entnahme oder die Untersuchung an einem Tag durchgeführt wird oder sich auf mehrere Tage verteilt. Gleiches gilt sinngemäß, wenn aufgrund anderer Begrenzungsregelungen die Nebeneinanderberechnung von Leistungen aus demselben Körpermaterial eingeschränkt wird.

Für die Ringversuche sind besondere Referenzinstitute bestellt (QuaDeGA GmbH, Domagkstraße 1, 48149 Münster; info@quadega.uni-muenster.de).

Bei der sogenannten „patientennahen Sofortdiagnostik" handelt es sich um Analysen mit Messgeräten zur Einzelprobenmessung wie z.b. Reflektometern zur Blutzuckerbestimmung mit Reagenzträgern (Teststreifen) oder anderen „Unit-use-Reagenzien". Wird dies in einer Betriebsstätte erfüllt, entfällt die Zertifikatspflicht.

Dies entfällt in Krankenhäusern z.b. mit Intensivstationen nur, wenn Leistungserbringung und Qualitätssicherung bei einem Zentrallabor liegen.

Berichte und Arztbriefe nach den Nrn. 01600 und 01601 sind neben den Laborleistungen der Abschnitte 32.2 und 32.3 nicht abrechnungsfähig.

Bei Auftragsüberweisungen zu Laborleistungen sind – wie bisher auch – Diagnosen, Verdachtsdiagnosen und Befunde mitzuteilen sowie

- bei Definitionsaufträgen die Gebührenordnungsposition bzw. die Legende der Gebührenordnungsposition,
- bei Indikationsaufträgen das konkrete Untersuchungsziel.

Im Zuge der Neufassung des Bundesmantelvertrages-Ärzte (BMV-Ä) wurde die in der alten Fassung des § 26 Abs. 6 BMV-Ä vorgenommene Regelung zum 1.10.2013 in den EBM übernommen.

Die im Anhang 4 aufgelisteten Laborleistungen fanden sich im Wesentlichen noch im EBM 2000plus, wurden jedoch durch den Bewertungsausschuss noch vor Inkrafttreten des EBM zum 1.1.2008 aus dem EBM als abrechnungsfähige Leistungen gestrichen. Der Zeitpunkt, ab dem die Leistungen nicht mehr abrechnungsfähig waren, findet sich in der ein wenig missverständlich übertitelten Spalte „Aufnahme zum Quartal".

Laborüberweisungen (nach Muster 10) und Anforderungsscheine für Laboruntersuchungen bei Laborgemeinschaften (Muster 10A) können seit dem Juli 2017 elektronisch erstellen werden..

Diese digitale Inanspruchnahme ist für Ärzte und Labore freiwillig, Papiervordrucke und Blankoformularbedruckung sind weiterhin verwendbar.

Voraussetzungen für digitale Laborüberweisungen:

- zertifizierte Praxissoftware,
- sichere Verbindung für die Datenübermittlung (z.B. KV-Connect)
- elektronischer Heilberufsausweis einschließlich Kartenterminal und Signatursoftware für die qualifizierte elektronische Signatur Das Muster 10A-Formular muss nicht unterschrieben werden.

Die inzwischen aus dem Leistungsverzeichnis des Kapitels 32 gestrichenen Positionen sind im Anhang 4 aufgeführt.

Neben einer Koronarangiographie sind Leistungen aus Kapitels 32 nicht berechnungsfähig.

32.1 Grundleistungen

1. Für die wirtschaftliche Erbringung und Veranlassung von laboratoriumsmedizinischen Untersuchungen wird die Gebührenordnungsposition 32001 einmal im Behandlungsfall, in dem mindestens eine Versicherten-, Grund- und/oder Konsiliarpauschale der Kapitel 3, 4, 7 bis 11, 13, 16 bis 18, 20, 21, 26, 27 oder 30.7 mit persönlichem Arzt-Patienten-Kontakt abgerechnet wird, vergütet.
   Die Gebührenordnungsposition 32001 ist nur im Rahmen der vertragsärztlichen Versorgung berechnungsfähig. Abweichend von den Sätzen 1 und 2 wird der Zuschlag nach der Gebührenordnungsposition 32001 in selektivvertraglichen Fällen

im Quartal vergütet, sofern die wirtschaftliche Erbringung und/oder Veranlassung von Leistungen der Abschnitte 32.2 und 32.3 nicht Gegenstand des Selektivvertrags ist.

Die Wirtschaftlichkeit der von Laborgemeinschaften bezogenen, als Auftragsleistung überwiesenen und eigenerbrachten Leistungen der Abschnitte 32.2 und 32.3 wird anhand des arztpraxisspezifischen Fallwertes gemäß Nummer 2 in Form eines Wirtschaftlichkeitsfaktors nach den Nummern 4 und 5 berechnet.

Für die Ermittlung der arztpraxisspezifischen Bewertung der Gebührenordnungsposition 32001 ist die Punktzahl der Gebührenordnungsposition 32001 mit dem Wirtschaftlichkeitsfaktor gemäß den Nummern 4 und 5 zu multiplizieren.

2. Der arztpraxisspezifische Fallwert wird – unter Berücksichtigung der Ausnahmeregelung nach Nummer 6 – ermittelt als Summe der Kosten der in dem jeweiligen Quartal von Laborgemeinschaften bezogenen, als Auftragsleistung überwiesenen und eigenerbrachten Leistungen nach den Gebührenordnungspositionen der Abschnitte 32.2 und 32.3 der Arztpraxis dividiert durch die Anzahl der Behandlungsfälle, in denen mindestens eine Versicherten-, Grund- und/oder Konsiliarpauschale der Kapitel 3, 4, 7 bis 11, 13, 16 bis 18, 20, 21, 26, 27 oder 30.7 mit persönlichem Arzt-Patienten-Kontakt abgerechnet wurde.

Sofern die Kosten der Leistungen der Abschnitte 32.2 und 32.3 in einem Folgequartal abgerechnet werden, sind die Kosten bei der Ermittlung des arztpraxisspezifischen Fallwertes in diesem Folgequartal ohne erneute Zählung des auslösenden Behandlungsfalls für die Berechnung des Wirtschaftlichkeitsfaktors zu berücksichtigen.

Bei der Ermittlung des arztpraxisspezifischen Fallwertes bleiben die Kosten der von der Arztpraxis abgerechneten Auftragsleistungen der Abschnitte 32.2 und 32.3 unberücksichtigt.

3. Zusätzlich relevant für die Fallzählung gemäß Nummer 2 ist die Anzahl der selektivvertraglichen Fälle im Quartal bei Ärzten, die an einem Selektivvertrag teilnehmen, sofern gemäß diesem Vertrag die Leistungen der Abschnitte 32.2 und/oder 32.3 weiter als kollektivvertragliche Leistungen gemäß § 73 SGB V veranlasst oder abgerechnet werden und in diesen Fällen keine Versicherten-, Grund- oder Konsiliarpauschale berechnet wird. Der Nachweis aller selektivvertraglichen Fälle im Quartal erfolgt gegenüber der Kassenärztlichen Vereinigung anhand der kodierten Zusatznummer 88192 gegebenenfalls unter Angabe einer Kennnummer gemäß Nummer 6.

4. Sofern der arztpraxisspezifische Fallwert kleiner oder gleich dem arztgruppenspezifischen unteren begrenzenden Fallwert ist, beträgt der Wirtschaftlichkeitsfaktor 1. Ist der arztpraxisspezifische Fallwert größer oder gleich dem arztgruppenspezifischen oberen begrenzenden Fallwert, beträgt der Wirtschaftlichkeitsfaktor 0. Liegt der arztpraxisspezifische Fallwert zwischen dem arztgruppenspezifischen unteren begrenzenden Fallwert und dem arztgruppenspezifischen oberen begrenzenden Fallwert, wird der Wirtschaftlichkeitsfaktor anteilig wie folgt bestimmt: Die Differenz zwischen dem arztgruppenspezifischen oberen begrenzenden Fallwert und dem arztpraxisspezifischen Fallwert wird dividiert durch die Differenz zwischen dem arztgruppenspezifischen oberen begrenzenden Fallwert und dem arztgruppenspezifischen unteren begrenzenden Fallwert.

Arztgruppenspezifische untere und obere begrenzende Fallwerte

Versicherten-, Grund- oder Konsiliarpauschale des EBM Kapitels bzw. Abschnitts	Arztgruppe	Unterer begrenzender Fallwert in Euro	Oberer begrenzender Fallwert in Euro
3	Allgemeinmedizin, hausärztliche Internisten und praktische Ärzte	1,60	3,80
4	**Kinder- und Jugendmedizin**	**0,90**	**2,40**
7	Chirurgie	0,00	0,40
8	Gynäkologie, Fachärzte ohne SP Endokrinologie und Reproduktionsmedizin	1,00	2,60
8	Gynäkologie, SP Endokrinologie und Reproduktionsmedizin: Nur für Ärzte, die die Gebührenordnungspositionen 08520, 08531, 08541, 08542, 08550, 08551, 08552, 08560 und 08561 berechnen	3,90	60,80
9	Hals-Nasen-Ohrenheilkunde	0,10	0,80
10	Dermatologie	0,50	2,30
11	Humangenetik	0,00	2,80
13.2	Innere Medizin, fachärztliche Internisten ohne SP	1,20	4,60
13.3.1	Innere Medizin, SP Angiologie	0,20	2,00
13.3.2	Innere Medizin, SP Endokrinologie	12,60	71,70
13.3.3	Innere Medizin, SP Gastroenterologie	1,60	6,30
13.3.4	Innere Medizin, SP Hämatologie/Onkologie	10,90	30,50
13.3.5	Innere Medizin, SP Kardiologie	0,30	1,50
13.3.6	Innere Medizin, SP Nephrologie	22,20	55,90
13.3.7	Innere Medizin, SP Pneumologie	0,80	5,20
13.3.8	Innere Medizin, SP Rheumatologie	8,40	35,30
16	Neurologie, Neurochirurgie	0,00	0,90
17	Nuklearmedizin	0,10	17,90
18	Orthopädie, Fachärzte ohne SP Rheumatologie	0,00	0,40
18	Orthopädie, SP Rheumatologie: Nur für Ärzte, die die Gebührenordnungsposition 18700 berechnen	0,20	1,40
20	Phoniatrie, Pädaudiologie	0,00	0,40
21	Psychiatrie	0,00	0,30
26	Urologie	2,40	7,10
27	Physikalische und Rehabilitative Medizin	0,00	0,30
30.7	Schmerztherapie	0,00	0,40

5. Wird ein Facharzt für Kinder- und Jugendmedizin mit Schwerpunkt oder Zusatzweiterbildung im Arztfall gemäß der Präambel Kapitel 4 Nr. 4 im fachärztlichen Versorgungsbereich tätig, so bestimmen sich die arztgruppenspezifischen begrenzenden Fallwerte und die Bewertung der Gebührenordnungsposition 32001 gemäß dem entsprechenden Schwerpunkt der Inneren Medizin.

Für einen Vertragsarzt, der seine Tätigkeit unter mehreren Gebiets- oder Schwerpunktbezeichnungen ausübt, richtet sich der arztgruppenspezifische untere und obere begrenzende Fallwert sowie die Bewertung der Gebührenordnungsposition 32001 nach dem Versorgungsauftrag, mit dem er zur vertragsärztlichen Versorgung zugelassen ist.

Für (Teil-)Berufsausübungsgemeinschaften, Medizinische Versorgungszentren und Praxen mit angestellten Ärzten wird die Höhe der begrenzenden Fallwerte sowie die Bewertung der Gebührenordnungsposition 32001 arztpraxisspezifisch wie folgt bestimmt:

Die jeweilige Summe der Produkte aus der Anzahl der Arztfälle des Arztes in der Praxis, in denen mindestens eine Versicherten-, Grund- und/oder Konsiliarpauschale der Kapitel 3, 4, 7 bis 11, 13, 16 bis 18, 20, 21, 26, 27 oder 30.7 mit persönlichem Arzt-Patienten-Kontakt abgerechnet wurde und dem arztgruppenspezifischen unteren begrenzenden Fallwert, dem arztgruppenspezifischen oberen begrenzenden Fallwert sowie der arztgruppenspezifischen Bewertung der Gebührenordnungsposition 32001 wird dividiert durch die Anzahl der Behandlungsfälle der berechtigten Ärzte, in denen mindestens eine Versicherten-, Grund- und/oder Konsiliarpauschale der Kapitel 3, 4, 7 bis 11, 13, 16 bis 18, 20, 21, 26, 27 oder 30.7 mit persönlichem Arzt-Patienten-Kontakt abgerechnet wurde.

6. Behandlungsfälle mit einer oder mehreren der nachfolgend aufgeführten Untersuchungsindikationen sind mit der (den) zutreffenden Kennnummer(n) zu kennzeichnen. Für diese Behandlungsfälle bleiben die für die jeweilige Untersuchungsindikation genannten Gebührenordnungspositionen bei der Ermittlung des arztpraxisspezifischen Fallwertes unberücksichtigt.

Die Kennnummer(n) des Behandlungsfalls ist (sind) ausschließlich in der Abrechnung der beziehenden, eigenerbringenden oder veranlassenden Arztpraxis anzugeben.

Untersuchungsindikation	Kenn-nummer	Ausgenommene GOPen
Nebenstehende Gebührenordnungspositionen bleiben grundsätzlich bei der Ermittlung des arztpraxisspezifischen Fallwertes unberücksichtigt		32125; 32880; 32881; 32882
Diagnostik zur Bestimmung der notwendigen Dauer, Dosierung und Art eines gegebenenfalls erforderlichen Antibiotikums vor Einleitung einer Antibiotikatherapie oder bei persistierender Symptomatik vor erneuter Verordnung	32004	32151; 32459; 32720; 32721; 32722; 32723; 32724; 32725; 32726; 32727; 32750; 32759; 32760; 32761; 32762; 32763; 32772; 32773; 32774; 32775
Antivirale Therapie der chronischen Hepatitis B oder C mit Interferon und/oder Nukleosidanaloga	32005	32058; 32066; 32070; 32071; 32781; 32823; 32827

Untersuchungsindikation	Kenn-nummer	Ausgenommene GOPen
Erkrankungen oder Verdacht auf Erkrankungen, bei denen eine gesetzliche Meldepflicht besteht oder Mukoviszidose	32006	32172; 32176; 32177; 32178; 32179; 32185; 32186; 32565; 32566; 32567; 32568; 32569; 32570; 32571; 32574; 32575; 32586; 32587; 32590; 32592; 32593; 32600; 32612; 32613; 32614; 32615; 32619; 32620; 32623; 32624; 32629; 32630; 32636; 32640; 32660; 32662; 32664; 32680; 32700; 32705; 32707; 32721; 32722; 32723; 32724; 32725; 32726; 32727; 32743; 32745; 32746; 32747; 32748; 32749; 32750; 32759; 32760; 32761; 32762; 32764; 32768; 32772; 32773; 32774; 32775; 32780; 32781; 32782; 32786; 32789; 32790; 32791; 32792; 32793; 32816; 32825; 32829; 32830; 32833; 32834; 32835; 32836; 32837; 32838; 32839; 32841; 32842; 32850
Leistungen der Mutterschaftsvorsorge gemäß den Mutterschafts-Richtlinien des Gemeinsamen Bundesausschusses bei Vertretung, im Notfall oder bei Mit- bzw. Weiterbehandlung	32007	32031; 32035; 32038; 32120
Erkrankungen oder Verdacht auf prä- bzw. perinatale Infektionen	32024	32565; 32566; 32567; 32568; 32569; 32570; 32571; 32574; 32575; 32594; 32602; 32603; 32621; 32626; 32629; 32630; 32640; 32660; 32740; 32750; 32760; 32781; 32832; 32833
Leistungen der Mutterschaftsvorsorge, die bei Vertretung, im Notfall oder bei Mit- bzw. Weiterbehandlung nach den kurativen Gebührenordnungspositionen erbracht werden, sind mit dem für die Mutterschaftsvorsorge vereinbarten Kennzeichen „V" zu versehen.		
Anfallsleiden unter antiepileptischer Therapie oder Psychosen unter Clozapintherapie	32008	32070; 32071; 32120; 32305; 32314; 32342
Allergische Erkrankungen bei Kindern bis zum vollendeten 6. Lebensjahr	32009	32380; 32426; 32427
Therapie der hereditären Thrombophilie, des Antiphospholipidsyndroms oder der Hämophilie	32011	32112; 32113; 32115; 32120; 32203; 32208; 32212; 32213; 32214; 32215; 32216; 32217; 32218; 32219; 32220; 32221; 32222; 32228
Erkrankungen ünter antineoplastischer Therapie oder systemischer Zytostatika-Therapie und/oder Strahlentherapie	32012	32066; 32068; 32070; 32071; 32120; 32122; 32155; 32156; 32157; 32159; 32163; 32168; 32169; 32324; 32351; 32376; 32390; 32391; 32392; 32394; 32395; 32396; 32397; 32400; 32446; 32447; 32527

32001

32 In-vitro-Diagnostik der Laboratoriumsmedizin, Mikrobiologie, Virologie
und Infektionsepidemiologie sowie Transfusionsmedizin

Untersuchungsindikation	Kenn-nummer	Ausgenommene GOPen
Substitutionsgestützte Behandlung Opioidabhängiger gemäß Nr. 2 Anlage I „Anerkannte Untersuchungs- oder Behandlungsmethoden" der Richtlinie Methoden vertragsärztliche Versorgung des Gemeinsamen Bundesausschusses	32014	32137; 32140; 32141; 32142; 32143; 32144; 32145; 32146; 32147; 32148; 32292; 32293; 32314; 32330; 32331; 32332; 32333; 32334; 32335; 32336; 32337
Orale Antikoagulantientherapie	32015	32026; 32113; 32114; 32120
Manifeste angeborene Stoffwechsel- und/oder endokrinologische Erkrankung(en) bei Kindern und Jugendlichen bis zum vollendeten 18. Lebensjahr	32017	32082; 32101; 32309; 32310; 32320; 32321; 32359; 32361; 32367; 32368; 32370; 32371; 32401; 32412
Chronische Niereninsuffizienz mit einer endogenen Kreatinin-Clearance < 25 ml/min	32018	32064; 32065; 32066; 32081; 32083; 32197; 32237; 32411; 32435
HLA-Diagnostik vor einer Organ-, Gewebe-oder hämatopoetischen Stammzelltransplantation und/oder immunsuppressive Therapie nach erfolgter Transplantation	32020	32374; 32379; 32784; 32843; 32844; 32901; 32902; 32904; 32906; 32908; 32910; 32911; 32915; 32916; 32917; 32918; 32939; 32940; 32941; 32942; 32943
Therapiebedürftige HIV-Infektionen	32021	32058; 32066; 32070; 32071; 32520; 32521; 32522; 32523; 32524; 32824; 32828
Manifester Diabetes mellitus	32022	32025; 32057; 32066; 32094; 32135
Rheumatoide Arthritis (PCP) einschl. Sonderformen und Kolllagenosen unter immunsuppressiver oder immunmodulierender Langzeit-Basistherapie	32023	32042; 32066; 32068; 32070; 32071; 32081; 32120; 32461; 32489; 32490; 32491
Erkrankungen oder Verdacht auf prä- bzw. perinatale Infektionen	32024	32565; 32566; 32567; 32568; 32569; 32570; 32571; 32574; 32575; 32594; 32602; 32603; 32621; 32626; 32629; 32630; 32640; 32660; 32740; 32750; 32760; 32781; 32832; 32833

https://www.rki.de/DE/Content/Infekt/IfSG/Meldepflichtige_Krankheiten/Meldepflichtige_Krankheiten_node.html (§ 6 und § 7)

32001   Wirtschaftliche Erbringung und/oder Veranlassung von Leistungen der Abschnitte 32.2 und/oder 32.3 (in Punkten) im Behandlungsfall, in dem mindestens eine Versicherten-, Grund- und/oder Konsiliarpauschale der Kapitel 3, 4, 7 bis 11, 13, 16 bis 18, 20, 21, 26, 27 oder 30.7 mit persönlichem Arzt-Patienten-Kontakt abgerechnet wird

Versicherten-, Grund- oder Kon-siliarpauschale des EBM Kapitels bzw. Abschnitts	Arztgruppe	Punkte
3	Allgemeinmedizin, hausärztliche Internisten und praktische Ärzte	19
4	Kinder- und Jugendmedizin	17
7	Chirurgie	3
8	Gynäkologie, Fachärzte ohne SP Endokrinologie und Reproduktionsmedizin	10
8	Gynäkologie, SP Endokrinologie und Reproduktionsmedizin: Nur für Ärzte, die die Gebührenordnungspositionen 08520, 08531, 08541, 08542, 08550, 08551, 08552, 08560 und 08561 berechnen	37
9	Hals-Nasen-Ohrenheilkunde	6
10	Dermatologie	10
11	Humangenetik	3
13.2	Innere Medizin, fachärztliche Internisten ohne SP	15
13.3.1	Innere Medizin, SP Angiologie	10
13.3.2	Innere Medizin, SP Endokrinologie	37
13.3.3	Innere Medizin, SP Gastroenterologie	15
13.3.4	Innere Medizin, SP Hämatologie/Onkologie	23
13.3.5	Innere Medizin, SP Kardiologie	6
13.3.6	Innere Medizin, SP Nephrologie	37
13.3.7	Innere Medizin, SP Pneumologie	15
13.3.8	Innere Medizin, SP Rheumatologie	23
16	Neurologie, Neurochirurgie	6
17	Nuklearmedizin	23
18	Orthopädie, Fachärzte ohne SP Rheumatologie	3
18	Orthopädie, SP Rheumatologie: Nur für Ärzte, die die Gebührenordnungsposition 18700 berechnen	6
20	Phoniatrie, Pädaudiologie	3
21	Psychiatrie	3
26	Urologie	15
27	Physikalische und Rehabilitative Medizin	3
30.7	Schmerztherapie	3

Abrechnungsbestimmung: einmal im Behandlungsfall

Anmerkung: Die Gebührenordnungsposition 32001 wird durch die zuständige Kassenärztliche Vereinigung zugesetzt.
Bei einer Ermächtigung nach § 95 Abs. 4 SGB V oder nach § 119b Satz 4 SGB V ist der Ermächtigte entsprechend seiner Zugehörigkeit zu den aufgeführten Arztgruppen zu berücksichtigen, sofern der Ermächtigungsumfang dem eines zugelassenen Vertragsarztes entspricht.

Abrechnungsausschluss: im Zyklusfall 08550, 08551, 08552, 08560, 08561

Kommentar: Der Wirtschaftlichkeitsbonus besteht aus einer arztgruppenspezifischen fallzahlabhängigen Punktzahl, die vergütet wird. Dieser Bonus mindert sich aber, wenn die arztgruppenspezi-fischen und fallzahlabhängigen Budgets für **32.2 die Allgemeinen Laboratoriumsuntersuchungen** (erbrachte Leistungen) und **32.3. Spezielle Laboratoriumsuntersuchungen, molekulargenetische und molekularpathologische Untersuchungen** (veranlasste Leistungen) überschritten werden.

Der Überschreitungsbetrag wird vom Gesamtbonus-Betrag abgezogen. Mehr als der Bonusbetrag aber wird auch bei unwirtschaftlichster Erbringung und/oder Veranlassung nicht abgezogen, d.h. die Kosten werden immer vergütet!

Die bisherige Differenzierung der Fallpunktzahlen nach Abschnitt 32.2 (Allgemeinlabor) und 32.3 EBM (Speziallabor) sowie nach Allgemeinversicherten und Rentnern entfällt ab 1. April 2018.

Die Regelungen zur Nr. 32001 und zu den Kennnummern im Abschnitt 32.1 EBM (Grundleistungen) wird übergreifend für die Abschnitte 32.2 und 32.3 EBM zusammengeführt.

Sonderfall: Für fachübergreifende Berufsausübungsgemeinschaften (BAG), Medizinische Versorgungszentren (MVZ) und Praxen mit angestellten Ärzten wird die Höhe der begrenzenden Fallwerte sowie die Bewertung der Gebührenordnungsposition 32001 arztpraxisspezifisch wie folgt bestimmt:

Die Summe der Produkte aus der Anzahl der Arztfälle des Arztes in der Praxis, in denen mindestens eine Versicherten-, Grund- und/oder Konsiliarpauschale der Kapitel 3, 4, 7 bis 11, 13, 16 bis 18, 20, 21, 26, 27 oder 30.7 abgerechnet wurde und dem arztgrup-penspezifischen unteren begrenzenden Fallwert, dem arztgruppenspezifischen oberen begrenzenden Fallwert sowie der arztgruppenspezifischen Bewertung der Gebührenordnungsposition 32001 wird dividiert durch die Anzahl der Behandlungsfälle der berechtigten Ärzte, in denen mindestens eine Versicherten-, Grund- und/oder Konsiliarpauschale der Kapitel 3, 4, 7 bis 11, 13, 16 bis 18, 20, 21, 26, 27 oder 30.7 abgerechnet wurde.

Die EBM-Nr. 32001 kann neu auch neben praeoperativen Leistungen abgerechnet werden. Die KBV informiert unter https://www.kbv.de/html/praxisinformationen.php.

32.2 Allgemeine Laboratoriumsuntersuchungen

1. Bei den im Abschnitt 32.2 aufgeführten Bewertungen handelt es sich um Eurobeträge gemäß § 87 Abs. 2 Satz 4 SGB V. Der tatsächliche Vergütungsanspruch ergibt sich aus den Eurobeträgen nach Satz 1 unter Berücksichtigung der für das entsprechende Quartal gültigen Vorgaben der Kassenärztlichen Bundesvereinigung gemäß § 87b Abs. 4 SGB V zur Honorarverteilung durch die Kassenärztlichen Vereinigungen Teil A Nr. 8.

2. Die Gebührenordnungspositionen des Abschnitts 32.2 sind im Zyklusfall nicht neben den Gebührenordnungspositionen 08550, 08551, 08552, 08560 und 08561 berechnungsfähig.

3. Die Gebührenordnungspositionen des Abschnitts 32.2 sind am Behandlungstag nicht neben den Gebührenordnungspositionen des Abschnitts 31.1.2 und nicht neben der Gebührenordnungsposition 34291 berechnungsfähig.

Kommentar: Abschnitt 32.2: Höchstwerte

32118	Höchstwert zu den Nrn. 32110 bis 32116	1,55 Euro
32139	Höchstwert zu den Nrn. 32137 und 32140 bis 32148 in den beiden ersten Quartalen der Substitutionsbehandlung	125,00 Euro
32138	Höchstwert zu den Nrn. 32137 und 32140 bis 32148 ab dem dritten Quartal oder außerhalb der Substitutionsbehandlung	64,00 Euro

Der Arzt berechnet – im Regelfall über seine Laborgemeinschaft – die beim Patienten erbrachten Laboratoriumsleistungen – sofern es keine besonderen Angaben seiner KV gibt. Die Höchstwert-Umsetzung führt die KV durch.
Nach Kommentar von Wezel/Liebold gilt: ... „Diese Höchstwerte – wie auch die im Abschnitt 32.3 genannten – beziehen sich auf die aufgeführten Nummern und das Körpermaterial unabhängig davon, ob die Entnahme an einem oder zwei aufeinanderfolgenden Tagen und die Bestimmung an verschiedenen Tagen erfolgten.
Die Höchstwerte stellen keine eigenständigen Leistungen dar.
Leistungen des Abschnitts 32.2 können nicht neben den Präoperativen Gebührenordnungspositionen (Unterabschnitt 31.1.2) berechnet werden...“

Befundberichte
Für die Mitteilung von Befunden der Leistungen nach Abschnitts 32.2 können Befundberichte/Arztbriefe nicht berechnet werden.
Beziehen sich Befundbericht oder Arztbrief hauptsächlich auf Ergebnisse anderer ärztlicher Untersuchungen und Behandlungen, ist die Abrechnung möglich, auch wenn dabei einige Laborwerte mit aufgeführt werden. Dies gilt nicht für die Übermittlung der Ergebnisse abgerechneter Leistungen der
- Reproduktionsmedizin,
- Humangenetik,
- Nuklearmedizin,
- Histologie und Zytologie (Kapitel 19),
- diagnostischen Radiologie
- Strahlentherapie.

Meldepflichtige Krankheiten oder meldepflichtiger Erregernachweisen
Wichtige Informationen zu meldepflichtigen Krankheiten oder meldepflichtigen Erregernachweisen erhalten Sie über die Web-Seite des Robert Koch Institutes:
http://www.rki.de/DE/Content/Infekt/IfSG/Meldepflichtige_Krankheiten/Meldepflichtige_Krankheiten_node.html u.a.
- Meldebögen
- Falldefinitionen
- Belehrungsbögen
- Nosokomiale Infektionen

32.2.1 Basisuntersuchungen

1. Der Nachweis von Eiweiß und/oder Glukose im Harn (ggf. einschl. Kontrolle auf Ascorbinsäure) sowie die Bestimmung des spezifischen Gewichts und/oder des pH-Wertes im Harn ist nicht berechnungsfähig.

32025–32026

32 In-vitro-Diagnostik der Laboratoriumsmedizin, Mikrobiologie, Virologie
und Infektionsepidemiologie sowie Transfusionsmedizin

Quantitative Bestimmung gilt für die Gebührenordnungspositionen 32025 bis 32027

Anmerkung: Die Gebührenordnungspositionen 32025 bis 32027 sind nur berechnungsfähig bei Erbringung in der Arztpraxis des Vertragsarztes, der die Untersuchung veranlasst hat. Diese Erbringung ist anzunehmen, wenn das Untersuchungsergebnis innerhalb einer Stunde nach Materialentnahme vorliegt.

Die Gebührenordnungspositionen 32025 bis 32027 sind bei Erbringung in Laborgemeinschaften nicht berechnungsfähig.

32025 Glucose 1,60 €

Abrechnungsausschluss: in derselben Sitzung 01732, 32057, 32880, 32881, 32882 im Behandlungsfall 01812

GOÄ entsprechend oder ähnlich: Nrn. 3516*, 3560*

Kompendium KBV: Die GOP 32025 kann nach derzeitigem Kenntnisstand bei Durchführung der Analyse mittels folgender Verfahren berechnet werden:
Glucose-Oxidase-, Glucose-Hexokinase-, Glucose-6-Phosphat-Dehydrogenase-, Glucose-Hydrogenase-Methode, Glucose-Elektrode.[1]Die Erbringung der GOP 32025 ist auch mittels Teststreifen/Unit-use-Reagenzien möglich. Die GOP 32025 ist nicht neben GOP 01732, 32057 und 32880 bis 32882 berechnungsfähig, sowie am Behandlungstag neben der GOP 01812.
[1] nach Kölner Kommentar zum EBM, Stand 01.01.2012

Kommentar: GOP 32025 bis 32027 sind bei Erbringung in der Laborgemeinschaft nicht berechnungsfähig.
GOP 32025 bis 32027 sind nur berechnungsfähig bei Erbringung in der Arztpraxis des Vertragsarztes, der die Untersuchung veranlasst hat. Diese Erbringung ist anzunehmen, wenn das Untersuchungsergebnis innerhalb einer Stunde nach Materialentnahme vorliegt.

32026 TPZ (Thromboplastinzeit) 4,70 €

Abrechnungsausschluss: in derselben Sitzung 32113, 32114

GOÄ entsprechend oder ähnlich: Nrn. 3530*, 3607*

Kompendium KBV: Die GOP 32026 kann nach derzeitigem Kenntnisstand bei Durchführung der Analyse mittels folgender Verfahren berechnet werden:
koagulometrische Methode nach Quick, chromogene Methode.[1]Die Erbringung der GOP 32026 ist auch mittels Teststreifen/Unit-use-Reagenzien möglich.Die GOP 32026 ist nicht neben GOP 32113 und 32114 berechnungsfähig.
[1] nach Kölner Kommentar zum EBM, Stand 01.01.2012

Kommentar: GOP 32025 bis 32027 sind bei Erbringung in der Laborgemeinschaft nicht berechnungsfähig.
GOP 32025 bis 32027 sind nur berechnungsfähig bei Erbringung in der Arztpraxis des Vertragsarztes, der die Untersuchung veranlasst hat. Diese Erbringung ist anzunehmen, wenn das Untersuchungsergebnis innerhalb einer Stunde nach Materialentnahme vorliegt.

32027　D-Dimer (nicht mittels trägergebundener Reagenzien)　　15,30 €

Anmerkung: Die Gebührenordnungspositionen 32025 bis 32027 sind nur berechnungsfähig bei Erbringung in der Arztpraxis des Vertragsarztes, der die Untersuchung veranlasst hat. Diese Erbringung ist anzunehmen, wenn das Untersuchungsergebnis innerhalb einer Stunde nach Materialentnahme vorliegt.
Die Gebührenordnungspositionen 32025 bis 32027 sind bei Erbringung in Laborgemeinschaften nicht berechnungsfähig. Die Gebührenordnungsposition 32025 ist nicht neben den Gebührenordnungspositionen 01732, 32057 und 32880 bis 32882 berechnungsfähig.
Die Gebührenordnungsposition 32026 ist nicht neben den Gebührenordnungspositionen 32113 und 32114 berechnungsfähig.
Die Gebührenordnungsposition 32027 ist nicht neben der Gebührenordnungsposition 32117 berechnungsfähig. Die Gebührenordnungsposition 32025 ist am Behandlungstag nichtneben der Gebührenordnungsposition 01812 berechnungsfähig.

Abrechnungsausschluss: in derselben Sitzung 32117

GOÄ entsprechend oder ähnlich: Nrn. 3935*, 3937*

Kompendium KBV: Die GOP 32027 kann nach derzeitigem Kenntnisstand bei Durchführung der Analyse mittels folgender Verfahren berechnet werden:
Latexagglutinintest, proteinchemischer, turbidimetrischer oder nephelometrischer Nachweis, Nachweis mittels Enzymimmunoassay (EIA).[1]Die Erbringung der GOP 32027 ist nicht mittels Teststreifen möglich. Semiquantitative oder qualitative D-Dimer-Bestimmungen sind nicht mit der GOP 32027 berechnungsfähig.Die GOP 32027 ist nicht neben der GOP 32117 berechnungsfähig.
[1] nach Kölner Kommentar zum EBM, Stand 01.01.2012

32030　Orientierende Untersuchung　　　　　　　　　　0,50 €

Obligater Leistungsinhalt
- Orientierende Untersuchung mit visueller Auswertung mittels vorgefertigter
– Reagenzträger
oder
– Reagenzzubereitungen

Fakultativer Leistungsinhalt
- Apparative Auswertung,
- Verwendung von Mehrfachreagenzträgern

Anmerkung: Können mehrere Bestandteile eines Körpermaterials sowohl durch Verwendung eines Mehrfachreagenzträgers als auch durch Verwendung mehrerer Einfachreagenzträger erfasst werden, so ist in jedem Fall nur einmal die Gebührenordnungsposition 32030 berechnungsfähig.
Bei mehrfacher Berechnung der Gebührenordnungsposition 32030 ist die Art der Untersuchungen anzugeben.

Abrechnungsausschluss: in derselben Sitzung 01732, 32880, 32881, 32882

GOÄ entsprechend oder ähnlich: Nrn. 3511*, 3652* (Streifentest)

Kompendium KBV: Der Nachweis von Eiweiß und/oder Glukose im Harn, ggf. einschl. Kontrolle auf Ascorbinsäure, sowie die Bestimmung des spezifischen Gewichts und/oder des pH-

32031–32032

32 In-vitro-Diagnostik der Laboratoriumsmedizin, Mikrobiologie, Virologie und Infektionsepidemiologie sowie Transfusionsmedizin

Wertes im Harn sind nicht berechnungsfähig. Die für diese Analysen benötigten Teststreifen können über den Sprechstundenbedarf bezogen werden. Sie sind nicht gesondert mit der GOP 32030 berechnungsfähig.[1]

Teststreifen, die neben der qualitativen Harnuntersuchung auf Eiweiß und/oder Glukose (ggf. einschl. Kontrolle auf Ascorbinsäure) sowie des pH-Wertes weitere Untersuchungsmöglichkeiten enthalten, können nicht über den Sprechstundenbedarf bezogen werden. Die Leistungserbringung ist dann mit der GOP 32030 berechnungsfähig.

Die GOP 32030 ist nicht neben GOP 01732 und 32880 bis 32882 berechnungsfähig.

[1] nach Kölner Kommentar zum EBM, Stand 01.01.2012

Kommentar: Unter diese Leistung fallen die qualitativen und semiquantitativen Untersuchungen mit sogenannten Teststäbchen/Testdreifen. Weiterhin gehören zu dieser Nr. die LH--Ovulationsteste mit Teststreifen, die Nitritprobe außerhalb der Mutterschaftsvorsorge, der Onkoscreen-PSA-Test, Bestimmung der Osmolalität, der Flagyltest, der KOH--Test und die Untersuchungen auf Ketokörper und Katecholamine im Urin.

32031 Mikroskopische Untersuchung des Harns auf morphologische Bestandteile   0,25 €

GOÄ entsprechend oder ähnlich: Nrn. 3531*, 3653*

Kompendium KBV: Nach dieser GOP sind Untersuchungen des Harnsediments auch bei Verwendung von konfektionierten Testmaterialien, berechnungsfähig.[1]

[1] nach Kölner Kommentar zum EBM, Stand 01.01.2012

Kommentar: Nach Nr. 32031 ist die Untersuchung des Harnsediments abrechenbar.

32032 Bestimmung des pH-Wertes durch apparative Messung (außer im Harn)   0,25 €

GOÄ entsprechend oder ähnlich: Analoger Ansatz der Nr. 3714*

Kompendium KBV: Die pH-Wert-Bestimmung im Urin ist nicht berechnungsfähig.
Bestimmungen in anderen Körpermaterialien, z.B. im Scheidensekret zur Risikoabschätzung einer Frühgeburt, sind nur dann mit der GOP 32032 berechnungsfähig, wenn sie mittels apparativer Messung durchgeführt werden.[1]

Bestimmungen des pH-Wertes mit Indikator-Papier bzw. Teststreifen sind mit der GOP 32030 zu berechnen.[1]

Die Bestimmung des pH-Wertes im Blut im Rahmen der Blutgasanalyse kann nicht separat mit der GOP 32032 berechnet werden.

[1] nach Kölner Kommentar zum EBM, Stand 01.01.2012

Quantitative Bestimmung mit physikalischer oder chemischer Messung oder Zellzählung, gilt für die Gebührenordnungspositionen 32035 bis 32039

Abrechnungsbestimmung: je Untersuchung

Anmerkung: Werden in Akut- bzw. Notfällen Leistungen entsprechend der Gebührenordnungspositionen 32035 bis 32039 als Einzelbestimmungen im Eigenlabor erbracht, sind die Gebührenordnungspositionen 32035 bis 32039 einzeln berechnungsfähig.

32033 **Harnstreifentest auf mindestens fünf der folgenden**   **0,50 €**
Parameter: Eiweiß, Glukose, Erythrozyten, Leukozyten,
Nitrit, pH-Wert, spezifisches Gewicht, Ketonkörper ggf.
einschließlich Kontrolle auf Ascorbinsäure einschließ-
lich visueller oder apparativer Auswertung

Abrechnungsausschlüsse: in derselben Sitzung 01732, 32880, 32881, 32882
Berichtspflicht: Nein

32035 **Erythrozytenzählung**   **0,25 €**

Abrechnungsausschluss: in derselben Sitzung 32120, 32122, 32125
GOÄ entsprechend oder ähnlich: Nr. 3504*
Kommentar: Nur in Akut- bzw. Notfällen können die Leistungen nach den Nrn. 32035 bis 35039 als Einzelbestimmungen im Eigenlabor nebeneinander berechnet werden. Werden von den Leistungen nach den EBM-Nrn. 32035 bis 32039 zwei oder mehr Parameter bestimmt, so ist die Nr. 32120 abzurechnen.

32036 **Leukozytenzählung**   **0,25 €**

Abrechnungsausschluss: in derselben Sitzung 32120, 32122, 32125
GOÄ entsprechend oder ähnlich: Nr. 3505*
Kommentar: Nur in Akut- bzw. Notfällen können die Leistungen nach den Nrn. 32035 bis 35039 als Einzelbestimmungen im Eigenlabor nebeneinander berechnet werden.

32037 **Thrombozytenzählung**   **0,25 €**

Abrechnungsausschluss: in derselben Sitzung 32120, 32122, 32125
GOÄ entsprechend oder ähnlich: Nr. 3506*

32038 **Hämoglobin**   **0,25 €**

Abrechnungsausschluss: in derselben Sitzung 32120, 32122, 32125
GOÄ entsprechend oder ähnlich: Nr. 3517*

32039 **Hämatokrit**   **0,25 €**

Anmerkung: Werden in Akut- bzw. Notfällen Leistungen entsprechend der Gebührenordnungspositionen 32035 bis 32039 als Einzelbestimmungen im Eigenlabor erbracht, sind die Gebührenordnungspositionen 32035 bis 32039 einzeln berechnungsfähig.
Die Gebührenordnungspositionen 32035 bis 32039 sind nicht neben den Gebührenordnungspositionen 32120, 32122 und 32125 berechnungsfähig.
Abrechnungsausschluss: in derselben Sitzung 32120, 32122, 32125
GOÄ entsprechend oder ähnlich: Nr. 3503*

32 In-vitro-Diagnostik der Laboratoriumsmedizin, Mikrobiologie, Virologie
32041–32045
und Infektionsepidemiologie sowie Transfusionsmedizin

32041 Qualitativer immunologischer Nachweis von Albumin im Stuhl 1,65 €

Abrechnungsausschluss: im Behandlungsfall 40152

GOÄ entsprechend oder ähnlich: Nr. A 3734*

Kompendium KBV: Mit der GOP 32041 ist der immunologische Nachweis von Albumin im Stuhl berechnungsfähig.
Während für den Guajak-Test stets drei Testbriefchen auf einmal dem Patienten für die Probensammlung ausgehändigt und nach Rückgabe vom Arzt ausgewertet werden, genügt es im Allgemeinen, den Albumin-Test einzeln und höchstens zweimal durchzuführen, weil die Sensitivität des Tests bei Untersuchung von drei Stuhlproben nicht höher ist als bei zwei Proben.
Eine zweite Untersuchung ist bei positiver erster Probe überflüssig.[1]
Die Kosten für das überlassene Testmaterial sind in der Bewertung der GOP 32041 bereits enthalten. Kann eine Auswertung nicht erfolgen, weil z.B. der Patient das Testbriefchen nicht zurückgegeben hat, kann anstelle der GOP 32041 die Pauschale nach GOP 40152 berechnet werden.
[1] nach Kölner Kommentar zum EBM, Stand 01.01.2012

Tipp: Ggf. Kostenpauschale Nr. 40152 für ausgegebene Testbriefchen zum Nachweis Albumin im Stuhl, wenn die Leistungen nach nicht erbracht werden konnte (z.B. Testbriefe nicht an die Praxis zurück gebracht oder in einem Zustand, der eine Bestimmung nicht zulässt).

32042 Bestimmung der Blutkörperchensenkungsgeschwindigkeit 0,25 €

GOÄ entsprechend oder ähnlich: Nrn. 3501*, 3711*

32.2.2 Mikroskopische Untersuchungen

32045 Mikroskopische Untersuchung eines Körpermaterials 0,25 €

Obligater Leistungsinhalt
- Nativpräparat (z.B. Kalilauge-Präparat auf Pilze, Untersuchung auf Trichomonaden und Treponemen)

und/oder
- Nach einfacher Färbung (z.B. mit Methylenblau, Fuchsin, Laktophenolblau, Lugolscher Lösung)

Fakultativer Leistungsinhalt
- Phasenkontrastdarstellung,
- Dunkelfeld

Abrechnungsausschluss: in derselben Sitzung 01827

GOÄ entsprechend oder ähnlich: Nrn. 3508*, 3509*

Kompendium KBV: Die GOP 32045 ist je Körpermaterial nur einmal berechnungsfähig, auch wenn z.B. ein einfach gefärbtes Präparat neben einem Nativpräparat untersucht wird.
Als Nativpräparat sind u.a. Untersuchungen auf Pilze im ungefärbten Präparat, Trichomonaden und der Postkoitaltest (Sims-Huhner-Test) oder andere Penetrationstests berechnungsfähig.[1]

Auch die Suche nach Wurmeiern oder Skabiesmilben in einem Nativpräparat ohne Anreicherung oder in einem einfach gefärbten Präparat ist mit der GOP 32045 zu berechnen.
Die GOP 32171 wurde zum 01.07.2007 aus dem EBM gestrichen. Die Untersuchung auf Treponemen ist folglich nur noch nach GOP 32045 berechnungsfähig.
Die Untersuchung eines Körpermaterials mittels industriell vorgefärbter Objektträger kann mit der GOP 32045 berechnet werden, soweit die Untersuchung nicht durch eine andere GOP bereits erfasst ist (z.B. GOP 32047, 32051). Die mikroskopische Untersuchung von aus Körpermaterial angezüchteten Bakterien ist mit GOP 32720 bis 32727 und 32740 bis 32748 bereits abgegolten.
[1] nach Kölner Kommentar zum EBM, Stand 01.01.2012
Kommentar: Die Leistung ist je Körpermaterial nur einmal berechnungsfähig, auch wenn sowohl ein Nativpräparat als auch ein eingefärbtes Material untersucht werden. Diese Leistung kann auch zur Mikroskopie nach Dünndarmsaugbiopsie verwendet werden, bei der Suche nach Wurmeiern und auch bei einfachen Nativpräparaten.
Wird die Leistung im Rahmen der Empfängnisregelung durchgeführt, ist die EBM-Nr. 01827 abzurechnen.

Mikroskopische Untersuchung eines Körpermaterials nach differenzierender Färbung, ggf. einschl. Zellzählung, gilt für dieGebührenordnungspositionen 32046, 32047, 32050

Abrechnungsbestimmung: je Untersuchung

32046 Fetal-Hämoglobin in Erythrozyten	0,40 €

GOÄ entsprechend oder ähnlich: Nr. 3689*

32047 Retikulozytenzählung	0,40 €

Abrechnungsausschluss: in derselben Sitzung 32120, 32122, 32125
GOÄ entsprechend oder ähnlich: Nr. 3552*
Kommentar: Die Abrechnung der Nr. 32047 neben der Nr. 32051 ist nicht ausgeschlossen.

32050 Mikroskopische Untersuchung eines Körpermaterials nach Gram-Färbung	0,40 €

GOÄ entsprechend oder ähnlich: Nr. 3510*
Kompendium KBV: Die regelhafte Durchführung eines Grampräparates bei kombinierten Eintauchnährböden (z.B. Uricult), Stuhlkultur und Stuhluntersuchung auf Pilze ist nach derzeitigem Kenntnisstand fachlich nicht begründbar.
Die GOP 32050 ist lt. Leistungslegende für die mikroskopische Untersuchung eines Körpermaterials nach Gram-Färbung berechnungsfähig.(*)
Auch bei Durchführung mehrerer Gram-Präparate aus demselben Untersuchungsmaterial ist die GOP 32050 nur einmal berechnungsfähig.
(*) nach Kölner Kommentar zum EBM, Stand 01.01.2012

32051–32056

32 In-vitro-Diagnostik der Laboratoriumsmedizin, Mikrobiologie, Virologie
und Infektionsepidemiologie sowie Transfusionsmedizin

32051	**Mikroskopische Differenzierung und Beurteilung aller korpuskulären Bestandteile des gefärbten Blutausstriches**	**0,40 €**

Abrechnungsausschluss: in derselben Sitzung 32121, 32122

GOÄ entsprechend oder ähnlich: Nr. 3502*

Kommentar: Die Abrechnung Nr. 32047 neben der Nr. 32051 ist nicht ausgeschlossen.

32052	**Quantitative Bestimmung(en) der morphologischen Bestandteile durch Kammerzählung der Zellen im Sammelharn, auch in mehreren Fraktionen innerhalb von 24 Stunden (Addis-Count)**	**0,25 €**

GOÄ entsprechend oder ähnlich: Nr. 3654*

Kompendium KBV: Nach der GOP 32052 sind nur quantitative Zellzählungen im Sammelharn mittels Zählkammer (z.B. sog. Addis-Count) berechnungsfähig.(*)Neben der GOP 32052 sind die Leistungen nach GOP 32035 und 32036 für die Erythrozyten- und Leukozytenzählung im Harn nicht berechnungsfähig.

Für die Kammerzählung im Spontanurin und die standardisierte quantitative Untersuchung des Urinsediments mit vorgefertigten Systemen ist die GOP 32031 anzusetzen.

(*) nach Kölner Kommentar zum EBM, Stand 01.01.2012

32.2.3 Physikalische oder chemische Untersuchungen

32055	**Quantitative Bestimmung eines Arzneimittels (z.B. Theophyllin, Antikonvulsiva, Herzglykoside) in einem Körpermaterial mittels trägergebundener (vorportionierter) Reagenzien und apparativer Messung (z.B. Reflexionsmessung),**	**2,05 €**

Abrechnungsbestimmung: je Untersuchung

GOÄ entsprechend oder ähnlich: Analoger Ansatz z.B. der Nr. A 3733* (Theophyllin)

Kommentar: Werden die Arzneimittel nicht trockenchemisch untersucht, sind z.B. bei chromatographischer Bestimmung die Nrn. 32305 ff. oder bei Immunassay die Nrn. 32330–32332, 32340 bis 32346 zu berechnen.

Quantitative Bestimmung von Substraten, Enzymaktivitäten oder Elektrolyten, auch mittels trägergebundener (vorportionierter) Reagenzien, gilt für die Gebührenordnungspositionen 32056 bis 32079 und 32081 bis 32087.

Abrechnungsbestimmung: je Untersuchung

32056	**Gesamteiweiß**	**0,25 €**

GOÄ entsprechend oder ähnlich: Nr. 3573.H1*

Kommentar: Bei Bestimmung mittels trägergebundener Reagenzien im Labor der eigenen Praxis als Einzelbestimmung kann der Zuschlag nach Nr. 32089 berechnet werden.

32057   Glukose   0,25 €

Abrechnungsausschluss: am Behandlungstag 01812
in derselben Sitzung 01732, 32025, 32125, 32880, 32881, 32882

GOÄ entsprechend oder ähnlich: Nrn. 3514*, 3560*

Kompendium KBV: Blutzuckertagesprofile und Blutzuckerbelastungstests, z.B. oraler Gluko-
setoleranz-Test, sind entsprechend der Anzahl durchgeführter Glukosebestimmungen mit Mehr-
fachansatz der GOP 32057 zu berechnen.

Kommentar: Die Leistung nach Nr. 32057 kann 3x beim Oral-Glukosetoleranztest abgerechnet
werden.
Eine Abrechnung der Glukosebestimmung im Harn beim Oral-Glukosetoleranztest oder in sonstigen Fällen ist nach der EBM-Nr. 32057 zusätzlich abrechenbar.
Wird die Leistung mit trägergebundenen Reagenzien innerhalb der Praxis als Einzelbestimmung
durchgeführt, kann der Zuschlag nach Nr. 32089 berechnet werden.

32058   Bilirubin gesamt   0,25 €

GOÄ entsprechend oder ähnlich: Nr. 3581.H1*

Kommentar: Eine Bestimmung des Bilirubin direkt kann zusätzlich mit Nr. 32059 berechnet
werden.

32059   Bilirubin direkt   0,40 €

GOÄ entsprechend oder ähnlich: Nr. 3582*

Kommentar: Eine Bestimmung des Bilirubin gesamt kann zusätzlich mit Nr. 32058 berechnet
werden.

32060   Cholesterin gesamt   0,25 €

Abrechnungsausschluss: in derselben Sitzung 01732, 32880, 32881, 32882

GOÄ entsprechend oder ähnlich: Nr. 3562.H1*

32061   HDL-Cholesterin   0,25 €

GOÄ entsprechend oder ähnlich: Nr. 3563.H1*

32062   LDL-Cholesterin   0,25 €

GOÄ entsprechend oder ähnlich: Nr. 3564.H1*

Kompendium KBV: Die GOP 32062 ist nur berechnungsfähig, wenn LDLCholesterin auf ana-
lytischem Wege bestimmt worden ist. Bei Ableitung des LDL-Cholesterins aus anderen Messgrößen, z.B. durch die Friedewald-Formel, ist die GOP 32062 nicht berechnungsfähig.

Kommentar: Wird die LDL-Cholesterin-Konzentration rechnerisch bestimmt, so ist dies nicht
berechnungsfähig.

32063–32071

32 In-vitro-Diagnostik der Laboratoriumsmedizin, Mikrobiologie, Virologie
und Infektionsepidemiologie sowie Transfusionsmedizin

32063   Triglyceride   **0,25 €**

GOÄ entsprechend oder ähnlich: Nr. 3565.H1*

32064   Harnsäure   **0,25 €**

GOÄ entsprechend oder ähnlich: Nrn. 3518*, 3583.H1*
Kommentar: Wird die Leistung mit trägergebundenen Reagenzien innerhalb der Praxis als Einzelbestimmung durchgeführt, kann der Zuschlag nach Nr. 32089 berechnet werden.

32065   Harnstoff   **0,25 €**

GOÄ entsprechend oder ähnlich: Nr. 3584.H1*
Kommentar: Siehe Kommentar Nr. 32064.

32066   Kreatinin (Jaffé-Methode)   **0,25 €**

Abrechnungsausschluss: in derselben Sitzung 32125
GOÄ entsprechend oder ähnlich: Nrn. 3520*, 3585.H1*
Kommentar: Siehe Kommentar Nr. 32064.

32067   Kreatinin, enzymatisch   **0,40 €**

Abrechnungsausschluss: in derselben Sitzung 32125
GOÄ entsprechend oder ähnlich: Nrn. 3520*, 3585.H1*
Kommentar: Siehe Kommentar Nr. 32064.

32068   Alkalische Phosphatase   **0,25 €**

GOÄ entsprechend oder ähnlich: Nr. 3587.H1*

32069   GOT   **0,25 €**

GOÄ entsprechend oder ähnlich: Nrn. 3515*, 3594.H1*
Kommentar: Siehe Kommentar Nr. 32064.

32070   GPT   **0,25 €**

GOÄ entsprechend oder ähnlich: Nrn. 3516*, 3595.H1*
Kommentar: Siehe Kommentar Nr. 32064.

32071   Gamma-GT   **0,25 €**

Abrechnungsausschluss: in derselben Sitzung 32125
GOÄ entsprechend oder ähnlich: Nrn. 3513*, 3592.H1*

| **32072   Alpha-Amylase** | **0,40 €** |

GOÄ entsprechend oder ähnlich: Nrn. 3512*, 3588.H1*

Kommentar: Werden zusätzlich organspezifische Isoenzyme bestimmt, ist ein mehrfacher Ansatz der EBM-Nr. 32072 möglich.
Wird die Amylase im Serum und im Sammelurin bestimmt, kann die Nr. 32072 entsprechend 2x berechnet werden. Die qualitative Bestimmung der Diastase im Urin ist nur nach Nr. 32030 abrechnungsfähig.
Siehe auch Kommentar Nr. 32064.

| **32073   Lipase** | **0,40 €** |

GOÄ entsprechend oder ähnlich: Nrn. 3521*, 3598.H1*

Kommentar: Siehe Kommentar Nr. 32064.

| **32074   Creatinkinase (CK)** | **0,25 €** |

Abrechnungsausschluss: in derselben Sitzung 32150

GOÄ entsprechend oder ähnlich: Nr. 3590.H1*

Kommentar: Für die Creatin-Kinase ist auch der Begriff CPK gebräuchlich.
Unter dieser Nr. sind auch Bestimmungen der CK-NAC abrechenbar. Wird die Leistung mit trägergebundenen Reagenzien innerhalb der Praxis als Einzelbestimmung durchgeführt, kann der Zuschlag nach Nr. 32089 berechnet werden. Die Abrechnung der CK-MB erfolgt nach Nr. 32092.
Siehe Kommentar Nr. 32064.

| **32075   LDH** | **0,25 €** |

GOÄ entsprechend oder ähnlich: Nr. 3597.H1*

| **32076   GLDH** | **0,40 €** |

GOÄ entsprechend oder ähnlich: Nrn. 3593.H1*, 3778*

| **32077   HBDH** | **0,40 €** |

GOÄ entsprechend oder ähnlich: Nr. 3596.H1*

| **32078   Cholinesterase** | **0,40 €** |

GOÄ entsprechend oder ähnlich: Nr. 3589.H1*

| **32079   Saure Phosphatase** | **0,25 €** |

GOÄ entsprechend oder ähnlich: Nr. 3599*

| **32081   Kalium** | **0,25 €** |

Abrechnungsausschluss: in derselben Sitzung 32125

32082–32087

32 In-vitro-Diagnostik der Laboratoriumsmedizin, Mikrobiologie, Virologie
und Infektionsepidemiologie sowie Transfusionsmedizin

GOÄ entsprechend oder ähnlich: Nr. 3519*, 3557*

Kommentar: Wird die Leistung mit trägergebundenen Reagenzien innerhalb der Praxis als Einzelbestimmung durchgeführt, kann der Zuschlag nach Nr. 32089 berechnet werden.

32082 Calcium	0,25 €

GOÄ entsprechend oder ähnlich: Nr. 3555*

Kommentar: Wird die Leistung mit trägergebundenen Reagenzien innerhalb der Praxis als Einzelbestimmung durchgeführt, kann der Zuschlag nach Nr. 32089 berechnet werden.

32083 Natrium	0,25 €

GOÄ entsprechend oder ähnlich: Nr. 3558*

Kommentar: Wird die Leistung mit trägergebundenen Reagenzien innerhalb der Praxis als Einzelbestimmung durchgeführt, kann der Zuschlag nach Nr. 32089 berechnet werden.

32084 Chlorid	0,25 €

GOÄ entsprechend oder ähnlich: Nr. 3556*

32085 Eisen	0,25 €

GOÄ entsprechend oder ähnlich: Nr. 3620*

Kommentar: Im Rahmen des Eisenbelastungstestes kann die Leistung nach Nr. 32085 insgesamt 3x abgerechnet werden.

32086 Phosphor anorganisch	0,40 €

GOÄ entsprechend oder ähnlich: Nr. 3580.H1*

32087 Lithium	0,60 €

Anmerkung: Die Gebührenordnungsposition 32057 ist nicht neben den Gebührenordnungspositionen 01732, 32025, 32125 und 32880 bis 32882 berechnungsfähig.
Die Gebührenordnungsposition 32060 ist nicht neben den Gebührenordnungspositionen 01732 und 32880 bis 32882 berechnungsfähig.
Die Gebührenordnungsposition 32074 ist nicht neben der Gebührenordnungsposition 32150 berechnungsfähig. Die Gebührenordnungspositionen 32066, 32067, 32071 und 32081 sind nicht neben der Gebührenordnungsposition 32125 berechnungsfähig. Die Gebührenordnungsposition 32057 ist am Behandlungstag nicht neben der Gebührenordnungsposition 01812 berechnungsfähig.

GOÄ entsprechend oder ähnlich: Nr. 4214*

32089	**Zuschlag zu den Gebührenordnungspositionen 32057,**	**0,80 €**

32089   **Zuschlag zu den Gebührenordnungspositionen 32057,**   **0,80 €**
32064, 32065 oder 32066 oder 32067, 32069, 32070, 32072
oder 32073, 32074, 32081, 32082 und 32083 bei Erbrin-
gung mittels trägergebundener (vorportionierter)
Reagenzien im Labor innerhalb der eigenen Arztpraxis
als Einzelbestimmung(en),

Abrechnungsbestimmung: je Leistung

Anmerkung: Die Gebührenordnungsposition 32089 ist nicht berechnungsfähig bei Bezug der Analyse aus Laborgemeinschaften oder bei Erbringung mit Analysensystemen, die für Serien mit hoher Probenzahl bestimmt sind, z.B. Systeme mit mechanisierter Probenverteilung und/oder programmierten Analysen mehrerer Messgrößen in einem Untersuchungsablauf.

GOÄ entsprechend oder ähnlich: Leistungskomplex so nicht in der GOÄ vorhanden, ggf. Nr. 3511* Trockenchemie

Kommentar: Da in der Leistungslegende von einer Bestimmung innerhalb der eigenen Praxis gesprochen wird, sind Leistungen, die in Laborgemeinschaften durchgeführt werden, nicht abrechenbar.

Quantitative Bestimmung

32092 **CK-MB**	**1,15 €**

Abrechnungsausschluss: in derselben Sitzung 32150

GOÄ entsprechend oder ähnlich: Nrn. 3591.H1*, 3788*

Kommentar: Unter diese Leistung fällt auch die Bestimmung von
- CK-MB-NAC,
- CK-BB,
- CK-MM.

Die Bestimmung von Creatinkinase wird nach 32074 berechnet.

32094 **Glykierte Hämoglobine (z.B. HbA1 und/oder HbA1c)**	**4,00 €**

GOÄ entsprechend oder ähnlich: Nr. 3561*

Kompendium KBV: Glykierte Hämoglobine liegen in mehreren Fraktionen vor, die chromatographisch, photometrisch, elektrophoretisch oder immunologisch bestimmt werden können. Unabhängig von der angewandten Methode und der Art der Fraktion ist die Leistung nach GOP 32094 nur einmal berechnungsfähig, auch wenn mehrere Fraktionen gleichzeitig untersucht werden.Glykierte Hämoglobine sind unabhängig von der verwendeten Methode ausschließlich mit der GOP 32094 zu berechnen.

Kommentar: Werden Unterfraktionen des HbA bestimmt, so kann die Leistung nach Nr. 32094 trotzdem nur einmal abgerechnet werden.

Quantitative Bestimmung mittels Immunoassay,

Abrechnungsbestimmung: je Untersuchung

Anmerkung: Die Gebührenordnungsposition 32097 ist nur berechnungsfähig bei Erbringung und Qualitätssicherung in eigener Praxis oder bei Überweisung.

32097–32103

32 In-vitro-Diagnostik der Laboratoriumsmedizin, Mikrobiologie, Virologie und Infektionsepidemiologie sowie Transfusionsmedizin

Die Gebührenordnungsposition 32097 ist nicht berechnungsfähig bei Bezug der Analyse aus Laborgemeinschaften.

32097	Untersuchung des/der natriuretrischen Peptides/Peptide BNP und/oder NT-Pro-BNP und/oder MR-ANP je Untersuchung	19,40 €

GOÄ entsprechend oder ähnlich: Nr. 4033*

Kompendium KBV: Die GOP 32097 ist nur berechnungsfähig bei Erbringung und Qualitätssicherung in eigener Praxis oder bei Überweisung. Die GOP 32097 ist nicht berechnungsfähig bei Bezug der Analyse aus Laborgemeinschaften.
Die Bestimmung kann mittels Enzymimmuno- (EIA), Fluoreszenzimmuno- (FIA), Lumineszenzimmuno- (LIA) oder Radioimmunoassay (RIA) erfolgen.(*)
(*) nach Kölner Kommentar zum EBM, Stand 01.01.2012

32101	Thyrotropin (TSH)	3,00 €

Anmerkung: Die Gebührenordnungsposition 32097 ist nur berechnungsfähig bei Erbringung und Qualitätssicherung in eigener Praxis oder bei Überweisung. Die Gebührenordnungsposition 32097 ist nicht berechnungsfähig bei Bezug der Analyse aus Laborgemeinschaften.

GOÄ entsprechend oder ähnlich: Nr. 4030.H4*

Kompendium KBV: TSH gilt als der wichtigste Laborwert bei der Diagnostik von Schilddrüsenerkrankungen und bei der Beurteilung der Schilddrüsenhormon-Stoffwechsellage unter Therapie sowie vor diagnostischen Eingriffen mit jodhaltigen Kontrastmitteln. Im Regelfall wird bei Patienten ohne schwere Allgemeinerkrankung bei Verdacht auf Schilddrüsenerkrankung primär das TSH bestimmt und abhängig vom Resultat der ggf. weitere diagnostische Ablauf bestimmt.
Die Bestimmung der Gesamthormone T3 und T4 wurde zum Quartal 3/2007 in den Anhang IV der nicht oder nicht mehr berechnungsfähigen Leistungen des EBM übernommen.

Kommentar: Die Leistung nach Nr. 32101 kann für den TSH-Stimulationstest 2x in Ansatz gebracht werden.

Quantitative immunochemische Bestimmung im Serum, gilt für die Gebührenordnungspositionen 32103 bis 32106

Abrechnungsbestimmung: je Untersuchung

32103	Immunglobulin A (Gesamt-IgA)	0,60 €

GOÄ entsprechend oder ähnlich: Nr. 3571*

Kompendium KBV: Als immunochemische Methoden gelten z.B. die radiale Immundiffusion (Mancini-Technik), die Immunnephelometrie oder die Immunturbidimetrie.(*)Die Bestimmung der Immunglobuline (IgA, IgG, IgM) im Serum ist nur nach GOP 32103, 32104 und 32105 berechnungsfähig und kann nicht der GOP 32455 „Ähnliche Untersuchung" zugeordnet werden.Die Bestimmung der Immunglobuline in anderen Körpermaterialien, z.B. im Liquor oder Harn, ist nach den dafür vorgesehenen GOP des Kapitels 32.3 berechnungsfähig (GOP 32448, 32449).(*)
(*) nach Kölner Kommentar zum EBM, Stand 01.01.2012

32104   Immunglobulin G (Gesamt-IgG)   0,60 €

GOÄ entsprechend oder ähnlich: Nr. 3571*

Kompendium KBV: Siehe Nr. 32103.

32105   Immunglobulin M (Gesamt-IgM)   0,60 €

GOÄ entsprechend oder ähnlich: Nr. 3571*

Kompendium KBV: Siehe Nr. 32103.

32106   Transferrin   0,60 €

GOÄ Nrn. 3575*

Kompendium KBV: Als immunochemische Methoden gelten z.B. die radiale Immundiffusion (Mancini-Technik), die Immunnephelometrie oder die Immunturbidimetrie.(*)
Die Bestimmung der Immunglobuline (IgA, IgG, IgM) im Serum ist nur nach GOP 32103, 32104 und 32105 berechnungsfähig und kann nicht der GOP 32455 „Ähnliche Untersuchung" zugeordnet werden.
Die Bestimmung der Immunglobuline in anderen Körpermaterialien, z.B. im Liquor oder Harn, ist nach den dafür vorgesehenen GOP des Kapitels 32.3 berechnungsfähig (GOP 32448, 32449).(*)
Die Bestimmung von Transferrin ist nicht nach GOP 32455 „Ähnliche Untersuchungen" berechnungsfähig, sondern nur nach GOP 32106.
(*) nach Kölner Kommentar zum EBM, Stand 01.01.2012

32107   Elektrophoretische Trennung von Proteinen oder Lipo-   0,75 €
proteinen im Serum mit quantitativer Auswertung der
Fraktionen und graphischer Darstellung

GOÄ entsprechend oder ähnlich: Nr. 3574.H1*

Kommentar: Für spezielle elektrophoretische Trennungen von humanen Proteinen ergeben sich folgende EBM-Nummern, z.B.

- 32465 Oligoklonale Banden im Liquor und im Serum
- 32466 Harnproteine
- 32467 Lipoproteine einschl. Polyanionenpräzititation
- 32468 Hämoglobine
- 32469 Isoenzyme der alkalischen Phosphatase
- 32470 Isoenzyme der Creatin-Kinase
- 32471 Isoenzyme der Laktatdehydrogenase
- 32472 Alpha-1-Antrypsin
- 32473 Acetylcholinesterase
- 32474 Proteine im Punktat
- 32476 Polyacrylamidgel-Elektrophorese oder ähnliche Verfahren
- 32477 Immunfixationselektrophorese
- 32478 Immunfixationselektrophorese

32 In-vitro-Diagnostik der Laboratoriumsmedizin, Mikrobiologie, Virologie
32110–32116
und Infektionsepidemiologie sowie Transfusionsmedizin

32.2.4 Gerinnungsuntersuchungen

Untersuchungen zur Abklärung einer plasmatischen Gerinnungsstörung oder zur Verlaufskontrolle bei Antikoagulantientherapie, gilt für die Gebührenordnungspositionen 32110 bis 32117

Abrechnungsbestimmung: je Untersuchung

Anmerkung: Der Höchstwert für die Untersuchungen entsprechend der Gebührenordnungspositionen 32110 bis 32116 beträgt 1,55 Euro.

32110	Blutungszeit (standardisiert)	0,75 €

Abrechnungsausschluss: am Behandlungstag 01741
GOÄ entsprechend oder ähnlich: Nr. 3932*

32111	Rekalzifizierungszeit	0,75 €

Abrechnungsausschluss: am Behandlungstag 01741
GOÄ entsprechend oder ähnlich: Analoger Ansatz Nr. 3946*

32112	Partielle Thromboplastinzeit (PTT)	0,60 €

Abrechnungsausschluss: am Behandlungstag 01741
GOÄ entsprechend oder ähnlich: Nrn. 3605*, 3946*

32113	Thromboplastinzeit (TPZ) aus Plasma	0,60 €

Abrechnungsausschluss: am Behandlungstag 01741; in derselben Sitzung 32026
GOÄ entsprechend oder ähnlich: Nrn. 3530*, 3607*
Kommentar: Die Untersuchung beschreibt den Quick-Wert. Wird die Bestimmung im Kapillarblut, durchgeführt ist die höherbewertete Nr. 32114 zu berechnen. Der Höchstwert der Nrn. 32110 bis 32116 beträgt 1,55 Euro.

32114	Thromboplastinzeit (TPZ) aus Kapillarblut	0,75 €

Abrechnungsausschluss: am Behandlungstag 01741
in derselben Sitzung 32026
GOÄ entsprechend oder ähnlich: Nrn. 3530*, 3607*

32115	Thrombingerinnungszeit (TZ)	0,75 €

Abrechnungsausschluss: am Behandlungstag 01741
GOÄ entsprechend oder ähnlich: Nr. 3606*

32116	Fibrinogenbestimmung	0,75 €

Abrechnungsausschluss: am Behandlungstag 01741
GOÄ entsprechend oder ähnlich: Nrn. 3933*, 3934*

32117	**Qualitativer Nachweis von Fibrinmonomeren, Fibrin-**	**4,60 €**
	und/oder Fibrinogen-Spaltprodukten (z.B. D-Dimere)	

Abrechnungsausschluss: am Behandlungstag 01741
in derselben Sitzung 32027

GOÄ entsprechend oder ähnlich: Nrn. 3935*, 3937*

Kompendium KBV: Leistungsinhalt der GOP 32117 sind qualitative oder semiquantitative Schnelltests zum Nachweis von Spaltprodukten, die bei der plasmatischen Gerinnung der Fibrinolyse auftreten (z.B. D-Dimer-Bestimmung zum Ausschluss einer Lungenembolie oder einer Beinvenenthrombose). Die quantitative Bestimmung, z.B. zur Verlaufskontrolle, ist entsprechend der GOP 32212 berechnungsfähig. (*) Die GOP 32117 ist nicht neben der GOP 32027 berechnungsfähig sowie am Behandlungstag nicht neben der GOP 01741.
(*) nach Kölner Kommentar zum EBM, Stand 01.01.2012

Kommentar: Eine quantitative Bestimmung ist nach Nr. 32212 abrechenbar.

32.2.5 Funktions- und Komplexuntersuchungen

32120	**Bestimmung von mindestens zwei der folgenden Para-**	**0,50 €**
	meter: Erythrozytenzahl, Leukozytenzahl (ggf. einschl.	
	orientierender Differenzierung), Thrombozytenzahl,	
	Hämoglobin, Hämatokrit, mechanisierte Retikulozyten-	
	zählung, insgesamt	

Abrechnungsausschluss: am Behandlungstag 01741
in derselben Sitzung 32035, 32036, 32037, 32038, 32039, 32047, 32122, 32125

GOÄ entsprechend oder ähnlich: Nr. 3550*

Kommentar: Diese Leistung wird allgemein als „Kleines Blutbild" bezeichnet. Neben dieser Leistung können die vollständigen mikroskopischen oder mechanisierten Differenzierungen nach den Nrn. 32051 und 32121 abgerechnet werden.

32121	**Mechanisierte Zählung der Neutrophilen, Eosinophilen,**	**0,60 €**
	Basophilen, Lymphozyten und Monozyten, insgesamt	

Abrechnungsausschluss: in derselben Sitzung 32051, 32122

GOÄ entsprechend oder ähnlich: Nr. 3551*

Kommentar: Ggf. Zuschlag nach Nr. 32123 (für nachfolgende mikroskopische Differenzierung und Beurteilung aller korpuskulären Bestandteile des gefärbten Blutausstriches) abrechnen.

32122	**Vollständiger Blutstatus mittels automatisierter**	**1,10 €**
	Verfahren	

Obligater Leistungsinhalt
- Hämoglobin,
- Hämatokrit,
- Erythrozytenzählung,
- Leukozytenzählung,

32123–32125

32 In-vitro-Diagnostik der Laboratoriumsmedizin, Mikrobiologie, Virologie
und Infektionsepidemiologie sowie Transfusionsmedizin

- Thrombozytenzählung,
- Mechanisierte Zählung der Neutrophilen, Eosinophilen, Basophilen, Lymphozyten und Monozyten

Fakultativer Leistungsinhalt
- Mechanisierte Zählung der Retikulozyten,
- Bestimmung weiterer hämatologischer Kenngrössen

Abrechnungsausschluss: in derselben Sitzung 32035, 32036, 32037, 32038, 32039, 32047, 32051, 32120, 32121, 32125

GOÄ entsprechend oder ähnlich: Nrn. 3550* + 3551*

Kommentar: In der Praxis wird diese Leistung allgemein als „Großes Blutbild" bezeichnet. Ggf. Zuschlag nach Nr. 32123 (für nachfolgende mikroskopische Differenzierung und Beurteilung aller korpuskulären Bestandteile des gefärbten Blutausstriches) abrechnen.

32123	**Zuschlag zu den Gebührenordnungspositionen 32121 oder 32122 bei nachfolgender mikroskopischer Differenzierung und Beurteilung aller korpuskulären Bestandteile des gefärbten Blutausstriches**	**0,40 €**

GOÄ entsprechend oder ähnlich: Nrn. 3502*, 3680*

32124	**Bestimmung der endogenen Kreatininclearance**	**0,80 €**

Abrechnungsausschluss: in derselben Sitzung 32197

GOÄ entsprechend oder ähnlich: Nr. 3615*

Kompendium KBV: Die GOP 32124 ist nicht neben der GOP 32197 berechnungsfähig, da die Bestimmung der Kreatininclearance fakultativer Leistungsinhalt der GOP 32197 ist.

32125	**Bestimmung von mindestens sechs der folgenden Parameter: Erythrozyten, Leukozyten, Thrombozyten, Hämoglobin, Hämatokrit, Kalium, Glukose im Blut, Kreatinin, Gamma-GT vor Eingriffen in Narkose oder in rückenmarksnaher Regionalanästhesie (spinal, peridural)**	**1,45 €**

Abrechnungsausschluss: in derselben Sitzung 32035, 32036, 32037, 32038, 32039, 32047, 32057, 32066, 32067, 32071, 32081, 32120, 32122

GOÄ entsprechend oder ähnlich: Einzelne Labor-Parameter abrechnen.

32.2.6 Immunologische Untersuchungen und Untersuchungen auf Drogen

Immunologischer oder gleichwertiger chemischer Nachweis, ggf. einschl. mehrerer Probenverdünnungen, gilt für die Gebührenordnungspositionen 32128 und 32130 bis 32136

Abrechnungsbestimmung: je Untersuchung

32128   C-reaktives Protein   1,15 €

GOÄ entsprechend oder ähnlich: Nr. 3524*

Kompendium KBV: Immunologische Nachweismethoden basieren auf einer spezifischen Antigen-Antikörper-Reaktion und sind in der Regel empfindlicher als quantitative chemische Nachweismethoden, die nur dann als gleichwertig in Bezug auf die Berechnungsfähigkeit dieser GOP angesehen werden können, wenn sie die gleiche untere Nachweisgrenze erreichen wie die korrespondierenden immunologischen Verfahren.(*)
GOP 32128 bis 32136 dürfen je GOP pro Körpermaterial nur einmal berechnet werden, auch wenn mehrere Probenverdünnungen durchgeführt werden müssen.
Mit der GOP 32128 ist die qualitative und semiquantitative Bestimmung von CRP berechnungsfähig (z.B. CRP-Bestimmung mittels Testkartensystemen).
Die Berechnungsfähigkeit der GOP 32460 setzt die quantitative Bestimmung von CRP mittels Immunnephelometrie, Immunturbidimetrie, Immunpräzipitation, Immunoassay oder anderer gleichwertiger Verfahren voraus.
(*) nach Kölner Kommentar zum EBM, Stand 01.01.2012

Kommentar: Semi-quantitative Tests sind nach Nr. 32128 zu berechnen. Für die quantitative Bestimmung des CRPs ist die Nr. 32460 abzurechnen.

32130   Streptolysin O-Antikörper (Antistreptolysin)   1,15 €

GOÄ entsprechend oder ähnlich: Nr. 3523*

Kommentar: Nicht für orale Hypo- bzw. Desensibilisierung (sublinguale Therapie)

32131   Gesamt-IgM beim Neugeborenen   2,15 €

GOÄ entsprechend oder ähnlich: Analoger Ansatz der Nr. 3884*

32132   Schwangerschaftsnachweis   1,30 €

GOÄ entsprechend oder ähnlich: Nrn. 3528*, 3529*

Kompendium KBV: Siehe auch Nr. 32128.

Kommentar: Die Nr. 32132 kann nur im Rahmen kurativer Behandlung berechnet werden. Im Rahmen eines Schwangerschaftsabbruchs ist der Test fakultativer Bestandteil der Leistung nach Nr. 01900.

32133   Mononucleose-Test   2,05 €

GOÄ entsprechend oder ähnlich: Nr. 3525*

Kommentar: Unter diese Leistung fallen auch die sogenannten Schnelltests.

32134   Myoglobin   3,00 €

Abrechnungsausschluss: in derselben Sitzung 32150

GOÄ entsprechend oder ähnlich: Nr. 3755*

Kommentar: Nach dieser Leistung kann der Schnelltest auf Latexbasis berechnet werden.

32135–32141

32 In-vitro-Diagnostik der Laboratoriumsmedizin, Mikrobiologie, Virologie
und Infektionsepidemiologie sowie Transfusionsmedizin

32135 Mikroalbuminurie-Nachweis 1,55 €

GOÄ entsprechend oder ähnlich: Nr. 3736*

Kompendium KBV: Der Nachweis einer geringgradigen erhöhten Albuminausscheidung im Urin erfordert Methoden, die eine Nachweisgrenze von Albumin im Konzentrationsbereich zwischen 20 bis 30 mg/l aufweisen. Übliche Teststreifen zum Nachweis von Eiweiß im Urin können aufgrund ihrer zu geringen Empfindlichkeit für diese Untersuchung nicht herangezogen werden. Die Bestimmung an drei aufeinanderfolgenden Tagen kann aus Gründen von Schwankungen in der Proteinausscheidung als sachgerecht angesehen werden. Auf eine eindeutige Kennzeichnung der Proben durch den Einsender ist hierbei zu achten.
Die quantitative nephelometrische Bestimmung von Albumin im Urin ist mit der GOP 32435 berechnungsfähig.

Kommentar: Die quantitative Bestimmung ist nach Nr. 32435 zu berechnen.

32136 Alpha-1-Mikroglobulinurie-Nachweis 1,85 €

GOÄ entsprechend oder ähnlich: Analoger Ansatz der Nr. 3754*

Drogensuchtest unter Verwendung eines vorgefertigten Reagenzträgers, gilt für die Gebührenordnungspositionen 32137 und 32140 bis 32147

Abrechnungsbestimmung: je Substanz und/oder Substanzgruppe

Abrechnungsausschluss: in derselben Sitzung 32292

32137 Buprenorphinhydrochlorid 3,05 €

Abrechnungsbestimmung: je Substanz und/oder Substanzgruppe

Kompendium KBV: Unter einem „Suchtest" wird in diesem Zusammenhang nach derzeitigem Kenntnisstand eine qualitative Untersuchung verstanden. Mit den verfügbaren Testreagenzien können entweder Einzelsubstanzen oder die jeweilige Substanzgruppe nachgewiesen werden, der die Droge angehört (*). Der Höchstwert im Behandlungsfall für die Untersuchungen nach GOP 32137 und 32140 bis 32148 beträgt im ersten und zweiten Quartal der substitutionsgestützten Behandlung Opiatabhängiger gemäß den Richtlinien des Gemeinsamen Bundesausschusses 125,00 €.
Der Höchstwert im Behandlungsfall für die Untersuchungen nach GOP 32137 und 32140 bis 32148 beträgt ab dem dritten Quartal oder außerhalb der substitutionsgestützten Behandlung Opiatabhängiger gemäß den Richtlinien des Gemeinsamen Bundesausschusses 64,00 €.
(*) nach Kölner Kommentar zum EBM, Stand 01.01.2012

32140 Amphetamin/Metamphetamin 3,05 €

Kompendium KBV: Siehe Nr. 32137.

32141 Barbiturate 3,05 €

Kompendium KBV: Siehe Nr. 32137.

32142 Benzodiazepine	3,05 €

Kompendium KBV: Siehe Nr. 32137.

32143 Cannabinoide (THC)	3,05 €

Kompendium KBV: Siehe Nr. 32137.

32144 Kokain	3,05 €

32145 Methadon	3,05 €

32146 Opiate (Morphin)	3,05 €

32147 Phencyclidin (PCP)	3,05 €

Abrechnungsbestimmung 32137–32147 je Substanz und/oder Substanzgruppe
Abrechnungsausschluss 32137–32147 in derselben Sitzung 32292
GOÄ entsprechend oder ähnlich: Leistung so nicht in der GOÄ vorhanden, ggf. Nr. 3511*

32148 **Quantitative Alkohol-Bestimmung in der Atemluft mit apparativer Messung, z.B. elektrochemisch, im Rahmen der substitutionsgestützten Behandlung Opiatabhängiger gemäß Nr. 2 Anlage I „Anerkannte Untersuchungs- oder Behandlungsmethoden" der Richtlinie Methoden vertrags-ärztliche Versorgung des Gemeinsamen Bundesausschusses**	1,00 €

Anmerkung: Der Höchstwert im Behandlungsfall für die Untersuchungen entsprechend der Gebührenordnungspositionen 32137 und 32140 bis 32148 beträgt im ersten und zweiten Quartal der substitutionsgestützten Behandlung Opiatabhängiger gemäß den Richtlinien des Gemeinsamen Bundesausschusses 125,00 Euro.
Der Höchstwert im Behandlungsfall für die Untersuchungen entsprechend der Gebührenordnungspositionen 32137 und 32140 bis 32148 beträgt ab dem dritten Quartal oder außerhalb der substitutionsgestützten Behandlung Opiatabhängiger gemäß den Richtlinien des Gemeinsamen Bundesausschusses 64,00 Euro.

Abrechnungsausschluss:
am Behandlungstag 01955

GOÄ entsprechend oder ähnlich: Leistung in der GOÄ nicht vorhanden.

32150 **Immunologischer Nachweis von Troponin I und/oder Troponin T auf einem vorgefertigten Reagenzträger bei akutem koronaren Syndrom (ACS), ggf. einschl. appara-tiver quantitativer Auswertung**	11,25 €

Anmerkung: Die Untersuchung entsprechend der Gebührenordnungsposition 32150 sollte bei Verdacht einer Myokardschädigung nur dann durchgeführt werden, wenn der Beginn der klini-

32151

32 In-vitro-Diagnostik der Laboratoriumsmedizin, Mikrobiologie, Virologie
und Infektionsepidemiologie sowie Transfusionsmedizin

schen Symptomatik länger als 3 Stunden zurückliegt und die Entscheidung über das Vorgehen bei dem Patienten aufgrund der typischen Symptomatik und eines typischen EKG-Befundes nicht getroffen werden kann.

Abrechnungsausschluss: in derselben Sitzung 32074, 32092, 32134, 32450

GOÄ entsprechend oder ähnlich: Nr. A 3732*

Kompendium KBV: Die Untersuchung nach GOP 32150 sollte bei Verdacht einer Myokardschädigung nur dann durchgeführt werden, wenn der Beginn der klinischen Symptomatik länger als drei Stunden zurückliegt und die Entscheidung über das Vorgehen bei dem Patienten aufgrund der typischen Symptomatik und eines typischen EKG-Befundes nicht getroffen werden kann.

Unter einem akuten koronaren Syndrom werden instabile Angina pectoris und Myokardinfarkt zusammengefasst. Die Bestimmung der herzmuskelspezifischen Proteine Troponin I und/oder Troponin T kann nur bei diesen Indikationen oder bei einem entsprechenden Verdacht berechnet werden. (*)

Die potenzielle Auswertung mit einem Ablesegerät gehört zum Leistungsinhalt der GOP 32150.
(*) nach Kölner Kommentar zum EBM, Stand 01.01.2012

32.2.7 Mikrobiologische Untersuchungen

32151	Kulturelle bakteriologische und/oder mykologische Untersuchung	1,15 €

Obligater Leistungsinhalt
- Kulturelle bakteriologische Untersuchung

und/oder
- Kulturelle mykologische Untersuchung,
- Verwendung eines
- Standardnährbodens

und/oder
- Trägers mit einem oder mehreren vorgefertigten Nährböden (z.B. Eintauchnährböden)

Fakultativer Leistungsinhalt
- Nachweis antimikrobieller Wirkstoffe mittels Hemmstofftest,
- Nachfolgende Keimzahlschätzung(en),
- Nachfolgende mikroskopische Prüfung(en),
- Einfache Differenzierung(en) (z.B. Chlamydosporen-Nachweis, Nachweis von Pseudomycel)

Abrechnungsausschluss: am Behandlungstag 32720

GOÄ entsprechend oder ähnlich: Nr. 4605*

Kompendium KBV: Nach der GOP 32151 sind einfache mykologische und bakteriologisch kulturelle Untersuchungen berechnungsfähig, die nicht den Umfang der kulturellen Leistungen nach GOP 32687 (mykologische Untersuchungen) bzw. 32720 bis 32747 (bakteriologische Untersuchungen) erreichen. (*)

So gehören Untersuchungen mit nur einem festen oder flüssigen Nährboden oder mit einem Nährbodenträger zum Leistungsinhalt der GOP 32151. Aufgrund der jeweiligen „und/oder"-Verknüpfungen ist die Leistung nach GOP 32151 auch dann nur einmal berechnungsfähig, wenn auf einem Eintauchnährboden mehrere Nährböden aufgebracht sind oder wenn neben einer einfachen bakteriologischen auch eine einfache mykologische Untersuchung durchgeführt wird.

Ein typisches Beispiel für die Leistung nach GOP 32151 ist die bakteriologische Urinuntersuchung mittels Eintauchnährboden sowie die Untersuchung eines Haut-, Schleimhaut-, Vaginalabstriches einschließlich von Vaginalsekret, einer Stuhl- oder Urinprobe auf (Hefe-)Pilze. Bei dieser Pilzinfektion ist die Verwendung eines einzigen Pilznährbodens in der Regel diagnostisch ausreichend und Anreicherungen oder Langzeitkultivierungen sind nicht erforderlich.(*)

Fakultativer Leistungsinhalt dieser GOP ist auch die nachfolgende mykologische grob-orientierende Differenzierung. (Nachweis von Pseudomycel und/oder Chlamydosporen auf Reisagar).(*)

Die Aufwendungen für Materialien sind mit der GOP 32151 abgegolten, können nicht gesondert in Rechnung gestellt und nicht als Sprechstundenbedarf bezogen werden.

Pilzuntersuchungen im Stuhl im Rahmen von z.B. Dysbakterieuntersuchung, Dysbiose, Kyberstatus oder intestinalem Ökogramm stellen nach derzeitigem Stand keine GKV-Leistungen dar. Auch in den „Qualitätsstandards in der mikrobiologisch-infektiologischen Diagnostik" der Deutschen Gesellschaft für Hygiene und Mikrobiologie, Nr. 9 „Infektionen des Darms", 2000, werden sog. „Dysbiose- oder Dysbakterie-Untersuchungen" als nicht ausreichend gesicherte und nicht indizierte Methoden bewertet.

(*) nach Kölner Kommentar zum EBM, Stand 01.01.2012

Kommentar: Die Leistung ist auch dann nur einmal abrechnungsfähig, wenn neben einer einfachen bakteriologischen auch eine einfache mykologische Untersuchung durchgeführt wird.

32152 **Orientierender Schnelltest auf A-Streptokokken-Gruppen-** **2,55 €**
antigen bei Patienten bis zum vollendeten 16. Lebensjahr

GOÄ entsprechend oder ähnlich: Analoger Ansatz der Nr. 4500*

Kompendium KBV: Ein positives Ergebnis in dem Schnelltest kann den Verdacht auf eine A-Streptokokken-Infektion schnell klären. Bei bestehendem Infektionsverdacht kann ein negativer Schnelltest durch nachfolgende kulturelle Untersuchung abgesichert werden. Diese kulturelle Untersuchung ist dann nach GOP 32151 oder 32740 ggf. zusätzlich zu GOP 32152 berechnungsfähig.(*)

Wird der Schnelltest auf A-Streptokokken Gruppenantigene bei Patienten nach Vollendung des 16. Lebensjahres erbracht, so kann diese Leistung nur nach der GOP 32030 berechnet werden.

(*) nach Kölner Kommentar zum EBM, Stand 01.01.2012

32.2.8 Laborpauschalen im Zusammenhang mit präventiven Leistungen

---

32880 **Harnstreifentest gemäß Anlage 1 der Gesundheitsunter-** **0,50 €**
suchungs-Richtlinie auf Eiweiß, Glukose, Erythrozyten,
Leukozyten und Nitrit

Obligater Leistungsinhalt
* Orientierende Untersuchung auf Eiweiß, Glukose, Erythrozyten, Leukozyten und Nitrit im Urin (Nr. 32030)

Anmerkung: Erfolgt die Untersuchung nicht unmittelbar nach Gewinnung des Urins ist durch geeignete Lagerungs- und ggf. Transportbedingungen sicherzustellen, dass keine Verfälschungen des Analyseergebnisses auftreten können.

32881–32882

32 In-vitro-Diagnostik der Laboratoriumsmedizin, Mikrobiologie, Virologie
und Infektionsepidemiologie sowie Transfusionsmedizin

Abrechnungsausschluss: in derselben Sitzung 32025, 32033, 32057, 32060, 32061, 32062, 32063

GOÄ entsprechend oder ähnlich: GOÄ: Nrn. 3511, 3652 Inhalt ähnlich.

Kommentar: Die EBM Nrn. 32880 bis 32882 sind zwingend den Laboruntersuchungen der Gesundheitsuntersuchung nach Nr. 01732 zugeordnet. Hier sind nicht die EBM Nrn. 32025, 32030, 32057 oder 32060 abrechenbar.

32881	**Bestimmung des Lipidprofils (Gesamtcholesterin, LDL-Cholesterin, HDL-Cholesterin und Triglyceride) gemäß Anlage 1 der Gesundheitsuntersuchungs-Richtlinie**	**0,25 €**

Abrechnungsausschluss: in derselben Sitzung 32025, 32030, 32057, 32060, 32061, 32062, 32063

GOÄ entsprechend oder ähnlich: GOÄ: Nrn. 3514, 3652 Inhalt ähnlich.

Kommentar: Siehe Kommentar zur EBM Nr. 32880.

32882	**Bestimmung des Lipidprofils (Gesamtcholesterin, LDL-Cholesterin, HDL-Cholesterin und Triglyceride) gemäß Anlage 1 der Gesundheitsuntersuchungs-Richtlinie**	**1,00 €**

Abrechnungsausschluss:
in derselben Sitzung 32025, 32030, 32057, 32060, 32061, 32062, 32063

GOÄ entsprechend oder ähnlich: GOÄ: Nr. 3652 Inhalt ähnlich.

Kommentar: Siehe Kommentar zur EBM Nr. 32880.

32.3 Spezielle Laboratoriumsuntersuchungen, molekulargenetische und molekularpathologische Untersuchungen

1. Bei den im Abschnitt 32.3 aufgeführten Bewertungen handelt es sich um Eurobeträge gemäß § 87 Abs. 2 Satz 4 SGB V. Der tatsächliche Vergütungsanspruch ergibt sich aus den Eurobeträgen nach Satz 1 unter Berücksichtigung der für das entsprechende Quartal gültigen Vorgaben der Kassenärztlichen Bundesvereinigung gemäß § 87b Abs. 4 SGB V zur Honorarverteilung durch die Kassenärztlichen Vereinigungen Teil A Nr. 8.
2. Die Berechnung der Gebührenordnungspositionen des Abschnitts 32.3 setzt eine Genehmigung der Kassenärztlichen Vereinigung nach Qualitätssicherungsvereinbarung Spezial-Labor gemäß § 135 Abs. 2 SGB V voraus.
3. Die Gebührenordnungspositionen des Abschnitts 32.3 unterliegen einer Staffelung je Arztpraxis in Abhängigkeit von der im Quartal erbrachten Anzahl der Gebührenordnungspositionen nach dem Abschnitt 32.3. Rechnet die Arztpraxis mehr als 450.000 Gebührenordnungspositionen nach dem Abschnitt 32.3 im Quartal ab, wird die Vergütung in EURO der darüber hinaus abgerechneten Kosten nach dem Abschnitt 32.3 um 20 % vermindert. Sofern ein Höchstwert zu berechnen ist, zählen die dem Höchstwert zugrunde liegenden Gebührenordnungspositionen hinsichtlich der Abstaffelung insgesamt als eine Gebührenordnungsposition.

4. Die Gebührenordnungspositionen des Abschnitts 32.3 sind im Zyklusfall nicht neben den Gebührenordnungspositionen 08550, 08551, 08552, 08560 und 08561 berechnungsfähig.
5. Die Gebührenordnungspositionen des Abschnitts 32.3 sind am Behandlungstag nicht neben den Gebührenordnungspositionen des Abschnitts 31.1.2 und nicht neben der Gebührenordnungsposition 34291 berechnungsfähig.

Kommentar zu 1. und 2.:
Die Erbringung und Abrechnung von Leistungen des Speziallabors (Abschnitt 32.3) ist nur mit einer vorherigen Genehmigung der Kassenärztlichen Vereinigung nach den Richtlinien der Kassenärztlichen Bundesvereinigung für die Durchführung von Laboratoriumsuntersuchungen in der kassenärztlichen/vertragsärztlichen Versorgung möglich.

zu 3.
Die Abstaffelungsregelung entspricht der des bisherigen EBM.

zu 4.
Im Rahmen der Reproduktionsmedizin sind Laborleistungen des Abschnitts 32.3 im Zyklusfall nicht neben den hier genannten IVF-Leistungen abrechnungsfähig.

zu 5.
Laborleistungen des Abschnitts 32.3 dürfen am Behandlungstag nicht neben einer Koronarangiographie (Nr. 34291) und nicht neben präoperativen Gebührenordnungspositionen des Abschnitts 31.1.2 abgerechnet werden.

Höchstwerte im Abschnitt 32.3:

32286	Höchstwert zu den Nrn. 32265 bis 32283	24,50 Euro
32339	Höchstwert zu den Nrn. 32330 bis 32337	24,10 Euro
32432	Höchstwert zur Nr. 32430	16,80 Euro
32433	Höchstwert zu den Nrn. 32426 und 32427	65,00 Euro
32434	Höchstwert zu den Nrn. 32426 und 32427 in begründeten Einzelfällen bei Säuglingen, Kleinkindern und Kindern bis zum vollendeten 6. Lebensjahr	111,00 Euro
32458	Höchstwert zu den Nrn. 32435 bis 32456	33,40 Euro
32511	Höchstwert zu den Nrn. 32489 bis 32505	42,60 Euro
32644	Höchstwert zu den Nrn. 32569 bis 32571, 32585 bis 32642 und 32660 bis 32664	66,30 Euro
32695	Höchstwert zur Nr. 32690	11,50 Euro
32751	Höchstwert zur Nr. 32750	39,00 Euro
32771	Höchstwert zur Nr. 32770, je Mykobakterienart	39,50 Euro
32797	Höchstwert zu den Nrn. 32792 bis 32794, je Körpermaterial	46,00 Euro
32950	Höchstwert zur Nr. 32949	114,80 Euro

33 Ultraschalldiagnostik

1. Die Berechnung der Gebührenordnungspositionen dieses Kapitels setzt eine Genehmigung der Kassenärztlichen Vereinigung nach der Ultraschall-Vereinbarung gemäß § 135 Abs. 2 SGB V voraus.
2. Die Dokumentation der untersuchten Organe mittels bildgebenden Verfahrens, ggf. als Darstellung mehrerer Organe oder Organregionen in einem Bild, ist – mit Ausnahme nicht gestauter Gallenwege und der leeren Harnblase bei Restharnbestimmung – obligater Bestandteil der Leistungen.
3. Die Aufnahme und/oder der Eindruck einer eindeutigen Patientenidentifikation in die Bilddokumentation ist obligater Bestandteil der Leistungen.
4. Optische Führungshilfen mittels Ultraschall sind ausschließlich nach den Gebührenordnungspositionen 33091 und 33092 zu berechnen.
5. Kontrastmitteleinbringungen sind Bestandteil der Gebührenordnungspositionen, sofern in den Präambeln und Gebührenordnungspositionen des EBM nichts anderes bestimmt ist.
6. Die Gebührenordnungsposition 33100 kann ausschließlich von:
   - Fachärzten für Neurologie,
   - Fachärzten für Nervenheilkunde,
   - Fachärzten für Neurologie und Psychiatrie,
   - Fachärzten für Neurochirurgie,
   - Fachärzten für Kinder- und Jugendmedizin mit Schwerpunkt Neuropädiatrie
   berechnet werden.

Kommentar: Die Erbringung und Abrechnung von Leistungen der Ultraschalldiagnostik (Abschnitt 33) ist nur mit einer vorherigen Genehmigung der Kassenärztlichen Vereinigung nach der Vereinbarung von Qualifikationsvoraussetzungen gemäß § 135 Abs. 2 SGB V zur Durchführung von Untersuchungen in der Ultraschalldiagnostik (Anlagen 3 zum Bundesmantelvertrag Ärzte) möglich.
Bestandteil der Leistungen sind
- die Bild-Dokumentation der untersuchten Organe, mit Ausnahme nicht gestauter Gallenwege und leerer Harnblase bei Restharnbestimmung, mit obligater Patientenidentifikation und
- die Kontrastmitteleinbringung.
Für die Versendung von Bildern des Ultraschalls kann eine Versandpauschale nach EBM Nrn. 40120 bis 40126 angesetzt werden, wenn mit den Bildern auch der schriftliche Befund geschickt wird.
Eine Berichtspflicht – als Grundlage der Abrechenbarkeit einer EBM Leistung aus Kapitel 33- nach den Allgemeinen Bestimmungen I 2.1.4 **Berichtspflicht** besteht für alle Leistungen im Kapitel 33.

33011	**Sonographie der Gesichtsweichteile und/oder Hals-** **weichteile und/oder Speicheldrüsen (mit Ausnahme der** **Schilddrüse)**	**79 Pkt.** **8,68 €**

Obligater Leistungsinhalt
- Sonographische Untersuchung der Gesichtsweichteile und/oder Weichteile des Halses und/oder der Speicheldrüse(n) (mit Ausnahme der Schilddrüse) mittels B-Mode-Verfahrens,

Abrechnungsbestimmung: je Sitzung

Abrechnungsausschluss: im Behandlungsfall 26330
nicht neben 01205 und 01207
am Behandlungstag 31630 bis 31637, 31682 bis 31689, 31695 bis, 31702

Bericht: mind. Befundkopie (Nr. 01602) an Hausarzt

Aufwand in Minuten:
Kalkulationszeit: 5   **Prüfzeit:** 4   **Eignung d. Prüfzeit:** Tages- und Quartalsprofil
GOÄ entsprechend oder ähnlich: Nr. 410

Kommentar: Die Darstellung/Untersuchung von subclavicuären oder axillären Lymphknoten ist nach Nr. 33081 zu berechnen.

33012	Sonographische Untersuchung der Schilddrüse mittels B-Mode-Verfahren,	77 Pkt. 8,46 €

Abrechnungsbestimmung: je Sitzung

Abrechnungsausschluss: am Behandlungstag 31630 bis 31637, 31682 bis 31689, 31695 bis 31702
im Behandlungsfall 26330
nicht neben 01205 und 01207

Bericht: mind. Befundkopie (Nr. 01602) an Hausarzt

Aufwand in Minuten:
Kalkulationszeit: 5   **Prüfzeit:** 4   **Eignung d. Prüfzeit:** Tages- und Quartalsprofil
GOÄ entsprechend oder ähnlich: Nr. 417

Kommentar: Für eine optische Führungshilfe kann der Zuschlag nach Nr. 33092 berechnet werden.

33040	Sonographische Untersuchung der Thoraxorgane mittels B-Mode-Verfahren,	110 Pkt. 12,09 €

Abrechnungsbestimmung: je Sitzung

Abrechnungsausschluss: am Behandlungstag 01748, 31630 bis 31637, 31682 bis 31689, 31695 bis 31702
im Behandlungsfall 01772, 26330
nicht neben 01205, 01207, 01773

Bericht: mind. Befundkopie (Nr. 01602) an Hausarzt

Aufwand in Minuten:
Kalkulationszeit: 7   **Prüfzeit:** 6   **Eignung d. Prüfzeit:** Tages- und Quartalsprofil
GOÄ entsprechend oder ähnlich: Nrn. 410 + ggf. 420

Kommentar: Für eine optische Führungshilfe kann der Zuschlag nach Nr. 33092 berechnet werden.

33042	Sonographische Untersuchung des Abdomens oder dessen Organe und/oder des Retroperitoneums oder dessen Organe einschl. der Nieren mittels B-Mode-Verfahren	143 Pkt. 15,71 €

Abrechnungsbestimmung: je Sitzung

Anmerkung: Die Gebührenordnungsposition 33042 ist im Behandlungsfall höchstens zweimal berechnungsfähig.

Sofern die GOP 01748 neben der 33042 berechnet wird, ist ein Abschlag von 70 Punkten auf die GOP 33042 vorzunehmen.

Abrechnungsausschluss: im Behandlungsfall 01772, 01773, 01780, 26330
am Behandlungstag 31630 bis 31637, 31682 bis 31689, 31695 bis 31702
im Zyklusfall 08541, 08550, 08551, 08552, 08560, 08561
nicht neben 01205, 01207, 01773, 01781, 01782, 01787, 01831, 01902, 01904, 01906, 08341, 33043

Bericht: mind. Befundkopie (Nr. 01602) an Hausarzt

Aufwand in Minuten:
Kalkulationszeit: 9   **Prüfzeit:** 7   **Eignung d. Prüfzeit:** Tages- und Quartalsprofil

GOÄ entsprechend oder ähnlich: Nrn. 410 + 420 bis zu 3x

Kommentar: Bereits die Darstellung nur eines Organs des Abdomens oder Retroperitoneums kann nach der EBM-Ziffer 33042 abgerechnet werden. Im Widerspruch hierzu verweisen viele Kassenärztliche Vereinigungen, für die alleinige Untersuchung der Nieren, verpflichtend auf die EBM-Ziffer 33043 (Sonographische Untersuchung mehrerer Uro-Genitalorgane). Der Wortlaut der EBM-Ziffer 33042 lässt, aufgrund der semantischen „oder"-Verknüpfungen „Sonographische Untersuchung des Abdomens oder dessen Organe und/oder des Retroperitoneums oder dessen Organe einschl. der Nieren" nach Meinung der Autoren, auch die Interpretation zur Nutzung für die alleinige Untersuchung der Uro-Genitalorgane zu.

Die Sonographie des Abdomens ist nur zweimal im Quartal gestattet. Bei häufigerer Notwendigkeit einer Abdominalsonographie bleibt, unter Honorarverzicht, nur das Ausweichen auf die schlechter vergütete EBM-Ziffer 33043 (Sonographische Untersuchung mehrerer Uro-Genitalorgane).

33060*	Sonographische Untersuchung extrakranieller hirnversorgender Gefäße, der Periorbitalarterien, Aa. subclaviae und Aa. vertebrales mittels CW-Doppler-Verfahren an mindestens 14 Ableitungsstellen	267 Pkt. 29,34 €

Obligater Leistungsinhalt

- Sonographische Untersuchung extrakranieller hirnversorgender Gefäße, der Periorbitalarterien, Aa. subclaviae und Aa. vertebrales,
- Mittels CW-Doppler-Verfahren,
- An mindestens 14 Ableitungsstellen,

Fakultativer Leistungsinhalt

- Frequenzspektrumanalyse,

Abrechnungsbestimmung: je Sitzung

Anmerkung: Die Gebührenordnungsposition 33060 ist im Behandlungsfall höchstens zweimal berechnungsfähig.
Entgegen Nr. I-4.3.2 der Allgemeinen Bestimmungen kann die Gebührenordnungsposition 33060 auch dann berechnet werden, wenn die Arztpraxis nicht über die Möglichkeit zur Durchführung einer Frequenzspektrumanalyse verfügt.

Abrechnungsausschluss: im Behandlungsfall 13300, 26330, 33070
am Behandlungstag 31630 bis 31637, 31682 bis 31689, 31695 bis 31702
nicht neben 01205, 01207

Bericht: mind. Befundkopie (Nr. 01602) an Hausarzt

Aufwand in Minuten:
Kalkulationszeit: 11   **Prüfzeit:** 10   **Eignung d. Prüfzeit:** Tages- und Quartalsprofil
GOÄ entsprechend oder ähnlich: Nr. 645*

Kommentar: Im Kölner Kommentar werden Lokalisationen für die mind. 14 Ableitungsstellen genannt:

- Art. supraorbitalis beidseits mit Bestimmung der Strömungsrichtung vor und nach Art. s. externa Kompressionsversuch
- Art. carotis communis beidseits
- Art. carotis interna beidseits
- Art. carotis externa beidseits
- Carotisbulbus beidseits
- Art. temporalis superficialis beidseits
- Art. vertebralis (Truncus brachiocephalicus) beidseits

33061* **Sonographische Untersuchung der extremitätenver- und/oder entsorgenden Gefäße mittels CW-Doppler-Verfahren an mindestens 3 Ableitungsstellen je Extremität,**	**90 Pkt.** **9,89 €**

Abrechnungsbestimmung: je Sitzung

Abrechnungsausschluss: in derselben Sitzung 01205, 01207
am Behandlungstag 31630, 31631, 31632, 31633, 31634, 31635, 31636, 31637, 31682, 31683, 31684, 31685, 31686, 31687, 31688, 31689, 31695, 31696, 31697, 31698, 31699, 31700, 31701, 31702
im Behandlungsfall 13300, 26330, 30500
im Zeitraum von 21 Tagen nach Erbringung einer Leistung des Abschnitts 31.2 31630, 31631, 31632, 31633, 31634, 31635, 31636, 31637

Bericht: mind. Befundkopie (Nr. 01602) an Hausarzt

Aufwand in Minuten:
Kalkulationszeit: 6   **Prüfzeit:** 5   **Eignung d. Prüfzeit:** Tages- und Quartalsprofil
GOÄ entsprechend oder ähnlich: Nr. 644*

Kommentar: Es sind mind. 3 Ableitungsstellen gefordert. Wird die Untersuchung an beiden Armen oder beiden Beinen durchgeführt, so kann die Leistung trotzdem nur einmal abgerechnet werden.

33062* Sonographische Untersuchung der Gefäße des männlichen Genitalsystems mittels CW-Doppler-Verfahren, einschließlich Tumeszenzmessung,

71 Pkt.
7,80 €

Abrechnungsbestimmung: je Sitzung

Abrechnungsausschluss: im Behandlungsfall 26330
nicht neben 01205, 01207, 33064
am Behandlungstag 31630 bis 31637, 31682 bis 31689, 31695 bis 31702

Bericht: mind. Befundkopie (Nr. 01602) an Hausarzt

Aufwand in Minuten:
Kalkulationszeit: 4   **Prüfzeit:** 4   **Eignung d. Prüfzeit:** Tages- und Quartalsprofil

GOÄ entsprechend oder ähnlich: Nr. 1754

33076 Sonographische Untersuchung der Venen einer Extremität mittels B-Mode-Verfahren von mindestens 8 Beschallungsstellen,

73 Pkt.
8,02 €

Abrechnungsbestimmung: je Sitzung

Abrechnungsausschluss: im Behandlungsfall 13300, 26330
am Behandlungstag 31630 bis 31637, 31682 bis 31689, 31695 bis 31702
im Zeitraum von 21 Tagen nach Erbringung einer Leistung des Abschnitts 31.2 31630 bis 31637

Bericht: mind. Befundkopie (Nr. 01602) an Hausarzt

Aufwand in Minuten:
Kalkulationszeit: 5   **Prüfzeit:** 4   **Eignung d. Prüfzeit:** Tages- und Quartalsprofil

GOÄ entsprechend oder ähnlich: Nr. 410 ggf. mit höherem Steigerungsfaktor

Kommentar: Wenn zwei Extremitäten zu untersuchen sind, kann die Leistung 2x berechnet werden.

33080 Sonographische Untersuchung der Haut und Subkutis mittels B-Mode-Verfahren

63 Pkt.
6,92 €

Obligater Leistungsinhalt
• Sonographische Untersuchung der Haut und Subkutis mittels B-Mode-Verfahren,

Fakultativer Leistungsinhalt
• Sonographische Untersuchung der subkutanen Lymphknoten,

Abrechnungsbestimmung: je Sitzung

Anmerkung: Alleinige Messungen der Hautdicke mittels Ultraschall, z.B. zur Osteoporose-Diagnostik, sind nicht Gegenstand der vertragsärztlichen Versorgung und daher nicht berechnungsfähig.

Abrechnungsausschluss: im Behandlungsfall 26330
am Behandlungstag 31630 bis 31637, 31682 bis 31689, 31695 bis 31702
nicht neben 01205, 01207

Bericht: mind. Befundkopie (Nr. 01602) an Hausarzt

Aufwand in Minuten:
Kalkulationszeit: 4   **Prüfzeit:** 4   **Eignung d. Prüfzeit:** Tages- und Quartalsprofil
GOÄ entsprechend oder ähnlich: Nr. 410

33081	Sonographische Untersuchung von Organen oder Organteilen bzw. Organstrukturen, die nicht Bestandteil der Gebührenordnungspositionen 33000 bis 33002, 33010 bis 33012, 33020 bis 33023, 33030, 33031, 33040 bis 33044, 33050 bis 33052, 33060 bis 33064, 33070 bis 33076 und 33080 sind, mittels B-Mode-Verfahren	**56 Pkt.** **6,15 €**

Abrechnungsbestimmung: je Sitzung

Abrechnungsausschluss: am Behandlungstag 31630 bis 31637, 31682 bis 31689, 31695 bis 31702
im Behandlungsfall 01772, 01773, 26330
im Zyklusfall 08541, 08550, 08551, 08552, 08560, 08561
nicht neben 01205, 01207, 01902, 01904, 01906, 33043, 33044, 33050

Bericht: mind. Befundkopie (Nr. 01602) an Hausarzt

Aufwand in Minuten:
Kalkulationszeit: 4   **Prüfzeit:** 4   **Eignung d. Prüfzeit:** Tages- und Quartalsprofil
GOÄ entsprechend oder ähnlich: Nrn. 410 und 420 bis zu 3x

Kommentar: Wird eine transkavitäre Untersuchung durchgeführt, kann der Zuschlag nach Nr. 33090 zusätzlich abgerechnet werden. Für eine optische Führungshilfe kann der Zuschlag nach Nr. 33091 berechnet werden.

35 Leistungen gemäß der Richtlinie des Gemeinsamen Bundesausschusses über die Durchführung der Psychotherapie (Psychotherapie-Richtlinie)

Die KBV informiert in ihrem Internetauftritt https://www.kbv.de/html/26956.php u.a.:

Die neue ambulante psychotherapeutische Versorgung
Sprechstunden für Erstgespräche, Akutbehandlung, neue Sitzungskontingente: die ambulante psychotherapeutische Versorgung wurde zum 1. April 2017 einer umfangreichen Strukturreform unterzogen und um neue Leistungen ergänzt.

Zum 1. Juli 2020 treten weitere Änderungen im Bereich Psychotherapie in Kraft.

Wie sieht die Struktur des Kapitels 35 aus?
- Abschnitt 35.1: Nicht antragspflichtige Leistungen
  Die GOPen dieser Leistungen sind unverändert.
- Abschnitt 35.2.1: Einzeltherapien (GOP 35401 bis 35425)
- Abschnitt 35.2.2: Gruppentherapien (GOP 35503 bis 35559)
- Abschnitt 35.2.3: Zuschläge (GOP 35571, 35572, 35573)
- Abschnitt 35.3: Psychodiagnostische Testverfahren (GOP 35600, 35601, 35602)

Die KBV informiert in einem pdf „Wegweiser zur Erbringung psychotherapeutischer Leistungen"
https://www.kvb.de/fileadmin/kvb/dokumente/Praxis/Infomaterial/AbrechnungHonorar/KVB-Broschuere-Wegweiser-Psychotherapeutische-Versorgung.pdf

Sitzungsbezogene Abrechnungsausschlüsse geändert
Informationen der KV Hessen: ... „Damit Ärzte und Psychotherapeuten die übenden Interventionen – Gebührenordnungspositionen (GOP) 35111 bis 35113 – und die Hypnose (GOP 35120) neben psychotherapeutischen Gesprächen (GOP 22220 und 23220) und Akutbehandlung (GOP 35152) durchführen und abrechnen können, werden die sitzungsbezogenen Abrechnungsauschlüsse zum 1. April 2020 im EBM aufgehoben.

Neu können Ärzte und Psychotherapeuten die biographische Anamnese (GOP 35140), vertiefte Exploration (GOP 35141) sowie den Zuschlag für die Erhebung ergänzender neurologischer und psychiatrischer Befunde (GOP 35142) neben der probatorischen Sitzung (GOP 35150) durchführen beziehungsweise abrechnen.

Damit wird ermöglicht, dass die Leistungen in unmittelbarer zeitlicher Abfolge erfolgen können, wenn dies indiziert ist. Die Ausschlüsse werden unter der Berücksichtigung der sequenziellen Leistungsdurchführung und Erhöhung der Arzt-Patienten-Kontaktzeit aufgehoben ...

... Tiefenpsychologisch fundierte Gruppentherapie auch mit halbierte Sitzungsdauer
Bei den tiefenpsychologisch fundierten Psychotherapien als Gruppentherapien – GOP 35503 bis 35509 (Kurzzeittherapie) und 35513 bis 35519 (Langzeittherapie) – beträgt die Mindestdauer einer Sitzung 100 Minuten. Anders als bei der verhaltenstherapeutischen Gruppe durfte die Sitzungsdauer bis 31. März 2020 nicht halbiert werden.

Bei bestimmten Patientengruppen kann eine kürzere Sitzungsdauer indiziert sein. Daher wird eine erste Anmerkung in die Abrechnungsbestimmungen der genannten GOP analog zur verhaltenstherapeutischen Gruppentherapie aufgenommen, die eine Halbierung der Sitzungsdauer ermöglicht.

Leistungen kennzeichnen: Ärzte und Psychotherapeuten kennzeichnen die GOP (35503 bis 35509 bei Kurzzeittherapie und 35513 bis 35519 bei Langzeittherapie) bei einer Halbierung der Sitzungsdauer in der tiefenpsychologisch fundierten Gruppentherapie unbedingt mit dem Suffix „H". Beispiel: 35503H, wenn sie die Gruppentherapie mit halber Sitzungsdauer durchführen.

Bei der halbierten Sitzungsdauer wird ein Abschlag auf die GOP von 50 Prozent vorgenommen und die Prüfzeit wird um 50 Prozent reduziert ..."

35.1 Nicht antragspflichtige Leistungen

1. Die Gebührenordnungspositionen 35130 , 35131, 35140 bis 35142 und 35150 bis 35150 können ausschließlich von Vertragsärzten bzw. -therapeuten, die über eine Genehmigung zur Ausführung und Abrechnung psychotherapeutischer Leistungen gemäß den Psychotherapie-Vereinbarungen verfügen, berechnet werden.

2. Die Gebührenordnungspositionen 35110 bis 35113, 35141 und 35142 sind auch bei Durchführung der Leistungen im Rahmen einer Videosprechstunde berechnungsfähig, wenn der Durchführung gemäß § 17 der Anlage 1 zum Bundesmantelvertrag-Ärzte (BMV-Ä) ein persönlicher Arzt-Patienten- Kontakt gemäß 4.3.1 der Allgemeinen Bestimmungen zur Eingangsdiagnostik, Indikationsstellung und Aufklärung vorausgegangen ist und die Voraussetzungen gemäß der Anlage 31b zum BMV-Ä erfüllt sind. Die Durchführung als Videosprechstunde ist durch Angabe einer bundeseinheitlich kodierten Zusatzkennzeichnung zu dokumentieren.

Kommentar: „Nicht antragspflichtige Leistungen" bedeutet, Leistungen des Abschnitts 35.1 müssen nicht bei der Krankenkasse beantragt werden, so wie dies für Leistungen des Abschnitts 35.2 gilt.

Allerdings dürfen nicht alle Vertragsärzte Leistungen des Abschnitts 35.1 und des Abschnitts 35.2 erbringen und abrechnen. Es müssen die Voraussetzungen der Psychotherapie-Vereinbarungen (s. Paragraf 5) erfüllt sein und von der zuständigen KV eine entsprechende Abrechnungsgenehmigung vorliegen.

35100	**Differentialdiagnostische Klärung psychosomatischer**	**193 Pkt.**
	Krankheitszustände	**21,21 €**

Obligater Leistungsinhalt

- Differentialdiagnostische Klärung psychosomatischer Krankheitszustände,
- Schriftlicher Vermerk über ätiologische Zusammenhänge,
- Dauer mindestens 15 Minuten

Fakultativer Leistungsinhalt

- Beratung bei Säuglingen und Kleinkindern auch unter Einschaltung der Bezugsperson(en)

Anmerkung: Die Gebührenordnungsposition 35100 ist nur von Vertragsärzten berechnungs-fähig, die über die Qualifikation zur Erbringung psychosomatischer Leistungen gemäß § 5 Abs. 6 der Psychotherapie-Vereinbarungen verfügen.
Bei der Nebeneinanderberechnung diagnostischer bzw. therapeutischer Gebührenordnungsposi-tionen und der Gebührenordnungsposition 35100 ist eine mindestens 15 Minuten längere Arzt-Patienten-Kontaktzeit als in den entsprechenden Gebührenordnungspositionen angegeben Vo-raussetzung für die Berechnung der Gebührenordnungsposition 35100.

Abrechnungsausschluss: im Behandlungsfall 08521
nicht neben 01205, 01207, 01210, 01212, 01214, 01216, 01218, 03230, 04230, 04231, 04355, 04356, 14220 bis 14222, 14310, 14311, 16220, 16223, 21220, 21221, 21235, 22220 bis 22222, 23220, 30702, 35110 bis 35113, 35120, 35130, 35131, 35140 bis 35142, 35150 bis 35152 und Abschnitt 35.2

Aufwand in Minuten:
Kalkulationszeit: 15   **Prüfzeit:** 15   **Eignung d. Prüfzeit:** Tages- und Quartalsprofil

GOÄ entsprechend oder ähnlich: Analoger Ansatz der Nr. 806.

Kommentar: Voraussetzung zur Abrechnung ist die Qualifikation zur „psychosomatischen Grundversorgung". Um die EBM-Ziffer 35100 benutzen zu können, sind keine gesicherten Diag-nosen gefordert – Verdachtsdiagnosen gelten als ausreichend. Ärzte müssen nicht zwingend eine F-Diagnose dokumentieren – zulässig sind auch Diagnosen aus dem R- oder Z-Kapitel sowie Kodes für Symptome von „körperlichen Beschwerden" (z.B. Kopf- oder Bauchschmerzen). Eine gute Dokumentation über die ätiologischen Zusammenhänge zwischen psychischer und somati-scher Erkrankung ist für Prüfzwecke anzuraten.
Die Abrechnung der hausärztlichen Gesprächsziffer 03230 neben der 35100 ist nicht möglich.
Die EBM-Ziffer 35100 ist je Sitzung auch dann nur einmal berechnungsfähig, wenn die Sitzung länger als die obligat geforderten 15 Minuten, beispielsweise 30 Minuten, gedauert hat.

35110	Verbale Intervention bei psychosomatischen Krankheits-zuständen	193 Pkt. 21,21 €

Obligater Leistungsinhalt
* Verbale Intervention bei psychosomatischen Krankheitszuständen,
* Systematische Nutzung der Arzt-Patienten-Interaktion,
* Dauer mindestens 15 Minuten

Fakultativer Leistungsinhalt
* Systematische Nutzung der Arzt-Patienten-Interaktion, bei Säuglingen und Kleinkindern auch unter Einschaltung der Bezugsperson(en)

Anmerkung: Die Gebührenordnungsposition 35110 ist nur von Vertragsärzten berechnungs-fähig, die über die Qualifikation zur Erbringung psychosomatischer Leistungen gemäß § 5 Abs. 6 der Psychotherapie-Vereinbarungen verfügen.
Die Gebührenordnungsposition 35110 ist bis zu dreimal am Tag berechnungsfähig.
Bei der Nebeneinanderberechnung diagnostischer bzw. therapeutischer Gebührenordnungsposi-tionen und der Gebührenordnungsposition 35110 ist eine mindestens 15 Minuten längere Arzt-Patienten-Kontaktzeit als in den entsprechenden Gebührenordnungspositionen angegeben Vo-raussetzung für die Berechnung der Gebührenordnungsposition 35110.

Abrechnungsausschluss: im Behandlungsfall 08521
nicht neben 01205, 01207, 01210, 01212, 01214, 01216, 01218, 03230, 04230, 04231, 04355,
04356, 14220 bis 14222, 14310, 14311, 16220, 16223, 21220, 21221, 21235, 22220 bis 22222,
23220, 30702, 35110 bis 35113, 35120, 35130, 35131, 35140 bis 35142, 35150 bis 35152 und
Abschnitt 35.2

Aufwand in Minuten:
Kalkulationszeit: 15   **Prüfzeit:** 15   **Eignung d. Prüfzeit:** Tages- und Quartalsprofil

GOÄ entsprechend oder ähnlich: Nr. 849

Kommentar: Voraussetzung zur Abrechnung ist die Qualifikation zur „psychosomatischen
Grundversorgung". Die EBM-Ziffer 35110 erfordert eine Mindestdauer von 15 Minuten und kann
bis zu 3x täglich berechnet werden. Allerdings sind hierfür getrennte Sitzungen gefordert (Uhrzeitangabe erforderlich), so dass dies im hausärztlichen Praxisalltag selten vorkommt. Der Inter-
ventionsinhalt muss dokumentiert werden.
Die Abrechnung der hausärztlichen Gesprächsziffer 03230 neben 35110 ist nicht möglich.

35111* Übende Verfahren (Autogenes Training, Relaxations- **behandlung nach Jacobson) als Einzelbehandlung**	**335 Pkt.** **36,81 €**

Obligater Leistungsinhalt
*   Übende Verfahren,
*   Verbale Intervention,
*   Einführung des Patienten in das Verfahren,
*   Standardisierte Dokumentation,
*   Dauer mindestens 25 Minuten,
*   Einzelbehandlung

Anmerkung: Die Gebührenordnungsposition 35111 ist nur von Vertragsärzten bzw. -thera-
peuten berechnungsfähig, die über die Qualifikation zur Erbringung Übender Verfahren gemäß
§ 5 Abs. 7 bzw. § 6 Abs. 6 oder § 7 Abs. 5 der Psychotherapie-Vereinbarungen verfügen.
Bei der Nebeneinanderberechnung der Gebührenordnungspositionen 22220, 23220 und 35111
ist jeweils eine Arzt-Patienten-Kontaktzeit von mindestens 35 Minuten Voraussetzung für die Berechnung der Gebührenordnungsposition 35111.
Bei der Nebeneinanderberechnung der Gebührenordnungspositionen 35152 und 35111 ist eine
Arzt-Patienten-Kontaktzeit von mindestens 50 Minuten Voraussetzung für die Berechnung der
Gebührenordnungsposition 35111.

Abrechnungsausschluss: in derselben Sitzung 01205, 01207, 01210, 01212, 01214,
01216, 01218, 04355, 04356, 14220, 14221, 14222, 14310, 14311, 16220, 21220, 21221,
22220, 22221, 22222, 30702, 35100, 35110, 35112, 35113, 35120, 35130, 35131, 35140,
35141, 35142, 35150, 35151, 35401, 35402, 35405, 35411, 35412, 35415, 35503, 35504,
35505, 35506, 35507, 35508, 35509, 35513, 35514, 35515, 35516, 35517, 35518, 35519,
35523, 35524, 35525, 35526, 35527, 35528, 35529, 35533, 35534, 35535, 35536, 35537,
35538, 35539

Aufwand in Minuten:
Kalkulationszeit: 26   **Prüfzeit:** 26   **Eignung d. Prüfzeit:** Tages- und Quartalsprofil

GOÄ entsprechend oder ähnlich: Nrn. 846, 849

Kommentar: Nur für die in der Leistungslegende genannten übenden Verfahren besteht eine Abrechnungsmöglichkeit. Während einer tiefenpsychologisch fundierten oder analytischen Psychotherapie sind die Leistungen nach den Nrn. 35111, 35112, 35113 und 35120 nicht berechnungsfähig. Eine Kombination von Einzel- (Nr. 35111) und Gruppentherapie (Nr. 35112) ist nach **Wezel/Liebold** statthaft.

Wezel/Liebold informiert ferner in seinem Kommentar: ... „Für die Respiratorische Feedback-Behandlung als Entspannungstherapie sind nach Auffassung des Ausschusses für Untersuchungs- und Heilmethoden bei der Kassenärztlichen Bundesvereinigung die Voraussetzungen des Wirtschaftlichkeitsgebotes als nicht erfüllt anzusehen, d.h., dass diese Behandlung und ähnliche Entspannungstherapien im Rahmen der kassen- und vertragsärztlichen Versorgung nicht, also auch nicht unter der Nr. 35 111 abgerechnet werden können. (So auch Feststellung Nr. 700 der Arbeitsgemeinschaft Ärzte/Ersatzkassen.) ..."

Mit den EBM Nrn. 35111 bis 35113 können nur die Übenden Verfahren erbracht und abgerechnet werden, die in den Legenden in Klammern genannt werden.

Yoga ist keine Leistung die von der GKV erstattet wird. Die Leistung ist nicht antragspflichtig.

35112* **Übende Verfahren (Autogenes Training, Relaxationsbehandlung nach Jacobson) als Gruppenbehandlung bei Erwachsenen**	**90 Pkt.** **9,89 €**

Obligater Leistungsinhalt
- Übende Verfahren,
- Verbale Intervention,
- Einführung des Patienten in das Verfahren,
- Standardisierte Dokumentation,
- Dauer mindestens 50 Minuten,
- Gruppenbehandlung bei Erwachsenen,
- Mindestens 2, höchstens 10 Teilnehmer,

Abrechnungsbestimmung: je Teilnehmer

Anmerkung: Die Gebührenordnungsposition 35112 ist nur von Vertragsärzten bzw. -therapeuten berechnungsfähig, die über die Qualifikation zur Erbringung Übender Verfahren gemäß § 5 Abs. 7 bzw. § 6 Abs. 6 oder § 7 Abs. 5 der Psychotherapie-Vereinbarungen verfügen.

Bei der Nebeneinanderberechnung der Gebührenordnungspositionen 22220, 23220 und 35112 ist jeweils eine Arzt-Patienten-Kontaktzeit von mindestens 35 Minuten Voraussetzung für die Berechnung der Gebührenordnungsposition 35111.

Bei der Nebeneinanderberechnung der Gebührenordnungspositionen 35152 und 35112 ist eine Arzt-Patienten-Kontaktzeit von mindestens 75 Minuten Voraussetzung für die Berechnung der Gebührenordnungsposition 35112.

Abrechnungsausschluss: in derselben Sitzung 01205, 01207, 01210, 01212, 01214, 01216, 01218, 04355, 04356, 14220, 14221, 14222, 14310, 14311, 16220, 21220, 21221, 22220, 22221, 22222, 30702, 35100, 35110, 35112, 35113, 35120, 35130, 35131, 35140, 35141, 35142, 35150, 35151, 35401, 35402, 35405, 35411, 35412, 35415, 35503, 35504, 35505, 35506, 35507, 35508, 35509, 35513, 35514, 35515, 35516, 35517, 35518, 35519, 35523, 35524, 35525, 35526, 35527, 35528, 35529, 35533, 35534, 35535, 35536, 35537, 35538, 35539

Aufwand in Minuten:
Kalkulationszeit: 7 **Prüfzeit:** 5 **Eignung d. Prüfzeit:** Tages- und Quartalsprofil
GOÄ entsprechend oder ähnlich: Nrn. 846, 847
Kommentar: Mit den EBM Nrn. 35111 bis 35113 können nur die Übenden Verfahren erbracht und abgerechnet werden, die in den Legenden in Klammern genannt werden.
Während einer tiefenpsychologisch fundierten oder analytischen Psychotherapie sind die Leistungen nach den Nrn. 35111, 35112, 35113 und 35120 nicht berechnungsfähig.
Yoga ist keine Leistung die von der GKV erstattet wird. Die Leistung ist nicht antragspflichtig.

35113*	Übende Verfahren (Autogenes Training, Relaxations- behandlung nach Jacobson) als Gruppenbehandlung bei Kindern und Jugendlichen	128 Pkt. 14,06 €

Obligater Leistungsinhalt
- Übende Verfahren,
- Verbale Intervention,
- Einführung des Patienten in das Verfahren,
- Standardisierte Dokumentation,
- Dauer mindestens 30 Minuten,
- Gruppenbehandlung bei Kindern und Jugendlichen,
- Mindestens 2, höchstens 6 Teilnehmer,

Abrechnungsbestimmung: je Teilnehmer

Anmerkung: Die Gebührenordnungsposition 35113 ist nur von Vertragsärzten bzw. -therapeuten berechnungsfähig, die über die Qualifikation zur Erbringung Übender Verfahren gemäß § 5 Abs. 7 bzw. § 6 Abs. 6 oder § 7 Abs. 5 der Psychotherapie-Vereinbarungen verfügen.
Bei der Nebeneinanderberechnung der Gebührenordnungspositionen 22220, 23220 und 35113 ist jeweils eine Arzt-Patienten-Kontaktzeit von mindestens 40 Minuten Voraussetzung für die Berechnung der Gebührenordnungsposition 35113.
Bei der Nebeneinanderberechnung der Gebührenordnungspositionen 35152 und 35113 ist eine Arzt-Patienten-Kontaktzeit von mindestens 55 Minuten Voraussetzung für die Berechnung der Gebührenordnungsposition 35113.

Abrechnungsausschluss: im Behandlungsfall 03040, 03220, 03221, 04040, 04220, 04221 in derselben Sitzung 01205, 01207, 01210, 01212, 01214, 01216, 01218, 04355, 04356, 14220, 14221, 14222, 14310, 14311, 16220, 21220, 21221, 22220, 22221, 22222, 30702, 35100, 35110, 35112, 35113, 35120, 35130, 35131, 35140, 35141, 35142, 35150, 35151, 35401, 35402, 35405, 35411, 35412, 35415, 35503, 35504, 35505, 35506, 35507, 35508, 35509, 35513, 35514, 35515, 35516, 35517, 35518, 35519, 35523, 35524, 35525, 35526, 35527, 35528, 35529, 35533, 35534, 35535, 35536, 35537, 35538, 35539

Aufwand in Minuten:
Kalkulationszeit: 10 **Prüfzeit:** 5 **Eignung d. Prüfzeit:** Tages- und Quartalsprofil
GOÄ entsprechend oder ähnlich: Nr. 847
Kommentar: Mit den EBM Nrn. 35111 bis 35113 können nur die Übenden Verfahren erbracht und abgerechnet werden, die in den Legenden in Klammern genannt werden.
Nur für die in der Leistungslegende genannten übenden Verfahren besteht eine Abrechnungsmöglichkeit. Während einer tiefenpsychologisch fundierten oder analytischen Psychotherapie

sind die Leistungen nach den Nrn. 35111, 35112, 35113 und 35120 nicht berechnungsfähig. Eine Kombination von Einzel- (Nr. 35111) und Gruppentherapie (Nr. 35112) ist nach **Wezel/ Liebold** statthaft. Die Leistung ist nicht antragspflichtig.

35120* Hypnose	**205 Pkt.**
	22,52 €

Obligater Leistungsinhalt
* Behandlung einer Einzelperson durch Hypnose,
* Verbale Intervention,
* Standardisierte Dokumentation,
* Dauer mindestens 15 Minuten

Anmerkung: Die Gebührenordnungsposition 35120 ist nur von Vertragsärzten bzw. -therapeuten berechnungsfähig, die über die Qualifikation zur Erbringung Suggestiver Verfahren gemäß § 5 Abs. 7 bzw. § 6 Abs. 6 oder § 7 Abs. 5 der Psychotherapie-Vereinbarungen verfügen.
Bei der Nebeneinanderberechnung der Gebührenordnungspositionen 22220, 23220 und 35120 ist jeweils eine Arzt-Patienten-Kontaktzeit von mindestens 25 Minuten Voraussetzung für die Berechnung der Gebührenordnungsposition 35120.
Bei der Nebeneinanderberechnung der Gebührenordnungspositionen 35152 und 35120 ist eine Arzt-Patienten-Kontaktzeit von mindestens 40 Minuten Voraussetzung für die Berechnung der Gebührenordnungsposition 35120.

Abrechnungsausschluss: im Behandlungsfall 03040, 03220, 03221, 04040, 04220, 04221 in derselben Sitzung 01205, 01207, 01210, 01212, 01214, 01216, 01218, 04355, 04356, 14220, 14221, 14222, 14310, 14311, 16220, 16223, 21220, 21221, 21235, 22221, 22222, 30702, 35100, 35110, 35111, 35112, 35113, 35130, 35131, 35140, 35141, 35142, 35150, 35151, 35401, 35402, 35405, 35411, 35412, 35415, 35503, 35504, 35505, 35506, 35507, 35508, 35509, 35513, 35514, 35515, 35516, 35517, 35518, 35519, 35523, 35524, 35525, 35526, 35527, 35528, 35529, 35533, 35534, 35535, 35536, 35537, 35538, 35539

Aufwand in Minuten:
Kalkulationszeit: 16   **Prüfzeit:** 16   **Eignung d. Prüfzeit:** Tages- und Quartalsprofil
GOÄ entsprechend oder ähnlich: Nr. 845

Kommentar: Während einer tiefenpsychologisch fundierten oder analytischen Psychotherapie sind die Leistungen nach den Nrn. 35111, 35112, 35113 und 35120 nicht berechnungsfähig. Die Leistung ist nicht antragspflichtig.

35130* Bericht an den Gutachter oder Obergutachter zum	**296 Pkt.**
Antrag des Versicherten auf Feststellung der Leistungs-	**32,52 €**
pflicht zur Einleitung der tiefenpsychologisch fundierten	
Psychotherapie oder der Verhaltenstherapie, als Kurz-	
zeittherapie	

Abrechnungsausschluss: in derselben Sitzung 01205, 01207, 01210, 01212, 01214, 01216, 01218, 04355, 04356, 14220, 14221, 14222, 14310, 14311, 16220, 16223, 21220, 21221, 21235, 22220, 22221, 22222, 23220, 30702, 35100, 35110, 35111, 35112, 35113, 35120, 35131
im Behandlungsfall 03040, 03220, 03221, 04040, 04220, 04221

Aufwand in Minuten:
Kalkulationszeit: 23   **Prüfzeit:** 23   **Eignung d. Prüfzeit:** Tages- und Quartalsprofil
GOÄ entsprechend oder ähnlich: Analoger Ansatz der Nrn. 80 oder 85
Kommentar: Die Leistung ist nicht antragspflichtig. Jeder zur Ausübung von Psychotherapie berechtigte (Vertragsarzt, Vertragspsychotherapeut) kann die Leistung erbringen und abrechnen. Portokosten nach EBM Nrn. 40120 ff. sind abrechenbar, die Schreibgebühren nicht.

35131* Bericht an den Gutachter oder Obergutachter zum Antrag des Versicherten auf Feststellung der Leistungspflicht zur Einleitung oder Verlängerung der tiefenpsychologisch fundierten Psychotherapie, der analytischen Psychotherapie oder der Verhaltenstherapie, als Langzeittherapie	**591 Pkt.** **64,93 €**

Abrechnungsausschluss: in derselben Sitzung 01205, 01207, 01210, 01212, 01214, 01216, 01218, 04355, 04356, 14220, 14221, 14222, 14310, 14311, 16220, 16223, 21220, 21221, 21235, 22220, 22221, 22222, 23220,30702, 35100, 35110, 35111, 35112, 35113, 35120, 35130
im Behandlungsfall 03040, 03220, 03221, 04040, 04220, 04221
Aufwand in Minuten:
Kalkulationszeit: 46   **Prüfzeit:** 46   **Eignung d. Prüfzeit:** Tages- und Quartalsprofil
GOÄ entsprechend oder ähnlich: Analoger Ansatz der Nrn. 80 oder 85
Kommentar: Die Leistung ist nicht antragspflichtig.

35140 Biographische Anamnese	**707 Pkt.** **77,68 €**

Obligater Leistungsinhalt
* Erstellen der biographischen Anamnese,
* Bestimmung des psychodynamischen bzw. verhaltensanalytischen Status,
* Dauer mindestens 50 Minuten

Anmerkung: Die Gebührenordnungsposition 35140 ist nur einmal im Krankheitsfall berechnungsfähig.
Abrechnungsausschluss: in derselben Sitzung 01205, 01207, 01210, 01212, 01214, 01216, 01218, 04355, 04356, 14220, 14221, 14222, 14310, 14311, 16220, 21220, 21221, 22220, 22221, 22222, 23220, 30702, 35100, 35110, 35111, 35112, 35113, 35120, 35151, 35152 und Kapitel 35.2.1, 35.2.2
im Behandlungsfall 03040, 03220, 03221, 04040, 04220, 04221
Aufwand in Minuten:
Kalkulationszeit: 55   **Prüfzeit:** 70   **Eignung d. Prüfzeit:** Tages- und Quartalsprofil
GOÄ entsprechend oder ähnlich: Nr. 860
Kommentar: Die biographische Anamnese ist für die sogenannte „Große Psychotherapie" eine **vorher** durchzuführende Leistung und dient der Feststellung, ob Leistungen der „Kleinen oder Großen Psychotherapie" oder gar keine Leistungen erfolgen sollen. Diese Leistung und

auch die Zuschlagsleistung nach Nr. 35142 sind vor und nicht während einer Psychotherapie zu erbringen. Die Leistung ist nicht antragspflichtig.
Ein persönlicher Arzt- bzw. Therapeuten-Patienten-Kontakt ist seit Jahren (2008) für die Erbringung der Leistung nicht mehr erforderlich. Der Kontakt kann im Rahmen vorausgegangener Probatorischer Sitzungen ggf. auch im Rahmen zuvor erfolgter Gespräche stattgefunden haben.
Wezel/Liebold informiert in seinem Kommentar: ... „Wenn im Rahmen dieser ggf. auf einem Fragebogen basierenden, jedoch zumindest zum Teil interaktiven Anamneseerhebung ausreichend Fakten zur Erstellung der biographischen Anamnese vorliegen, so kann für das Erstellen unter Einhaltung einer Mindestdauer von 50 Minuten die Abrechnung der Nr. 35140 auch an einem Tag ohne persönlichen Arzt- bzw. Therapeuten-Patienten-Kontakt erfolgen ..."

35141* Zuschlag zu der Gebührenordnungsposition 35140 für   257 Pkt.
die vertiefte Exploration   28,24 €

Obligater Leistungsinhalt
- Differentialdiagnostische Einordnung des Krankheitsbildes unter Einbeziehung der dokumentierten Ergebnisse der selbsterbrachten Leistungen entsprechend der Gebührenordnungsposition 35140 im Zusammenhang mit einem Antragsverfahren oder bei Beendigung der Therapie,
- Dauer mindestens 20 Minuten,

Abrechnungsbestimmung: je Sitzung
Anmerkung: Die Gebührenordnungsposition 35141 ist im Krankheitsfall höchstens zweimal berechnungsfähig.
Abrechnungsausschluss: im Behandlungsfall 03040, 03220, 03221, 04040, 04220, 04221
in derselben Sitzung 01205, 01207, 01210, 01212, 01214, 01216, 01218, 04355, 04356, 14220, 14221, 14222, 14310, 14311, 16220, 21220, 21221, 22220, 22221, 22222, 23220, 30702, 35100, 35110, 35111, 35112, 35113, 35120, 35150, 35151, 35152
Aufwand in Minuten:
Kalkulationszeit: 20   **Prüfzeit:** 21   **Eignung d. Prüfzeit:** Tages- und Quartalsprofil
GOÄ entsprechend oder ähnlich: Nr. 860 ggf. mit höherem Steigerungsfaktor
Kommentar: Die Leistung ist nicht antragspflichtig. Diese Leistung kann nur von dem Arzt oder Therapeuten abgerechnet werden, der die Biographische Anamnese nach EBM Nr. 35140 erbracht hat.

35142* Zuschlag zu der Gebührenordnungsposition 35140 für   75 Pkt.
die Erhebung ergänzender neurologischer und psychia-   8,24 €
trischer Befunde

Anmerkung: Die Gebührenordnungsposition 35142 ist nicht von Psychologischen Psychotherapeuten und/oder Kinder- und Jugendlichenpsychotherapeuten berechnungsfähig.
Abrechnungsausschluss: in derselben Sitzung 01205, 01207, 01210, 01212, 01214, 01216, 01218, 01450, 03350, 04351, 04355, 04356, 14220, 14221, 14222, 14310, 14311, 16220, 21220, 21221, 22220, 22221, 22222, 22230, 23220, 30702, 35100, 35110, 35111, 35112, 35113, 35120, 35150, 35151, 35152
im Behandlungsfall 03040, 03220, 03221, 04040, 04220, 04221
Aufwand in Minuten:
Kalkulationszeit: 6   **Prüfzeit:** 4   **Eignung d. Prüfzeit:** Tages- und Quartalsprofil

GOÄ entsprechend oder ähnlich: Nrn. 800, 801

Kommentar: Diese Leistung nach Nr. 35140 und auch nach Nr. 35142 sind vor und nicht während einer Psychotherapie zu erbringen. Die Leistung ist nicht antragspflichtig.
Der Zuschlag zur Nr. 35140 gilt für die Erhebung zusätzlich erforderlicher neurologischer und psychiatrischer Befunde und kann nur in Verbindung mit der Leistung nach EBM Nr. 35140 abgerechnet werden.
Sie kann nur im Zusammenhang mit den Leistungen der Nr. 35140 nur 1x im Krankheitsfall berechnet werden.

35150 Probatorische Sitzung	709 Pkt. 77,90 €

Obligater Leistungsinhalt
- Probatorische Sitzung,
- Dauer mindestens 50 Minuten

Fakultativer Leistungsinhalt
- Überprüfung auf Einleitung einer genehmigungspflichtigen Psychotherapie,
- Unterteilung in zwei Einheiten von jeweils mindestens 25 Minuten Dauer

Anmerkung: Die Gebührenordnungsposition 35150 ist im Krankheitsfall höchstens 4-mal und bei Versicherten bis zum vollendeten 21. Lebensjahr und bei Versicherten mit Vorliegen einer Intelligenzstörung (ICD-10-GM: F70-F79) höchstens 6-mal im Krankheitsfall berechnungsfähig.
Bei der Nebeneinanderberechnung der Gebührenordnungspositionen 35141 und 35150 ist eine Arzt-Patienten-Kontaktzeit von mindestens 70 Minuten Voraussetzung für die Berechnung der Gebührenordnungsposition 35150.

Abrechnungsausschluss: in derselben Sitzung 01210, 01214, 01216, 01218, 04355, 04356, 14220, 14221, 14222, 14310, 14311, 16220, 21220, 21221, 22220, 22221, 22222, 23220, 30702, 35100, 35110, 35111, 35112, 35113, 35120, 35140, 35141, 35142
im Behandlungsfall 03040, 03220, 03221, 04040, 04220, 04221

Aufwand in Minuten:
Kalkulationszeit: 60   **Prüfzeit:** 70   **Eignung d. Prüfzeit:** Tages- und Quartalsprofil

GOÄ entsprechend oder ähnlich: Leistungskomplex so in der GOÄ nicht vorhanden, ggf. Nrn. 861 oder 863 oder 870

Kommentar: Siehe aktualisierte Psychiatrie-Richtlinien des G-BA zuletzt geändert am 18. Oktober 2018 in Kraft getreten am 21. Dezember 2018
https://www.g-ba.de/downloads/62-492-1733/PT-RL_2018-10-18_iK-2018-12-21.pdf
In diesen Richtlinien finden sich alle wichtigen Hinweise.

35151* Psychotherapeutische Sprechstunde	462 Pkt. 50,76 €

Obligater Leistungsinhalt
- Psychotherapeutische Sprechstunde gemäß § 11 der Richtlinie des Gemeinsamen Bundesausschusses über die Durchführung der Psychotherapie mit dem Ziel der Abklärung des Vorliegens einer krankheitswertigen Störung,

- Beratung und/oder Erörterung,
- Einzelbehandlung,
- Dauer mindestens 25 Minuten,

Fakultativer Leistungsinhalt
- orientierende, diagnostische Abklärung der krankheitswertigen Störung,
- differentialdiagnostische Abklärung der krankheitswertigen Störung,
- Abklärung des individuellen Behandlungsbedarfes und Empfehlungen über die weitere Behandlung,
- psychotherapeutische Intervention,
- Hinweise zu weiteren Hilfemöglichkeiten,
- individuelle Patienteninformation mit schriftlichem Befundbericht,

Abrechnungsbestimmung: je vollendete 25 Minuten

Anmerkung: Die Gebührenordnungsposition 35151 ist im Krankheitsfall höchstens 6-mal und bei Versicherten bis zum vollendeten 21. Lebensjahr und bei Versicherten mit Vorliegen einer Intelligenzstörung (ICD-10-GM: F70-F79) höchstens 10-mal im Krankheitsfall berechnungsfähig.
Die Gebührenordnungsposition 35151 kann bei Versicherten bis zum vollendeten 21. Lebensjahr und bei Versicherten mit Vorliegen einer Intelligenzstörung (ICD-10-GM: F70-F79) im Krankheitsfall bis zu 4-mal auch mit relevanten Bezugspersonen ohne Anwesenheit des Versicherten stattfinden.

Abrechnungsausschluss: in derselben Sitzung 01205, 01207, 01210, 01212, 01214, 01216, 01218, 01450, 03230, 04230, 04355, 04356, 04430, 14220, 14221, 14222, 14310, 14311, 16220, 16230, 16231, 16232, 16233, 21216, 21220, 21221, 21230, 21231, 21232, 21233, 22220, 22221, 22222, 23220, 30702, 35100, 35110, 35111, 35112, 35113, 35120, 35140, 35141, 35142, 35150, 35152
am Behandlungstag 35571, 35572 und Kapitel 35.2.1, 35.2.2
im Behandlungsfall 03040, 03220, 03221, 04040, 04220, 04221
Die Abrechnung der mit * gekennzeichneten Leistung, schließt den Ansatz der fachärztlichen Grundpauschale aus.

Berichtspflicht: Nein

Aufwand in Minuten:
Kalkulationszeit: 30   **Prüfzeit:** 35   **Eignung d. Prüfzeit:** Tages- u. Quartalprofil

Kommentar: Siehe Psychotherapie-Richtlinien des G-BA Stand 22.11.2019
https://www.g-ba.de/richtlinien/20/
In diesen Richtlinien finden sich alle wichtigen Hinweise.
Hier nur einige Kurzbemerkungen aus der Richtlinie:
- Die Durchführung der psychotherapeutischen Sprechstunde ist Zugangsvoraussetzung zur weiteren ambulanten psychotherapeutischen Versorgung.
- Bei Patienten, die aufgrund einer psychischen Erkrankung aus einer stationären Krankenhausbehandlung oder rehabilitativen Behandlung entlassen werden, können probatorische Sitzungen oder eine Akutbehandlung ohne Sprechstunde beginnen, auch, wenn ein Therapeutenwechsel nach oder während einer laufenden Therapie erfolgt.

Die Durchführung einer Sprechstunde (mindestens 50-Minuten) ist dem Patienten auf dem Formular PTV 11 zu bescheinigen und ggf. ein Hinweis für weiteres Vorgehen zu vermerken. Das Hinweisblatt PTV 10 ist auszuhändigen.

Hinweis: Häufige Fragen zur Psychotherapie beantwortet die KBV unter
https://www.kbv.de/html/28551.php
Wezel-Liebold informiert in seinem Kommentar:
... „Die Durchführung und Abrechnung der psychotherapeutischen Sprechstunde gemäß der Gebührenordnungsposition 35151 im Anschluss an probatorische Sitzungen gemäß Gebührenordnungsposition 35150 ist aus Sicht der Kassenärztlichen Bundesvereinigung „grundsätzlich nicht
im Sinne der Psychotherapie-Richtlinie (§ 11 in Verbindung mit § 12)". Diese Konstellation ist jedoch weder in der Psychotherapie-Richtlinie noch im EBM oder der Psychotherapie-Vereinbarung
explizit ausgeschlossen. Daher ist die Abrechnung der psychotherapeutischen Sprechstunde nach
Durchführung probatorischer Sitzungen in begründeten Ausnahmefällen möglich...

35152 Psychotherapeutische Akutbehandlung	462 Pkt.
	50,76 €

Obligater Leistungsinhalt
- Psychotherapeutische Akutbehandlung gemäß § 13 der Richtlinie des Gemeinsamen Bundes-
  ausschusses über die Durchführung der Psychotherapie,
- psychotherapeutische Intervention(en) zur Entlastung bei akuten psychischen Krisen- und
  Ausnahmezuständen mittels geeigneter psychotherapeutischer Interventionen aus den Ver-
  fahren nach § 15 der Richtlinie des Gemeinsamen Bundesausschusses über die Durchfüh-
  rung der Psychotherapie
und/oder
- Stabilisierung von Patienten zur Vorbereitung bei Einleitung einer genehmigungspflichtigen
  Psychotherapie,
- Einzelbehandlung,
- Dauer mindestens 25 Minuten,

Abrechnungsbestimmung: je vollendete 25 Minuten

Anmerkung: Die Gebührenordnungsposition 35152 ist höchstens 24-mal im Krankheitsfall
berechnungsfähig.
Bei der Nebeneinanderberechnung der Gebührenordnungspositionen 35111 bis 35113, 35120
und 35152 ist jeweils eine mindestens 25 Minuten längere Arzt-Patienten-Kontaktzeit als in den
entsprechenden Gebührenordnungspositionen angegeben Voraussetzung für die Berechnung der
Gebührenordnungsposition 35152.

Aufwand in Minuten:
Kalkulationszeit: 30   **Prüfzeit:** 35   **Eignung d. Prüfzeit:** Tages- u. Quartalprofil

Abrechnungsausschlüsse: in derselben Sitzung 01205, 01207, 01210, 01212, 01214,
01216, 01218, 01450, 03230, 04230, 04355, 04356, 04430, 14220, 14221, 14222, 14310,
14311, 16220, 16230, 16231, 16232, 16233, 21216, 21220, 21221, 21230, 21231, 21232,
21233, 22220, 22221, 22222, 23220, 30702, 35100, 35110, 35111, 35112, 35113, 35120,
35140, 35141, 35142, 35150, 35151
am Behandlungstag 35571, 35572, 35.2.1, 35.2.2
im Behandlungsfall 03040, 03220, 03221, 04040, 04220, 04221

Berichtspflicht: Nein
Ausschluss der Berechnungsfähigkeit der Pauschale für die fachärztliche Grundversorgung: Ja

Aufwand in Minuten:
Kalkulationszeit: 30   **Prüfzeit:** 35   **Eignung d. Prüfzeit:** Tages- u. Quartalprofil
Kommentar: Siehe bei GOP 35151

Hier nur einige Kurzbemerkungen aus der Richtlinie:
- Eine Akutbehandlung ist der Krankenkasse des Patienten mi dem Formular PTV 12 anzuzeigen. Der Patient erklärt auf dem Formular, dass bei ihm zuvor eine mindestens 50-minütige Sprechstunde durchgeführt wurde (Ausnahmen und Fristen zu dieser Regelung siehe Kommentar zu Ziffer 35151).
- Die durchgeführten Akutbehandlungen sind mit einer ggf. anschließenden Kurzzeittherapie (KZT 1) und/oder Langzeittherapie zu verrechnen.
- Bei Akutbehandlungen bei Kindern und Jugendlichen sind Sitzungen ausschließlich mit der Bezugsperson/den Bezugspersonen nicht vorgesehen. Eine Ausweitung über das Kontingent von 24 Therapieeinheiten hinaus ist somit ebenfalls ausgeschlossen.

... „Ein Konsiliarbericht vor Beginn oder während der Durchführung einer Akutbehandlung ist – nach Kommentar von Wezel-Liebold – aus berufsrechtlicher Sicht unbedingt zu empfehlen."
Hinweis: Siehe die FORMULARE IN DER AMBULANTEN PSYCHOTHERAPEUTISCHEN VERSORGUNG unter http://www.kbv.de/media/sp/Ausf_llhilfen_Formulare_Ambulante_Psychotherapeutische_Versorgung.pdf

35.2 Antragspflichtige Leistungen

1. Die in dem Abschnitt 35.2 aufgeführten Gebührenordnungspositionen können ausschließlich von Vertragsärzten, bzw. -therapeuten, die über eine Genehmigung zur Ausführung und Abrechnung psychotherapeutischer Leistungen gemäß der Psychotherapie-Vereinbarung verfügen, berechnet werden.
2. Voraussetzung für die Berechnung der Gebührenordnungspositionen 35571 bis 35573 ist eine im Quartalszeitraum abgerechnete Gesamtpunktzahl der Gebührenordnungspositionen 35151, 35152 und der Gebührenordnungspositionen der Abschnitte 35.2.1 und 35.2.2 von mindestens 162.734 Punkten je Vertragsarzt bzw. -therapeut (Mindestpunktzahl) nach Nummer 1 der Präambel. Sofern bei einem Vertragsarzt bzw. -therapeuten kein voller Tätigkeitsumfang vorliegt, ist die Mindestpunktzahl mit dem Tätigkeitsumfang laut Zulassungs- bzw. Genehmigungsbescheid anteilig zu reduzieren.
3. Die Gebührenordnungspositionen 35571 bis 35573 sind berechnungsfähig, sobald im Abrechnungsquartal die abgerechnete Gesamtpunktzahl der Gebührenordnungspositionen 35151, 35152 und der Gebührenordnungspositionen der Abschnitte 35.2.1 und 35.2.2 das Punktzahlvolumen gemäß Nummer 2 überschreitet. Sofern die abgerechnete Gesamtpunktzahl der Gebührenordnungspositionen 35151, 35152 und der Gebührenordnungspositionen der Abschnitte 35.2.1 und 35.2.2 im Abrechnungsquartal das Doppelte der zu berücksichtigenden Mindestpunktzahlen gemäß Nummer 2 überschreitet, werden die Bewertungen der überschreitenden Gebührenordnungspositionen 35571 bis 35573 bis zu einer Maximalpunktzahl von 379.712 Punkten (voller Tätigkeitsumfang) bzw. 189.856 Punkten (hälftiger Tätigkeitsumfang) mit einem Faktor von 0,5 multipliziert. Sobald die abgerechnete Gesamtpunktzahl der Gebührenordnungspositionen 35151, 35152

und der Gebührenordnungspositionen der Abschnitte 35.2.1 und 35.2.2 die Maximalpunktzahl von 379.712 Punkten bei vollem Tätigkeitsumfang bzw. 189.856 Punkten bei hälftigem Tätigkeitsumfang überschreitet, sind die Gebührenordnungspositionen 35571 bis 35573 nicht mehr berechnungsfähig.

4. Die Regelung gemäß Nummer 3 wird wie folgt umgesetzt: Die Kassenärztliche Vereinigung setzt die Gebührenordnungspositionen 35571 bis 35573 im Quartal als Zuschläge zu allen abgerechneten Leistungen nach den Gebührenordnungspositionen 35151, 35152 und der Gebührenordnungspositionen der Abschnitte 35.2.1 und 35.2.2 zu.

   1. Sofern die im Abrechnungsquartal abgerechnete Gesamtpunktzahl der Gebührenordnungspositionen 35151, 35152 und der Gebührenordnungspositionen der Abschnitte 35.2.1 und 35.2.2 das Doppelte der zu berücksichtigenden Mindestpunktzahl gemäß Nummer 2 nicht überschreitet, ist die Bewertung der zugesetzten Gebührenordnungspositionen 35571 bis 35573 jeweils mit einer Quote zu multiplizieren, die sich aus der Differenz der abgerechneten Gesamtpunktzahl der Gebührenordnungspositionen 35151, 35152 und der Gebührenordnungspositionen der Abschnitte 35.2.1 und 35.2.2 des Vertragsarztes bzw. -therapeuten zur Mindestpunktzahl gemäß Nummer 2 im Verhältnis zur abgerechneten Gesamtpunktzahl der Gebührenordnungspositionen 35151, 35152 und der Gebührenordnungspositionen der Abschnitte 35.2.1 und 35.2.2 des Vertragsarztes bzw. -therapeuten ergibt und mindestens den Wert 0 annimmt.

   2. Sofern die im Abrechnungsquartal abgerechnete Gesamtpunktzahl der Gebührenordnungspositionen 35151, 35152 und der Gebührenordnungspositionen der Abschnitte 35.2.1 und 35.2.2 das Doppelte der zu berücksichtigenden Mindestpunktzahl gemäß Nummer 2 überschreitet, ist die Bewertung der zugesetzten Gebührenordnungspositionen 35571 bis 35573 jeweils mit einer Quote zu multiplizieren, die sich aus der zu berücksichtigenden Mindestpunktzahl gemäß Nummer 2 zuzüglich dem 0,5-fachen der Differenz der abgerechneten Gesamtpunktzahl der Gebührenordnungspositionen 35151, 35152 und der Gebührenordnungspositionen der Abschnitte 35.2.1 und 35.2.2 – jedoch maximal 379.712 Punkte bei vollem Tätigkeitsumfang bzw. 189.856 Punkte bei hälftigem Tätigkeitsumfang – und des Doppelten der zu berücksichtigenden Mindestpunktzahl gemäß Nummer 2 im Verhältnis zur abgerechneten Gesamtpunktzahl der Gebührenordnungspositionen 35151, 35152 und der Gebührenordnungspositionen der Abschnitte 35.2.1 und 35.2.2 des Vertragsarztes bzw. -therapeuten ergibt und mindestens den Wert 0 annimmt.

5. Bei der Ermittlung der abgerechneten Gesamtpunktzahl gemäß den Nummern 2 und 3 sowie der Quote gemäß Nummer 4 sind die in einem Selektivvertrag abgerechneten Leistungen inhaltlich entsprechend der Abschnitte 35.2.1 und 35.2.2, der psychotherapeutischen Sprechstunde gemäß der Gebührenordnungsposition 35151 und der psychotherapeutischen Akutbehandlung gemäß der Gebührenordnungsposition 35152 auf Nachweis des Vertragsarztes bzw. -therapeuten zu berücksichtigen.

6. Die Gebührenordnungspositionen des Abschnitts 35.2.1 und der Zuschlag nach der Gebührenordnungsposition 35571 sind auch bei Durchführung der Leistungen im Rahmen einer Videosprechstunde berechnungsfähig, wenn der Durchführung gemäß § 17 der Anlage 1 zum Bundesmantelvertrag-Ärzte (BMV-Ä) ein persön-

licher Arzt-Patienten-Kontakt gemäß 4.3.1 der Allgemeinen Bestimmungen zur Eingangsdiagnostik, Indikationsstellung und Aufklärung vorausgegangen ist und die Voraussetzungen gemäß der Anlage 31b zum BMV-Ä erfüllt sind. Die Durchführung als Videosprechstunde ist durch Angabe einer bundeseinheitlich kodierten Zusatzkennzeichnung zu dokumentieren.

Kommentar: Die Erbringung und Abrechnung von Leistungen des Abschnitts 35.2 ist nur mit einer vorherigen Genehmigung der Kassenärztlichen Vereinigung nach der Vereinbarung über die Anwendung von Psychotherapie in der vertragsärztlichen Versorgung (Psychotherapie-Vereinbarung) (Anlage 1 zum Bundesmantelvertrag – Ärzte) möglich.
Die vorliegenden Nummern 2 bis 5 sind das Ergebnis dieser Überprüfung. Dabei hat sich der Bewertungsausschuss an den bisherigen Verfahren zur Bewertung psychotherapeutischer Leistungen, wie sie vom Bundessozialgericht bestätigt wurden, orientiert. Die wesentlichen Inhalte sind:
a) Ein vollausgelasteter Arzt bzw. Therapeut erbringt im Jahr in 43 Wochen jeweils 36 Therapiestunden, d.h. 1.548 Therapiestunden pro Jahr bzw. 387 Therapiestunden pro Quartal. Die Therapiestunden beziehen sich auf die antrags- und genehmigungspflichtigen Leistungen des Abschnitts 35.2 EB:.
b) Ein vollausgelasteter Arzt bzw. Therapeut soll mit der Berechnung von antrags- und genehmigungspflichtigen Leistungen einen Ertrag (Vergleichsertrag) erzielen können, der dem von Fachärzten einer Vergleichsgruppe im unteren Einkommensbereich entspricht. Der Vergleichsbetrag wird ermittelt aus dem gewichteten Mittel der Erträge der einbezogenen Fachgruppen, wobei nicht prägende Leistungen unberücksichtigt bleiben.
c) Der für die Bestimmung der angemessenen Höhe der Vergütung notwendige Honorarumsatz ergibt sich aus der Addition des Vergleichsertrages und der Betriebsausgaben einer vollausgelasteten psychotherapeutischen Praxis einschließlich einer Halbtagskraft für die Praxisorganisation.
d) Zur Berechnung des Vergleichsertrages bzw. die Ermittlung der Betriebsausgaben einer vollausgelasteten psychotherapeutischen Praxis werden die zum Prüfungszeitraum vorliegenden aktuellen Kostenstrukturanalysen verwendet.

35.2.1 Einzeltherapien

35401	Tiefenpsychologisch fundierte Psychotherapie (Kurzzeittherapie 1, Einzelbehandlung)	922 Pkt. 101,30 €

Obligater Leistungsinhalt
- Tiefenpsychologisch fundierte Psychotherapie,
- Kurzzeittherapie 1 im Behandlungsumfang gemäß § 28 der Richtlinie des Gemeinsamen Bundesausschusses über die Durchführung der Psychotherapie,
- Einzelbehandlung,
- Höchstens 12 Sitzungen,

Fakultativer Leistungsinhalt
- Unterteilung in 2 Einheiten von jeweils mindestens 25 Minuten Dauer,
- Als Doppelsitzung bei zweimaligem Ansatz der Gebührenordnungsposition 35401 gemäß § 27 Abs. 4 der Richtlinie des Gemeinsamen Bundesausschusses über die Durchführung der Psychotherapie und § 11 Abs. 14 der Psychotherapie-Vereinbarung,

Abrechnungsbestimmung: je vollendete 50 Minuten

Anmerkung: Die Gebührenordnungsposition 35401 ist nicht neben den Gebührenordnungspositionen 01205, 01207, 01210, 01212, 01214, 01216, 01218, 01450, 03230, 04230, 04355, 04356, 04430, 14220 bis 14222, 14310, 14311, 16220, 16230 bis 16233, 21216, 21220, 21221, 21230 bis 21233, 22220 bis 22222, 23220, 30702, 35100, 35110 bis 35113, 35120, 35150, 35151, 351252 berechnungsfähig.

Abrechnungsausschluss: am Behandlungstag 35151, 35152
im Behandlungsfall 03040, 03220, 03221, 04040, 04220, 04221

Berichtspflicht: Nein

Aufwand in Minuten:
Kalkulationszeit: 60   **Prüfzeit:** 70   **Eignung d. Prüfzeit:** Tages- u. Quartalprofil

---

35402	**Tiefenpsychologisch fundierte Psychotherapie**	**922 Pkt.**
	(Kurzzeittherapie 2, Einzelbehandlung)	**101,30 €**

Obligater Leistungsinhalt
- Tiefenpsychologisch fundierte Psychotherapie,
- Kurzzeittherapie 2 im Behandlungsumfang gemäß § 28 der Richtlinie des Gemeinsamen Bundesausschusses über die Durchführung der Psychotherapie,
- Einzelbehandlung,
- Höchstens 12 Sitzungen,

Fakultativer Leistungsinhalt
- Unterteilung in 2 Einheiten von jeweils mindestens 25 Minuten Dauer,
- Als Doppelsitzung bei zweimaligem Ansatz der Gebührenordnungsposition 35402 gemäß § 27 Abs. 4 der Richtlinie des Gemeinsamen Bundesausschusses über die Durchführung der Psychotherapie und § 11 Abs. 14 der Psychotherapie-Vereinbarung,

Abrechnungsbestimmung: je vollendete 50 Minuten

Anmerkung: Die Gebührenordnungsposition 35402 ist nicht neben den Gebührenordnungspositionen 01205, 01207, 01210, 01212, 01214, 01216, 01218, 01450, 03230, 04230, 04355, 04356, 04430, 14220 bis 14222, 14310, 14311, 16220, 16230 bis 16233, 21216, 21220, 21221, 21230 bis 21233, 22220 bis 22222, 23220, 30702, 35100, 35110 bis 35113, 35120, 35150, 35151, 351252 berechnungsfähig.

Abrechnungsausschluss: am Behandlungstag 35151, 35152
im Behandlungsfall 03040, 03220, 03221, 04040, 04220, 04221

Berichtspflicht: Nein

Aufwand in Minuten:
Kalkulationszeit: 60   **Prüfzeit:** 70   **Eignung d. Prüfzeit:** Tages- u. Quartalprofil

---

35405	**Tiefenpsychologisch fundierte Psychotherapie**	**922 Pkt.**
	(Langzeittherapie, Einzelbehandlung)	**101,30 €**

Obligater Leistungsinhalt
- Tiefenpsychologisch fundierte Psychotherapie,
- Langzeittherapie im Behandlungsumfang gemäß § 29 der Richtlinie des Gemeinsamen Bundesausschusses über die Durchführung der Psychotherapie,
- Einzelbehandlung,

Fakultativer Leistungsinhalt
- Als Doppelsitzung bei zweimaligem Ansatz der Gebührenordnungsposition 35405 gemäß § 27 Abs. 4 der Richtlinie des Gemeinsamen Bundesausschusses über die Durchführung der Psychotherapie und § 11 Abs. 14 der Psychotherapie-Vereinbarung,

Abrechnungsbestimmung: je vollendete 50 Minuten

Anmerkung: Die Gebührenordnungsposition 35405 ist nicht neben den Gebührenordnungspositionen 01205, 01207, 01210, 01212, 01214, 01216, 01218, 01450, 03230, 04230, 04355, 04356, 04430, 14220 bis 14222, 14310, 14311, 16220, 16230 bis 16233, 21216, 21220, 21221, 21230 bis 21233, 22220 bis 22222, 23220, 30702, 35100, 35110 bis 35113, 35120, 35150, 35151, 351252 berechnungsfähig.

Abrechnungsausschluss: am Behandlungstag 35151, 35152
im Behandlungsfall 03040, 03220, 03221, 04040, 04220, 04221

Berichtspflicht: Nein

Aufwand in Minuten:
Kalkulationszeit: 60   **Prüfzeit:** 70   **Eignung d. Prüfzeit:** Tages- u. Quartalprofil

Kommentar: Sitzungen innerhalb einer beantragten Langzeittherapie können bei einer Behandlungsdauer von mehr als 40 Stunden maximal 8 und bei einer Behandlungsdauer von 60 oder mehr Stunden maximal 16 Stunden für eine Rezidivprophylaxe nach der auf dem Formular PTV 12 gemeldeten Beendigung der Psychotherapie verwendet werden.
Siehe Psychiatrie-Richtlinien des G-BA Stand 16.2.2017
https://www.g-ba.de/downloads/62-492-1266/PT-RL_2016-11-24_iK-2017-02-16.pdf
Bei Kindern und Jugendlichen können
- bei einer Behandlungsdauer von mehr als 40 Stunden maximal 10 und
- bei einer Behandlungsdauer von mehr als 60 Stunden maximal 20 Stunden für die Rezidivprophylaxe genutzt werden,
sofern Bezugspersonen in die Behandlung einbezogen werden.
Bestandteil des bewilligten Gesamtkontingents sind die Stunden der Rezidivprophylaxe und diese können bis maximal zwei Jahre nach Beendigung der Langzeittherapie in Anspruch genommen werden.
Nach Festsetzung der KBV sind
- Rezidivprophylaxe-Sitzungen mit einem **R**,
- im Falle der Einbeziehung einer relevanten Bezugsperson mit einem **U**,
hinter der EBM Nr. zu kennzeichnen, z.B. Nr. 35405R oder 35405U.
Hinweis: Siehe die FORMULARE IN DER AMBULANTEN PSYCHOTHERAPEUTISCHEN VERSORGUNG unter http://www.kbv.de/media/sp/Ausf_llhilfen_Formulare_Ambulante_Psychotherapeutische_Versorgung.pdf

35411	Analytische Psychotherapie (Kurzzeittherapie 1, Einzelbehandlung)	922 Pkt. 101,30 €

Obligater Leistungsinhalt
- Analytische Psychotherapie,
- Kurzzeittherapie 1 im Behandlungsumfang gemäß § 28 der Richtlinie des Gemeinsamen Bundesausschusses über die Durchführung der Psychotherapie,
- Einzelbehandlung,
- Höchstens 12 Sitzungen,

Fakultativer Leistungsinhalt
* Als Doppelsitzung bei zweimaligem Ansatz der Gebührenordnungsposition 35411 gemäß § 27 Abs. 4 der Richtlinie des Gemeinsamen Bundesausschusses über die Durchführung der Psychotherapie und § 11 Abs. 14 der Psychotherapie-Vereinbarung,

Abrechnungsbestimmung: je vollendete 50 Minuten

Anmerkung: Die Gebührenordnungsposition 35411 ist nicht neben den Gebührenordnungspositionen 01205, 01207, 01210, 01212, 01214, 01216, 01218, 01450, 03230, 04230, 04355, 04356, 04430, 14220 bis 14222, 14310, 14311, 16220, 16230 bis 16233, 21216, 21220, 21221, 21230 bis 21233, 22220 bis 22222, 23220, 30702, 35100, 35110 bis 35113, 35120, 35150, 35151, 351252 berechnungsfähig.

Abrechnungsausschluss: am Behandlungstag 35151, 35152
im Behandlungsfall 03040, 03220, 03221, 04040, 04220, 04221

Berichtspflicht: Nein

Aufwand in Minuten:
Kalkulationszeit: 60   **Prüfzeit:** 70   **Eignung d. Prüfzeit:** Tages- u. Quartalprofil

35412	Analytische Psychotherapie (Kurzzeittherapie 2, Einzelbehandlung)	922 Pkt. 101,30 €

Obligater Leistungsinhalt
* Analytische Psychotherapie,
* Kurzzeittherapie 2 im Behandlungsumfang gemäß § 28 der Richtlinie des Gemeinsamen Bundesausschusses über die Durchführung der Psychotherapie,
* Einzelbehandlung,
* Höchstens 12 Sitzungen,

Fakultativer Leistungsinhalt
* Als Doppelsitzung bei zweimaligem Ansatz der Gebührenordnungsposition 35412 gemäß § 27 Abs. 4 der Richtlinie des Gemeinsamen Bundesausschusses über die Durchführung der Psychotherapie und § 11 Abs. 14 der Psychotherapie- Vereinbarung,

Abrechnungsbestimmung: je vollendete 50 Minuten

Anmerkung: Die Gebührenordnungsposition 35412 ist nicht neben den Gebührenordnungspositionen 01205, 01207, 01210, 01212, 01214, 01216, 01218, 01450, 03230, 04230, 04355, 04356, 04430, 14220 bis 14222, 14310, 14311, 16220, 16230 bis 16233, 21216, 21220, 21221, 21230 bis 21233, 22220 bis 22222, 23220, 30702, 35100, 35110 bis 35113, 35120, 35150, 35151, 351252 berechnungsfähig.

Abrechnungsausschluss: am Behandlungstag 35151, 35152
im Behandlungsfall 03040, 03220, 03221, 04040, 04220, 04221

Berichtspflicht: Nein

Aufwand in Minuten:
Kalkulationszeit: 60   **Prüfzeit:** 70   **Eignung d. Prüfzeit: Tages- u. Quartalprofil**

35415* Analytische Psychotherapie (Langzeittherapie, Einzel- behandlung)
922 Pkt.
101,30 €

Obligater Leistungsinhalt
- Analytische Psychotherapie,
- Langzeittherapie im Behandlungsumfang gemäß § 29 der Richtlinie des Gemeinsamen Bundesausschusses über die Durchführung der Psychotherapie,
- Einzelbehandlung,

Fakultativer Leistungsinhalt
- Als Doppelsitzung bei zweimaligem Ansatz der Gebührenordnungsposition 35415 gemäß § 27 Abs. 4 der Richtlinie des Gemeinsamen Bundesausschusses über die Durchführung der Psychotherapie und § 11 Abs. 14 der Psychotherapie-Vereinbarung,

Abrechnungsbestimmung: je vollendete 50 Minuten

Anmerkung: Die Gebührenordnungsposition 35415 ist nicht neben den Gebührenordnungspositionen 01205, 01207, 01210, 01212, 01214, 01216, 01218, 01450, 03230, 04230, 04355, 04356, 04430, 14220 bis 14222, 14310, 14311, 16220, 16230 bis 16233, 21216, 21220, 21221, 21230 bis 21233, 22220 bis 22222, 23220, 30702, 35100, 35110 bis 35113, 35120, 35140 bis 35142 und 35150 berechnungsfähig.

Abrechnungsausschluss: am Behandlungstag 35151, 35152
im Behandlungsfall 03040, 03220, 03221, 04040, 04220, 04221

Berichtspflicht: Nein

Aufwand in Minuten:
Kalkulationszeit: 60   **Prüfzeit:** 70   **Eignung d. Prüfzeit:** Tages- u. Quartalprofil
Kommentar: Siehe Kommentar zur EBM Nr. 35405.

35421* Verhaltenstherapie (Kurzzeittherapie 1, Einzelbehand- lung)
922 Pkt.
101,30 €

Obligater Leistungsinhalt
- Verhaltenstherapie,
- Kurzzeittherapie 1 im Behandlungsumfang gemäß § 28 der Richtlinie des Gemeinsamen Bundesausschusses über die Durchführung der Psychotherapie,
- Einzelbehandlung,
- Höchstens 12 Sitzungen,

Fakultativer Leistungsinhalt
- Unterteilung in 2 Einheiten von jeweils mindestens 25 Minuten Dauer,
- Als Doppelsitzung bei zweimaligem Ansatz der Gebührenordnungsposition 35421 gemäß § 27 Abs. 4 der Richtlinie des Gemeinsamen Bundesausschusses über die Durchführung der Psychotherapie und § 11 Abs. 14 der Psychotherapie-Vereinbarung,
- Bei der Expositionsbehandlung auch als Mehrfachsitzung bei drei- oder viermaligem Ansatz der Gebührenordnungsposition 35421,

Abrechnungsbestimmung: je vollendete 50 Minuten
Anmerkung: Die Gebührenordnungsposition 35421 ist nicht neben den Gebührenordnungspositionen 01205, 01207, 01210, 01212, 01214, 01216, 01218, 01450, 03230, 04230, 04355,

04356, 04430, 14220 bis 14222, 14310, 14311, 16220, 16230 bis 16233, 21216, 21220, 21221, 21230 bis 21233, 22220 bis 22222, 23220, 30702, 35100, 35110 bis 35113, 35120, 35140 bis 35142 und 35150 berechnungsfähig.

Abrechnungsausschluss: am Behandlungstag 35151, 35152
im Behandlungsfall 03040, 03220, 03221, 04040, 04220, 04221

Berichtspflicht: Nein

Aufwand in Minuten:
Kalkulationszeit: 60   **Prüfzeit:** 70   **Eignung d. Prüfzeit:** Tages- u. Quartalprofil

---

35422* Verhaltenstherapie (Kurzzeittherapie 2, Einzelbehandlung)   **922 Pkt.**
    101,30 €

Obligater Leistungsinhalt
- Verhaltenstherapie,
- Kurzzeittherapie 2 im Behandlungsumfang gemäß § 28 der Richtlinie des Gemeinsamen Bundesausschusses über die Durchführung der Psychotherapie,
- Einzelbehandlung,
- Höchstens 12 Sitzungen,

Fakultativer Leistungsinhalt
- Unterteilung in 2 Einheiten von jeweils mindestens 25 Minuten Dauer,
- Als Doppelsitzung bei zweimaligem Ansatz der Gebührenordnungsposition 35422 gemäß § 27 Abs. 4 der Richtlinie des Gemeinsamen Bundesausschusses über die Durchführung der Psychotherapie und § 11 Abs. 14 der Psychotherapie-Vereinbarung,
- Bei der Expositionsbehandlung auch als Mehrfachsitzung bei drei- oder viermaligem Ansatz der Gebührenordnungsposition 35422,

Abrechnungsbestimmung: je vollendete 50 Minuten

Anmerkung: Die Gebührenordnungsposition 35422 ist nicht neben den Gebührenordnungspositionen 01205, 01207, 01210, 01212, 01214, 01216, 01218, 01450, 03230, 04230, 04355, 04356, 04430, 14220 bis 14222, 14310, 14311, 16220, 16230 bis 16233, 21216, 21220, 21221, 21230 bis 21233, 22220 bis 22222, 23220, 30702, 35100, 35110 bis 35113, 35120, 35140 bis 35142 und 35150 berechnungsfähig.

Abrechnungsausschluss: am Behandlungstag 35151, 35152
im Behandlungsfall 03040, 03220, 03221, 04040, 04220, 04221

Berichtspflicht: Nein

Aufwand in Minuten:
Kalkulationszeit: 60   **Prüfzeit:** 70   **Eignung d. Prüfzeit:** Tages- u. Quartalprofil

---

35425* Verhaltenstherapie (Langzeittherapie, Einzelbehandlung)   **922 Pkt.**
    101,30 €

Obligater Leistungsinhalt
- Verhaltenstherapie,
- Langzeittherapie im Behandlungsumfang gemäß § 29 der Richtlinie des Gemeinsamen Bundesausschusses über die Durchführung der Psychotherapie,
- Einzelbehandlung,

Fakultativer Leistungsinhalt
- Unterteilung in 2 Einheiten von jeweils mindestens 25 Minuten Dauer,
- Als Doppelsitzung bei zweimaligem Ansatz der Gebührenordnungsposition 35425 gemäß § 27 Abs. 4 der Richtlinie des Gemeinsamen Bundesausschusses über die Durchführung der Psychotherapie und § 11 Abs. 14 der Psychotherapie-Vereinbarung,
- Bei der Expositionsbehandlung auch als Mehrfachsitzung bei drei- oder viermaligem Ansatz der Gebührenordnungsposition 35425,

Abrechnungsbestimmung: je vollendete 50 Minuten

Anmerkung: Die Gebührenordnungsposition 35425 ist nicht neben den Gebührenordnungspositionen 01205, 01207, 01210, 01212, 01214, 01216, 01218, 01450, 03230, 04230, 04355, 04356, 04430, 14220 bis 14222, 14310, 14311, 16220, 16230 bis 16233, 21216, 21220, 21221, 21230 bis 21233, 22220 bis 22222, 23220, 30702, 35100, 35110 bis 35113, 35120, 35140 bis 35142 und 35150 berechnungsfähig.

Abrechnungsausschluss: am Behandlungstag 35151, 35152
im Behandlungsfall 03040, 03220, 03221, 04040, 04220, 04221

Berichtspflicht: Nein

Aufwand in Minuten:
Kalkulationszeit: 60   **Prüfzeit:** 70   **Eignung d. Prüfzeit:** Tages- u. Quartalprofil
Kommentar: Siehe Kommentar zur EBM Nr. 35405.

35.2.2 Gruppentherapien

Komplex für Gruppentherapien (Tiefenpsychologische Therapie, Kurzzeittherapie)

Obligater Leistungsinhalt
- Tiefenpsychologisch fundierte Psychotherapie,
- Kurzzeittherapie 1 im Behandlungsumfang gemäß § 28 der Richtlinie des Gemeinsamen Bundesausschusses über die Durchführung der Psychotherapie

oder
- Kurzzeittherapie 2 im Behandlungsumfang gemäß § 28 der Richtlinie des Gemeinsamen Bundesausschusses über die Durchführung der Psychotherapie,
- Gruppenbehandlung,
- Höchstens 24 Sitzungen,
- Dauer mindestens 100 Minuten,
- Höchstens 2 Sitzungen am Behandlungstag,

je Teilnehmer

35503	**Gruppentherapie mit 3 Teilnehmern**	916 Punkte	**100,64 Euro**
35504	**Gruppentherapie mit 4 Teilnehmern**	772 Punkte	**84,82 Euro**
35505	**Gruppentherapie mit 5 Teilnehmern**	686 Punkte	**75,37 Euro**
35506	**Gruppentherapie mit 6 Teilnehmern**	628 Punkte	**69,00 Euro**
35507	**Gruppentherapie mit 7 Teilnehmern**	586 Punkte	**64,38 Euro**
35508	**Gruppentherapie mit 8 Teilnehmern**	556 Punkte	**61,09 Euro**
35509	**Gruppentherapie mit 9 Teilnehmern**	532 Punkte	**58,45 Euro**

Anmerkung: Die Gebührenordnungspositionen 35503 bis 35409 sind nicht neben den Gebührenordnungspositionen 01205, 01207, 01210, 01212, 01214, 01216, 01218, 01450, 03230, 04230, 04355, 04356, 04430, 14220 bis 14222, 14310, 14311, 16220, 16230 bis 16233, 21216, 21220, 21221, 21230 bis 21233, 22220 bis 22222, 23220, 30702, 35100, 35110 bis 35113, 35120, 35140 bis 35142 und 35150 berechnungsfähig.
Abrechnungsausschluss für die EBM Nrn. 35503 bis 35509
am Behandlungstag 35151, 35152
im Behandlungsfall 03040, 03220, 03221,04040, 04220 und 04221
Leistung(en)

Komplex für Gruppentherapie (Tiefenpsychologische Therapie, Langzeittherapie)

Obligater Leistungsinhalt
- Tiefenpsychologisch fundierte Psychotherapie,
- Langzeittherapie im Behandlungsumfang gemäß § 29 der Richtlinie des Gemeinsamen Bundesausschusses über die Durchführung der Psychotherapie,
- Gruppenbehandlung,
- Dauer mindestens 100 Minuten,
- Höchstens 2 Sitzungen am Behandlungstag,
je Teilnehmer

Abrechnungsbestimmung: je Teilnehmer

35513	**Gruppentherapie mit 3 Teilnehmern**	916 Punkte	**100,64 Euro**
35514	**Gruppentherapie mit 4 Teilnehmern**	772 Punkte	**84,82 Euro**
35515	**Gruppentherapie mit 5 Teilnehmern**	686 Punkte	**75,37 Euro**
35516	**Gruppentherapie mit 6 Teilnehmern**	628 Punkte	**69,00 Euro**
35517	**Gruppentherapie mit 7 Teilnehmern**	586 Punkte	**64,38 Euro**
35518	**Gruppentherapie mit 8 Teilnehmern**	556 Punkte	**61,09 Euro**
35519	**Gruppentherapie mit 9 Teilnehmern**	532 Punkte	**58,45 Euro**

Anmerkung: Die Gebührenordnungspositionen 35513 bis 35519 sind nicht neben den Gebührenordnungspositionen 01205, 01207, 01210, 01212, 01214, 01216, 01218, 01450, 03230, 04230, 04355, 04356, 04430, 14220 bis 14222, 14310, 14311, 16220, 16230 bis 16233, 21216, 21220, 21221, 21230 bis 21233, 22220 bis 22222, 23220, 30702, 35100, 35110 bis 35113, 35120, 35140 bis 35142 und 35150 berechnungsfähig.
Abrechnungsausschluss für die EBM Nrn. 35513 bis35519
am Behandlungstag 35151, 35152
im Behandlungsfall 03040, 03220, 03221, 04040, 04220, 04221

Komplex für Gruppentherapie (Analytische Therapie, Kurzzeittherapie)

Obligater Leistungsinhalt
- Analytische Psychotherapie,
- Kurzzeittherapie 1 im Behandlungsumfang gemäß § 28 der Richtlinie des Gemeinsamen Bundesausschusses über die Durchführung der Psychotherapie
oder
- Kurzzeittherapie 2 im Behandlungsumfang gemäß § 28 der Richtlinie des Gemeinsamen Bundesausschusses über die Durchführung der Psychotherapie,

- Gruppenbehandlung,
- Höchstens 24 Sitzungen,
- Dauer mindestens 100 Minuten,
- Höchstens 2 Sitzungen am Behandlungstag,

Abrechnungsbestimmung für die EBM Nrn. 35523 bis 35529
je Teilnehmer

35523	**Gruppentherapie mit 3 Teilnehmern**	916 Punkte	**100,64 Euro**
35524	**Gruppentherapie mit 4 Teilnehmern**	772 Punkte	**84,82 Euro**
35525	**Gruppentherapie mit 5 Teilnehmern**	686 Punkte	**75,37 Euro**
35526	**Gruppentherapie mit 6 Teilnehmern**	628 Punkte	**69,00 Euro**
35527	**Gruppentherapie mit 7 Teilnehmern**	586 Punkte	**64,38 Euro**
35528	**Gruppentherapie mit 8 Teilnehmern**	556 Punkte	**61,09 Euro**
35529	**Gruppentherapie mit 9 Teilnehmern**	532 Punkte	**58,45 Euro**

Anmerkung: Die Gebührenordnungspositionen 35523 bis 35529 sind nicht neben den Gebührenordnungspositionen 01205, 01207, 01210, 01212, 01214, 01216, 01218, 01450, 03230, 04230, 04355, 04356, 04430, 14220 bis 14222, 14310, 14311, 16220, 16230 bis 16233, 21216, 21220, 21221, 21230 bis 21233, 22220 bis 22222, 23220, 30702, 35100, 35110 bis 35113, 35120, 35140 bis 35142 und 35150 berechnungsfähig.

Abrechnungsausschluss: am Behandlungstag 35151, 35152
im Behandlungsfall 03040, 03220, 03221, 04040, 04220, 04221

Berichtspflicht: Nein

Komplex für Gruppentherapie (Analytische Therapie, Langzeittherapie)

Obligater Leistungsinhalt

- Analytische Psychotherapie,Langzeittherapie im Behandlungsumfang gemäß § 29 der Richtlinie des Gemeinsamen Bundesausschusses über die Durchführung der Psychotherapie,
- Gruppenbehandlung,
- Dauer mindestens 100 Minuten
- Höchstens 2 Sitzungen am Behandlungstag,

Abrechnungsbestimmung für die EBM Nrn. 35533 bis 35539
je Teilnehmer

35533	**Gruppentherapie mit 3 Teilnehmern**	916 Punkte	**100,64 Euro**
35534	**Gruppentherapie mit 4 Teilnehmern**	772 Punkte	**84,82 Euro**
35535	**Gruppentherapie mit 5 Teilnehmern**	686 Punkte	**75,37 Euro**
35536	**Gruppentherapie mit 6 Teilnehmern**	628 Punkte	**69,00 Euro**
35537	**Gruppentherapie mit 7 Teilnehmern**	586 Punkte	**64,38 Euro**
35538	**Gruppentherapie mit 8 Teilnehmern**	556 Punkte	**61,09 Euro**
35539	**Gruppentherapie mit 9 Teilnehmern**	532 Punkte	**58,45 Euro**

Anmerkung: Die Gebührenordnungspositionen 35533 bis 35539 sind nicht neben den Gebührenordnungspositionen 01205, 01207, 01210, 01212, 01214, 01216, 01218, 01450, 03230, 04230, 04355, 04356, 04430, 14220 bis 14222, 14310, 14311, 16220, 16230 bis 16233, 21216, 21220, 21221, 21230 bis 21233, 22220 bis 22222, 23220, 30702, 35100, 35110 bis 35113, 35120, 35140 bis 35142 und 35150 berechnungsfähig.

Abrechnungsausschluss: am Behandlungstag 35151, 35152
im Behandlungsfall 03040, 03220, 03221, 04040, 04220, 04221

Berichtspflicht: Nein

Komplex für Gruppentherapie (Verhaltenstherapie, Kurzzeittherapie)

Obligater Leistungsinhalt
- Verhaltenstherapie,
- Kurzzeittherapie 1 im Behandlungsumfang gemäß § 28 der Richtlinie des Gemeinsamen Bundesausschusses über die Durchführung der Psychotherapie

oder

- Kurzzeittherapie 2 im Behandlungsumfang gemäß § 28 der Richtlinie des Gemeinsamen Bundesausschusses über die Durchführung der Psychotherapie,
- Gruppenbehandlung,
- Höchstens 24 Sitzungen,
- Dauer mindestens 100 Minuten,
- Höchstens 2 Sitzungen am Behandlungstag,

Abrechnungsbestimmung für die EBM Nrn. 35543 bis 35549
je Teilnehmer

35543	**Gruppentherapie mit 3 Teilnehmern**	916 Punkte	**100,64 Euro**
35544	**Gruppentherapie mit 4 Teilnehmern**	772 Punkte	**84,82 Euro**
35545	**Gruppentherapie mit 5 Teilnehmern**	686 Punkte	**75,37 Euro**
35546	**Gruppentherapie mit 6 Teilnehmern**	628 Punkte	**69,00 Euro**
35547	**Gruppentherapie mit 7 Teilnehmern**	586 Punkte	**64,38 Euro**
35548	**Gruppentherapie mit 8 Teilnehmern**	556 Punkte	**61,09 Euro**
35549	**Gruppentherapie mit 9 Teilnehmern**	532 Punkte	**58,45 Euro**

Anmerkung: Entgegen der Allgemeinen Bestimmungen 2.1 sind die Gebührenordnungspositionen 35543 bis 35549 auch bei einer Sitzung von weniger als 100 Minuten aber mindestens 50 Minuten Dauer berechnungsfähig. In diesem Fall ist durch die Kassenärztliche Vereinigung von der Punktzahl der jeweiligen Gebührenordnungsposition ein Abschlag in Höhe von 50 % vorzunehmen und die Prüfzeit um 50 % zu reduzieren.

Die Gebührenordnungspositionen 35543 bis 35549 sind nicht neben den Gebührenordnungspositionen 01205, 01207, 01210, 01212, 01214, 01216, 01218, 01450, 03230, 04230, 04355, 04356, 04430, 14220 bis 14222, 14310, 14311, 16220, 16230 bis 16233, 21216, 21220, 21221, 21230 bis 21233, 22220 bis 22222, 23220, 30702, 35100, 35110, 35120, 35140 bis 35142 und 35150 berechnungsfähig.

Abrechnungsausschluss: am Behandlungstag 35151, 35152
im Behandlungsfall 03040, 03220, 03221, 04040, 04220, 04221
Die Abrechnung der mit * gekennzeichneten Leistung, schließt den Ansatz der fachärztlichen Grundpauschale aus.

Berichtspflicht: Nein

Komplex für Gruppentherapie (Verhaltenstherapie, Langzeittherapie)

Obligater Leistungsinhalt
- Verhaltenstherapie,
- Langzeittherapie im Behandlungsumfang gemäß § 29 der Richtlinie des Gemeinsamen Bundesausschusses über die Durchführung der Psychotherapie,
- Gruppenbehandlung,
- Dauer mindestens 100 Minuten,
- Höchstens 2 Sitzungen am Behandlungstag,

Abrechnungsbestimmung für EBM Nrn. 35553 bis 35559
je Teilnehmer

35553	**Gruppentherapie mit 3 Teilnehmern**	916 Punkte	**100,64 Euro**
35554	**Gruppentherapie mit 4 Teilnehmern**	772 Punkte	**84,82 Euro**
35555	**Gruppentherapie mit 5 Teilnehmern**	686 Punkte	**75,37 Euro**
35556	**Gruppentherapie mit 6 Teilnehmern**	628 Punkte	**69,00 Euro**
35557	**Gruppentherapie mit 7 Teilnehmern**	586 Punkte	**64,38 Euro**
35558	**Gruppentherapie mit 8 Teilnehmern**	556 Punkte	**61,09 Euro**
35559	**Gruppentherapie mit 9 Teilnehmern**	532 Punkte	**58,45 Euro**

Anmerkung: Entgegen der Allgemeinen Bestimmungen 2.1 sind die Gebührenordnungspositionen 35553 bis 35559 auch bei einer Sitzung von weniger als 100 Minuten aber mindestens 50 Minuten Dauer berechnungsfähig. In diesem Fall ist durch die Kassenärztliche Vereinigung von der Punktzahl der jeweiligen Gebührenordnungsposition ein Abschlag in Höhe von 50 % vorzunehmen und die Prüfzeit um 50 % zu reduzieren.

Die Gebührenordnungspositionen 35553 bis 35559 sind nicht neben den Gebührenordnungspositionen 01205, 01207, 01210, 01212, 01214, 01216, 01218, 01450, 03230, 04230, 04355, 04356, 04430, 14220 bis 14222, 14310, 14311, 16220, 16230 bis 16233, 21216, 21220, 21221, 21230 bis 21233, 22220 bis 22222, 23220, 30702, 35100, 35110, 35120, 35140 bis 35142 und 35150 berechnungsfähig.

Abrechnungsausschluss: am Behandlungstag 35151, 35152
im Behandlungsfall 03040, 03220, 03221, 04040, 04220, 04221
Die Abrechnung der mit * gekennzeichneten Leistung, schließt den Ansatz der fachärztlichen Grundpauschale aus.

Berichtspflicht: Nein

35.2.3 Zuschläge

35571* Zuschlag zur Gebührenordnungsposition 30932 und zu   173 Pkt.
den Gebührenordnungspositionen des Abschnittes 35.2.1   19,01 €
gemäß der Nummer 2 der Präambel zu Abschnitt 35.2

Anmerkung: Die Gebührenordnungsposition 35571 wird durch die zuständige Kassenärztliche Vereinigung zugesetzt und gemäß Nummer 4 der Präambel zum Abschnitt 35.2 bewertet.
Die Abrechnung der mit * gekennzeichneten Leistung, schließt den Ansatz der fachärztlichen Grundpauschale aus.

Abrechnungsausschluss: in derselben Sitzung 16223, 21235

Berichtspflicht: Nein

Aufwand in Minuten:
Kalkulationszeit: KA   **Prüfzeit:** ./.   **Eignung d. Prüfzeit:** Keine Eignung

35572* **Zuschlag zur Gebührenordnungsposition 30933 und zu** **den Gebührenordnungspositionen des Abschnittes 35.2.2** **gemäß der Nummer 2 der Präambel zu Abschnitt 35.2**	**73 Pkt.** **8,02 €**

Anmerkung: Sofern die Gebührenordnungspositionen 35503 bis 35509, 35513 bis 35519, 35543 bis 35549 und 35553 bis 35559 für eine Sitzung von weniger als 100 Minuten aber mindestens 50 Minuten Dauer berechnet werden, ist durch die Kassenärztliche Vereinigung von der Punktzahl der Gebührenordnungsposition 35572 ein Abschlag in Höhe von 50 % vorzunehmen.
Die Gebührenordnungsposition 35572 wird durch die zuständige Kassenärztliche Vereinigung zugesetzt und gemäß Nummer 4 der Präambel zum Abschnitt 35.2 bewertet.
Die Abrechnung der mit * gekennzeichneten Leistung, schließt den Ansatz der fachärztlichen Grundpauschale aus.

Abrechnungsausschluss: in derselben Sitzung 16223, 21235

Berichtspflicht: Nein

Aufwand in Minuten:
Kalkulationszeit: KA   **Prüfzeit:** ./.   **Eignung d. Prüfzeit:** Keine Eignung

35573 **Zuschlag zu den Gebührenordnungspositionen 35151** **und 35152 gemäß der Nummer 2 der Präambel zu** **Abschnitt 35.2**	**34 Pkt.** **3,74 €**

Die Gebührenodnungsposition 35573 wird durch die zuständige Kassenärztliche Vereinigung zugesetzt und gemäß Nummer 4 der Präambel zum Abschnitt 35.2 bewertet.

Berichtspflicht: Nein

Aufwand in Minuten:
Kalkulationszeit: KA   **Prüfzeit:** ./.   **Eignung d. Prüfzeit:** Keine Eignung

35.3 Psychodiagnostische Testverfahren

1. Die in diesem Abschnitt genannten Leistungen sind je Behandlungsfall
   – für Kinder und Jugendliche bis zum vollendeten 18. Lebensjahr nur bis zu einer Gesamtpunktzahl von 1280 Punkten,
   – für Versicherte ab Beginn des 19. Lebensjahres nur bis zu einer Gesamtpunktzahl von 854 Punkten
   berechnungsfähig.
2. Die Gebührenordnungsposition 35600 und bei Erwachsenen die Gebührenordnungsposition 35601 sind auch bei Durchführung der Leistungen im Rahmen einer Videosprechstunde berechnungsfähig, wenn der Durchführung gemäß § 17 der Anlage 1 zum Bundesmantelvertrag-Ärzte (BMV-Ä) ein persönlicher Arzt-Patienten-Kontakt gemäß 4.3.1 der Allgemeinen Bestimmungen zur Eingangsdiagnostik, Indikationsstellung und Aufklärung vorausgegangen ist und die Voraussetzungen

gemäß der Anlage 31b zum BMV-Ä erfüllt sind. Die Durchführung als Video-sprechstunde ist durch Angabe einer bundeseinheitlich kodierten Zusatzkenn-zeichnung zu dokumentieren.

Kommentar:

Hinweis der Autoren

Zu beachten ist generell, dass die diagnostische Anwendung von Testverfahren nur bei Vor-liegen qualifizierter testpsychologischer Fachkenntnisse sinnvoll und verantwortbar ist. Aus diesem Grund werden beispielsweise von den deutschen und schweizerischen Testzentralen des Hogrefe Verlags (http://www.hogrefe.de), Göttingen, zahlreiche standardisierte Testver-fahren grundsätzlich nur an in ihrem Fachgebiet qualifizierte Psychologinnen und Psycholo-gen ausgeliefert.

Damit soll sichergestellt werden, dass die Anwendung und Auswertung solcher Testverfah-ren nur von diesen Fachkräften selbst oder unter ihrer Supervision durchgeführt wird. Das Lieferangebot der Testzentrale des Hogrefe Verlags umfasst zur Zeit mehr als 750 Testver-fahren, die Testzentrale besorgt und liefert darüber hinaus auch die Testprogramme vieler in- und ausländischen Verlage und ist Mitglied der **etpg – the european test publishers group**. Es wird empfohlen, wegen der Bezugsberechtigung bestimmter Testverfahren direkt beim betreffenden Verlag nachzufragen oder sich an die Testzentrale zu wenden: www.testzentrale.de.

35600* Anwendung und Auswertung standardisierter	**34 Pkt.**
Testverfahren	**3,74 €**

Obligater Leistungsinhalt

- Testverfahren
  - Fragebogentest

und/oder

- Orientierender Test,
  - Auswertung eines Testverfahrens,
- Schriftliche Aufzeichnung,
- Dauer mindestens 5 Minuten,

Abrechnungsbestimmung: je vollendete 5 Minuten

Anmerkung: Die Gebührenordnungsposition 35600 ist nur für Ärzte mit den Gebietsbezeich-nungen Nervenheilkunde, Neurologie, Psychiatrie, Kinder- und Jugendpsychiatrie, Psychosoma-tische Medizin und Psychotherapie und Kinder und Jugendmedizin sowie für Vertragsärzte und -therapeuten, die über eine Abrechnungsgenehmigung für Psychotherapie nach der Psychothera-pie-Vereinbarung verfügen, berechnungsfähig.

Die Gebührenordnungsposition 35600 ist für Ärzte mit der Gebietsbezeichnung Phoniatrie und Pädaudiologie auch dann berechnungsfähig, wenn diese nicht über eine Abrechnungsgenehmi-gung für Psychotherapie nach der Psychotherapie-Vereinbarung verfügen.

Die Gebührenordnungsposition 35600 ist – mit Ausnahme der Indikationsstellung, Bewertung bzw. Interpretation, schriftlichen Aufzeichnung – grundsätzlich delegierbar.

Die Gebührenordnungsposition 35600 ist nicht neben den Gebührenordnungspositionen 01205, 01207, 01210, 01212, 01214, 01216, 01218 und 01450 berechnungsfähig.

Höchstwerte

Höchstwert	GOP
1.636 Punkte	35602, 35601, 35600
1.092 Punkte	35602, 35601, 35600

Abrechnungsausschluss: im Behandlungsfall 16371, 20371
Die Abrechnung der mit * gekennzeichneten Leistung, schließt den Ansatz der fachärztlichen Grundpauschale aus.

Aufwand in Minuten:
Kalkulationszeit: 2   **Prüfzeit:** 2   **Eignung d. Prüfzeit:** Tages- u. Quartalprofil
Berichtspflicht: Nein

Kommentar: Grundsätzlich ist die Anwendung standardisierter Testverfahren eine delegierbare Leistung – mit Ausnahme der Indikationsstellung, Bewertung bzw. Interpretation und schriftlichen Aufzeichnung.
Beispielhaft sind zu nennen: Fragebögen aller Art, orientierende Prüfung der Handmotorik oder Großmotorik oder der Mann-Zeichentest nach Ziller.
Beachten Sie die Zeittaktung je vollendete 5 Minuten.

35601* Anwendung und Auswertung von psychometrischen Testverfahren	39 Pkt. 4,28 €

Obligater Leistungsinhalt
- Anwendung psychometrischer Testverfahren
  - Funktionstest
  und/oder
  - Entwicklungstest
  und/oder
  - Intelligenztest,
- Auswertung eines Testverfahrens,
- Schriftliche Aufzeichnung,
- Dauer mindestens 5 Minuten,

Abrechnungsbestimmung: je vollendete 5 Minuten

Anmerkung: Die Gebührenordnungsposition 35601 ist nur für Ärzte mit den Gebietsbezeichnungen Nervenheilkunde, Neurologie, Psychiatrie, Kinder- und Jugendpsychiatrie, Psychosomatische Medizin und Psychotherapie und Kinder und Jugendmedizin sowie für Vertragsärzte und -therapeuten, die über eine Abrechnungsgenehmigung für Psychotherapie nach der Psychotherapie-Vereinbarung verfügen, berechnungsfähig.
Die Gebührenordnungsposition 35601 ist für Ärzte mit der Gebietsbezeichnung Phoniatrie und Pädaudiologie auch dann berechnungsfähig, wenn diese nicht über eine Abrechnungsgenehmigung für Psychotherapie nach der Psychotherapie-Vereinbarung verfügen.
Die Gebührenordnungsposition 35601 ist – mit Ausnahme der Indikationsstellung, Bewertung bzw. Interpretation, schriftlichen Aufzeichnung – grundsätzlich delegierbar.
Die Gebührenordnungsposition 35601 ist nicht neben den Gebührenordnungspositionen 01205, 01207, 01210, 01212, 01214, 01216, 01218 und 01450 berechnungsfähig.

Höchstwerte

Höchstwert	GOP
1.636 Punkte	35602, 35601, 35600
1.092 Punkte	35602, 35601, 35600

Aufwand in Minuten:
Kalkulationszeit: 2   **Prüfzeit:** 2   **Eignung d. Prüfzeit:** Tages- u. Quartalprofi

Die Abrechnung der mit * gekennzeichneten Leistung, schließt den Ansatz der fachärztlichen Grundpauschale aus.

Kommentar: Grundsätzlich ist die Anwendung psychometrischer Testverfahren eine delegierbare Leistung – mit Ausnahme der Indikationsstellung, Bewertung bzw. Interpretation und schriftlichen Aufzeichnung.
Die für die EBM-Ziffer 35601 geforderten Aussagen zur mentalen Leistungsfähigkeit, zum Entwicklungsstand oder zur Intelligenz sind beispielhaft durch folgende Testverfahren erfüllt: BUE-GA, BUEVA, ET6-6, Denver, SET-K, HASE. Auch aus großen Testbatterien herausgenommene Testbestandteile können nach Zeitaufwand angesetzt werden.
Beachten Sie die Zeittaktung je vollendete 5 Minuten.

Berichtspflicht: Nein

35602* Anwendung und Auswertung von projektiven Verfahren   **56 Pkt.**
                                                      6,15 €

Obligater Leistungsinhalt
- Anwendung projektiver Verfahren,
- Auswertung eines Verfahrens,
- Schriftliche Aufzeichnung,
- Dauer mindestens 5 Minuten,

Abrechnungsbestimmung: je vollendete 5 Minuten

Anmerkung: Die Gebührenordnungsposition 35602 ist nur für Ärzte mit den Gebietsbezeichnungen Nervenheilkunde, Psychiatrie, Kinder und Jugendpsychiatrie und Psychosomatische Medizin und Psychotherapie sowie für Vertragsärzte und -therapeuten, die über eine Abrechnungsgenehmigung für Psychotherapie nach der Psychotherapie-Vereinbarung verfügen, berechnungsfähig.
Die Gebührenordnungsposition 35602 ist – mit Ausnahme der Indikationsstellung, Bewertung bzw. Interpretation, schriftlichen Aufzeichnung – grundsätzlich delegierbar.
Die Gebührenordnungsposition 35602 ist nicht neben den Gebührenordnungspositionen 01205, 01207, 01210, 01212, 01214, 01216, 01218 und 01450 berechnungsfähig.

Höchstwerte

Höchstwert	GOP
1.636 Punkte	35602, 35601, 35600
1.092 Punkte	35602, 35601, 35600

Aufwand in Minuten:
Kalkulationszeit: 4   **Prüfzeit:** 4   **Eignung d. Prüfzeit:** Tages- u. Quartalprofi

Abrechnungsausschluss: im Behandlungsfall 16371, 20371
Die Abrechnung der mit * gekennzeichneten Leistung, schließt den Ansatz der fachärztlichen Grundpauschale aus.

Aufwand in Minuten:
Kalkulationszeit: 4   **Prüfzeit:** 4   **Eignung d. Prüfzeit:** Tages- u. Quartalprofil
Berichtspflicht: Nein

37 Versorgung gemäß Anlage 27 und 30 zum Bundesmantelvertrag-Ärzte

Ab 1.7.2016 gibt es im EBM 2 neue Kapitel, einmal dieses **Kapitel 37** und dann **Kapitel 38 Delegationsfähige Leistungen.**

Kommentar: Leistungen aus dem EBM-Kapitel 37 für Patienten in Pflegeheimen werden zunächst extrabudgetär honoriert. Abrechnen dürfen allerdings nur Ärzte, die einen Kooperationsvertrag mit stationären Pflegeeinrichtungen gemäß Paragraf 119b SGB V geschlossen haben, der die Anforderungen der Anlage 27 zum Bundesmanteltarif Ärzte erfüllt. Die Gebührenordnungspositionen im Einzelnen – (siehe http://www.kbv.de/media/sp/Anlage_27_119b_SGBV.pdf).

Die KV Sachsen-Anhalt informiert beispielhaft in ihrem Internet zu diesem neuen Kapitel: ... „Mit Aufnahme des neuen Kapitels soll die medizinische Versorgung in stationären Pflegeheimen gestärkt werden. Es enthält mehrere neue Gebührenordnungspositionen (GOP), mit denen der zusätzliche Aufwand von Haus- und Fachärzten für eine regelmäßige Abstimmung und Koordinierung der Versorgung von Pflegeheimbewohnern honoriert werden soll.

Die Anforderungen an eine kooperative und koordinierte ärztliche und pflegerische Versorgung gemäß § 119b Absatz 2 SGB V hatten KBV und GKV-Spitzenverband bereits in der Anlage 27 zum Bundesmantelvertrag-Ärzte (BMV-Ä) „Versorgung in Pflegeheimen" festgelegt. Sie dient als Grundlage für Kooperationsverträge zwischen Pflegeeinrichtungen und Vertragsärzten. Entsprechende Musterverträge können Sie bei der KVSA abfordern bzw. weiter im Interner herunterladen.

Die Abrechnung der neuen GOP ist für alle Fachrichtungen mit Ausnahme von psychologischen Psychotherapeuten und von Ärzten, die nur auf Überweisung tätig sein dürfen (z.B. Labor, Radiologie, Nuklearmedizin) möglich, sofern ein Kooperationsvertrag mit einem stationären Pflegeheim geschlossen wurde und eine Abrechnungsgenehmigung seitens der KV vorliegt. Die Vergütung erfolgt außerhalb der RLV und QZV.

Die Abrechnungsfähigkeit der EBM Nrn. 37100, 37102, 37113, 37120 sind nur für die Betreuung in stationären Pflegeheimen berechnungsfähig und unterscheiden sich zur EBM Nr. 37105 hinsichtlich der zur Berechnung befugten Vertragsärzte."

37.1 Präambel

1. Die Gebührenordnungspositionen 37100, 37102, 37113 und 37120 können nur von
   - Fachärzten für Allgemeinmedizin
   - Fachärzten für Innere und Allgemeinmedizin
   - Praktischen Ärzten
   - Ärzten ohne Gebietsbezeichnung
   - Fachärzten für Innere Medizin ohne Schwerpunktbezeichnung, die gegenüber dem Zulassungsausschuss ihre Teilnahme an der hausärztlichen Versorgung gemäß § 73 Abs. 1a SGB V erklärt haben
   - Fachärzten für Kinder- und Jugendmedizin
   - Fachärzten für Augenheilkunde
   - Fachärzten für Chirurgie

- Fachärzten für Frauenheilkunde und Geburtshilfe
- Fachärzten für Hals-Nasen-Ohrenheilkunde
- Fachärzten für Haut- und Geschlechtskrankheiten
- Fachärzten für Innere Medizin mit und ohne Schwerpunkt, die gegenüber dem Zulassungsausschuss ihre Teilnahme an der fachärztlichen Versorgung erklärt haben
- Fachärzten für Kinder- und Jugendpsychiatrie
- Fachärzten für Kinder- und Jugendpsychiatrie und -psychotherapie
- Fachärzten für Mund-, Kiefer- und Gesichtschirurgie
- Fachärzten für Neurologie
- Fachärzten für Nervenheilkunde
- Fachärzten für Neurologie und Psychiatrie
- Fachärzten für Neurochirurgie
- Fachärzten für Orthopädie
- Fachärzten für Orthopädie und Unfallchirurgie
- Fachärzten für Psychiatrie und Psychotherapie
- Fachärzten für Urologie
- Fachärzten für Physikalische und Rehabilitative Medizin
- Vertragsärzten mit Genehmigung der Kassenärztlichen Vereinigung gemäß der Qualitätssicherungsvereinbarung Schmerztherapie

berechnet werden, die im Zusammenhang mit der Betreuung von Patienten in stationären Pflegeeinrichtungen eine Kooperation gemäß einem Kooperationsvertrag nach § 119b SGB V, der die Anforderungen der Anlage 27 zum Bundesmantelvertrag-Ärzte (BMV-Ä) erfüllt, gegenüber der Kassenärztlichen Vereinigung nachweisen.

2. Die Gebührenordnungsposition 37105 kann nur von
   - Fachärzten für Allgemeinmedizin
   - Fachärzten für Innere und Allgemeinmedizin
   - Praktischen Ärzten
   - Ärzten ohne Gebietsbezeichnung
   - Fachärzten für Innere Medizin ohne Schwerpunktbezeichnung, die gegenüber dem Zulassungsausschuss ihre Teilnahme an der hausärztlichen Versorgung gemäß § 73 Abs. 1a SGB V erklärt haben
   - Fachärzten für Kinder- und Jugendmedizin
   - Fachärzten für Kinder- und Jugendpsychiatrie,
   - Fachärzten für Kinder- und Jugendpsychiatrie und -psychotherapie,
   - Fachärzten für Neurologie
   - Fachärzten für Nervenheilkunde
   - Fachärzten für Neurologie und Psychiatrie
   - Fachärzten für Psychiatrie und Psychotherapie

berechnet werden, die im Zusammenhang mit der Betreuung von Patienten in stationären Pflegeeinrichtungen eine Kooperation gemäß einem Kooperationsvertrag nach § 119b SGB V, der die Anforderungen der Anlage 27 zum Bundesmantelvertrag-Ärzte (BMV-Ä) erfüllt, gegenüber der Kassenärztlichen Vereinigung nachweisen.

3. Die Gebührenordnungspositionen dieses Kapitels können von Ärzten gemäß Nr. 1 und Nr. 2 dieser Präambel nur bei Patienten berechnet werden, die in einem Pflegeheim betreut werden, mit dem ein Kooperationsvertrag nach § 119b SGB V besteht, der die Anforderungen der Anlage 27 zum BMV-Ä erfüllt.
4. Die Gebührenordnungspositionen 37305, 37306 und 37320 sind von allen Vertragsärzten berechnungsfähig, die an der Versorgung eines Patienten gemäß der Nr. 1 zum Abschnitt 37.3 beteiligt sind.
5. Die Gebührenordnungsposition 37314 ist nur von Vertragsärzten mit der Zusatzbezeichnung Palliativmedizin berechnungsfähig.

Kommentar: Mit der Einführung des Kapitels 37 wurde ein gesetzlicher Auftrag erfüllt, wonach der Bewertungsausschuss gemäß § 87 Abs. 2a Satz 13 SGBV eine Vergütungsregelung zu treffen hatte über die ärztlichen Kooperations-und Koordinationsleistungen in Kooperationsverträgen zwischen Pflegeeinrichtungen und Ärzten, die den Anforderungen des § 119b SGB V entsprechen.

Die Leistungen des Kapitels 37 können nur von bestimmten Vertragsärzten erbracht und abgerechnet werden, die einen Kooperationsvertrag mit einem Pflegeheim, der bestimmte Voraussetzungen erfüllt (§ 119b SGB V) gegenüber der Kassenärztlichen Vereinigung nachweisen.

37.2 Kooperations- und Koordinationsleistungen gemäß Anlage 27 zum BMV-Ä

1. Die Gebührenordnungspositionen dieses Abschnittes können von Ärzten gemäß Nr. 1 und Nr. 2 der Präambel 37.1 nur bei Patienten berechnet werden, die in einem Pflegeheim betreut werden, mit dem ein Kooperationsvertrag nach § 119b SGB V besteht, der die Anforderungen der Anlage 27 zum BMV-Ä erfüllt.

37100	Zuschlag zur Versichertenpauschale oder Grundpauschale für die Betreuung von Patienten gemäß Bestimmung Nr. 1 zum Abschnitt 37.2 und gemäß Anlage 27 zum BMV-Ä	125 Pkt. 13,73 €

Obligater Leistungsinhalt
- Persönlicher-Arzt-Patienten-Kontakt,
- Betreuung eines Patienten einer stationären Pflegeeinrichtung,
- Kooperation mit weiteren Ärzten, die an der Versorgung gemäß einem Kooperationsvertrag nach § 119b SGB V teilnehmen sowie einbezogenen Pflegefachkräften,

Abrechnungsbestimmung: einmal im Behandlungsfall

Anmerkung: Die Gebührenordnungsposition 37100 ist höchstens zweimal im Krankheitsfall berechnungsfähig.
Abrechnungsausschlüsse im Behandlungsfall 37102, 37105, 37302, 37305, 37306, 37320

Berichtspflicht: Nein

Aufwand in Minuten:
Kalkulationszeit: KA   **Prüfzeit:** ./.   **Eignung der Prüfzeit:** Keine Eignung
Kommentar: Die EBM Nr. 37100 ist auch für Fachärzte berechnungsfähig.

37102   Zuschlag zu den GOPen 01410 oder 01413 für die   125 Pkt.
Betreuung von Patienten gemäß Bestimmung Nr. 1 zum   13,73 €
Abschnitt 37.2 und gemäß Anlage 27 zum BMV-Ä

Beschreibung Zuschlag zu den Gebührenordnungspositionen 01410 oder 01413 für die Betreuung von Patienten gemäß Präambel 37.1 Nr. 3 und gemäß Anlage 27 zum BMV-Ä

Obligater Leistungsinhalt
- Persönlicher-Arzt-Patienten-Kontakt,
- Betreuung eines Patienten einer stationären Pflegeeinrichtung,
- Kooperation mit weiteren Ärzten, die an der Versorgung gemäß einem Kooperationsvertrag nach § 119b SGB V teilnehmen sowie einbezogenen Pflegefachkräften,

Abrechnungsbestimmung: einmal im Behandlungsfall
Abrechnungsausschlüsse im Behandlungsfall 37100, 37105, 37302, 37305, 37306, 37320

Berichtspflicht: Nein

Aufwand in Minuten:
Kalkulationszeit: KA   **Prüfzeit:** ./.   **Eignung der Prüfzeit:** Keine Eignung
Kommentar: Die EBM Nr. 37102 ist auch für Fachärzte berechnungsfähig.

37105   Zuschlag zur Versichertenpauschale oder Grundpau-   275 Pkt.
schale für den koordinierenden Vertragsarzt gemäß   30,21 €
Anlage 27 zum BMV-Ä

Zuschlag zur Versichertenpauschale oder Grundpauschale für den koordinierenden Vertragsarzt gemäß Anlage 27 zum BMV-Ä

Obligater Leistungsinhalt
- Koordination von diagnostischen, therapeutischen und rehabilitativen Maßnahmen und der pflegerischen Versorgung in der stationären Pflegeeinrichtung mit weiteren Ärzten, die an der Versorgung gemäß einem Kooperationsvertrag nach § 119b SGB V teilnehmen sowie einbezogenen Pflegefachkräften,
- Steuerung des multiprofessionellen Behandlungsprozesses,

Fakultativer Leistungsinhalt
- Koordination der Regelungen zur Einbeziehung des vertragsärztlichen Bereitschaftsdienstes und Koordination der telefonischen Erreichbarkeit, ggf. unter Einbeziehung des vertragsärztlichen Bereitschaftsdienstes,

Abrechnungsbestimmung: einmal im Behandlungsfall

Anmerkung: Die Gebührenordnungsposition 37105 kann nur von einem an der Behandlung beteiligten Vertragsarzt berechnet werden. Hierüber ist eine schriftliche Vereinbarung mit den anderen kooperierenden Vertragsärzten zu treffen.
Abrechnungsausschlüsse im Behandlungsfall 37100, 37102, 37302, 37305, 37306, 37320

Berichtspflicht: Nein

Aufwand in Minuten:
Kalkulationszeit: KA   **Prüfzeit:** ./.   **Eignung der Prüfzeit:** Keine Eignung
Kommentar: Die EBM Nr. 37105 ist auch für Fachärzte berechnungsfähig.

37113	Zuschlag zur Gebührenordnungsposition 01413 für den Besuch eines Patienten in einem Pflegeheim , mit dem ein Kooperationsvertrag nach § 119b SGB V besteht, der die Anforderungen der Anlage 27 zum BMV-Ä erfüllt.	106 Pkt. 11,65 €

Abrechnungsausschluss: im Behandlungsfall 37302, 37305, 37306, 37320

Berichtspflicht: Nein

Aufwand in Minuten:
Kalkulationszeit: KA   **Prüfzeit:** ./.   **Eignung der Prüfzeit:** Keine Eignung

Kommentar: Die EBM Nr. 37113 ist auch für Fachärzte berechnungsfähig.
Mit diesem Zuschlag sollen die koordinierte Betreuung und das geringe Honorar für die Heimbesuche mehrerer Patienten entsprechend besser honoriert werden.

37120	Fallkonferenz gemäß Anlage 27 zum BMV	86 Pkt. 9,45 €

Obligater Leistungsinhalt
- Patientenorientierte Fallbesprechung mit der Pflegeeinrichtung unter Beteiligung der notwendigen ärztlichen Fachdisziplinen und/oder weiterer komplementärer Berufe sowie mit Pflegekräften des Pflegeheimes, mit dem ein Kooperationsvertrag für den Versicherten besteht

Anmerkung: Die Gebührenordnungsposition 37120 ist höchstens dreimal im Krankheitsfall berechnungsfähig.
Die Gebührenordnungsposition 37120 ist auch bei einer telefonischen Fallkonferenz berechnungsfähig.
Die Gebührenordnungsposition 37120 ist auch bei Durchführung der Fallkonferenz als Videofallkonferenz berechnungsfähig. Für die Abrechnung gelten die Anforderungen gemäß Anlage 31b zum BMV-Ä entsprechend.

Abrechnungsausschluss: im Behandlungsfall 37302, 37305, 37306, 37320

Berichtspflicht: Nein

Aufwand in Minuten:
Kalkulationszeit: KA   **Prüfzeit:** ./.   **Eignung der Prüfzeit:** Keine Eignung

Kommentar: Auch für die nur telefonische Konferenz der entsprechend beteiligten Ärzte ist die EBM Nr. 37120 abrechenbar.
Pflegekräfte müssen an dieser Konferenz nicht beteiligt sein. Allerdings ist die Leistung dann abrechenbar, wenn der koordinierende Hausarzt mit Pflegekräften des Heimes über bestimmte Patienten konferiert.

Wezel/Liebold gibt in seinem Kommentar einen wichtigen Hinweis: … „Problematisch – wie bei allen ähnlich konzipierten „Konferenzleistungen" – bleibt die Frage, wie die Inanspruchnahme durch den Patienten per Abrechnungsschein dann zu dokumentieren ist, wenn kein persönlicher Arzt-Patienten-Kontakt innerhalb des Quartals erfolgt. Im Zweifel sollte hierzu die regional zuständige Kassenärztliche Vereinigung konsultiert werden.
Üblicherweise wird der Koordinierende Arzt hierfür Überweisungsscheine für die vertragsärztlich tätigen Konferenzteilnehmer ausstellen. Dieser Aufwand erscheint jedoch im Verhältnis

zum eher geringen Honorar unangemessen. Es wäre sinnvoll seitens der Bundesmantelvertragspartner, für Fallkonferenzen stets bspw. die Ausstellung eines selbst ausgestellten Überweisungsscheines i.R. des sog. „Ersatzverfahrens" zuzulassen...

37.3 Besonders qualifizierte und koordinierte palliativmedizinische Versorgung gemäß Anlage 30 zum BMV-Ä

1. Die Gebührenordnungspositionen dieses Abschnittes sind nur für die Behandlung von Patienten gemäß § 2 der Anlage 30 zum BMV-Ä berechnungsfähig. Die Versorgung in der Häuslichkeit im Sinne der Leistungen dieses Abschnittes umfasst auch Pflege-, Hospizeinrichtungen sowie beschützende Wohnheime bzw. Einrichtungen.
2. Der grundsätzliche Anspruch eines Patienten auf eine spezialisierte ambulante Palliativversorgung (SAPV) im Sinne des § 37b SGB V wird durch das Erbringen der Gebührenordnungspositionen dieses Abschnittes nicht berührt.
3. Die Leistungen dieses Abschnittes sind nicht berechnungsfähig, wenn nach Kenntnis des teilnehmenden Arztes der behandelte Patient zeitgleich Leistungen im Rahmen der spezialisierten ambulanten Palliativversorgung – mit Ausnahme der Beratungsleistung – gemäß § 37b SGB V i.V.m. § 132d Abs

Kommentar: Die Kassenärztliche Bundesvereinigung, K. d. ö. R., Berlin,– einerseits – und der GKV-Spitzenverband (Spitzenverband Bund der Krankenkassen), K.d. ö. R., Berlin,– andererseits – schließen als Anlage 30 zum Bundesmantelvertrag-Ärzte (BMV-Ä) die nachstehende **Vereinbarung nach § 87 Abs. 1b SGB V zur Besonders qualifizierten und koordinierten palliativ-medizinischen Versorgung vom 29.11.2016** s.u.: http://www.kbv.de/media/sp/Anlage_30_Palliativv ersorgung.pdf.
Weitere Details veröffentlicht die KBV unter https://www.kbv.de/html/1150_30329.php

Ambulante Palliativmedizin – Abrechnungsgenehmigungen zum download
Um die palliativmedizinische Versorgung im ambulanten Bereich weiter auszubauen und die Lücke zur spezialisierten Palliativversorgung (SAPV) zu verringern wird der Abschnitt 37.3 mit acht neuen Leistungen in den EBM eingeführt.
Für vier der Gebührenordnungspositionen benötigen Sie eine Genehmigung Ihrer KV auf Teilnahme und Abrechnung.
Beispielhaft finden Sie untenstehend einige Anträge u.a. der KV Hessen. https://www.kvhessen. de/fileadmin/media/documents/Mitglieder/Abrechnung_und_Honorar/Alles_fuer_Ihre_Abrech nung/EBM/EBM-Aenderungen_01-10-2017/170918_Antragsformular_Palliativmedizin.pdf
und der KV Bremen
https://www.kvhb.de/sites/default/files/antrag-palliativmedizin.pdf
und KV Berlin
https://www.kvberlin.de/20praxis/20qualitaet/10qsleistung/leistungen_ueberblick/qs_pmv/ant rag_pmv.pdf

Unter „Spezialisierte ambulante Palliativversorgung" informiert die KBV u.a.
... „Ambulante Palliativmedizin wird ausgebaut – Neue Leistungen im EBM
... „Die ambulante Palliativversorgung durch Haus- und Fachärzte wird ausgebaut. Dazu werden zum 1. Oktober 2017 mehrere neue Leistungen in den EBM aufgenommen.

Ärzte benötigen Abrechnungsgenehmigung
Der Beschluss des Bewertungsausschusses sieht acht neue Gebührenordnungspositionen (GOP) vor, die im Abschnitt 37.3 aufgeführt sind. Ärzte benötigen für die Berechnung bestimmter Leistungen, zum Beispiel der Koordinationspauschale, eine Genehmigung ihrer Kassenärztlichen Vereinigung (KV). Die Anforderungen sind in der Anlage 30 zum Bundesmantelvertrag geregelt.

Extrabudgetäre Vergütung
Die GOP des Abschnitts 37.3 werden extrabudgetär zu festen Preisen vergütet; zunächst für zwei Jahre. Darüber hinaus empfiehlt der Bewertungsausschuss den Vertragspartnern auf Landesebene, ab Oktober 2017 auch die palliativmedizinischen Leistungen in den haus- und kinderärztlichen EBM-Kapiteln (Abschnitte 3.2.5 und 4.2.5) für zwei Jahre extrabudgetär zu honorieren.

Bestehende Regelungen bleiben unberührt
Von der Vereinbarung (Anlage 30 zum BMV-Ä) bleiben bestehende regionale Regelungen zur Palliativversorgung unberührt. Auch die palliativmedizinischen Leistungen in den haus- und kinderärztlichen EBM-Kapiteln können weiter abgerechnet werden – allerdings bestehen entsprechende Berechnungsausschlüsse zu den neuen GOP.

Umsetzung des Hospiz- und Palliativgesetzes
Mit dem Hospiz- und Palliativgesetz hatten KBV und Krankenkassen den Auftrag erhalten, im Bundesmantelvertrag die Voraussetzungen für eine besonders qualifizierte und koordinierte palliativmedizinische Versorgung festzulegen. Ziel ist es, die Übergänge zwischen kurativer Behandlung und palliativmedizinischer Versorgung sowie SAPV fließend zu gestalten. Zudem soll die Palliativversorgung flächendeckend etabliert werden.

37300	Palliativmedizinische Ersterhebung des Patientenstatus inkl. Behandlungspläne gemäß § 5 Abs. 1 der Anlage 30 zum BMV-Ä	392 Pkt. 43,07 €

Obligater Leistungsinhalt
- Persönlicher-Arzt-Patienten-Kontakt,
- Untersuchung des körperlichen und
- psychischen Zustandes des Patienten,
- Ersterhebung der individuellen palliativen Bedarfe des Patienten im Rahmen eines standardisierten palliativmedizinischen Assessments in mindestens 5 Bereichen,
- Erstellung und/oder Aktualisierung eines schriftlichen und allen Beteiligten zugänglichen
  - Therapieplanes
  und/oder
  - qualifizierten Schmerztherapieplanes
  und
  - Notfallplanes (z.B. nach „P A L M A")
  in Zusammenarbeit mit beteiligten Ärzten,

Fakultativer Leistungsinhalt
- Beratung und Aufklärung über die Möglichkeiten der Patientenverfügung, Vorsorgevollmacht und Betreuungsverfügung,

- Beratung und Aufklärung des Patienten
und/oder
- der betreuenden Person zur Ermittlung des Patientenwillens und ggf. Erfassung des Patientenwillens,
- ggf. weitere, notwendige Verlaufserhebungen,

Abrechnungsbestimmung: einmal im Krankheitsfall

Anmerkung: Die Gebührenordnungsposition 37300 kann nur von einem an der Behandlung beteiligten Vertragsarzt berechnet werden.
Die Gebührenordnungsposition 37300 ist nicht neben den Gebührenordnungspositionen 03220, 03230, 03360, 03362, 04220, 04230, 16220, 16230, 16231, 16233, 21220, 21230, 21231 und 21233 berechnungsfähig.

Abrechnungsausschluss:
in derselben Sitzung 03220, 03230, 03360, 03362, 04220, 04230, 04231, 16220, 16223, 16230, 16231, 16233, 21220, 21230, 21231, 21233, 21235
im Krankheitsfall 03370, 04370

Berichtspflicht: Nein

Aufwand in Minuten:
Kalkulationszeit: KA   **Prüfzeit:** ./.   **Eignung d Prüfzeit:** Keine Eignung

Kommentar: Die Regelungen des Abschnitts 37.3 und deren Leistungen basieren auf Anlage 30 BMV-Ä siehe unter:
Vereinbarung nach § 87 Abs.1b SGB V zur Besonders qualifizierten und koordinierten palliativ-medizinischen Versorgung vom 29.11.2016 http://www.kbv.de/media/sp/Anlage_30_Palliativversorgung.pdf mit folgende Inhalten:

Abschnitt I – Versorgungsziele und Patienten
§ 1 Ziele und Gegenstand der Vereinbarung
§ 2 Patienten

Abschnitt II – Versorgungsauftrag und Vernetzung
§ 3 Versorgungsauftrag
§ 4 Interdisziplinäre Zusammenarbeit im Team
§ 5 Aufgaben der teilnehmenden Ärzte

Abschnitt III – Teilnahmeverfahren
§ 6 Teilnehmende
§ 7 Anerkennung

Abschnitt IV – Qualitätssicherung
§ 8 Qualitätssicherung § 9 Evaluation der Vereinbarung

Abschnitt V – Ergänzende Bestimmungen
§ 10 Inkrafttreten und Kündigung
Anlage 1 Fachliche Anforderungen zur qualifizierten und koordinierten Palliativversorgung gemäß § 87 Abs. 1b SGB V Anlage 2 Protokollnotiz

37302	Zuschlag zur Versicherten- oder Grundpauschale für den koordinierenden Vertragsarzt gemäß § 4 Abs. 1 Satz 1 der Anlage 30 zum BMV-Ä	275 Pkt. 30,21 €

Obligater Leistungsinhalt

- Persönlicher Arzt-Patienten-Kontakt, – Koordination diagnostischer, therapeutischer und pflegerischer Maßnahmen,
- Koordination der palliativmedizinischen und
- pflegerischen Versorgung durch Einbezug von und Zusammenarbeit mit anderen an der Versorgung des Patienten Beteiligten,

Fakultativer Leistungsinhalt

- Palliativmedizinische Betreuung des Patienten in der Arztpraxis (z.B. Schmerztherapie, Symptomkontrolle),
- Beratung und Aufklärung über die Möglichkeiten der Patientenverfügung, Vorsorgevollmacht und/oder Betreuungsverfügung,
- Konsiliarische Erörterung mit einem mitbehandelnden Vertragsarzt und/oder einem Vertragsarzt mit der Zusatzbezeichnung Palliativmedizin,
- Anleitung und Beratung der Betreuungs- und Bezugspersonen,

Abrechnungsbestimmung: einmal im Behandlungsfall

Anmerkung: Die Gebührenordnungsposition 37302 kann nur von einem an der Behandlung beteiligten
Vertragsarzt berechnet werden.
Die Gebührenordnungsposition 37302 ist nicht neben den Gebührenordnungspositionen 03220, 03230, 03360, 03362, 04220, 04230, 16220, 16230, 16231, 16233, 21220, 21230, 21231 und 21233 berechnungsfähig.

Abrechnungsausschluss:
in derselben Sitzung 03220, 03230, 03360, 03362, 04220, 04230, 04231, 16220, 16223, 16230, 16231, 16233, 21220, 21230, 21231, 21233, 21235
im Behandlungsfall 03371, 04371, 37.2

Berichtspflicht: Nein

Aufwand in Minuten:
Kalkulationszeit: KA   **Prüfzeit:** ./.   **Eignung d Prüfzeit:** Keine Eignung

Kommentar: Die Regelungen des Abschnitts 37.3 und deren Leistungen basieren auf Anlage 30 BMV-Ä siehe unter:
Vereinbarung nach § 87 Abs.1b SGB V zur Besonders qualifizierten und koordinierten palliativ-medizinischen Versorgung vom 29.11.2016 http://www.kbv.de/media/sp/Anlage_30_Pallia
tivversorgung.pdf –
Inhalte siehe unter **EBM Nr. 37300**

37305	Zuschlag zu den Gebührenordnungspositionen 01410 und 01413 für die besonders qualifizierte und koordinierte palliativmedizinische Versorgung eines Patienten gemäß Anlage 30 zum BMV-Ä in der Häuslichkeit	**124 Pkt.** **13,62 €**

Obligater Leistungsinhalt
- Persönlicher Arzt-Patienten-Kontakt,
- Dauer mindestens 15 Minuten,
- Palliativmedizinische Betreuung des Patienten (z.B. Schmerztherapie, Symptomkontrolle),

Fakultativer Leistungsinhalt
- Anleitung und Beratung der Betreuungs- und Bezugspersonen,

Abrechnungsbestimmung: je vollendete 15 Minuten

Anmerkung: Der Höchstwert für die Gebührenordnungsposition 37305 beträgt am Behandlungstag 744 Punkte.
Die Gebührenordnungsposition 37305 ist nicht neben den Gebührenordnungspositionen 03220, 03230, 03360, 03362, 03371 bis 03373, 04220, 04230, 04371 bis 04373, 37306 und 37314 berechnungsfähig.

Abrechnungsausschluss:
in derselben Sitzung 03220, 03230, 03360, 03362, 03371, 03372, 03373, 04220, 04230, 04231, 04371, 04372, 04373, 37306, 37314, 37400
im Behandlungsfall 37.2

Berichtspflicht: Nein

Aufwand in Minuten:
Kalkulationszeit: KA   **Prüfzeit:** 12   **Eignung d Prüfzeit:** Tages- und Quartalsprofil

Kommentar: Die Regelungen des Abschnitts 37.3 und deren Leistungen basieren auf Anlage 30 BMV-Ä siehe unter:
Vereinbarung nach § 87 Abs.1b SGB V zur Besonders qualifizierten und koordinierten palliativ-medizinischen Versorgung vom 29.11.2016 http://www.kbv.de/media/sp/Anlage_30_Pallia
tivversorgung.pdf –
Inhalte siehe unter EBM Nr. 37300

37306	Zuschlag zu den Gebührenordnungspositionen 01411, 01412 und 01415 für die besonders qualifizierte und koordinierte palliativmedizinische Versorgung eines Patienten gemäß Anlage 30 zum BMV-Ä in der Häuslichkeit	**124 Pkt.** **13,62 €**

Obligater Leistungsinhalt
- Persönlicher Arzt-Patienten-Kontakt,
- Palliativmedizinische Betreuung des Patienten (z.B. Symptomkontrolle),

Abrechnungsbestimmung: je Besuch

Anmerkung: Die Gebührenordnungsposition 37306 ist für Besuche im Rahmen des organisierten Not(- fall)dienstes, für Besuche im Rahmen der Notfallversorgung durch nicht an der vertragsärztlichen Versorgung teilnehmende Ärzte, Institute und Krankenhäuser sowie für dringende Visiten auf der Belegstation nicht berechnungsfähig.

Die Gebührenordnungsposition 37306 ist nicht neben den Gebührenordnungspositionen 01100 bis 01102, 01205, 01207, 01210, 01212, 01214, 01216, 01218, 03220, 03230, 03360, 03362, 03371 bis 03373, 04220, 04230, 04371 bis 04373, 37305 und 37314 berechnungsfähig.

Abrechnungsausschluss: in derselben Sitzung 01100, 01101, 01102, 01205, 01207, 01210, 01212, 01214, 01216, 01218, 03220, 03230, 03360, 03362, 03371, 03372, 03373, 04220, 04230, 04231, 04371, 04372, 04373, 37305, 37314, 37400 im Behandlungsfall 37.2

Berichtspflicht: Nein

Aufwand in Minuten:
Kalkulationszeit: KA   **Prüfzeit:** ./.   **Eignung d Prüfzeit:** keine Eignung

Kommentar: Die Regelungen des Abschnitts 37.3 und deren Leistungen basieren auf Anlage 30 BMV-Ä siehe unter:
Vereinbarung nach § 87 Abs.1b SGB V zur Besonders qualifizierten und koordinierten palliativ-medizinischen Versorgung vom 29.11.2016 http://www.kbv.de/media/sp/Anlage_30_Pallia tivversorgung.pdf –
Inhalte siehe unter EBM Nr. 37300

37314	Pauschale für die konsiliarische Erörterung und Beurteilung komplexer medizinischer Fragestellungen durch einen konsiliarisch tätigen Arzt mit der Zusatzweiterbildung Palliativmedizin im Rahmen der besonders qualifizierten und koordinierten palliativmedizinischen Versorgung eines Patienten gemäß Anlage 30 zum BMV-Ä,	106 Pkt. 11,65 €

Abrechnungsbestimmung: einmal im Behandlungsfall
Anmerkung: Kommt in demselben Arztfall eine Versicherten-, Grund- und/oder Konsiliarpauschale zur Abrechnung, ist die Gebührenordnungsposition 37314 nicht berechnungsfähig.
Abrechnungsausschluss: nicht neben 37305, 37306
Berichtspflicht: Nein
Aufwand in Minuten:
Kalkulationszeit: KA   **Prüfzeit:** ./.   **Eignung d Prüfzeit:** keine Eignung
Kommentar: Die Regelungen des Abschnitts 37.3 und deren Leistungen basieren auf Anlage 30 BMV-Ä siehe unter:
Vereinbarung nach § 87 Abs.1b SGB V zur Besonders qualifizierten und koordinierten palliativ-medizinischen Versorgung vom 29.11.2016 http://www.kbv.de/media/sp/Anlage_30_Pallia tivversorgung.pdf –
Inhalte siehe unter EBM Nr. 37300

37317	Zuschlag zur Gebührenordnungsposition 37302 für die Erreichbarkeit und Besuchsbereitschaft in kritischen Phasen	1425 Pkt. 156,57 €

Obligater Leistungsinhalt
- Vorhaltung einer telefonischen Erreichbarkeit des koordinierenden Arztes für den Patienten und/oder die Angehörigen und/oder die Pflegekräfte und/oder den ärztlichen Bereitschafts-

dienst und einer Besuchsbereitschaft außerhalb der Sprechstundenzeiten, an Samstagen, Sonntagen, gesetzlichen Feiertagen und am 24.12. und 31.12. in Abstimmung zwischen dem Arzt und dem Patienten und/oder den Angehörigen und ggf. weiterer Beteiligter in kritischen Phasen, die nicht über die Maßnahmen des qualifizierten Schmerztherapie-, Therapie-, und/oder Notfallplanplans zu beheben sind,

Fakultativer Leistungsinhalt
- Koordination der palliativmedizinischen und -pflegerischen Versorgung durch Einbezug von und Zusammenarbeit mit anderen an der Versorgung des Patienten Beteiligten in kritischen Phasen,

Abrechnungsbestimmung: einmal im Krankheitsfall

Berichtspflicht: Nein

Aufwand in Minuten:
Kalkulationszeit: KA   **Prüfzeit:** ./.   **Eignung d Prüfzeit:** Keine Eignung

Kommentar: Die Regelungen des Abschnitts 37.3 und deren Leistungen basieren auf Anlage 30 BMV-Ä siehe unter:
Vereinbarung nach § 87 Abs.1b SGB V zur Besonders qualifizierten und koordinierten palliativ-medizinischen Versorgung vom 29.11.2016 http://www.kbv.de/media/sp/Anlage_30_Pallia tivversorgung.pdf –
Inhalte siehe unter EBM Nr. 37300

37318	Telefonische Beratung von mindestens 5 Minuten Dauer im Rahmen der besonders qualifizierten und koordinierten palliativmedizinischen Versorgung gemäß Anlage 30 zum BMV-Ä bei Inanspruchnahme zwischen 19:00 und 7:00 Uhr und ganztägig an Samstagen, Sonntagen, gesetzlichen Feiertagen und am 24.12. und 31.12.	213 Pkt. 23,40 €

Obligater Leistungsinhalt
- Telefonischer Kontakt des Arztes mit
  - dem Pflegepersonal?
  oder
  - dem ärztlichen Bereitschaftsdienst
  oder
  - den Angehörigen des Patienten
  oder
  - dem Krankenhaus

Abrechnungsbestimmung: je Telefonat

Anmerkung: Die Gebührenordnungsposition 37318 ist höchstens siebenmal im Behandlungsfall berechnungsfähig.
Die Gebührenordnungsposition 37318 ist entgegen der Allgemeinen Bestimmung 4.3.1 im Behandlungsfall auch neben Versicherten- und/oder Grundpauschalen berechnungsfähig.

Berichtspflicht: Nein

Aufwand in Minuten:
Kalkulationszeit: KA   **Prüfzeit:** 4   **Eignung d Prüfzeit:** Tages- und Quartalsprofil

Kommentar: Die Regelungen des Abschnitts 37.3 und deren Leistungen basieren auf Anlage 30 BMV-Ä siehe unter:
Vereinbarung nach § 87 Abs.1b SGB V zur Besonders qualifizierten und koordinierten palliativ-medizinischen Versorgung vom 29.11.2016 http://www.kbv.de/media/sp/Anlage_30_Pallia tivversorgung.pdf –
Inhalte siehe unter EBM Nr. 37300

37320 Fallkonferenz gemäß Anlage 30 zum BMV-Ä	86 Pkt.
	9,45 €

Obligater Leistungsinhalt

- Patientenorientierte Fallbesprechung unter Beteiligung der notwendigen ärztlichen Fachdisziplinen und/oder weiterer komplementärer Berufe sowie mit Pflegekräften bzw. Angehörigen, die an der Versorgung des Patienten beteiligt sind

Anmerkung: Die Gebührenordnungsposition 37320 ist höchstens fünfmal im Krankheitsfall berechnungsfähig.
Die Gebührenordnungsposition 37320 ist auch bei einer telefonischen Fallkonferenz berechnungsfähig.
Die Gebührenordnungsposition 37320 ist auch bei Durchführung der Fallkonferenz als Videofallkonferenz, berechnungsfähig. Für die Abrechnung gelten die Anforderungen gemäß Anlage 31b zum BMV-Ä entsprechend.

Abrechnungsausschluss: im Behandlungsfall 30706, 37.2

Berichtspflicht: Nein

Aufwand in Minuten:
Kalkulationszeit: KA   **Prüfzeit:** ./.   **Eignung d Prüfzeit:** Keine Eignung

37.4 Versorgungsplanung gemäß der Vereinbarung nach § 132g Abs. 3 SGB V

1. Die Gebührenordnungsposition 37400 dieses Abschnittes kann von Ärzten gemäß Nr. 6 der Präambel 37.1 nur bei Patienten berechnet werden, die durch einen Berater gemäß der Vereinbarung nach § 132g Abs. 3 SGB V in einem Pflegeheim oder einer Einrichtung der Eingliederungshilfe betreut werden.

37400 Zusatzpauschale für die Beteiligung an der Beratung	100 Pkt.
eines Patienten in Zusammenarbeit mit dem Berater	10,99 €
gemäß der Vereinbarung nach § 132g Abs. 3 SGB	

Obligater Leistungsinhalt

- Teilnahme an einem vom verantwortlichen Berater durchgeführten patientenorientierten Beratungsgespräch gemäß der Vereinbarung nach § 132g Abs. 3 SGB V
und/oder
- Teilnahme an einer vom verantwortlichen Berater durchgeführten patientenorientierten Fallbesprechung gemäß der Vereinbarung nach § 132g Abs. 3 SGB V
und/oder

- Abstimmung der schriftlichen Patientenverfügung für Notfallsituationen gemäß § 9 Abs. 3 der Vereinbarung nach § 132g Abs. 3 SGB V in Zusammenarbeit mit dem verantwortlichen Berater,

Fakultativer Leistungsinhalt
- In mehreren Sitzungen,
- Zusammenarbeit und Informationsaustausch gemäß § 11 Abs. 1 der Vereinbarung nach § 132g Abs. 3 SGB V mit dem verantwortlichen Berater,

Abrechnungsbestimmung: einmal im Behandlungsfall

Anmerkung: Die Gebührenordnungsposition 37400 ist auch berechnungsfähig, wenn die Teilnahme am patientenorientierten Beratungsgespräch gemäß der Vereinbarung nach § 132g Abs. 3 SGB V telefonisch erfolgt.
Die Gebührenordnungsposition 37400 ist auch bei Durchführung der Fallbesprechung als Videofallkonferenz berechnungsfähig. Für die Abrechnung gelten die Anforderungen gemäß Anlage 31b zum BMV-Ä entsprechend.
Die Gebührenordnungsposition 37400 kann nur von einem an der Beratung beteiligten Vertragsarzt berechnet werden.

Abrechnungsausschluss: nicht neben 01442, 03371 bis 03373, 04371 bis 04373, 37120, 37305, 37306, 37318, 37320

Kommentar: Die KBV informiert: https://www.kbv.de/html/1150_38651.php
Die KV Hessen informiert beispielhaft: Haus- und Fachärzte können ab Januar 2019 die neue EBM Nr. 37400 abrechnen, wenn sie mit einem qualifizierten Berater nach der Vereinbarung nach § 132g Abs. 3 SGB V zusammenarbeiten.
Die Leistung soll zunächst extrabudgetär vergütet werden.
Die EBM Nr. 37400 wird in den neuen Abschnitt 37.4 im EBM aufgenommen und kann einmal im Behandlungsfall abgerechnet werden.
Bei der Abrechnung der EBM Nr. 37400 geben Ärzte im freien Begründungsfeld (Feldkennung 5009) den Namen des Beraters an. Grund: Der EBM fordert den Nachweis, dass der Arzt mit dem Berater des Patienten bei der Versorgungsplanung zusammengearbeitet hat.
Inhalt der EBM Nr. 37400 ist die Teilnahme an einem patientenorientierten Beratungsgespräch, das der Berater durchführt, die Teilnahme an einer Fallbesprechung und/oder die Abstimmung der schriftlichen Patientenverfügung für Notfallsituationen mit dem Berater. Die Patientenverfügung erstellt der Berater, der betreuende Arzt unterschreibt sie.
Ärzte können die EBM Nr. 37400 auch dann abrechnen, wenn das Beratungsgespräch telefonisch erfolgt. Nur ein Vertragsarzt kann die EBM Nr. 37400 im Behandlungsfall für die Zusammenarbeit mit dem Berater abrechnen.

Voraussetzung:
- Kooperationsvertrag mit der Einrichtung nach § 132g.
- Zugelassenen Pflegeeinrichtungen im Sinne des § 43 SGB XI und Einrichtingen der Eingliederungshilfe für behinderte Menschen.
- Berater der Einrichtung (wird von der Einrichtung bestimmt)
- Versorgungsplanung der Pfleeinrichtung.

38 Delegationsfähige Leistungen

Das **Kapitel 38 Delegationsfähige Leistungen** wurde zusammen mit den Kapitel 37 zum 1.7.2016 aufgenommen:
... „**Weitere Nichtärztlicher Praxis-Assistenten (NäPA) – EBM Nrn.**
Das neue EBM-Kapitel 38 erweitert die Abrechenbarkeit von Einsätzen speziell weitergebildeter Nichtärztlicher Praxis-Assistenten (NäPA) auf Fachärzte, jedenfalls insofern die Assistentinnen Heimbewohner aufsuchen. Außerdem werden jegliche Patientenbesuche von beauftragten Mitarbeitern, um delegierte Leistungen zu erbringen, höher als bisher vergütet. Im Detail:
Die neue EBM Nr. 38100 ersetzt die bisherige **EBM Nr. 40240** (Aufsuchen eines Kranken durch beauftragten Praxis-Mitarbeiter). Wie bisher schon ist auch unter der neuen EBM Nr. 38100 die Abrechnung der beiden NäPA-Besuchsziffern 03062 und 03063 am selben Behandlungstag ausgeschlossen. Mit **76 Punkten – und demnach aktuell über acht Euro** – ist der Patientenbesuch durch Praxis-Mitarbeiter künftig deutlich besser bewertet.
Die EBM Nr. 38105 ersetzt die bisherige **EBM Nr. 40260.** Sie steht künftig für den Mitbesuch eines weiteren Patienten durch einen beauftragten Mitarbeiter in zeitlich unmittelbarem Zusammenhang zum Erstbesuch nach **38100.** Die **EBM Nr. 38105** bringt mit **39 Punkten etwas über vier Euro.**
EBM Nr. 38200: Handelt es sich bei den beauftragten Mitarbeitern im Rahmen der Besuchsziffern **38100** und **38105** um NäPA und bei den Patienten um Bewohner von Alten- oder Pflegeheimen – „oder anderen beschützenden Einrichtungen" –, dann sind dafür künftig zwei Zuschläge möglich. Zum einen die **EBM Nr. 38200** als Zuschlag für den Erstbesuch nach **38100**, vergütet mit zusätzlich 90 Punkten – derzeit also knapp 10 Euro on Top.
Und zum Zweiten die EBM Nr. 38205 als Zuschlag für den Mitbesuch nach **38105 (83 Punkte).** Diese beiden zuletzt genannten Zuschläge sollen extrabudgetär vergütet werden, heißt es. Außerdem können sie nur in Verbindung mit der Versichertenpauschale oder der fachärztlichen Grundpauschale angesetzt werden..."
Mit der EBM Nr. 38202 und 38207 wurden Abrechnungspositionen weg vom Alten- und Pflegeheim für Besuch und Betreuung in der Häuslichkeit geschaffen.
Die Voraussetzungen zur Abrechnung der Gebührenpositionen des neuen Kapitels 38 sind weit gefasst. Die beiden Besuchsziffern **38100** und **38105** dürfen von allen Vertragsärzten abgerechnet werden. Die NäPA-Zuschläge allerdings sind beim Heimbesuch auf Hausärzte sowie eine Reihe von Fachärzten eingegrenzt.

Kommentar: Die KBV informiert (http://www.kbv.de/html/1150_23357.php) u.a. zu diesem neuen Bereich:
... „30.06.2016 – Die Delegation von ärztlichen Leistungen wird stärker gefördert. Ab 1. Juli 2016 gibt es dazu im EBM ein eigenes Kapitel. Dann erhalten auch Fachärzte Zuschläge auf Besuche, die von qualifizierten nichtärztlichen Praxisassistenten in Pflegeheimen durchgeführt werden ...

38.1 Präambel

1. Die Gebührenordnungspositionen 38100 und 38105 können von allen Vertragsärzten – soweit dies berufsrechtlich zulässig ist – berechnet werden.

2. Die Gebührenordnungspositionen 38200, 38202, 38205 und 38207 können nur von
   - Fachärzten für Allgemeinmedizin (ausschließlich die Gebührenordnungspositionen 38200 und 38205),
   - Fachärzten für Innere und Allgemeinmedizin (ausschließlich die Gebührenordnungspositionen 38200 und 38205),
   - Praktischen Ärzten (ausschließlich die Gebührenordnungspositionen 38200 und 38205),
   - Ärzten ohne Gebietsbezeichnung (ausschließlich die Gebührenordnungspositionen 38200 und 38205),
   - Fachärzten für Innere Medizin ohne Schwerpunktbezeichnung, die gegenüber dem Zulassungsausschuss ihre Teilnahme an der hausärztlichen Versorgung gemäß § 73 Abs. 1a SGB V erklärt haben (ausschließlich die Gebührenordnungspositionen 38200 und 38205),
   - Fachärzten für Kinder- und Jugendmedizin,
   - Fachärzten für Kinder- und Jugendpsychiatrie,
   - Fachärzten für Kinder- und Jugendpsychiatrie und -psychotherapie,
   - Fachärzten für Augenheilkunde,
   - Fachärzten für Chirurgie,
   - Fachärzten für Frauenheilkunde und Geburtshilfe,
   - Fachärzten für Hals-Nasen-Ohrenheilkunde,
   - Fachärzten für Haut- und Geschlechtskrankheiten,
   - Fachärzten für Innere Medizin mit und ohne Schwerpunkt, die gegenüber dem Zulassungsausschuss ihre Teilnahme an der fachärztlichen Versorgung erklärt haben,
   - Fachärzten für Mund-, Kiefer- und Gesichtschirurgie,
   - Fachärzten für Neurologie,
   - Fachärzten für Nervenheilkunde,
   - Fachärzten für Neurologie und Psychiatrie,
   - Fachärzten für Orthopädie,
   - Fachärzten für Orthopädie und Unfallchirurgie,
   - Fachärzten für Psychiatrie und Psychotherapie,
   - Fachärzten für Urologie,
   - Fachärzten für Physikalische und Rehabilitative Medizin
   berechnet werden.

3. Die Gebührenordnungspositionen dieses Kapitels können nur von delegierenden Vertragsärzten unter Berücksichtigung der berufsrechtlichen Bestimmungen und unter der Voraussetzung berechnet werden, dass die Tätigkeit des nichtärztlichen Mitarbeiters gemäß § 28 Abs. 1 Satz 2 SGB V in ausreichender Form vom Arzt überwacht wird und dieser jederzeit erreichbar ist. Der Arzt ist im Falle des Hausbesuches regelmäßig, spätestens an dem auf den Besuch folgenden Werktag (außer Samstag), über die von dem nichtärztlichen Mitarbeiter gemäß § 28 Abs. 1

Satz 2 SGB V erhobenen Befunde und Anweisungen zu informieren. Die von dem nichtärztlichen Mitarbeiter gemäß § 28 Abs. 1 Satz 2 SGB V erhobenen Befunde, gegebenen Anweisungen bzw. durchgeführten Maßnahmen sind zu dokumentieren.

4. Die Gebührenordnungspositionen 38200, 38202, 38205 und 38207 können nur in Fällen berechnet werden, in denen eine Versichertenpauschale oder Grundpauschale berechnet wurde.

Kommentar: Die EBM Nrn. zur Honorierung von an nichtärztliche Praxismitarbeiter delegierte vertragsärztliche Leistungen in Pflegeeinrichtungen wurden zum 1.7.2016 im neuen Kapitel 38 (das in zwei Abschnitte aufgeteilt ist) im EBM eingeführt

Die Vergütung unterscheidet sich durch die Qualifikationsvoraussetzungen des Praxispersonals und werden extrabudgetär und ohne Mengenbegrenzung in voller Höhe vergütet.

In das neue EBM-Kapitel 38 wurden auch die bisherigen Kosten-pauschalen (für ärztlich angeordnete Hilfeleistungen von nicht speziell qualifizierten Praxismitarbeitern) mit jetzt neuen EBM Ziffern aufgenommen:

Alte EBM Nr.   Neue EBM Nr.
40240   38100
40260   38105

Das Honorar für Mitbesuche durch einen beauftragten Mitarbeiter wurde erhöht.

- EBM Nr. 38100 innerhalb der morbiditätsbedingten Gesamtvergütung (MGV)
- EBM Nr. 38105 innerhalb der morbiditätsbedingten Gesamtvergütung (MGV)
- EBM Nr. 38200 Einzelleistung
- EBM Nr. 38205 Einzelleistung

Fachärzte der genannten Fachrichtungen können Patientenbesuche in Pflegeheimen an qualifizierte Mitarbeiter delegieren. Sie erhalten dies auch vergütete. Diese Regelung gilt auch für Hausarztpraxen, welche die erforderliche Fallzahl der hausärztlichen NäPa-Regelung (NäPa = nichtärztliche Praxisassistenten) nicht erfüllen.

Diese Ärzte bekommen damit die gleiche Vergütung wie Hausärzte, die seit Anfang 2015 von einer solchen Förderung profitieren können. Der Einsatz des Assistenten beim Facharzt ist allerdings auf Pflegeheime beschränkt, Besuche außerhalb des Pflegeheims werden nicht zusätzlich finanziert.

Praxen, die die neuen EBM- Nrn. 38200 bzw. 38205 abrechnen wollen, müssen die entsprechend Anlage 8 BMV-Ä (Delegations-Vereinbarung – http://www.kbv.de/media/sp/08_Delegation.pdf) qualifizierte nichtärztliche Assistentin mit mindestens 20 Wochenstunden beschäftigen.

38.2 Ärztlich angeordnete Hilfeleistungen von Praxismitarbeitern

1. Voraussetzung für die Berechnung der Gebührenordnungspositionen dieses Abschnitts ist die Anstellung eines/von nichtärztlichen Mitarbeitern mit abgeschlossener Ausbildung in einem nichtärztlichen Heilberuf.

38100	Aufsuchen eines Patienten durch einen nichtärztlichen Mitarbeiter	76 Pkt. 8,35 €

Gebührenordnungsposition einschl. Wegekosten – entfernungsunabhängig – für das Aufsuchen eines Patienten durch einen vom behandelnden Arzt beauftragten angestellten Mitarbeiter der Arztpraxis zur Verrichtung medizinisch notwendiger delegierbarer Leistungen

Abrechnungsbestimmung: je Sitzung

Anmerkung: Die Gebührenordnungsposition 38100 kann nur berechnet werden, wenn der Patient aus medizinischen Gründen die Arztpraxis nicht aufsuchen kann.
Der mit dem gesonderten Aufsuchen beauftragte Mitarbeiter darf nur Leistungen erbringen, die vom Arzt im Einzelfall angeordnet worden sind. Die Gebührenordnungspositionen dieser Leistungen sind neben der Gebührenordnungsposition 38100 berechnungsfähig.
Die Gebührenordnungsposition 38100 ist im begründeten Einzelfall neben Besuchen nach den Gebührenordnungspositionen 01410 bis 01413, 01415 und 01418 berechnungsfähig.
Abrechnungsausschlüsse Leistungen
am Behandlungstag 03062, 03063, 38105

Berichtspflicht: Nein

Aufwand in Minuten:
Kalkulationszeit: KA   **Prüfzeit:** ./.   **Eignung der Prüfzeit:** Keine Eignung

38105	Aufsuchen eines weiteren Patienten durch einen nicht-ärztlichen Mitarbeiter	39 Pkt. 4,28 €

Gebührenordnungsposition einschl. Wegekosten – entfernungsunabhängig – für das Aufsuchen eines weiteren Patienten derselben sozialen Gemeinschaft (auch z.B. Alten- oder Pflegeheim) in unmittelbarem zeitlichen Zusammenhang mit dem Aufsuchen eines Patienten nach der Gebührenordnungsposition 38100,

Abrechnungsbestimmung: je Sitzung

Anmerkung: Die Gebührenordnungsposition 38105 kann nur berechnet werden, wenn der Patient aus medizinischen Gründen die Arztpraxis nicht aufsuchen kann.
Der mit dem gesonderten Aufsuchen beauftragte Mitarbeiter darf nur Leistungen erbringen, die vom Arzt im Einzelfall angeordnet worden sind. Die Gebührenordnungspositionen dieser Leistungen sind neben der Gebührenordnungsposition 38105 berechnungsfähig.
Die Gebührenordnungsposition 38105 ist im begründeten Einzelfall neben Besuchen nach den Gebührenordnungspositionen 01410 bis 01413, 01415 und 01418 berechnungsfähig.
Abrechnungsausschlüsse Leistungen
am Behandlungstag 03062, 03063, 38100

Berichtspflicht: Nein

Aufwand in Minuten:
Kalkulationszeit: KA   **Prüfzeit:** ./.   **Eignung der Prüfzeit:** Keine Eignung

38.3 Ärztlich angeordnete Hilfeleistungen von qualifizierten nichtärztlichen Praxisassistenten

1. Voraussetzung für die Berechnung der Gebührenordnungspositionen dieses Abschnitts ist die Genehmigung der Kassenärztlichen Vereinigung. Die Genehmigung wird erteilt, wenn der Kassenärztlichen Vereinigung jährlich durch eine Erklärung der Praxis die Anstellung eines/von nichtärztlichen Praxisassistenten mit mindestens 20 Wochenstunden angezeigt wurde und diese(r) über folgende Qualifikationen verfügt:
   - eine nach dem qualifizierten Berufsabschluss mindestens dreijährige Berufserfahrung in einer Praxis eines Arztes gemäß Nr. 1 der Präambel 38.1,
   - eine Qualifikation gemäß Anlage 8 zum Bundesmantelvertrag-Ärzte (BMV-Ä),
   - Nachweis über die Begleitung von 20 Hausbesuchen zur Verrichtung medizinisch notwendiger delegierbarer Leistungen in Alten- oder Pflegeheimen oder in anderen beschützenden Einrichtungen bei einem Arzt gemäß Nr. 2 der Präambel 38.1. Bis zum 31. Dezember 2016 kann die Genehmigung auch dann erteilt werden, wenn nachgewiesen wird, dass 10 Hausbesuche begleitet worden sind.

Der Nachweis der Berufserfahrung und der Zusatzqualifikation ist durch eine ärztliche Bescheinigung und eine zertifizierte Kursteilnahme gegenüber der Kassenärztlichen Vereinigung zu führen. Die Auflösung des Beschäftigungsverhältnisses mit den angestellten nichtärztlichen Praxisassistenten ist der Kassenärztlichen Vereinigung anzuzeigen.

Kommentar: Bei den Leistungen des Kapitels 38 wird hinsichtlich der Kompetenz und Qualifikation der nichtärztlichen Leistungserbringer differenziert. Seit Juli 2017 gibt es im Kapitel 38 die EBM Nrn. 38202 und 38207 für bestimmte fachärztlich tätigen Vertragsärzten als von Zuschlägen zu den EBM Nrn. 3800 und 38105 für das Aufsuchen eines Patienten bzw. eines weiteren Patienten in der Häuslichkeit – aber nicht in Pflegeheimen – durch nichtärztliche Praxisassistenten. Die zuvor geltende Regelung galt nur für Besuche in Pflegeeinrichtungen.

38200	Zuschlag zur GOP 38100 für den Besuch und die Betreuung durch einen qualifizierten nichtärztlichen Praxisassistenten in Alten- oder Pflegeheimen oder anderen beschützenden Einrichtungen	90 Pkt. 9,89 €

Obligater Leistungsinhalt
- Persönlicher nichtärztlicher Praxisassistent-Patienten-Kontakt,
- Aufsuchen eines Patienten zum Zweck der Versorgung in
  - Alten- oder Pflegeheimen
  und/oder
  - anderen beschützenden Einrichtungen,
- Dokumentation gemäß Nr. 3 der Präambel 38.1,

Fakultativer Leistungsinhalt
- Leistungen gemäß § 5 Abs. 1 der Anlage 8 zum BMV-Ä,
- In Anhang 1 Spalte VP/GP aufgeführte Leistungen,

Abrechnungsbestimmung: je Sitzung

Abrechnungsausschluss
Nicht neben 38202, 38207

Berichtspflicht: Nein

Aufwand in Minuten:
Kalkulationszeit: KA   Prüfzeit: ./.   Eignung der Prüfzeit: Keine Eignung

38202	**Zuschlag zu der Gebührenordnungsposition 38100 für den Besuch und die Betreuung durch einen qualifizierten nichtärztlichen Praxisassistenten in der Häuslichkeit des Patienten**	**90 Pkt.** **9,89 €**

Obligater Leistungsinhalt
- Persönlicher nichtärztlicher Praxisassistent-Patienten-Kontakt,
- Aufsuchen eines Patienten gemäß § 3 Abs. 2 der Anlage 8 zum BMV-Ä zum Zweck der Versorgung in der Häuslichkeit,
- Dokumentation gemäß Nr. 3 der Präambel 38.1,

Fakultativer Leistungsinhalt
- Leistungen gemäß § 5 Abs. 1 der Anlage 8 zum BMV-Ä,
- In Anhang 1 Spalte VP/GP aufgeführte Leistungen,

Abrechnungsbestimmung: je Sitzung

Abrechnungsausschluss: Nicht neben 38200, 38205

Berichtspflicht: Nein

Aufwand in Minuten:
Kalkulationszeit: KA   Prüfzeit: ./.   Eignung d. Prüfzeit: Keine Eignung

38205	**Zuschlag zur GOP 38105 für den Besuch und die Betreuung eines weiteren Patienten durch einen qualifizierten nichtärztlichen Praxisassistenten in Alten- oder Pflegeheimen oder anderen beschützenden Einrichtungen**	**83 Pkt.** **9,12 €**

Obligater Leistungsinhalt
- Persönlicher nichtärztlicher Praxisassistent-Patienten-Kontakt,
- Aufsuchen eines Patienten zum Zweck der Versorgung in
  - Alten- oder Pflegeheimen
  und/oder
  - anderen beschützenden Einrichtungen,
- Dokumentation gemäß Nr. 3 der Präambel 38.1,

Fakultativer Leistungsinhalt
- Leistungen gemäß § 5 Abs. 1 der Anlage 8 zum BMV-Ä,
- In Anhang 1 Spalte VP/GP aufgeführte Leistungen,

Abrechnungsbestimmung: je Sitzung

Abrechnungsausschluss: Nicht neben 38202, 38207

Berichtspflicht: nein

Aufwand in Minuten:
Kalkulationszeit: KA   **Prüfzeit:** ./.   **Eignung der Prüfzeit:** Keine Eignung

38207	Zuschlag zu der Gebührenordnungsposition 38105 für den Besuch und die Betreuung eines weiteren Patienten durch einen qualifizierten nichtärztlichen Praxisassistenten in der Häuslichkeit	**83 Pkt.** **9,12 €**

Obligater Leistungsinhalt
- Persönlicher nichtärztlicher Praxisassistent-Patienten-Kontakt,
- Aufsuchen eines weiteren Patienten gemäß § 3 Abs. 2 der Anlage 8 zum BMV-Ä zum Zweck der Versorgung in der Häuslichkeit/in derselben sozialen Gemeinschaft,
- Dokumentation gemäß Nr. 3 der Präambel 38.1,

Fakultativer Leistungsinhalt
- Leistungen gemäß § 5 Abs. 1 der Anlage 8 zum BMV-Ä,
- In Anhang 1 Spalte VP/GP aufgeführte Leistungen,

Abrechnungsbestimmung: je Sitzung

Abrechnungsausschluss: Nicht neben 38200, 38205

Berichtspflicht: Nein

Aufwand in Minuten:
Kalkulationszeit: KA   **Prüfzeit:** ./.   **Eignung d. Prüfzeit:** Keine Eignung

V Kostenpauschalen

40 Kostenpauschalen

40.1 Präambel

1. Psychologische Psychotherapeuten bzw. Kinder- und Jugendlichenpsychotherapeuten können im Zusammenhang mit ihren Leistungen folgende Kostenpauschalen dieses Kapitels abrechnen: Nrn. 40120, 40122, 40124 und 40126, 40142 und 40144.
2. Neben den Gebührenordnungspositionen des Abschnitts II-1.7.3.1 zur Früherkennung von Brustkrebs durch Mammographie-Screening sind nur die Kostenpauschalen nach den Nrn. 40100, 40850, 40852, 40854 und 40855 berechnungsfähig.
3. Im kurativ-stationären (belegärztlichen) Behandlungsfall können die vom Krankenhaus zu tragenden Kostenpauschalen 40165, 40300, 40302 und 40304 und die Kostenpauschalen der Abschnitte 40.6, 40.8, 40.10, 40.11, 40.13 bis 40.16 von Belegärzten nicht berechnet werden. Satz 1 gilt für Kosten nach Nr. 7 des Allgemeinen Bestimmungen entsprechend.

Kommentar: Die Abrechnungsmöglichkeit von Kosten neben dem Mammographie-Screening wurden gegenüber dem früheren EBM um die Nrn. 40100, 40854 und 40855 erweitert.

40.2 Kostenpauschalen für Versandmaterial, Versandgefäße usw. sowie für die Versendung bzw. den Transport von Untersuchungsmaterial, Röntgenaufnahmen und Filmfolien

1. Die Kostenpauschale nach der Nr. 40100 ist nur einmal im Behandlungsfall und nur von dem Arzt, dem der Überweisungsauftrag zur Probenuntersuchung erteilt wurde, berechnungsfähig. Wird die Auftragsleistung von dem annehmenden Arzt ganz oder teilweise zur Durchführung an einen anderen Arzt weiterüberwiesen, ist die Nr. 40100 in demselben Behandlungsfall für die Weitergabe weder vom weitergebenden noch vom annehmenden Arzt berechnungsfähig.
2. Kosten für Versandmaterial, für die Versendung bzw. den Transport des Untersuchungsmaterials und die Übermittlung des Untersuchungsergebnisses innerhalb einer Berufsausübungsgemeinschaft, eines Medizinischen Versorgungszentrums, einer Apparate- bzw. Laborgemeinschaft oder eines Krankenhausgeländes sind nicht berechnungsfähig.

Kommentar: Zahlreiche Änderungen wird es zum 1.7.2020 geben.

© Springer-Verlag GmbH Deutschland, ein Teil von Springer Nature 2020
P. M. Hermanns (Hrsg.), *EBM 2020 Kommentar Allgemeinmedizin*, Abrechnung erfolgreich und optimal, https://doi.org/10.1007/978-3-662-61502-7_5

Auf einen Blick: Versandpauschalen (Stand der EBM-Daten 01.01.2015)

EBM Nr.	Legende der Pauschale	Kosten in Euro	Zusätzlich nicht abrechenbar
40100	Versandmaterial, Transport, Ergebnisübermittlung (Labor, Zytologie, Zyto- und Molekulargenetik)	2,60	
40104	Versandmaterial, Transport von Röntgenaufnahmen und Filmfolien	5,10	40120 – 40126
40106	Versandmaterial, Transport von Langzeit-EKG-Datenträgern	1,50	

EBM Nr.	Legende der Pauschale	Kosten in Euro	Zusätzlich nicht abrechenbar
40120	Transport von Briefen bis 20 g oder Telefax	0,55	
40122	Transport von Briefen bis 50 g (Kompaktbrief)	0,90	40100, 40104, 40106
40124	Transport von Briefen bis 500 g (Großbrief)	1,45	
40126	Transport von Briefen 1000 g (Maxibrief)	2,20	

Hinweis: Wegen der Erhöhung einzelner Postgebühren wird sicher noch eine rückwirkende Anpassung der EBM-Versandpauschalen zum 1.1.2015 erfolgt – dies sicher in den nächsten Wochen.

**40100   Kostenpauschale für Versandmaterial, Versandgefäße   2,60 €
usw. sowie für die Versendung bzw. den Transport von
Untersuchungsmaterial, ggf. auch von infektiösem
Untersuchungsmaterial, einschl. der Kosten für die
Übermittlung von Untersuchungsergebnissen der**

- Laboratoriumsdiagnostik, ggf. einschl. der Kosten für die Übermittlung der Gebührenordnungspositionen und der Höhe der Kosten überwiesener kurativ-ambulanter Auftragsleitungen des Kapitels IV-32,
- Histologie,
- Zytologie,
- Zytogenetik und Molekulargenetik,

Abrechnungsbestimmung: einmal im Behandlungsfall

Anmerkung: Die Kostenpauschale 40100 ist in demselben Behandlungsfall nicht neben Gebührenpositionen der Abschnitte 32.2.1 bis 32.2.7 berechnungsfähig.

GOÄ entsprechend oder ähnlich: Berechnung der entstandenen Kosten nach § 10 Abs.1 GOÄ

Kommentar: Die Leistung umfasst die Kosten für das Versandmaterial, für den Transport des Materials zum untersuchenden/auswertenden Arzt sowie die Kosten für die Befundmitteilung durch den auswertenden Arzt zurück zum einsendenden Arzt.
Abgerechnet werden kann diese Leistung von den auswertenden Ärzten nur, wenn sie ihren Einsendern das Versandmaterial frankiert zur Verfügung stellen oder die Kosten ersetzen.. Der Einsender kann keine Portokosten nach den Nrn. 40120 ff. abrechnen.

Die Versandkosten für die Versendung infektiösen Untersuchungsmaterials muss – nach Kommentar von **Wezel/Liebold** – der Laborarzt, der untersucht, dem Arzt, der einsendet, erstatten.

40104	**Kostenpauschale für Versandmaterial sowie für die Versendung bzw. den Transport von Röntgenaufnahmen und/oder Filmfolien mit dokumentierten Untersuchungsergebnissen bildgebender Verfahren,**	**5,10 €**

Abrechnungsbestimmung: je Versand

Anmerkung: Bei Mitgabe von Röntgenaufnahmen, Filmfolien und Szintigrammen ist die Kostenpauschale nach der Nr. 40104 nicht berechnungsfähig.

GOÄ entsprechend oder ähnlich: Berechnung der entstandenen Kosten nach § 10 Abs.1 GOÄ

Kommentar: Die Kostenpauschale gilt je Versand. Wird das Versandmaterial für die Rücksendung an den Radiologen benutzt, kann der rücksendende Arzt nur das Porto nach Nrn. 40120 ff. berechnen, nicht aber die Leistung nach Nrn. 40104 oder 40106.

40106	**Kostenpauschale für Versandmaterial sowie für die Versendung bzw. den Transport von Langzeit-EKG-Datenträgern,**	**1,50 €**

Abrechnungsbestimmung: je Versand

Anmerkung: Bei Mitgabe von Langzeit-EKG-Datenträgern ist die Kostenpauschale nach der Nr. 40106 nicht berechnungsfähig.

GOÄ entsprechend oder ähnlich: Berechnung der entstandenen Kosten nach § 10 Abs.1 GOÄ

Kommentar: Die Kostenpauschale gilt je Versand. Wird das Versandmaterial für die Rücksendung an den Radiologen benutzt, kann der rücksendende Arzt nur das Porto nach Nrn. 40120 ff. berechnen, nicht aber die Leistung nach Nrn. 40104 oder 40106.

40.3 Kostenpauschale für die Versendung bzw. den Transport von Briefen, Szintigrammen und/oder schriftlichen Unterlagen, Kostenpauschale für Telefax

1. Die Kostenpauschalen des Abschnitts 40.4 sind nicht für das Versenden eines elektronischen Briefes berechnungsfähig.

40120	**Kostenpauschale für die Versendung bzw. den Transport von Briefen und/oder schriftlichen Unterlagen bis 20 g (z.B. im Postdienst Standardbrief) oder für die Übermittlung eines Telefax**	**0,55 €**

Anmerkung: Kosten für die Versendung, den Transport bzw. die Übermittlung laboratoriumsdiagnostischer, histologischer, zytologischer, zytogenetischer oder molekulargenetischer Untersuchungsergebnisse können für die Fälle nicht berechnet werden, in denen die Kostenpauschale nach der Nr. 40100 abgerechnet worden ist.

GOÄ entsprechend oder ähnlich: Berechnung der entstandenen Kosten nach § 10 Abs.1 GOÄ

Kommentar: Für die Versendung ärztlicher Berichte nach Nr. 01600 über das Ergebnis der Patientenuntersuchung kann keine Portopauschale angesetzt werden.
Bei erforderlichem Päckchen oder Paketversand sind die wirklich entstandenen Kosten abzurechnen.

40122	**Kostenpauschale für die Versendung bzw. den Transport von Briefen und/oder schriftlichen Unterlagen bis 50 g und/oder digitalen Befunddatenträgern (z.B. im Postdienst Kompaktbrief)**	**0,90 €**

Anmerkung: Kosten für die Versendung, den Transport bzw. die Übermittlung laboratoriumsdiagnostischer, histologischer, zytologischer, zytogenetischer oder molekulargenetischer Untersuchungsergebnisse können für die Fälle nicht berechnet werden, in denen die Kostenpauschale nach der Nr. 40100 abgerechnet worden ist.

GOÄ entsprechend oder ähnlich: Berechnung der entstandenen Kosten nach § 10 Abs.1 GOÄ

Kommentar: Für die Versendung ärztlicher Berichte nach Nr. 01600 über das Ergebnis der Patientenuntersuchung kann keine Portopauschale angesetzt werden.
Bei erforderlichem Päckchen oder Paketversand sind die wirklich entstandenen Kosten abzurechnen.

40124	**Kostenpauschale für die Versendung bzw. den Transport von Briefen und/oder schriftlichen Unterlagen bis 500 g (z.B. im Postdienst Großbrief)**	**1,45 €**

Anmerkung: Kosten für die Versendung, den Transport bzw. die Übermittlung laboratoriumsdiagnostischer, histologischer, zytologischer, zytogenetischer oder molekulargenetischer Untersuchungsergebnisse können für die Fälle nicht berechnet werden, in denen die Kostenpauschale nach der Nr. 40100 abgerechnet worden ist.

GOÄ entsprechend oder ähnlich: Berechnung der entstandenen Kosten nach § 10 Abs.1 GOÄ

Kommentar: Für die Versendung ärztlicher Berichte nach Nr. 01600 über das Ergebnis der Patientenuntersuchung kann keine Portopauschale angesetzt werden.
Bei erforderlichem Päckchen oder Paketversand sind die wirklich entstandenen Kosten abzurechnen.

40126	**Kostenpauschale für die Versendung bzw. den Transport von Briefen und/oder schriftlichen Unterlagen bis 1000 g (z.B. im Postdienst Maxibrief)**	**2,20 €**

Anmerkung: Kosten für die Versendung, den Transport bzw. die Übermittlung laboratoriumsdiagnostischer, histologischer, zytologischer, zytogenetischer oder molekulargenetischer Untersuchungsergebnisse können für die Fälle nicht berechnet werden, in denen die Kostenpauschale nach der Nr. 40100 abgerechnet worden ist.

GOÄ entsprechend oder ähnlich: Berechnung der entstandenen Kosten nach § 10 Abs.1 GOÄ

Kommentar: Für die Versendung ärztlicher Berichte nach Nr. 01600 über das Ergebnis der Patientenuntersuchung kann keine Portopauschale angesetzt werden.
Bei erforderlichem Päckchen oder Paketversand sind die wirklich entstandenen Kosten abzurechnen.

40.4 Kostenpauschalen für Krankheitsbericht, Kurplan, Fotokopien, Testbriefchen, Bezug von Harnstoff oder Mifepriston, Einmalsklerosierungsnadeln, zystoskopische Injektionsnadeln, -kanülen oder -katheter

40142 **Kostenpauschale für Leistungen entsprechend der Gebührenordnungspositionen 01620, 01621 oder 01622, bei Abfassung in freier Form, wenn vereinbarte Vordrucke nicht verwendet werden können,**	**1,50 €**

Abrechnungsbestimmung: je Seite

GOÄ entsprechend oder ähnlich: 95 (Schreibgebühren), 96 (Schreibgebühren je Kopie)

Kommentar: Schreibgebühren können nur angesetzt werden, wenn auf Verlangen der Kasse oder eines Kostenträgers, der nach EBM abrechnet, eine Auskunft gemäß EBM-Nrn. 01620, 01621 oder 01622 gefordert ist und kein Vordruck verwendet wird.

40144 **Kostenpauschale für fotokopierte oder EDV-technisch reproduzierte Befundmitteilungen, Berichte, Arztbriefe und andere patientenbezogene Unterlagen ausschließlich für den mit- oder weiterbehandelnden oder konsiliarisch tätigen Arzt oder den Arzt des Krankenhauses,**	**0,13 €**

Abrechnungsbestimmung: je Seite

GOÄ entsprechend oder ähnlich: Berechnung der entstandenen Kosten nach § 10 Abs.1 GOÄ, für E-Mail, Fax- oder Telefonkosten einsetzen.

Kommentar: Diese Leistung kann nicht für Kopien von Patientenbefunden für Unfall- oder Rentenversicherungsträger, Gesundheitsämter, Sozialbehörden oder den Medizinischen Dienst der Krankenkassen angesetzt werden.
Die Leistung gilt nur für Kopien eigener oder Fremdbefunde.

40152 **Kostenpauschale für ein ausgegebenes Testbriefchen für den Nachweis von Albumin im Stuhl, wenn die Leistung entsprechend der Gebührenordnungsposition 32041 nicht erbracht werden konnte**	**1,50 €**

Anmerkung: Die Gebührenordnungsposition Nr. 40152 ist im Behandlungsfall nicht neben der Gebührenordnungsposition 32041 berechnungsfähig.

GOÄ entsprechend oder ähnlich: Berechnung der entstandenen Kosten nach § 10 Abs.1 GOÄ

Kommentar: Müssen ein zweites Mal Testbriefe ausgegeben werden, kann die Nr. 40152 zusätzlich zur Nr. 32041 abgerechnet werden.

40.5 Leistungsbezogene Kostenpauschalen bei Allergie-Testungen

40350 **Kostenpauschale für die Sachkosten im Zusammenhang mit der Durchführung der Leistung entsprechend der Gebührenordnungsposition 30110** **16,14 €**

40351 **Kostenpauschale für die Sachkosten im Zusammenhang mit der Durchführung von Leistungen entsprechend den Gebührenordnungspositionen 13250, 13258 und 30111 oder sofern im Rahmen der Versichertenpauschale 03000 oder 04000 eine allergologische Basisdiagnostik mittels Pricktest erfolgt** **5,50 €**

VI Anhänge

1 Verzeichnis der nicht gesondert berechnungsfähigen Leistungen

Wichtig: Die stets aktuelle Tabelle finden Sie unter den Anhängen auf den KBV-Seiten: www.kbv.de/html/online-ebm.php

1. Die im Anhang 1 aufgeführten Leistungen sind – sofern sie nicht als Gebührenordnungspositionen im EBM verzeichnet sind – Teilleistungen von Gebührenordnungspositionen des EBM und als solche nicht eigenständig berechnungsfähig.
2. In den Gebührenordnungspositionen wird ggf. auf die Bezeichnung der Spalten VP = Versichertenpauschale, GP = Grund-/Konsiliarpauschale, bzw. SG = sonstige Gebührenordnungspositionen verwiesen.

EBM-Nr.	Legende	VP	GP	SG
	Abnahme eines mindestens unter Einschluß eines großen Gelenkes oder des Rumpfes angelegten zirkulären, individuell modellierten Verbandes aus unelastischen, nicht weiter verwendbaren erstarrten Materialien (z.B. Gips)	x	x	x
	Absaugung körpereigener Flüssigkeiten	x	x	x
	Abschabung der Hornhaut des Auges		x	
	Abtragung ausgedehnter Nekrosen im Hand- oder Fußbereich	x	x	
	Aderlass	x	x	
	Anamnese(n), sofern nicht gesondert ausgewiesen	x	x	x
	Anästhesie eines peripheren Nerven	x	x	x
	Änderung (z.B. Fensterung, Spaltung, Schieneneinsetzung, Anlegen eines Gehbügels oder einer Abrollsohle) eines nicht an demselben Tag angelegten zirkulären Gipsverbandes	x	x	x
	Anlegen einer Blutleere oder Blutsperre an einer Extremität im Zusammenhang mit einem operativen Eingriff			x
	Anlegen einer Finger- oder Zehennagelspange	x	x	
	Anlegen einer Hilfsschiene am unverletzten Kiefer bei Kieferfrakturen oder Anlegen einer Schiene bei Erkrankungen der Kiefergelenke		x	
	Anlegen eines Portioadapters		x	x
	Anlegen von Drahtligaturen, Drahthäkchen, Drahtbügeln oder dergleichen			x
	Ansteigendes Teilbad	x	x	
	Ansteigendes Vollbad, einschl. Herz-Kreislauf- und Körpertemperaturüberwachung	x	x	
	Anus praeter-Bougierung	x	x	
	Anwendung und Auswertung projektiver Testverfahren (z.B. Rorschach-Test, TAT, Sceno) mit schriftlicher Aufzeichnung			x
	Anwendung und Auswertung orientierender Testverfahren (z.B. Benton, d 2)			x

© Springer-Verlag GmbH Deutschland, ein Teil von Springer Nature 2020
P. M. Hermanns (Hrsg.), *EBM 2020 Kommentar Allgemeinmedizin*, Abrechnung erfolgreich und optimal, https://doi.org/10.1007/978-3-662-61502-7_6

EBM-Nr.	Legende	VP	GP	SG
	Anwendung und Auswertung standardisierter Intelligenz- und Entwicklungs-Tests (z.B. HAWIE(K)-R, IST, CFT) mit schriftlicher Aufzeichnung			x
	Anwendung und Auswertung von Fragebogentests (z.B. MMPI, SCL, FPI, Gießen-Test)			x
	Anwendung und Auswertung von Funktionstests (z.B. GFT, Frostig, KTK, DRT) mit schriftlicher Aufzeichnung			x
	Applikation von bronchokonstriktorisch wirksamen Substanzen (mit Ausnahme von Allergenen)			x
	Assistenz durch einen Arzt, der selbst nicht an der vertragsärztlichen Versorgung teilnimmt, bei ambulanten operativen Eingriffen eines Vertragsarztes oder Assistenz eines genehmigten Assistenten bei operativen belegärztlichen Leistungen		x	x
	Ätzung im Enddarmbereich	x	x	
	Ätzung im Kehlkopf		x	
	Auffüllung eines subkutanen Medikamentenreservoirs oder eines Haut-Expanders oder Spülung eines Ports	x	x	
	Auflichtmikroskopie/Dermatoskopie		x	x
	Aufrichtung gebrochener Wirbel im Durchhang		x	
	Ausfräsen eines Rostringes der Hornhaut am Auge		x	
	Ausräumung einer Blasenmole oder einer „missed abortion"			x
	Ausspülung des Magens mittels Magenschlauch	x	x	x
	Ausspülung einer Kiefer- oder Stirnhöhle von der natürlichen oder künstlichen Öffnung aus, ggf. einschl. Einbringung von Medikamenten		x	x
	Ausspülung und/oder Absaugen des Kuppelraumes			x
	Ausstellung einer Arbeitsunfähigkeitsbescheinigung gemäß § 3 des Lohnfortzahlungsgesetzes	x	x	
	Ausstellung von Wiederholungsrezepten und/oder Überweisungsscheinen oder Übermittlung von Befunden oder ärztlichen Anordnungen an den Patienten im Auftrag des Arztes durch das Praxispersonal, auch mittels Fernsprecher	x	x	x
	Beistand eines Vertragsarztes bei der ärztlichen Leistung eines anderen Vertragsarztes			x
	Beratung der Bezugsperson(en)	x	x	x
	Beratung, auch mittels Fernsprecher	x	x	x
	Beratung, einschl. symptombezogener klinischer Untersuchung	x	x	x
	Beratung, Erörterung, Abklärung sofern nicht als eigenständige Position enthalten	x	x	
	Bestimmung der Tränensekretionsmenge und/oder Messung der „Break-up-time"		x	
	Bestimmung der Transitzeit durch Herz und Lunge mittels radioaktiv markierter Substanzen			x
	Bestimmung des Reflexdecay			x

EBM-Nr.	Legende	VP	GP	SG
	Bestimmung(en) der prozentualen Sauerstoffsättigung im Blut (Oxymetrie)			x
	Betreuung eines moribunden Kranken unter Einbeziehung der Gespräche mit den versorgenden und unmittelbar betroffenen Personen zu einem dem Zustand u. Verlauf angemessenen Umgehen mit dem Sterbenden u. zu seiner abgestimmten humanen, sozialen, pflegerischen u. ärztlichen Versorgung			x
	Binokularmikroskopische Untersuchung des Trommelfells und/oder der Paukenhöhle		x	
	Biomathematische Auswertung der Haplotyp-Befunde bei indirekter Genotyp-Diagnostik mit ausführlicher schriftlicher Befundmitteilung und -erläuterung			x
	Blutentnahme beim Feten und/oder Bestimmung des Säurebasenhaushalts und/oder des Gasdrucks im Blut des Feten, ggf. einschließlich pH-Messung			x
	Blutentnahme durch Venenpunktion	x	x	
	Blutige Venendruckmessung(en) an einer Extremität, in Ruhe und nach Belastung, einschließlich graphischer Registrierung			x
	Chemische Ätzung der Hornhaut		x	
	Chemo-chirurgische Behandlung eines Basalioms	x	x	
	Chemo-chirurgische Behandlung spitzer Kondylome oder chemo-chirurgische Behandlung von Präkanzerosen	x	x	
	Definierte Kreislauffunktionsprüfung nach standardisierten Methoden einschl. Dokumentation	x	x	
	Dehnung der weiblichen Harnröhre, ggf. einschließlich Spülung, Instillation von Medikamenten und/oder Katheterisierung der Harnblase			x
	Dehnung, Durchspülung, Sondierung, Salbenfüllung und/oder Kaustik der Tränenwege		x	x
	Diagnostische Peritonealspülung (Peritoneal-Lavage)			x
	Diasklerale Durchleuchtung und/oder Prüfung entoptischer Wahrnehmung zur Beurteilung der Netzhautfunktion bei trüben Medien		x	
	Differenzierende Analyse und graphische Darstellung des Bewegungsablaufes beider Augen (mindestens 9 Blickrichtungen je Auge)		x	
	Differenzierende Analyse und graphische Darstellung des Bewegungsablaufes beider Augen (mindestens 9 bzw. 36 Blickrichtungen je Auge)		x	
	Differenzierende Farbsinnprüfung (z.B. Farbfleck-Legetest, Spektral-Kompensationsmethode)		x	
	Differenzierende qualitative Bestimmung des Geruchsvermögens mit mindestens 3 aromatischen Geruchsstoffen, 3 Mischgeruchsstoffen und einem Trigeminusreizstoff, ggf. einschl. Geschmacksprüfung, einschl. Substanzkosten	x	x	
	Digitale Ausräumung des Mastdarms, Reposition eines Mastdarmvorfalles und/oder Entfernung von Fremdkörpern aus dem Mastdarm	x	x	x
	Digitaluntersuchung des Mastdarms, ggf. einschließlich der Prostata	x	x	x

EBM-Nr.	Legende	VP	GP	SG
	Doppler-sonographische Druckmessung(en) an den Arterien einer Extremität, in Ruhe und nach Belastung	x	x	
	Doppler-sonographische Untersuchung der Skrotalfächer oder der Penisgefäße		x	
	Doppler-sonographische Untersuchung der Venen oder der Arterien einer Extremität, in Ruhe	x	x	
	Druckkontrollierte Insufflation der Eustachischen Röhre unter Verwendung eines Druckkompressors		x	
	Druckmessung an der Lunge mittels Compliance bzw. P I und P max, einschl. graphischer Registrierung			x
	Druckmessung(en) oder Flußmessung(en) am freigelegten Blutgefäß			x
	Durchführung der Ösophagoskopie/Gastroskopie als Videoösophago- bzw. gastroskopie			x
	Durchführung einer standardisierten thermischen Labyrinthprüfung		x	x
	Durchtrennung oder Sprengung eines stenosierenden Narbenstranges der Scheide oder Abtragung eines Scheidenseptums			x
	Durchtrennung oder Sprengung von Narbensträngen ohne Eröffnung einer Körperhöhle	x	x	x
	Einbringen einer oder mehrerer Saugdrainagen in eine Wunde über einen gesonderten Zugang			x
	Einbringen einer oder mehrerer Spüldrainagen in Gelenke, Weichteile oder Knochen über einen gesonderten Zugang, ggf. einschließlich Spülung			x
	Einbringung (Instillationen) von Medikamenten in Körperöffnungen	x	x	x
	Einbringung des Kontrastmittels in einen Zwischenwirbelraum			x
	Sialographie oder Hysterosalpingographie oder Galaktographie			x
	Einbringung von Drainagefäden in eine Analfistel			x
	Einbringung von Medikamenten durch Injektion in einen parenteralen Katheter	x	x	
	Einbringung von Medikamenten in den Kehlkopf		x	
	Einführung von Verweilsonden (z.B. Punctum Plugs) in die Tränenwege eines Auges, ggf. einschließlich Nahtfixation			x
	Eingehende makroskopische Untersuchung, Präparation und Beschreibung von großen Operationspräparaten (z.B. Gastrektomie, Hemikolektomie)			x
	Einrenkung der Luxationen von Wirbelgelenken im Durchhang			x
	Einrichtung des gebrochenen Brustbeins			x
	Einrichtung eines gebrochenen Handwurzel-, Mittelhand-, Fußwurzel- oder Mittelfußknochens			x
	Einrichtung eines gebrochenen Oberarm- oder Oberschenkelknochens oder des gebrochenen Beckens			x
	Einrichtung gebrochener Fingerendglied- oder Zehenknochen oder Einrichtung eines gebrochenen Fingergrundglied-, Fingermittelglied- oder Großzehenknochens			x

EBM-Nr.	Legende	VP	GP	SG
	Einrichtung gebrochener Unterarm- oder Unterschenkelknochen, je Seite			x
	Einrichtung und Fixation eines gebrochenen Kiefers außerhalb der Zahnreihen durch intraorale Schiene oder Stützapparat			x
	Entfernen eines Verweilröhrchens am Trommelfell		x	
	Einsetzen o. Auswechseln einer Trommelfellprothese		x	
	EKG-Monitoring	x	x	x
	Elektrokardiographische Untersuchung	x	x	
	Elektrokardiographische Untersuchung mittels Ösophagusableitung, einschließlich Elektrodeneinführung		x	
	Elektrolytische Epilation von Wimpernhaaren	x	x	
	Endobronchiale Behandlung mit weichem Rohr		x	
	Endoskopische Untersuchung der Nasenhaupthöhlen und/oder des Nasenrachenraumes		x	
	Endoskopische Untersuchung einer oder mehrerer Nasennebenhöhlen		x	
	Entfernung einer Zervix-Cerclage		x	x
	Entfernung einer Geschwulst, von Fremdkörpern oder von Silikon- oder Silastikplomben aus der Augenhöhle			x
	Entfernung eines nicht festsitzenden Fremdkörpers aus dem Gehörgang oder der Paukenhöhle	x	x	
	Entfernung eines oder mehrerer Polypen aus dem Gehörgang			x
	Entfernung nicht haftender Fremdkörper von der Bindehaut oder mechanische Epilation von Wimpernhaaren	x	x	
	Entfernung sichtbarer Kirschnerdrähte ohne Eröffnung der Haut			x
	Entfernung und/oder Nachbehandlung von bis zu fünf plantaren, palmaren, sub- oder paraungualen Warzen oder vergleichbaren Hautveränderungen	x	x	x
	Entfernung und/oder Nachbehandlung von bis zu fünf vulgären Warzen bzw. Mollusken oder vergleichbaren Hautveränderungen, z.B. mittels scharfen Löffels, Kauterisation oder chemisch-kaustischer Verfahren oder Entfernung von bis zu fünfzehn pendelnden Fibromen	x	x	x
	Entfernung von Fäden o. Klammern aus einer Wunde	x	x	
	Entfernung von Fremdkörpern aus der Nase als selbständige Leistung	x	X	
	Entfernung von Korneoskleralfäden oder einer Hornhautnaht		X	X
	Entfernung von Ohrenschmalzpfröpfen	x	X	
	Entnahme und Aufbereitung von Abstrichmaterial zur zytologischen Untersuchung	x	x	x
	Entnahme und ggf. Aufbereitung von Abstrichmaterial zur mikrobiologischen Untersuchung	x	x	x
	Ergänzung der psychiatrischen Behandlung eines Kindes oder Jugendlichen durch syndrombezogene therapeutische Intervention bei behandlungsbedürftiger(n) Bezugsperson(en).			x

EBM-Nr.	Legende	VP	GP	SG
	Erhebung des Ganzkörperstatus	x	x	x
	Erhebung des vollständigen neurologischen Status (Hirnnerven, Reflexe, Motorik, Sensibilität, Koordination, extrapyramidales System, Vegetativum, hirnversorgende Gefäße), ggf. einschließlich Beratung und Erhebung ergänzender psychopathologischer Befunde		x	x
	Erhebung des vollständigen psychiatrischen Status (Bewußtsein, Orientierung, Affekt, Antrieb, Wahrnehmung, Denkablauf, mnestische Funktionen) unter Einbeziehung der lebensgeschichtlichen und sozialen Daten, ggf. einschließlich Beratung und Erhebung ergänzender neurologischer Befunde, einschließlich schriftlicher ärztlicher Aufzeichnungen		x	x
	Erhebung des vollständigen psychiatrischen Status bei einem Kind oder Jugendlichen, ggf. auch unter mehrfacher Einschaltung der Bezugs- und/oder Kontaktperson(en) und Berücksichtigung der entwicklungspsychologischen Gesichtspunkte, einschließlich schriftlicher ärztlicher Aufzeichnungen, ggf. einschließlich Beratung und Erhebung ergänzender neurologischer Befunde.		x	x
	Erhebung ergänzender neurologischer und psychiatrischer Befunde		x	x
	Eröffnung eines Abszesses der Nasenscheidewand			x
	Eröffnung eines Gerstenkorns (Hordeolum)	x	x	
	Erörterung, Planung und Koordination gezielter therapeutischer Maßnahmen zur Beeinflussung systemischer Erkrankungen oder chronischer Erkrankungen mehrerer Organsysteme, insbesondere mit dem Ziel sparsamer Arzneitherapie durch den Arzt, der die kontinuierliche hausärztliche Betreuung durchführt, ggf. unter Einbeziehung von Bezugspersonen, ggf. einschließlich schriftlicher ärztlicher Empfehlungen	x	x	x
	Erstellung, Aktualisierung, Erläuterung und Aushändigung eines Medikationsplans gemäß § 29a BMV-Ä	x	x	x
	Erstversorgung einer großen Wunde			x
	Erstversorgung einer Wunde			x
	Exophthalmometrie		x	
	Extensionsbehandlung mit Gerät(en), ggf. mit gleichzeitiger Wärmeanwendung und ggf. mit Massage mittels Gerät	x	x	
	Extraktion eines Finger- oder Zehennagels			x
	Farbsinnprüfung mit Anomaloskop		x	
	Fremdanamnese(n)	x	x	x
	Funktionsprüfung von Mehrstärken- oder Prismenbrillen mit Bestimmung der Fern- und Nahpunkte bei subjektiver Brillenunverträglichkeit		x	
	Gebärmutter- und/oder Eileiter-Kontrastuntersuchung (Hysterosalpingographie), einschließlich Durchleuchtung (BV/TV)			x
	Gefäßendoskopie, intraoperativ			x
	Gezielte Applikation von ätzenden oder abschwellenden Substanzen unter Spiegelbeleuchtung im hinteren Nasenraum und/oder an den Seitensträngen		x	

EBM-Nr.	Legende	VP	GP	SG
	Gezielte Einbringung von Medikamenten in den Gehörgang unter Spiegelbeleuchtung		x	
	Gezielte Einbringung von Medikamenten in die Paukenhöhle unter Spiegelbeleuchtung		x	
	Gezielte medikamentöse Behandlung der Portio und/oder der Vagina		x	x
	Gonioskopie		x	
	Hautfunktionsproben, z.B. Alkali-Resistenzbestimmung (Tropfmethode) oder Schweißversuch		x	x
	Hörgerätekupplermessungen zur Anpassung oder Kontrolle einer Hörhilfe		x	x
	Hörprüfung mit Einschluß des Tongehörs (Umgangs- und Flüstersprache, Luft- und Knochenleitung) und/oder mittels einfacher audiologischer Testverfahren (mindestens fünf Frequenzen)	x	x	
	Hydrogalvanisches Teilbad	x		x
	Immunszintigraphie mit radioaktiv markierten monoklonalen Antikörpern oder Rezeptorszintigraphie			x
	Infiltration gewebehärtender Mittel oder Implantation von Hormonpreßlingen o. ä.			x
	Infiltrations- oder Leitungsanästhesie(n)			x
	Infrarotkoagulation im anorektalen Bereich			x
	Infusion, subkutan	x	x	
	Injektion, intraartikulär	x	x	x
	Injektion, intrakutan, subkutan, submukös, subkonjunktival oder intramuskulär	x	x	
	Injektions- und/oder Infiltrationsbehandlung d. Prostata		x	
	Instrumentelle Entfernung von Fremdkörpern von der Hornhautoberfläche, von Kalkinfarkten aus der Bindehaut oder von Milien aus den Lidern		x	
	Intrakutane Reiztherapie (Quaddelbehandlung)	x	x	
	Intraluminale Messung(en) des Arteriendrucks oder des zentralen Venendrucks, ggf. einschließlich Punktion und/oder Kathetereinführung		x	
	Intravenöse Einbringung des Kontrastmittels mittels Hochdruckinjektion oder durch apparativ gesteuerte Kontrastmittelverabfolgung mit kontinuierlicher Flußrate, peripher			x
	Intravenöse Einbringung des Kontrastmittels			x
	Intravenöse Einbringung des Kontrastmittels mittels Injektion oder Infusion oder intraarterielle Einbringung des Kontrastmittels			x
	Intravenöse Injektion	x	x	
	Kapillarmikroskopische Untersuchung		x	x
	Katheterisierung der Harnblase mit Spülung, Instillation von Medikamenten und/oder Ausspülung von Blutkoagula	x	x	x
	EinmalKatheterisierung der Harnblase	x	x	x
	Katheterismus der Ohrtrompete, ggf. mit Bougierung und/oder Einbringung von Medikamenten, ggf. einschließlich Luftdusche		x	

EBM-Nr.	Legende	VP	GP	SG
	Kleiner Schienenverband, auch als Notverband bei Frakturen	x	x	x
	Kleiner Schienenverband, bei Wiederanlegung derselben, nicht neu hergerichteten Schiene	x	x	x
	Klinisch-neurologische Basisdiagnostik	x	x	x
	Kolposkopie, einschließlich Essigsäure- und/oder Jodprobe		x	
	Konservative Behandlung der Gaumenmandeln	x	x	
	Konsiliarische Erörterung zwischen zwei oder mehr Ärzten/psychologischen Psychotherapeuten bzw. Kinder- und Jugendlichenpsychotherapeuten einer Praxisgemeinschaft oder Gemeinschaftspraxis über die bei demselben Kranken erhobenen Befunde	x	x	
	Konsiliarische Erörterung zwischen zwei oder mehr behandelnden Ärzten oder zwischen behandelnden Ärzten und psychologischen Psychotherapeuten bzw. Kinder- und Jugendlichenpsychotherapeuten über die bei demselben Patienten erhobenen Befunde	x	x	
	Konsultationskomplex	x	x	
	Kontrolle einer Hörhilfeanpassung in einem schallisolierten Raum mit in-situ-Messungen oder Hörfeldaudiometrie		x	x
	Kryochirurgischer Eingriff im Enddarmbereich			x
	Kryotherapie mittels Eiskompressen, Eisteilbädern, Kältepackungen, Gasen, Peloiden	x	x	
	Kryotherapie oder Schleifen und/oder Fräsen der Haut und/oder der Nägel oder Behandlung von Akneknoten, ggf. einschließlich Kompressen und dermatologischen Externa	x	x	x
	Legen einer „Miller-Abbott-Sonde"		x	
	Legen eines zentralen Venenkatheters durch Punktion der Vena jugularis oder Vena subclavia	x	x	x
	Leitungsanästhesie an einem Finger oder einer Zehe	x	x	
	Lokalanästhesie eines oder mehrerer kleiner Wirbelgelenke		x	x
	Lokalanästhesie(n) zur Schmerzbehandlung		x	x
	Lokalisierung von Netzhautveränderungen für einen gezielten operativen Eingriff		x	
	Lösung einer Vorhautverklebung	x	x	
	Manuelle kinetische Perimetrie mit Marken verschiedener Reizwerte und/oder manuelle statische Perimetrie, einschließlich Dokumentation, je Sitzung		x	x
	Manuelle Reposition eines zahntragenden Bruchstücks des Alveolarfortsatzes			x
	Medikamentöse Infiltrationsbehandlung	x	x	x
	Messung der Akkommodationsbreite		x	
	Messung der Hornhautkrümmungsradien		x	
	Messung(en) von Herzzeitvolumen und/oder Kreislaufzeiten mittels Indikatorverdünnungsmethode, einschließlich Applikation der Testsubstanz, mittels Thermodilutionsmethode oder mittels Rückatmung von CO_2 oder anderer Atemgase			x

EBM-Nr.	Legende	VP	GP	SG
	Mikro-Herzkatheterismus mittels Einschwemmkatheters in Ruhe sowie während und nach physikalisch definierter und reproduzierbarer Belastung, mit Druckmessungen, oxymetrischen Untersuchungen, fortlaufender EKG-Kontrolle und ggf. Röntgenkontrolle, einschließlich Kosten für den Einschwemmkatheter mit Ausnahme des Swan-Ganz-Katheters			x
	Milzszintigramm, einschließlich Funktions- und/oder Kapazitätsbestimmung mit radioaktiv markierten, ggf. alterierten Erythrozyten			x
	Mobilisierende Behandlung an der Wirbelsäule oder eines oder mehrerer Extremitätengelenke mittels Weichteiltechniken	x	x	x
	Nachweis von Mikroorganismen bei histologischer Untersuchung			x
	Oberflächenanästhesie der tieferen Nasenabschnitte, von Trommelfell und/oder Paukenhöhle oder von Harnröhre und/oder Harnblase	x	x	x
	Oberflächenanästhesie des Larynx und/oder des Bronchialgebietes		x	x
	Objektive Refraktionsbestimmung		x	
	Operation im äußeren Gehörgang (z.B. Entfernung gutartiger Hautneubildungen)			x
	Operativer Eingriff in der Nase (z.B. Entfernung von bis zu zwei Nasenpolypen, anderen Neubildungen einer Nasenseite, Muschelkappung, Muschelfrakturierung, Muschelquetschung, Muschelkaustik, Synechielösung und/oder Probeexzision)			x
	Operativer Eingriff zur Entfernung festsitzender Fremdkörper aus der Nase und/oder teilweise oder vollständige Abtragung einer Nasenmuschel und/oder submuköse Resektion an der Nasenscheidewand und/oder operative Entfernung von mehr als zwei Nasenpolypen und/oder anderen Neubildungen			x
	Operatives Anlegen einer Schiene am gebrochenen Ober- oder Unterkiefer			x
	Operatives Anlegen einer Schiene bei Erkrankungen oder Verletzungen des Ober- oder Unterkiefers oder Anlegen eines extraoralen Extensions- oder Retentionsverbandes			x
	Orientierende Farbsinnprüfung mit Farbtafeln	x	x	
	Orientierende psychopathologische Befunderhebung	x	x	x
	Orthograde Darmspülung, einschließlich Sondeneinführung in das Duodenum			x
	Plastische Operation am Nagelwall eines Fingers oder einer Zehe, ggf. einschließlich Entfernung von Granulationsgewebe und/oder Ausrottung eines Finger- oder Zehennagels mit Exzision der Nagelwurzel			x
	Plexus-,Spinal- oder Periduralanalgesie mittels Katheter zur postoperativen Analgesie nach operativen Eingriffen in Kombinationsnarkose			x
	Prostatamassage	x	x	
	Prüfung der Labyrinthe auf Spontan-, Provokations-, Lage-, Lageänderungs- und Blickrichtungsnystagmus, ggf. einschließlich weiterer Provokationen (z.B. rotatorisch), ggf. einschließlich Prüfung der Koordination	x	x	
	Pulsoxymetrische Untersuchungen	x	x	x

EBM-Nr.	Legende	VP	GP	SG
	Pulsschreibung oder Druckmessung an den Digitalarterien	x	x	
	Pulsschreibung und/oder Druckmessung an den Digitalarterien vor und nach definierter Kälteexposition	x	x	
	Punktion(en) zu therapeutischen Zwecken	x		x
	Quantitative Untersuchung der Augenmotorik auf Heterophorie und Strabismus, ggf. einschl. qualitativer Prüfung auf Heterophorie, Pseudostrabismus und Strabismus		x	
	Quantitative Auswertung mit Messung und Dokumentation von Impulsraten pro Flächenelement und/oder pro Volumenelement und/oder von Zeit-Aktivitätskurven			x
	Quantitative Untersuchung des binokularen Sehaktes auf Simultansehen, Fusion, Fusionsbreite und Stereopsis		x	
	Quengelverband, zusätzlich zum jeweiligen Gipsverband	x	x	x
	Radionephrographie mittels radioaktiver Substanzen in weiteren Positionen, ggf. einschließlich Restharnbestimmung, ggf. einschließlich Gabe von Pharmaka			x
	Redressierender Klebeverband des Brustkorbs oder dachziegelförmiger Klebeverband	x	x	x
	Rekto- und/oder Sigmoidoskopie, ggf. einschließlich Probeexzision(en)			x
	Rhinomanometrische Untersuchung mittels Flußmessungen		x	
	Röntgenaufnahmen der Nasennebenhöhlen, ggf. in mehreren Ebenen			x
	Röntgenaufnahmen eines Schädelteils			x
	Röntgenaufnahmen von Kieferteilen in Spezialprojektionen			x
	Röntgenaufnahmen von Zähnen			x
	Schlitzung des Parotis- oder Submandibularis-Ausführungsganges			x
	Schriftlicher Diätplan bei schweren Ernährungs- oder Stoffwechselstörungen, speziell für den einzelnen Patienten aufgestellt	x	x	
	Selektive in-vitro-Markierung von Blutzellen mit radioaktivem Indium			x
	Sensibilitätsprüfung an mindestens drei Zähnen, einschließlich Vergleichstests		x	
	Sichtung, Wertung und Erörterung von Fremdbefunden, situationsentsprechende Untersuchung, Aufklärung des Patienten über das therapeutische Vorgehen, über Risiken und Maßnahmen zur Behandlung von Nebenwirkungen, ggf. einschließlich konsiliarische Erörterung mit anderen behandelnden Ärzten, im unmittelbaren Zusammenhang mit Bestrahlungen		x	
	Sondierung und/oder Bougierung des Parotis- oder Submandibularis-Ausführungsganges		x	
	Spaltlampenmikroskopie der vorderen und/oder mittleren Augenabschnitte, ggf. einschließlich der binokularen Untersuchung des hinteren Poles		x	
	Spaltung thrombosierter oberflächlicher Beinvenen, einschl. Thrombus-Expression, ggf. einschließlich Naht			x

EBM-Nr.	Legende	VP	GP	SG
	Spaltung von Furunkeln im äußeren Gehörgang oder Kaustik im Gehörgang und/oder in der Paukenhöhle			x
	Spirometrie		x	x
	Sprachaudiometrische Untersuchung zur Kontrolle angepaßter Hörgeräte im freien Schallfeld		x	x
	Spülung der Harnblase und/oder Instillation bei liegendem Verweilkatheter	x	x	
	Spülung der männlichen Harnröhre und/oder Instillation von Medikamenten	x	x	
	Spülung des Pleuraraumes bei liegender Drainage, ggf. einschließlich Einbringung von Medikamenten	x	x	
	Spülungen jeglicher Art	x	x	x
	Standardisierte Sprachentwicklungstests (z.B. HSET, PPVT, PET, Wurst) oder gezielte Prüfungen der auditiven, visuellen, taktil-kinaesthetischen Wahrnehmungsfunktionen (z.B. Frostig, MVPT, Schilling-Schäfer, Mottier, von Deuster, BLDT) oder gezielte Prüfung der Grob- und Feinmotorik (z.B. MOT, LOS), ggf. einschließlich Prüfung der Grobmotorik, oder sensomotorische Diagnostik im Oral- und Facialbereich			x
	Stärke- oder Gipsfixation zu einem Verband, zusätzlich	x	x	x
	Stichkanalanästhesie vor einer Injektion, Infusion oder Punktion	x	x	
	Stillung einer Nachblutung im Mund-Kieferbereich, als selbständige Leistung	x	x	x
	Stillung von Blutungen, sofern nicht gesondert ausgewiesen	x	x	x
	Stillung von Nachblutungen, sofern nicht gesondert ausgewiesen	x	x	x
	Stillung von Nasenbluten durch Ätzung und/oder Tamponade und/oder Kauterisation	x	x	x
	Streckverband	x	x	x
	Streckverband mit Nagel- oder Drahtextension			x
	Subjektive Refraktionsbestimmung	x	x	
	Symptombezogene klinische Untersuchung bei einem Hausbesuch oder bei einer Visite	x	x	
	Symptombezogene klinische Untersuchungen zusätzlich bei Beratung und Erörterung	x	x	
	Szintigraphische Untersuchung der Lungenperfusion mittels 99m-Tc-markierten Partikeln			x
	Szintigraphische Untersuchung der Lungenventilation oder -inhalation mit radioaktiv markierten Gasen			x
	Szintigraphische Untersuchung der Lungenventilation oder -inhalation mit radioaktiven Aerosolen			x
	Szintigraphische Untersuchung der Nebennieren und ggf. Metastasen mit radioaktiv markierten funktionsspezifischen Substanzen			x
	Szintigraphische Untersuchung der Nebenschilddrüsen			x

EBM-Nr.	Legende	VP	GP	SG
	Szintigraphische Untersuchung des Gehirns, der Liquorräume, der Augenhöhlen oder der Tränenwege bei Verwendung von 99m-Tc-markierten Substanzen oder bei Verwendung von radioaktiv markierten biogenen Aminen oder ähnlichen Substanzen oder bei Verwendung von radioaktiv markierten Komplexbildnern			x
	Szintigraphische Untersuchung des Gesamtskeletts mittels radioaktiv markierter osteotroper Substanzen			x
	Szintigraphische Untersuchung des Knochenmarks mit 99m-Tc-markierten Substanzen			x
	Szintigraphische Untersuchung von Speicheldrüsen, Intestinaltrakt, Leber (einschl. Milz), Gallenwegen oder Pankreas mit radioaktiv markierten Substanzen			x
	Szintigraphische Untersuchungen eines Skeletteils, ggf. einschl. der kontralateralen Seite, mittels radioaktiv markierter osteotroper Substanzen			x
	Szintigraphische Untersuchungen mehrerer Skelettteile mittels radioaktiv markierter osteotroper Substanzen			x
	Szintigraphischer Nachweis von Radioaktivitätsverteilungen im Körper (soweit nicht von anderen Leistungsansätzen erfaßt), z.B. Ganzkörpermessungen, Suche nach Tumoren, Metastasen und/oder Infektionen			x
	Tamponade der Nase von vorn als selbständige Leistung	x	x	
	Tape-Verband eines kleinen Gelenkes	x	x	x
	Temperaturgesteuerte Thermokoagulation oder Kryokoagulation der Portio und/oder kryochirurgischer Eingriff im Bereich der Vagina und/oder der Vulva			x
	Thermokoagulation bzw. Kauterisation krankhafter Haut- und/oder Schleimhautveränderungen, z.B. mittels Infrarot-, Elektro-, Lasertechnik			x
	Tonometrische Untersuchung		x	
	Transkranielle gepulste Doppler-sonographische Untersuchung, einschließlich graphischer Registrierung			x
	Transkutane Messung(en) des Sauerstoffpartialdrucks, ggf. einschließlich Provokation	x	x	
	Transurethrale Koagulation von Blutungsherden und/oder Entfernung von Fremdkörpern in/aus der Harnblase			x
	Trepanation eines Finger- oder Zehennagels	x	x	
	Trichromfärbung bei histologischer Untersuchung			x
	Tympanometrie mittels Impedanzmessung zur Bestimmung der Bewegungsfähigkeit des Trommelfell-Gehörknöchelchen-Apparates mit graphischer Darstellung des Kurvenverlaufs, auch beidseitig			x
	Tympanoskopie		x	
	Unblutige Beseitigung einer Paraphimose	x	x	
	Unblutige Erweiterung des Mastdarmschließmuskels in Anästhesie/Narkose oder Reposition eines Analschleimhautprolapses	x	x	x
	Untersuchung der oberen Trachea		x	x

EBM-Nr.	Legende	VP	GP	SG
	Untersuchung der Sehschärfe im Fern- und Nahbereich mittels Landolt-Ringen, E-Haken oder gleichwertigen Optotypen bei einem Kind bis zum vollendeten 6. Lebensjahr		x	
	Untersuchung des Dämmerungssehens ohne, während und ggf. nach Blendung		x	
	Untersuchung(en) mittels CERA		x	
	Uroflowmetrie einschließlich Registrierung		x	
	Vektorkardiographie	x	x	x
	Verband (einschließlich Schnell- und Sprühverbände, Augenklappen, Ohrenklappen, Dreiecktücher, vorgefertigte Wundklebepflaster) oder Halskrawattenfertigverband	x	x	x
	Verschlußplethysmographische Untersuchung der Venen einer Extremität, einschließlich graphischer Registrierung			x
	Versilberung bei histologischer Untersuchung			x
	Vertiefte Exploration mit differentialdiagnostischer Einordnung eines psychiatrischen Krankheitsbildes unter Einbeziehung der dokumentierten Ergebnisse der selbsterbrachten Leistungen „Erhebung des vollständigen psychiatrischen Status bei einem Erwachsenen oder bei einem Kind/Jugendlichen" zur Entscheidung der Behandlungserfordernisse		x	x
	Verwendung von selektiv in-vitro-markierten Zellen (Indium) oder Verwendung von Gallium			x
	Vollständige Untersuchung eines oder mehrerer Organsysteme	x	x	x
	Wiederanbringung einer gelösten Apparatur oder Änderungen an derselben oder teilweise Erneuerung von Schienen oder Stützapparaten oder Entfernung einer Schiene	x		x
	Wiederanlegen und ggf. Änderung von fixierenden Verbänden (mindestens zwei Gelenke, Extremität mit einem Gelenk, Extremität mit mindestens zwei Gelenken, Rumpf)	x	x	x
	Wurzelkanalaufbereitung und Wurzelfüllung bei Wurzelspitzenresektion, je Wurzelkanal			x
	Extraktion eines Milchzahnes	x	x	
	Zervixrevision bei Blutung nach der Geburt			x
	Zirkulärer Verband des Kopfes, des Rumpfes, stabilisierender Verband des Halses, des Schulter- oder Hüftgelenks oder einer Extremität über mindestens zwei große Gelenke, als Wundverband oder zur Ruhigstellung, oder Kompressionsverband	x	x	x
	Zurückbringen oder Versuch des Zurückbringens eines eingeklemmten Bruches	x	x	x
	Zusätzliche Aufnahme(n) zur Funktionsprüfung des Bandapparates eines Daumengrund-, Schultereck-, Knie- oder Sprunggelenks			x
01420	Prüfung/Verordnung der häuslichen Krankenpflege	x		
01422	Erstverordnung von Behandlungsmaßnahmen zur psychiatrischen häuslichen Krankenpflege	x		
01424	Folgeverordnung von Behandlungsmaßnahmen zur psychiatrischen häuslichen Krankenpflege	x		

EBM-Nr.	Legende	VP	GP	SG
01440	Verweilen außerhalb der Praxis	x		
01510	Beobachtung und Betreuung – Praxisklinische Betreuung 2 h	x		
01511	Beobachtung und Betreuung – Praxisklinische Betreuung 4 h	x		
01512	Beobachtung und Betreuung – Praxisklinische Betreuung 6 h	x		
01520	Beobachtung nach diagnostischer Koronarangiografie	x		
01521	Beobachtung nach therapeutischer Koronarangiografie	x		
01530	Beobachtung nach diagnostischer Angiografie	x		
01531	Beobachtung nach therapeutischer Angiografie	x		
01600	Ärztlicher Bericht nach Untersuchung	x	x	
01601	Individueller Arztbrief	x	x	
01602	Kopie eines Briefes	x		
01610	Bescheinigung zur Belastungsgrenze	x		
01612	Konsiliarbericht vor Psychotherapie	x		
02100	Infusion	x		
02101	Infusionstherapie	x		
02110	Erst-Transfusion	x		
02111	Folge-Transfusion	x		
02112	Eigenblut-Reinfusion	x		
02120	Erstprogrammierung einer Zytostatikapumpe	x		
02200	Tuberkulintestung	x		
02320	Magenverweilsonde	x		
02321	Legen eines suprapubischen Harnblasenkatheter	x		
02322	Wechsel/Entfernung suprapubischer Harnblasenkatheter	x		
02323	Legen/Wechsel transurethraler Dauerkatheter	x		
02330	Blutentnahme durch Arterienpunktion	x		
02331	Intraarterielle Injektion	x		
02340, 02341	Punktion(en) (Lymphknoten, Schleimbeutel,Ganglien, Serome, Hygrome, Hämatome, Wasserbrüche (Hydrocelen), Ascites, Harnblase, Pleura-/Lunge, Schilddrüse, Prostata, Speicheldrüse, Mammae, Knochenmarks, Leber, Nieren, Pankreas, Gelenke, Adnextumoren, ggf. einschl. Douglasraum, Hodens, Ascites, Milz)	x		
02342	Lumbalpunktion	x		
02343	Entlastungspunktion des Pleuraraums und/oder Pleuradrainage	x		
02350	Fixierender Verband	x		
02360	Anwendung von Lokalanästhetika	x		
02400	"³C-Harnstoff-Atemtest	x		
02401	H2-Atemtest	x		
03000	Hausärztliche Grundvergütung	x		
Aus 03000/ 04000	Betreuung, Behandlung, Gespräch	x		
03001	Koordination der hausärztlichen Betreuung	x		

EBM-Nr.	Legende	VP	GP	SG
03002	Koordination der hausärztlichen Betreuung eines Kranken entspr. der Leistung nach der Nr. 03001 bei Versorgung in beschützenden Wohnheimen/Pflege- und Altenheimen	x		
03005	Versorgungsbereichsspezifische Bereitschaft	x		
03110	Ordinationskomplex – Ordinationskomplex bis 5. Lebensjahr	x		
03111	Ordinationskomplex – Ordinationskomplex 6.- 59. Lebensjahr	x		
03112	Ordinationskomplex – Ordinationskomplex ab 60. Lebensjahr	x		
03115	Konsultationskomplex	x		
03120	Beratung, Erörterung, Abklärung	x		
03210	Behandlung und Betreuung eines Patienten mit chronisch-internistischer Grunderkrankung(en)	x		
03211	Behandlung und Betreuung eines Patienten mit chronisch-degenerativer und/oder entzündlicher Erkrankung(en) des Bewegungsapparates	x		
03311	Ganzkörperstatus	x		
03312	Klinisch-neurologische Basisdiagnostik	x		
03313	Orientierende Erhebung des psychopathologischen Status	x		
03320	EKG	x		
03340	Allergologische Basisdiagnostik (einschl. Kosten)	x		
04000	Kinder- und jugendmedizinische Grundvergütung	x		
04001	Koordination der kinder- und jugendmedizinischen Betreuung	x		
04002	Koordination der kinder- und jugendmedizinischen Betreuung eines Kranken entspr. der Leistung nach der Nr. 04001 bei Versorgung in beschützenden Wohnheimen/Einrichtungen	x		
04005	Versorgungsbereichsspezifische Bereitschaft	x		
04110	Ordinationskomplex – Ordinationskomplex bis 5. Lebensjahr	x		
04111	Ordinationskomplex – Ordinationskomplex ab Beginn des 6. bis zum vollendeten 59. Lebensjahr	x		
04112	Ordinationskomplex – Ordinationskomplex für Versicherte ab Beginn des 60. Lebensjahres	x		
04115	Konsultationskomplex	x		
04120	Beratung, Erörterung, Abklärung	x		
04210	Behandlung und Betreuung eines Patienten mit chronisch-internistischer Grunderkrankung(en)	x		
04211	Behandlung und Betreuung eines Patienten mit chronisch-degenerativer und/oder entzündlicher Erkrankung des Bewegungsapparates	x		
04311	Ganzkörperstatus	x		
04312	Klinisch-neurologische Basisdiagnostik	x		
04313	Orientierende Erhebung des psychopathologischen Status	x		
04320	EKG	x		
04333	Blutgasanalyse, Säure-Basen-Status	x		
04340	Allergologische Basisdiagnostik (einschl. Kosten)	x		
32000	Laborgrundgebühr	x	x	

Kommentar: Nach der Präambel zum Anhang 1 des EBM sind die dort aufgeführten Leistungen Teilleistungen von Gebührenordnungspositionen des EBM und als solche nicht eigenständig berechnungsfähig, **sofern sie nicht als Gebührenordnungspositionen im EBM verzeichnet sind.** Wird also in einem Kapitel des EBM eine Leistung als berechnungsfähig aufgeführt, obwohl sie im Anhang 1 steht, kann sie von den Ärzten, die berechtigt sich, die Leistungen dieses Kapitels abzurechnen, zusätzlich abgerechnet werden, da sie dann – da eigenständig aufgeführt – nicht Bestandteil der dem Kapitel zugeordneten Pauschale ist. Dabei ist selbstverständlich auf gegebenenfalls in diesem Kapitel oder zu dieser Leistung beschriebene Abrechnungsausschlüsse zu achten.

Zur Prüfung, ob die mit EBM Nrn. versehen Leistungen dieses Anhangs 1 von Ihrer Fachgruppe gesondert abgerechnet werden können, müssen Sie die Präambel zu Ihrer Fachgruppe lesen. Finden Sie die jeweilige Leistung nicht in einem der Präambel-Absätze als abrechenbar aufgeführt, ist sie **nicht** berechnungsfähig.

Die Leistung ist in der Regel dann bei Ihrer Fachgruppe Bestandteil der Versicherten- oder Grundpauschale und damit nicht gesondert berechnungsfähig.

2 Zuordnung der operativen Prozeduren nach § 295 SGB V (OPS) zu den Leistungen der Kapitel 31 und 36

Informationen der Herausgeber:
Die OPS-Codierungen hätten ca. 800 Seiten umfasst und wurden nicht aufgenommen. Die EBM Nummern der ambulanten und belegärztlichen Operationen nach den Kapiteln 31 und 36 finden Sie mit allen OPS-Codierungen im Internet unter http://medical-text.net/mto/ebm.php im unkommentierten EBM. Ferner finden Sie hier auf einen Blick alle dazu gehörigen weiteren EBM Nrn. z.B. der Anästhesien, der Überwachungskomplexe und der postoperative Behandlungskomplexe neben den OPS-Nrn.

Hinweis: Kostenlos finden Sie die sehr, sehr ausgedehnte Tabelle auf den Seiten der Anhänge bei der KBV: www. kbv.de/html/online-ebm.php.

3 Angaben für den zur Leistungserbringung erforderlichen Zeitaufwand des Vertragsarztes gemäß § 87 Abs. 2 S. 1 SGB V in Verbindung mit § 106a Abs. 2 SGB V

Wichtig: Im Buch finden Sie zu den EBM Nrn. unter der Zeile **Aufwand in Minuten** die entsprechenden Zeiten dieser Tabelle.

KA	Für diese Leistung hat der Bewertungsausschuss keine Kalkulationszeit vorgegeben
./.	Keine Angabe einer Prüfzeit
*	Bei Nachweis der Anstellung eines/einer Orthoptisten/Orthoptistin gegenüber der KV entfällt Prüfzeit
**	Bei Nachweis der Anstellung eines/einer qualifizierten Mitarbeiters/Mitarbeiterin gegenüber der KV entfällt Prüfzeit

Nachfolgend beispielhaft ein Ausschnitt aus der Tabelle:

GOP[1]	Kurzlegende	Kalkulationszeit in Minuten[2]	Prüfzeit in Minuten	Eignung der Prüfzeit
01100	Unvorhergesehene Inanspruchnahme I	KA	./.	Keine Eignung
01101	Unvorhergesehene Inanspruchnahme II	KA	./.	Keine Eignung
01320	Grundpauschale I für ermächtigte Ärzte, Institute und Krankenhäuser	KA	8	Nur Quartalsprofil
01321	Grundpauschale II für ermächtigte Ärzte, Institute und Krankenhäuser	KA	14	Nur Quartalsprofil
01410	Besuch	KA	20	Tages- und Quartalsprofil
01411	Dringender Besuch I	KA	./.	Keine Eignung
01412	Dringender Besuch II	KA	./.	Keine Eignung
01413	Besuch eines weiteren Kranken	KA	7	Tages- und Quartalsprofil
01414	Visite auf der Belegstation, je Patient	KA	./.	Keine Eignung

Anmerkungen:
[1] Gebührenordnungspositionen des Kapitels 32 und entsprechende laboratoriumsmedizinische Gebührenordnungspositionen, vertraglich vereinbarte Kostenerstattungen und die Gebührenordnungspositionen der Abschnitte 11.4 und 19.4 sind mit Ausnahme der Unterabschnitte 11.4.1 und 19.4.1 nicht aufgeführt.

2) Der im Standardbewertungssystem verwendete Zeitbedarf für die ärztliche Leistung

3) Gemäß der Allgemeinen Bestimmung I-4.3.8 sowie den Anmerkungen unter den Gebührenordnungspositionen der Pauschalen für die fachärztliche Grundversorgung entsprechen **die in Spalte 1 mit * gekennzeichneten Gebührenordnungspositionen nicht der fachärztlichen Grundversorgung.**
Zusätzlich zu den im Anhang VI-3 gekennzeichneten Gebührenordnungspositionen werden die Kostenpauschalen des Abschnitts IV-32.3 ebenfalls nicht der fachärztlichen Grundversorgung zugerechnet und führen zum Ausschluss der Berechnungsfähigkeit der Pauschale für die fachärztliche Grundversorgung.

Kommentar: Mit Wirkung vom 1.10.2013 sind die Leistungen, die gemäß Abschnitt 4.3.8 der Allgemeinen Bestimmungen sowie den Anmerkungen unter den Gebührenordnungspositionen der Pauschalen für die fachärztliche Grundversorgung in der Spalte 1 mit „*" gekennzeichnet. Daneben werden die Kostenpauschalen des Abschnitts 32.3 nicht der fachärztlichen Grundversorgung zugerechnet. Ihre Abrechnung führt ebenfalls zum Ausschluss der Berechnungsfähigkeit der Pauschalen der fachärztlichen Grundversorgung

4 Verzeichnis nicht oder nicht mehr berechnungsfähiger Leistungen

Diese Liste wird von der KBV aktualisiert. Sie finden diese Tabelle auf den Seiten der Anhänge bei der KBV: www.kbv.de/html/online-ebm.php

GOP	Leistungsbeschreibung	Aufnahme zum Quartal
32048	Mikroskopische Untersuchung eines Körpermaterials nach differenzierender Färbung, ggf. einschl. Zellzählung, Zählung der basophil getüpfelten Erythrozyten	III/2007
32049	Mikroskopische Untersuchung eines Körpermaterials nach differenzierender Färbung, ggf. einschl. Zellzählung, Eosinophilenzählung	III/2007
32080	Quantitative Bestimmung von Substraten, Enzymaktivitäten oder Elektrolyten, auch mittels trägergebundener (vorportionierter) Reagenzien, Prostataphosphatase	III/2007
32088	Quantitative Bestimmung von Substraten, Enzymaktivitäten oder Elektrolyten, auch mittels trägergebundener (vorportionierter) Reagenzien, Glykierte Blut und/oder Gewebeproteine, z.B. Fructosamin	III/2007
32093	Quantitative Bestimmung von Substraten, Enzymaktivitäten oder Elektrolyten, auch mittels trägergebundener (vorportionierter) Reagenzien, Quantitative Bestimmung Chymotrypsin	III/2007
32098	Quantitative Bestimmung mittels Immunoassay, Gesamt-Trijodthyronin (T 3)	III/2007
32099	Quantitative Bestimmung mittels Immunoassay, Gesamt-Thyroxin (T 4)	III/2007
32100	Quantitative Bestimmung mittels Immunoassay, Indirekte Schilddrüsenhormon-Bindungstests, z.B. thyroxinbindendes Globulin (TBG), T3-uptake, oder Thyroxinbindungskapazität	III/2007
32129	Immunologischer oder gleichwertiger chemischer Nachweis, ggf. einschl. mehrerer Probenverdünnungen, Rheumafaktor	III/2007
32171	Mikroskopische Untersuchung eines Körpermaterials auf Treponemen im Dunkelfeld und/oder mit Phasenkontrast	III/2007
32239	Quantitative chemische oder physikalische Bestimmung, Aldolase	III/2007
32241	Quantitative chemische oder physikalische Bestimmung, Leucin-Arylamidase (LAP)	III/2007
32255	Quantitative chemische oder physikalische Bestimmung, Hydroxyprolin	III/2007
32256	Quantitative chemische oder physikalische Bestimmung, Lezithin	III/2007
32266	Quantitative physikalische Bestimmung von Elementen mittels Atomabsorption, Magnesium	III/2007

GOP	Leistungsbeschreibung	Aufnahme zum Quartal
32275	Quantitative physikalische Bestimmung von Elementen mittels Atomabsorption, Gold im Serum	III/2007
32276	Quantitative physikalische Bestimmung von Elementen mittels Atomabsorption, Kobalt	III/2007
32282	Quantitative physikalische Bestimmung von Elementen mittels Atomabsorption, Zinn	III/2007
32399	Quantitative Bestimmung mittels Immunoassay, CA 549	III/2007
32423	Hormonrezeptor-Aufbereitung aus dem Operationsmaterial	III/2007
32424	Hormonrezeptor-Differenzierung aus dem Gewebe (z.B. für Östrogene, Gestagene u.a.), je Untersuchung unter Angabe der Art des Rezeptors	III/2007
32429	Untersuchung auf allergenspezifische Immunglobuline	IV/2009
32436	Quantitative Bestimmung von humanen Proteinen oder anderen Substanzen mittels Immunnephelometrie, Immunturbidimetrie, Immunpräzipitation, Fluorometrie, Immunoassay oder anderer gleichwertiger Verfahren, Alpha-1-Glykoprotein	III/2007
32477	Immun(fixations)elektrophorese	IV/2009
32534	Prüfung der Zytostatikasensitivität maligner Tumoren, z.B. Tumorstammzellenassay, mit einer oder mehreren Substanzen	III/2007
32577	HIV (Humanes Immunschwäche-Virus)-Antikörper-Nachweis mittels Immunfluoreszenz	III/2007
	Bestimmung von Biotin	II/2008
	Bestimmung von Gamma-Interferon	II/2008
	Bestimmung von Heat Shock Protein	II/2008
	Bestimmung von Hyaluronsäure im Serum	II/2008
	Bestimmung von Kryptophyrrol	II/2008
	Bestimmung von Melanin im Urin	II/2008
	Bestimmung von Melatonin	II/2008
	Bestimmung von Molybdän	II/2008
	Bestimmung von N-Acetyl-Glucoseaminidase (NAG)	II/2008
	Bestimmung von NK-Zell-Modulatorteste (oder NK-Zell-Funktionsanalyse, oder NK-Zell-Zytotoxizitätstest)	II/2008
	Bestimmung von Orosomucoid-Typisierung	II/2008
	Bestimmung von Oxidativer Stress (alle Untersuchungen im Rahmen des „oxidativen Stresses"), z.B. Glutathion, GPX, GSH oxidiert, Gluthation Reduktase, TAS/Total AntOX Schutz, Ubichinon Q 10, SOD/Superoxiddismutase, 8-OH-Deoxy-Guanosin, Malondialdehyd total 4-Hydrxynonenal, SAM/Adeonosylmethionin, GST-alpha, GST-Theta, GST-pi, GSH intraz., AFMU/AF-3-Methyluracil, 1-Methylharnsäure	II/2008
	Bestimmung von Taurin	II/2008

GOP	Leistungsbeschreibung	Aufnah-me zum Quartal
34491	MRT-Angiographie einer Hand oder eines Fußes	IV/2007
./.	MRT-Angiographie von Venen der oberen Extremität	IV/2007
./.	Abdrücke oder Modellherstellung durch Gips oder andere Werkstoffe für eine Hand oder für einen Fuß als Kopieabdruck	I/2008
./.	Biofeedback-Behandlung	IV/2015
5-281.5	Tonsillektomie (ohne Adenotomie): Partiell, transoral	II/2008
88741	Influenza Schnelltest bei Verdacht auf Vorliegen von Influenza A/H1N1	IV/2010

Quelle: Kassenärztliche Bundesvereinigung Berlin, Stand 2015/4, erstellt am 16.10.2015

Schutzimpfungen

1. Schutzimpfungs-Richtlinie (Schutzimpfungs-Richtlinie(SI-RL) von G-BA Oktober 2019)
https://www.g-ba.de/downloads/62-492-2004/SI-RL_2019-10-17_iK-2019-12-28.pdf

Rechtsprechung:

▶ **Vorfahrt für Impfung bei Uneinigkeit der Eltern**
Im Falle eines Streits der gemeinsam sorgeberechtigten Eltern darüber, ob ihr Kind geimpft werden soll, kann das Entscheidungsrecht gem. § 1628 BGB demjenigen Elternteil übertragen werden, der sich an den Empfehlungen der Ständigen Impfkommission (STIKO) am Robert Koch-Institut orientiert und damit das Kindeswohl als Maßstab nimmt. Dies gilt auch für den Fall, dass das Kind beim anderen Elternteil lebt, wie der Bundesgerichtshof (BGH) höchstrichterlich entschied.
Aktenzeichen: BGH, 03.05.2017, AZ.: XII ZB 157/16
Entscheidungsjahr: 2017

2. Abrechnung von Impfleistungen
Die jeweiligen Honorare sind bei den regionalen Kassenärztlichen Vereinigungen entsprechend den mit den Krankenkassen geschlossenen Verträgen unterschiedlich. Im Internetauftritt Ihrer KV können Sie in der Regel die für Sie geltenden Honorare finden.

▶ **Risikoaufklärung kann bei Routine-Impfungen schriftlich erfolgen**
Eine rein schriftliche Patientenaufklärung bei einer Impfung, die den Empfehlungen der Ständigen Impfkommission (STIKO) folgt, ist ausnahmsweise ausreichend. Dies bestätigte das Oberlandesgericht (OLG) Zweibrücken und folgt damit der Rechtsprechung des Bundesgerichtshofs, die in bestimmten Fällen Ausnahmen zulässt zu der gemäß § 630e BGB bestehenden ärztlichen Pflicht, Patienten mündlich über mögliche Risiken aufzuklären. Allerdings müsse dem Patienten auch bei einer schriflichen Aufklärung zumindest die Gelegenheit zu einem Gespräch gegeben werden. Im vorliegenden Fall hatte ein Hausarzt bei einer Impfung gegen Influenza dem Patienten zur Aufklärung ein Merkblatt ausgehändigt. In Folge der Behandlung trug der Patient eine schwere Behinderung davon und wurde berufsunfähig.
Aktenzeichen: OLG Zweibrücken, 31.02.2013, AZ: 5 U 43/11
Entscheidungsjahr: 2013

© Springer-Verlag GmbH Deutschland, ein Teil von Springer Nature 2020
P. M. Hermanns (Hrsg.), *EBM 2020 Kommentar Allgemeinmedizin*, Abrechnung erfolgreich und optimal, https://doi.org/10.1007/978-3-662-61502-7

Literatur

Hinweis: Leider waren bei Redaktionsschluss noch nicht alle Neuerscheinungen zum EBM 2020 auf dem Markt und in der Werbung.
Die jeweils aktuelle EBM-Fassung (unkommentiert) finden Sie auf der Seite der KBV unter EBM 1.4.2020 als pdf- oder online-Fassung siehe unten Internet:
   Online Version des EBM: https://www.kbv.de/html/online-ebm.php
   pdf Version EBM: https://www.kbv.de/media/sp/EBM_2Q2020_Internet.pdf

Einheitlicher Bewertungsmaßstab (EBM) – Band 1 und Band 2
Dienstausgabe der Kassenärztlichen Bundesvereinigung (Hrsg.)
Deutscher Ärzte-Verlag, Köln, Stand 1.4.2020 – Erscheinungsdatum Mai 2020

Hermanns, P.M. Landendörfer, W.-Bartezky, R.
EBM 2020 Kommentar für Pädiater
1. Auflage – Springer Verlag, Heidelberg 2020

Der Kommentar zu EBM und GOÄ
Begründet von Wezel, H. – Liebold, R.
8. Auflage (Loseblattwerk – 61. Lieferung), Stand Januar 2020
Asgard-Verlag Dr. Werner Hippe GmbH, Sankt Augustin

Das Erscheinen der bekannten folgenden Loseblattwerke sollten Sie im Internet oder bei Ihrem Buchhändler erfragen

Köhler, A. – Hess, R.
Kölner Kommentar zum EBM
Kommentierung des Einheitlichen Bewertungsmaßstabes – Loseblattwerk mit begleitender CD-ROM
Deutscher Ärzte-Verlag, Köln, 2019 (Loseblattwerk)

© Springer-Verlag GmbH Deutschland, ein Teil von Springer Nature 2020
P. M. Hermanns (Hrsg.), *EBM 2020 Kommentar Allgemeinmedizin*, Abrechnung erfolgreich und optimal, https://doi.org/10.1007/978-3-662-61502-7

Internet

Hermanns (Hrsg)
**Springer Datenbank stets aktuell zur Abrechnung mit kommentiertem EBM,
GOÄ, UV-GOÄ, GOP ferner mit Abrechnungsbeispielen zu IGeL-Leistungen
und Alternativer Medizin**
https://www.springermedizin.de/goae-ebm/15083006

EBM im Internet
KBV – Informationen zum neuen Einheitlichen Bewertungsmaßstab und mehr
http://www.kbv.de/html/ebm.php
Online Version des EBM: https://www.kbv.de/html/online-ebm.php
pdf Version EBM: https://www.kbv.de/media/sp/EBM_2Q2020_Internet.pdf

Arztgruppen EBM
http://www.kbv.de/html/arztgruppen_ebm.php

KBV
https://www.kbv.de/html/online-ebm.php

Beschlüsse des Bewerungsausschusses
https://www.kbv.de/html/beschluesse_des_ba.php

Laborkompendium der KBV – dazu informiert die KBV:... „Das Laborkompendium
enthält diesbezüglich eine Fülle von Informationen. Dazu gehören ergänzende Hinweise zu Untersuchungen im Kapitel 32 des Einheitlichen Bewertungsmaßstabs
(EBM) ebenso wie Erläuterungen und Interpretationshilfen zu einzelnen Gebührenordnungspositionen (GOP) sowie zu medizinisch sinnvoller und wirtschaftlicher Stu-
fendiagnostik im Laborbereich. Das Kompendium gilt für die Beauftragung und Abrechnung aller Laborleistungen und hat Richtliniencharakter.
http://www.kbv.de/media/sp/Laborkompendium_final_web.pdf

Kassenärztliche Vereinigungen in den Bundesländern
Neben der Kassenärztlichen Bundesvereinigung bieten auch alle regionalen KVen
Informationen zum EBM an. Ferner finden Sie über diesen Seiten alle Richtlinien
(z.B. Früherkennung, Gesundheitsuntersuchung, Mutterschaftsvorsorge), die Grundlage einzelner Leistungspositionen im EBM sind.
Arbeitsgemeinschaft der Kassenärztlichen Vereinigungen der neuen Bundesländer
www.kv-ost.de

Kassenärztliche Bundesvereinigung	www.kbv.de
KV Baden-Württemberg	www.kvbawue.de
KV Bayern	www.kvb.de
KV Berlin	www.kvberlin.de
KV Brandenburg	www.kvbb.de
KV Bremen	www.kvhb.de
KV Hamburg	www.kvhh.de
KV Hessen	www.kvhessen.de
KV Mecklenburg-Vorpommern	www.kvmv.de

© Springer-Verlag GmbH Deutschland, ein Teil von Springer Nature 2020
P. M. Hermanns (Hrsg.), *EBM 2020 Kommentar Allgemeinmedizin*, Abrechnung
erfolgreich und optimal, https://doi.org/10.1007/978-3-662-61502-7

KV Niedersachsen	www.kvn.de
KV Nordrhein	www.kvno.de
KV Rheinland-Pfalz	www.kv-rlp.de
KV Saarland	www.kv-saar.de
KV Sachsen	www.kvs-sachsen.de
KV Sachsen-Anhalt	www.kvsa.de
KV Schleswig-Holstein	www.kvsh.de
KV Thüringen	www.kv-thueringen.de
KV Westfalen-Lippe	www.kvwl.de

G-BA – Gemeinsamer Bundesausschuss: oberstes Beschlussgremium der gemeinsamen Selbstverwaltung der Ärzte, Zahnärzte, Psychotherapeuten, Krankenhäuser und Krankenkassen in Deutschland. Richtlinien des Gemeinsamen Bundesausschusses. Auf diesen Seiten sind die Richtlinien veröffentlicht, die der Gemeinsame Bundesausschuss laut gesetzlichem Auftrag „über die Gewähr für eine ausreichende, zweckmäßige und wirtschaftliche Versorgung der Versicherten" beschließt (§ 92 SGB V).
https://www.g-ba.de/

Ärztekammern
- Bundesärztekammer
  http://www.bundesaerztekammer.de/
- Übersicht: Ärztekammern Adressen – Telefon/Fax – Internet
  http://medical-text.de/wichtige-links/aerztekammern.php
- Ärztekammer Berlin
  https://www.aerztekammer-berlin.de/
- Ärztekammer Bremen
  https://www.aekhb.de/
- Ärztekammer des Saarlandes
  https://www.aerztekammer-saarland.de/
- Ärztekammer Hamburg
  https://www.aerztekammer-hamburg.org/
- Ärztekammer Mecklenburg-Vorpommern
  http://www.aek-mv.de/
- Ärztekammer Niedersachsen
  https://www.aekn.de/
- Ärztekammer Nordrhein
  http://www.aekno.de/
- Ärztekammer Sachsen-Anhalt
  http://www.aeksa.de/
- Ärztekammer Schleswig-Holstein
  https://www.aeksh.de/
- Ärztekammer Westfalen-Lippe
  www.aekwl.de/
- Baden-Württemberg Landesärztekammer
  http://www.aerztekammer-bw.de/

- Bayerische Landesärztekammer
  http://www.blaek.de/
- Landesärztekammer Brandenburg
  https://www.laekb.de/
- Landesärztekammer Hessen
  https://www.laekh.de/
- Landesärztekammer Rheinland-Pfalz
  http://www.laek-rlp.de/
- Landesärztekammer Thüringen
  https://www.laek-thueringen.de/
- Sächsische Landesärztekammer
  http://www.slaek.de/

Bund: Ämter, Anstalten, Institute
- Bundesinstitut für Arzneimittel und Medizinprodukte
  https://www.bfarm.de/DE/Home/home_node.html
- Bundeszentrale für gesundheitliche Aufklärung BZGA
  https://www.bzga.de/
- Robert-Koch-Institut
  Bundesinstitut für Infektionskrankheiten und nicht übertragbare Krankheiten
  Verhütung und Bekämpfung von übertragbaren/nicht übertragbaren Krankheiten,
  Gesundheitsberichterstattung usw.
  https://www.rki.de

Leitlinien
National
- Arbeitsgemeinschaft der Wissenschaftlichen Medizinischen Fachgesellschaften e.V.
  http://www.awmf.org/leitlinien/aktuelle-leitlinien.html
- Leitlinien-In-Fo – Leitlinien-Informations- und Fortbildungsprogramm des Ärztlichen
  Zentrum für Qualität in der Medizin (äzq)
  http://www.aezq.de/
- Nationale VersorgungsLeitlinien (Kooperation AWMF/BÄK/KBV)
  http://www.leitlinien.de/nvl/

International
- Clinical Practice Guidelines (CPG) der Canadian Medical Association (CMA)
  https://www.cma.ca/index.cfm/ci_id/54316/la_id/1.htm
- AHRQ (Agency for Healthcare Research and Quality) – USA
  https://www.ahrq.gov/
- Guidelines International Network – G-I-N Internationaler Zusammenschluss von
  Leitlinien-Agenturen
  http://www.g-i-n.net/
- National Guideline Clearinghouse (USA) sammelt und publiziert Leitlinien unter-
  schiedlicher Organisationen
  https://www.guideline.gov/
- Scottish Intercollegiate Guidelines Network (SIGN) erarbeitet und publiziert in
  Schottland Leitlinien unter den Bedingungen des staatlichen Gesundheitswesens
  in UK http://www.sign.ac.uk/guidelines/

Patienten-Informationen
- „Patienten-Information" des „Ärztlichen Zentrum für Qualität in der Medizin (äzq)"
  http://www.patienten-information.de/
- Leitlinien-In-Fo – Leitlinien-Informations- und Fortbildungsprogramm des Ärztlichen Zentrum für Qualität in der Medizin (äzq)
  http://www.aezq.de/

Recht und Soziales
- Bundesministerium der Justiz und Verbraucherschutz
  http://www.bmjv.de/DE/Startseite/Startseite_node.html
- Bundesministerium für Gesundheit
  https://www.bundesgesundheitsministerium.de/

Stichwortverzeichnis

© Springer-Verlag GmbH Deutschland, ein Teil von Springer Nature 2020
P. M. Hermanns (Hrsg.), *EBM 2020 Kommentar Allgemeinmedizin*, Abrechnung
erfolgreich und optimal, https://doi.org/10.1007/978-3-662-61502-7

P

Printed in the United States
By Bookmasters